AF565605

David Lindner

Die Kunst der Klangmassage

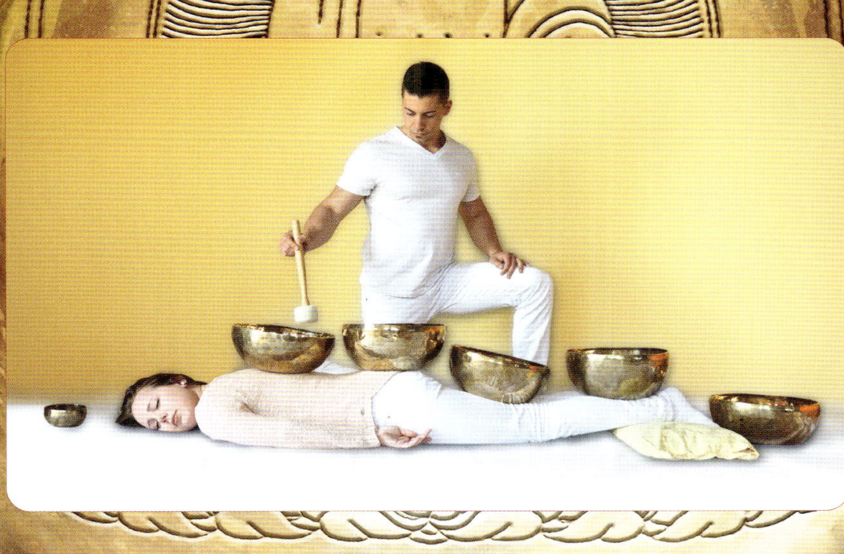

Das Klangmassage-Praxisbuch
für Klangmasseure, Therapeuten, Heiler und Musiker

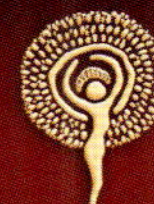

Traumzeit-Verlag

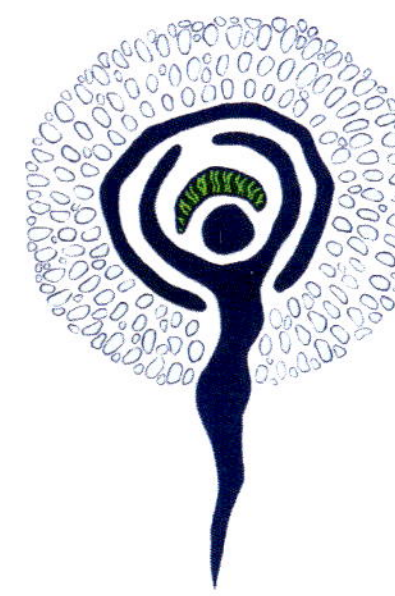

Impressum

Traumzeit-Verlag, Battweiler in der Südwestpfalz,
ISBN 978-3-933825-60-5

Traumzeit ist ein unabhängiger Kleinverlag. Wir schalten keine Werbeanzeigen noch buchen wir als redaktionelle Beiträge getarnte Rezensionen oder Berichte. Stattdessen stellen wir unsere Bücher in hoher Qualität her, sodass sie dir als Leserin oder Leser hoffentlich gefallen und du sie weiterempfiehlst. Vielen Dank hierfür.

Originale respektieren Originale!

FSC
www.fsc.org
MIX
Papier aus verantwortungsvollen Quellen
FSC® C014138

Der Autor

David Lindner forscht und lehrt seit über 30 Jahren zum Thema Klang, Heilung und Persönlichkeitsentwicklung. Als Verleger und Ausbilder verbindet er Klang, Therapie, Schamanismus und Persönlichkeitsentwicklung in praxisorientierten neuen Methoden und teilt sein Wissen in Seminaren und Büchern.
Er lebt und lehrt mit seiner Frau Doris und Hund Willow im Traumzeit-Haus in der Südwestpfalz.

Besuche David im Internet:

www.traumzeit.online

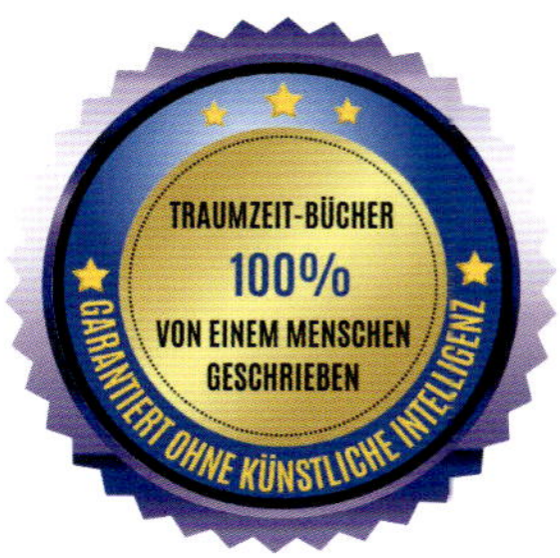

GARANTIE
Traumzeit-Bücher werden von Menschen geschrieben

Bibliografische Information der Deutschen Bibliothek: Die Deutsche Bibliothek verzeichnet diese Publikation in der Deutschen Nationalbiografie: detaillierte bibliografische Daten sind im Internet über http://dnb.ddb.de abrufbar

Umschlag/Cover von Ansgar-Manuel Stein, Wien nach einem Entwurf von David Lindner.
www.projectpan.de
Layout Buch: David Lindner mit Unterstützung von Ansgar-Manuel Stein. Alle Fotos von David Lindner mit Ausnahme von:
S. 154, 202 – Grafiken von Ansgar-Manuel Stein.
S. 220 – © Fotolia.de #80229500@dfikar
Medizinische Beratung und Lektorat:
Dr. med. Doris Lindner.
Korrektorat: Petra Zwerenz, Reutlingen

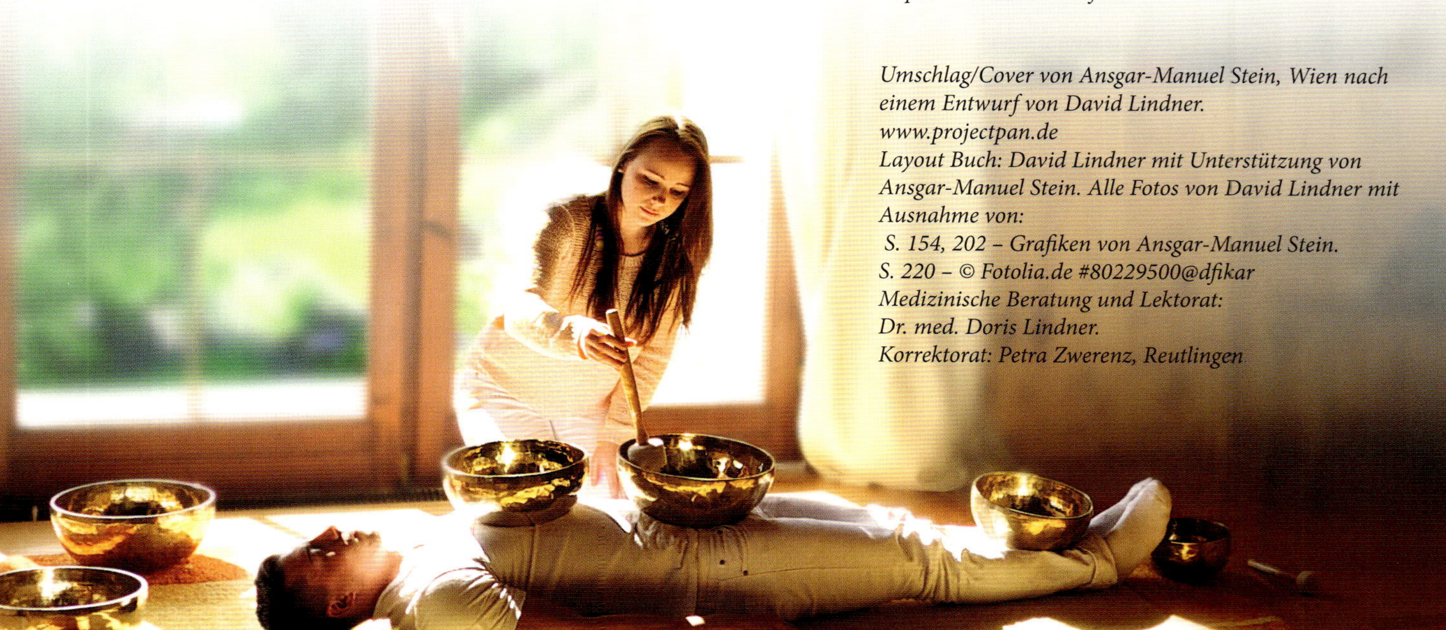

Die Klangprotokolle

Seit 1998 führte ich mehr als 19.000 Gespräche mit über 4400 Menschen über die Wirkungen und Anwendungen von Klängen und wertete diese im Sinne einer qualitativen Feldforschung aus. Ich verbinde die Erkenntnisse dieser Studie mit Forschungswissen aus Neurobiologie, Psychologie, anderen Disziplinen und natürlich meinen eigenen Erfahrungen als Dozent und Praktiker. Sie alle bildeten die Basis für die Entwicklung der Heilsamen Klangkunst.
Dank der Erkenntnisse aus meiner Studie weise ich klar auf die heilunterstützenden Potenziale hin, die sich aus Klangerfahrungen ergeben können. Gleichermaßen deutlich sage ich jedoch: Klang heilt nicht.

Wichtiger Hinweis: Klang heilt nicht

Wie passen diese nun scheinbar gegensätzlichen Aussagen zusammen? Es gibt einen breiten Konsens in der ganzheitlichen Heilkunde, unter Geistheilern wie auch in Teilen der Medizin, wie Heilung geschieht. Jegliche Therapien sollen dem menschlichen Organismus immer nur helfen, seine natürliche Ordnung selbst wieder herzustellen. Durch ein Medikament, eine physiotherapeutische Maßnahme, das Handauflegen eines Geistheilers, die Arbeit eines Schamanens, das Wissen einer Kräuterkundigen oder eben die Kunst eines Klangkönners wird nie die Krankheit durch Gesundheit ausgetauscht. Vielmehr helfen all diese Aktionen den im Menschen vorhandenen Kräften und Prozessen, aus ihrem Zustand der Unordnung zurück zu Ordnung und Flexibilität – kurz: Gesundheit – zu finden. Man spricht hier auch von der Stärkung oder Unterstützung der Selbstheilungskräfte.
Heilversprechen zu geben, wie es einige Autoren, Dozenten oder Praktiker tun, ist nicht nur unseriös, es ist völlig zu Recht verboten.

Haftungsausschluss

Also beachte: Bei Krankheit oder Krankheitsverdacht ersetzen Klangbehandlungen oder dieses Buch nicht den Besuch bei einem Arzt. Klang ist eine ergänzende Methode und/oder kann zur Gesundheitsvorsorge angewendet werden. Obwohl dieses Buch auf Basis von Forschung und Gewissen geschrieben wurde, können weder der Autor noch der Verlag für etwaige Schäden, die im Umgang mit Klangschalen entstehen, haftbar gemacht werden.

Physik, Physiologie und Psychologie

In diesem Klanglehrbuch ist viel von Achtsamkeit, Respekt, Spiel, Gefühl und Liebe die Rede. Ich schreibe so, weil Klangschalen über ihre Klangphysik wirken. Diese Klangphysik erzeugt Resonanzen in der Physiologie und Psychologie des Menschen. Ob jemand an Klangschalen glaubt oder nicht, ist hierfür ohne Belang. Ihre Klangphysik wirkt unausweichlich.
Diese körperlichen und seelischen Reaktionen sind bisweilen überraschend intensiv. Sie kommen bei jeder Klangmassageschule vor, sie geschehen jedem Klangschalen-Anwender irgendwann einmal. Dieses Buch möchte dir zeigen, wie du alle Möglichkeiten, die Klangschalen und Klangmassage dir bieten, optimal nutzen und anwenden lernst.

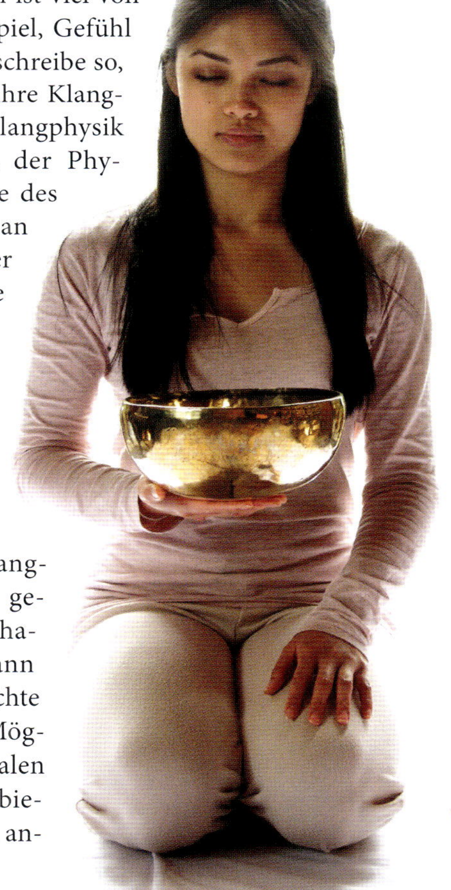

*Sei bitte verantwortungsvoll,
achtsam und liebevoll
im Umgang mit deinen Mitmenschen
und mit dir selbst.*

Inhalt

Impressum 2
Über den Autor 2
Physik, Physiologie und Psychologie 3
Verantwortungsvoll spielen 3

Vorwort: Die Klangmassage – Ein ganz besonderes Erlebnis 9

Die Erweiterung des Wissens 9
Meinen Dank an eure Begeisterung! 10
Pures Erfahrungswissen für dich 10
Ein weites Herz 10
Willkommen auf deiner Reise! 11
Da ist doch mehr!? 11

1. Eine klingende Welt – Mit Sehnsucht nach der Stille 13

Ein Buch über die Stille 13
Eine Übung, immerzu 13
Die Stille-Übung 13
Klangwunder 14
Klangerfahrung erfordert Aktivität 14
Kirchen und Klangmassage 14
Wie Klangschalen wirken 16

Zwölf Geheimnisse der Klangmassagekunst 19
Wie wir lieber lernen 20
Sieben Hilfen für tieferes Lernen 20
1. Gemeinsam lernen 20
2. Ein Klangtagebuch 20
3. Die Kunst des Dösens 21
Warum ist Dösen revolutionär? 22
4. Lernen mit Gefühl 22
5. Ein entspannter Lehrer 22
6. Ein schöner Abschluss 23
7. Sollst du glauben
oder darfst du lernen? 23
Eigene Erfahrungen machen 24
Dich selbst infrage stellen 24
Optimale Neurovernetzung 24

Vorwissen: Das Minimum an praktischer Theorie 25
Klang heilt nicht! 25
Haftungsausschluss 25
Unerwünschte Wirkungen 25
Kontraindikationen 26
Zeit-Entkoppelung der Wirkung 27
Der Summationsfaktor 27
Erstverschlimmerung 27
Verschiedene Klangmassage-Arten 28
Einsatzgebiete der Klangmassage 28
Die Grenzen der Klangmassage 29
Das Lied des Lebens 29

2. Klangschalen spielen lernen: Das Werkzeug

Das geheime Innenleben der Klänge 32
Von Frequenzen 32
Von Grund- und Obertönen 32
Harmonische und Unharmonische 33

Klangschalen: Typen, Qualitäten und Verwendung 34
Die »optimalen« Klangschalen 34
Warenkunde Klangschalen 34
Gegossene Klangschalen 35
Japanische Rin-Klangschalen 35
Perfekt zum Reiben 36
Tempelglocken 36
Glas- oder Kristallklangschalen 37
Geschmiedete Schalen 38
Die Anzahl der Metalle 39
Antike Schalen und Klangqualität 40
Wandstärken und Rand 40
Die Sache mit den Frequenzen 41
Reinigung der Klangschalen 41

Klangschalen auswählen 42
Der Klang von tausend Schalen 42
Universelles Konzept 42

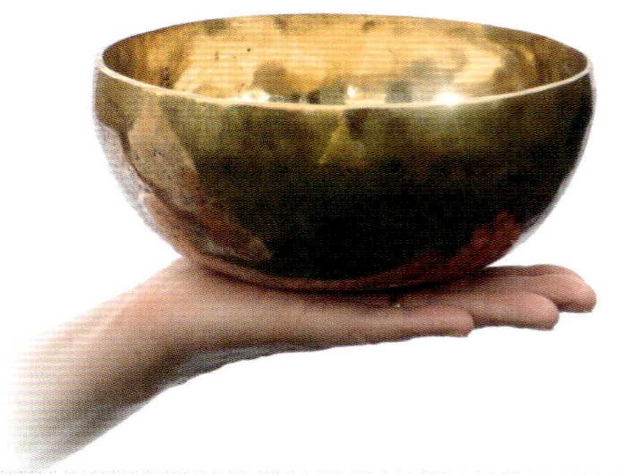

Frequenzen, Anatomie und Musik 42
Das Lebenschalen-Set 43
Wie kam es zu den Namen? 43
Ungewohntes Klingen 44
Trick No. 1 zur Wahl der ersten Schale 44
Trick No. 2 zur Schalenauswahl 45
Die Crux mit der intuitiven Wahl 45
Die mag ich nicht! 46
Die Upgrade-Optionen 47
Trick No. 3 zur Schalenauswahl 47
Ausprobieren! 48
Ausstattungslinie: Minimal 48
Austattungslinie: Gut 48
Austattungslinie: Optimal 48
Austattungslinie: Absoluter Profi 48

Zubehör für die Klangmassage 50
Die Grundausstattung 50
Summel 50
Singel 50
Klangschalenkissen 51
Antirutschmatten 51
Verputzerschwämme 52
Grummel 52
Massageliegen und Liegehilfen 52

Der Krampf mit dem Kopf 54
Die teure Lösung 54
Die Billiglösung 54
Auf dem Rücken liegen 54
Bodenspiel und Rückenweh 55
Tipp für bequemes Liegen: Uhren, Schmuck, BH & Gürtelschnallen 55

3. Mit Hand & Herz: Behandlungskultur 57
Das Setting: Nichts ist ohne Bedeutung 57
Vor der Behandlung 57
Gastfreundschaft 57
Eine alte Geste 58
Noch einmal Flüssigkeit 58
Duftende Räume 58
Räucherstäbchen 58
Ätherische Öle 59
Kerzenlicht 59
Die Gestaltung der Räume 59
Bilder sind Fenster 60
Spiegel 60
Elektrosmog 61
Telefone 61
Renovierungen oder Neubau 62
Farbgestaltung 62
Der geschützte Raum 62
Sicht- und Sozialschutz 62
Entspann dich! 63
Heizkörper 63
Licht? Licht! 64
Tücher, Tücher, Paravent 64
Decken, Kissen, Nackenrollen 64
Taschentücher! 64
Raumtemperatur 65
Dicke Socken 65
Grünpflanzen und Blumen 65
Eine Uhr im Raum 65
Wo stelle ich die Klangschalen ab? 66
Erscheinung des Behandlers 66
Authentizität 67
Vor- und Nachgespräch 67

4. Klangschalen spielen lernen: Das Handwerk 69
Wenn du es eilig hast, gehe langsam 69
Simpel 69
Wie halte ich Klangschalen richtig? 69
Wie halte ich den Summel richtig? 71
Wo spiele ich meine Klangschalen an? 71
Anspielen, nicht anschlagen 72
Übung zu Anspiel und Wahrnehmung 72
Die »Weniger-ist-weniger«-Technik 72
Nicht mit Körperschwung arbeiten 73
Anspiel als Bewegungzyklus 73

Das perfekte Anspiel 73
Der lauschende Finger 73
Klangschalen reagieren verschieden 74
Anspiel von Grund- und Obertönen 74
Anspiel mit dem Singel 75
Sanft, zart, gehaucht, liebkosend 75
Reiben mit dem Singel 76
Einhändig spielen 77
Wie oft solltest du eine Klangschale anspielen? 77
Der RaumZeitKlang-Rhythmus 77
Anspiel in der Klangmassage ... 78
Ansingen oder Klang trinken 78

Klangschalen an unebenen Stellen 79
Verzwickte Spielsituationen 79
Die »Halber-Schalenboden-Technik« 79
Die Todestäler der tollen Klänge 80
Todestal zwischen den Schenkeln 80
Am Hange des Po 81

Klangschalen in Bewegung 83
Vom Standard zur Kür 83
Ist der Klang schon weg? 83
Abnehmen mit Klang 83
Der Das-Herz-weiten-Griff 84
Der Peace-and-Victory-Griff 86
Absetzen (Aufsetzen) mit Klang 86
Die klingende Bewegung der Schale 87
Versetzen der Schale an Schrägen 89
Umsetzen über größere Strecken 89
Abschließende Bemerkung 89

5. Klangschalen spielen lernen:
Körperempfinden und Gefühl 91
Ich spüre nichts 91
Zuerst Kontrolle 91
Die Wahrnehmungsgrenze 91
Rangfolge von Spüren und Fühlen 92
Angst vor mächtigen Gefühlen 93
Das Dogma der »Positiven Gedanken« 93
Resonanzen fühlen lernen 94
Ein Geheimnis der Klangschalenkunst 94
Richte deine Achtsamkeit aus 95

Selbstbehandlung mit Klangschalen 96
Eine eigene Klangwelt 96
Was ist anders bei Selbstbehandlungen? 96
Ordentlich Gas geben 96
Der Quickie zwischendurch 96
Nur für dich 97
Der Nachteil 97
Klang als Ritual 97
Auf den Punkt kommen 98
Das Klang-Vollbad 100

Klangsymphonie – Übungen mit mehreren Klangschalen 101
Klangschalen unterscheiden lernen 101
Solo für Drei 102
KlangRaum-Bad & Meditation pur 102
Anspielhilfen im Wechsel 102
Immer feiner 103
Das Summen der Engel 104
Sehendes Spiel 104
Wie weit kann ich fühlen? 105
Fernbehandlungen 107

Jahreszeiten-Übung 107
Klang als langer, ruhiger Fluss 108
Verlässliche Klangfolge 108
Der immerwährende Klang 108
Rhythmik im Klangschalenspiel 109
Verlässliches Spiel 110
Keine starken Arrhythmien spielen 110
Einen Rhythmus finden 110
Rhythmusänderungen 110
Anspiel auf der Atmung 110
Atmung ist ständige Bewegung 111
Hinweis für die Praxis 111

6. Klangmassage lernen: Die Intuition 113
Was ist Intuition? 113
Warum intuitives Spielen? 113
Wie lerne ich intuitives Spielen? 113
Beobachten ohne zu verurteilen 114
Wir nehmen Klang verschieden wahr 115
Das Maß der Klänge 115
Rezeptive & aktive Klangerfahrungen 116
Die Wucht der Zartheit 116
Dezibel des Grauens 116
(Zu-)Hörgestörte Gesellschaft 117
Partnerübung zur Hörsensibilität 117
Partnerübungen zur Anspielrichtung 118
Spüren, wohin die Energie geht 118
Partnerübung: Intuition 119
Variation der Intuitionsübung 120
Variation mit Ansage 120
Klang-Telepathie? 120
Wähle im lebendigen Augenblick 121

7. Klangmassage lernen: Das Herz 123
Wandlungsphase: Respekt 124
Wandlungsphase: Achtsamkeit 125
Wandlungsphase: Sanftheit 126
Wandlungsphase: Spiel 127
Wandlungsphase: Empathie 128
Wandlungsphase: Liebe 129

8. Klangmassage Schritt für Schritt erlernen: Die Praxis 131
Sanfte Annäherung – organischer Ausklang 131
Vor der Klangmassage 131
Annäherung 131
Vollendetes Finale: Ausklang 133
Eine Klangmassage beenden 133
Die virtuose Erweckung 134
Scotty, beam me up! 135
Gegenmaßnahmen ohne Scotty 136
Der Partner wacht nicht auf 136

Klangmassage mit einer Klangschale: Ein-Klang 137
Ablauf: Klangmassage einfach 137
Erweiterung: Klangmassage einfach 138
Variationen Klangmassage einfach 139
Ergänzung: Handbehandlung 139
Ausrichtendes Spiel: Körperachse und Klangwelle 140
Es fließt da hin, wo du es erwartest 140
Die Klang-Körperwanderung 140
Die Klangwelle 141
Klangmassage mit drei Klangschalen 142

Drei-Klang 142
Ausnahme im ausrichtenden Spiel 143
Ablauf: Klangmassage Dreifaltigkeit 143
Drei Schalen: Verfeinerter Abgang 146
Kein Platz auf der Liege 147

Die perfekten Fünf: Klangmassage des Lebens 148
Frequenztherapie und Vibration 148
Einfache Klangmassage mit fünf Schalen 149
Fünf Schalen mit Bewegung 150
Intuitive Klangwelle mit fünf Schalen 152
Intuition konkret: Das offene Feld 152
Erweiterung mit Mut- & Minischale 153
Position Beine offen 153

Das Geheimnis der Quantenschwingungen 154
Eine 2.000.000 Jahre alte Kunst 154
Hand-, Bauch- und Fußreflexzonen 154
Der Schmu mit den Fußschalen 155
Die »Fuß«schale 156
Schuh- und Schalengrößen 156
In der Schale stehen 157
Optimal für Kurzbehandlungen 157
Mutschale als Fußbad 157
Diene deinem Partner 158
Eine Fußbehandlung in die Klangmassage integrieren 158
Fußbehandlung als Einzelbehandlung 158
Fußmassage: Von Wade zu Wade 159
Fußmassage: Nur die Fußsohle 160
Fußmassage ohne Fußberührung 160
Shiatsu meets Klangkunst 160
Fußbehandlung in eine Gesamtbehandlung integriert 161
Extra Fußbehandlung nicht notwendig 161
Große und Riesenschalen als Teil der Klangwellenbehandlung 161
Anspielrichtung bei Fußbehandlungen 162

Klangmassage für die Hände 163
Ein Bonus für die Hände 163
Kurze BeHANDlung 163
Erweiterte Hand-Klangmassage 163
Ausleitende Hand-Klangmassage 164
Variante mit Herz 164
Klang-Handbäder 164
Handmassage mit Armdehnung 164
Schwebende Hand 165

Vibrationsmassage mit großen Schalen 166
Die Wucht in Schalen 166
Schalenauswahl II 166
Schritt für Schritt: Klangmassage massiv 167
Variation Einstieg I 167

Variation Einstieg II 168
Variation mit wenigen Schalen 168
Variation mit einer Riesenschale 169
Klang-Massage-Exzess 169
Welche Behandlung wähle ich? 169

9. Die Schwingungsfeld-Klangmassage 173
Von der Aura zum Schwingungsfeld 173
Das Feld der eigenen Hände tasten 174
Die Felder deines Partners tasten 175
Annäherung an die Aura 175
Effektiv in kurzer Zeit 176
Absolutes No Go! 177
Eine Schwingungsfeld-Klangmassage 177

10. Klangmassagekunst lernen: Der Spirit 181
Die Verfeinerung des Feinen 181
Aufbau einer Behandlung 181
Einschwingen 181
Was erlaubt ist und was nicht 182
Nach- oder Erfahrungsgespräch 183
Die gute Nachricht 184
Nur wenn es geschehen darf 184
Schönheit verankern 184
Schattenaspekte annehmen 185
Mutter sein. Vater sein.
Heiliger Raum. 185
Die Gefühle betrachten 186
Klangübung zur Intention 186
Übungen zur Intention 187
Andere geben uns die Richtung vor 188

11. Inspirationen aus der Klangpraxis 191
Wie oft mit Klangschalen behandeln? 191
Auf beiden Seiten bespielen 192
Den Partner umrunden 192
Blockade und Überschuss 193
Blockaden & Überschuss behandeln 193
Nach der Behandlung ausgepowert? 195
Schutz und Regeneration 196
Energetische Instrumentenreinigung 197
Energetische Raumreinigung 197
Verbrauchtes verabschieden 198
Licht und Dunkel 198
Klangschalen für Tiere 198
Klangmassage für Kinder 199
Klangmassage und Schwangerschaft 201
Klangmassage und Chakren 202
Kritik der reinen Klangkunst 202
Chakren und Schwingungsfelder 203
Klangschalen und Seelenreise 204
Das schamanische Weltbild 204
Die Reise zum Schamanenklang 205
Es geschieht einfach 206
Erweitere deine Möglichkeiten 206
Da ist doch mehr ... 206
Schamanismusaus & -fortbildungen 206
Stimmgabeln und Klangmassage 208
Chirurgie der Klangmassage 208
Klangschalen und Klangreisen 209

12. Die Anhänge
Als Klangmassage-Praktiker selbstständig machen 211
Auf der Suche nach Erfüllung 211
Du bist nicht alleine 211
Von Klangmassagen leben 212
Liebe 212
Der erste Schritt 213
Teilzeit oder Ergänzung 213
Eine Inspiration 214
Keine Wahl? 214
Zwei Jobs 215
Der Himmel so nah 215
Eine letzte Inspiration 215
Meine persönliche Geschichte 216
Für das Leben. Für die Essenz. 216
Sowas kann man doch nicht online ... 217
Onlinekurse, die dich weiterbringen 220
Weitere Bücher von David Lindner 222
Widmung und Dank 223
Traumzeit.Akademie 224

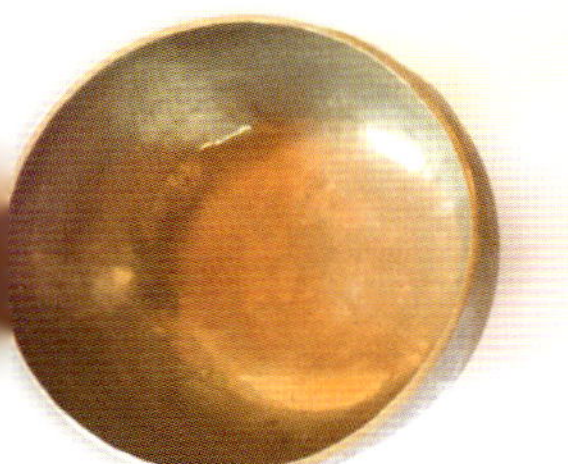
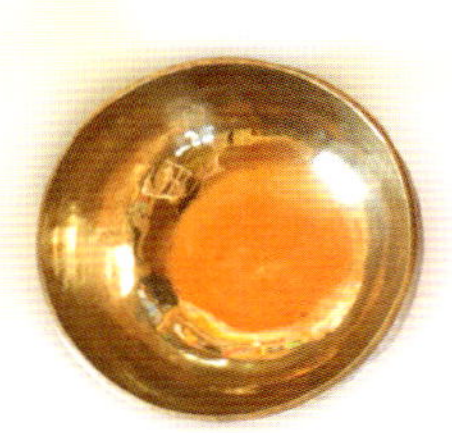
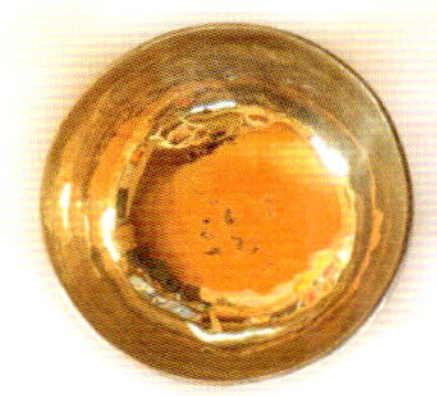
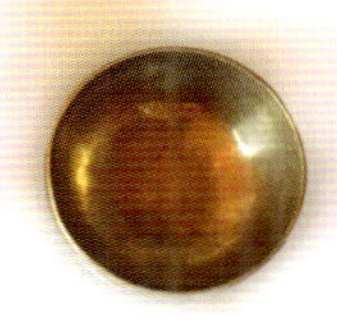
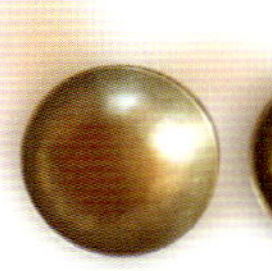
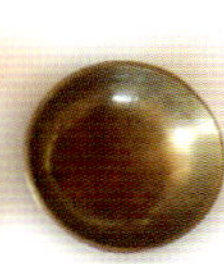
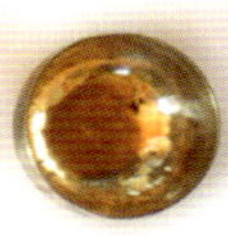
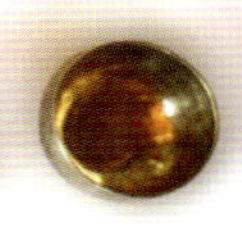

Frank Plate
David Lindner
Zoran Prosic-Götte

Praxisbuch Klangmassage

Klangmassage mit Klangschalen
Schritt für Schritt erlernen und umsetzen

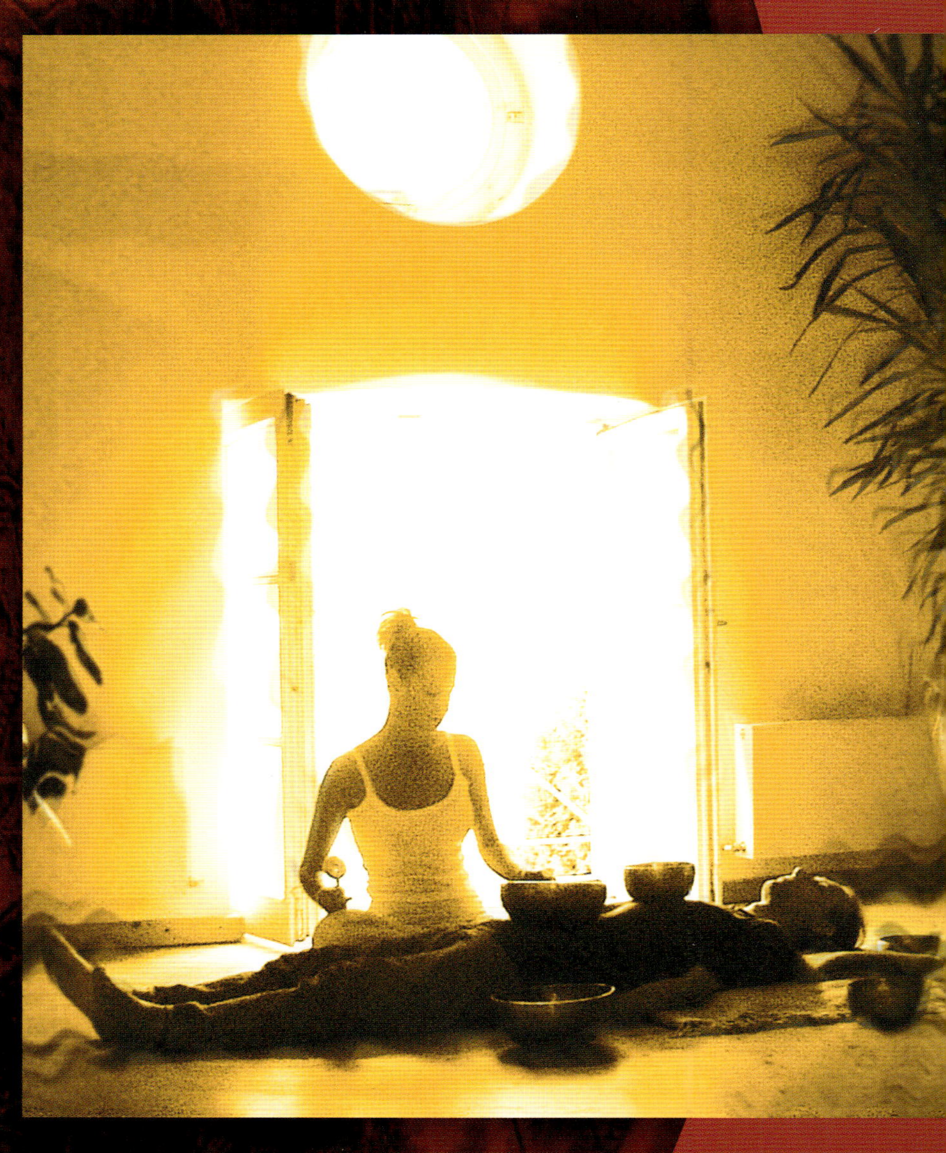

Das professionelle Arbeitsbuch für
Klangmasseure, Therapeuten, Heiler und Musiker

Traumzeit-Verlag

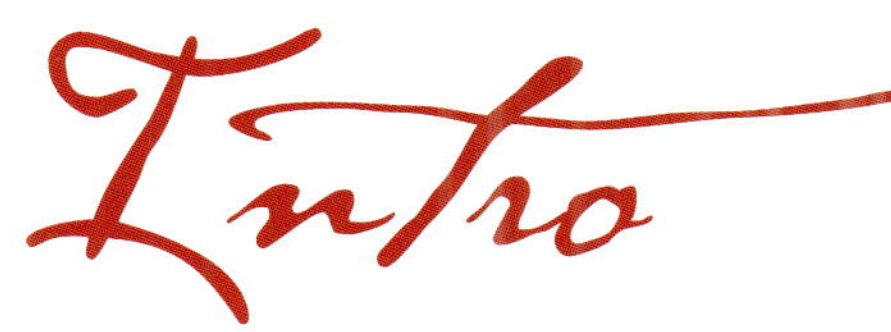

Die Klangmassage: Ein ganz besonderes Erlebnis

»Wer kennt sie nicht, die schwingenden Metallgefäße, die jeden Hörer beim Erklingen augenblicklich mit etwas Größerem, etwas Altem, etwas Weisem in Berührung bringen: mit der eigenen Mitte?
Der Klang harmonisch schwingender Klangschalen ist berauschend und zentrierend zugleich, es mangelt an Worten, seine Wirkung zu beschreiben. Der Hörer wird zum fühlenden Menschen und taucht ein in die Gegenwart des Seins, wenn Klangschalen schwingen. So verwundert es kaum, dass die exotischen Klanginstrumente aus dem Fernen Osten tief in das bedürftige Bewusstein des Westens eindringen konnten. Ihr Siegeszug in die Klangkultur der Gegenwart ist umfassend.
Doch ihr Erfolg begründet sich weniger in ihrer Musikalität als vielmehr in ihrer Sinnlichkeit. Klangschalen, wie auch Gongs, Didgeridoos, Monochorde und andere Klangkörper, bringen ihre Hörer mit einer Klangwelt in Berührung, die nicht so sehr herkömmliche Musik darstellt, sondern vielmehr Emotionsgebilde. Sie ergreifen unsere Wahrnehmung, gerade weil sie nicht vornehmlich an unseren so trainierten Intellekt rühren, sondern auf direktem Wege unsere Körperlichkeit ins Schwingen bringen. Sie zu hören ist, als würde man sich daran erinnern, was Wahrheit einmal war und was sie wieder sein könnte. Sie setzen archaische Schwingungen frei, die uns erinnern lassen, wer wir wirklich sind.
Mit dieser Qualität und der phänomenalen Einfachheit ihrer technischen Spielbarkeit – es dauert nur wenige Stunden der Übung und der Anfänger kann sie wirkungsvoll erklingen lassen – ist es nur schlüssig, dass Laien wie professionelle Musiker, Heiler und Ärzte diese so jungen Klangkörper einsetzen, um ihre Wirkung zum Wohl und Heil der Menschen zu nutzen. Die Klangarbeit entstand und mit ihr die Klangmassage.
Die Klangschale, das Didgeridoo, Monochorde und raumgreifende Trommeln sind dem fühlenden Hörer schon ein erhebendes Erlebnis. In der Klangmassage vermögen diese Instrumente, direkt auf den Körper ausgerichtet oder gar gelegt, Wahrnehmungen anzuregen, die den Bespielten zutiefst bewegen, ihn visionäre geistige Reisen, tiefste Entspannnungszustände und befreiende Lebendigkeit erleben lassen.«

Die Erweiterung des Wissens

Mit diesen Zeilen begann ich das im Jahr 2004 erschienene *Praxisbuch Klangmassage*, den Vorgänger von *Die Kunst der Klangmassage*. Sie sind so aktuell wie ehedem.
2014, nach zehn Jahren intensiver Forschungen zur Wirkung und Anwendung von Klängen, entschied ich mich, das Praxisbuch umfassend zu aktualisieren, zu erweitern, zu vertiefen und schließlich zu veröffentlichen. Ein komplett neues Buch entstand. Es hat das Standardwerk *Praxisbuch Klangmassage* würdig abgelöst. *Die Kunst der Klangmassage* enthält ein Vielfaches an Wissen, Erfahrungen, Tipps, praktisch anwendbaren Übungen und Behandlungen wie sein Vorgänger. Gleichzeitig habe ich es um einige kleinere und größere Fehler erleichtert, die nicht mehr dem Stand meines Wissens entsprachen. 2022 vollendete ich schließlich mein Klangwerk. Mehr davon ab Seite 216.

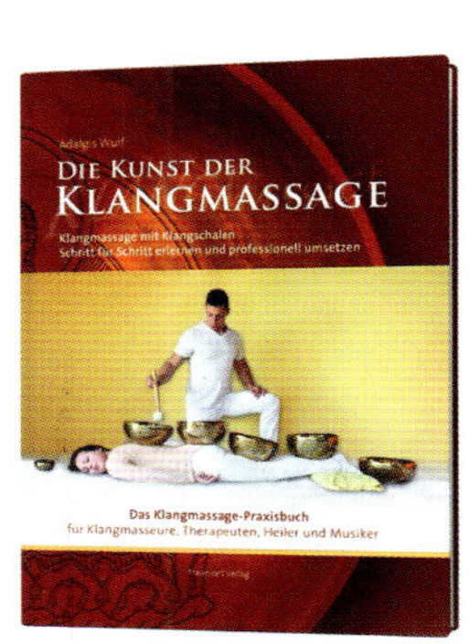

Das Praxisbuch Klangmassage, in Zusammenarbeit von David Lindner, Frank Plate und Zoran Prosic-Götte 2004 entstanden, inspirierte Zehntausende von Klangschalenfans.

Meinen Dank an eure Begeisterung!

Danke an alle Leserinnen, Dozenten, Autoren, Wissenschaftler, Klangpraktiker und Klanglaien, die so offen und kommunikativ nicht nur auf das *Praxisbuch Klangmassage*, sondern auf alle meine Bücher und die anderen Projekte im Traumzeit-Verlag reagiert haben. Eure wunderbare Fülle von Feedbacks, Berichten, Diskussionen und Gedanken erweiterten meinen Blick für das Klang-Thema weit über meine eigenen Erfahrungen hinaus. Gerade die Erlebnisse von Menschen, die *nicht* von mir ausgebildet wurden, halfen mir dabei, einige der Phänomene der Klangkultur besser zu verstehen.

Die Feedbacks und Berichte der verschiedensten Menschen nährten die Klangprotokolle – eine Landkarte der neuen Klangkultur

Danke auch an all die Zweifelnden, Ratsuchenden und Verwirrten, die sich den Mut nahmen, mir ihre Probleme in der Klangpraxis zu schildern.

Ganz besonders herzlichen Dank all den Menschen, die in die Ausbildungen, Seminaren und Workshops der Akademie für Heilsame KlangKunst und in meine Klangpraxis kamen. An und mit meinen Studentinnen konnte ich zahllose Ideen, Methoden und Behandlungen ausprobieren, weiterentwickeln oder als untauglich verwerfen. Danke auch an alle, die das Qualitätsmanagement und die Zertifizierung durchlaufen haben. Durch ihre schriftlichen Dokumentationen trugen sie mit bisher über eintausend Beispielen aus der Praxis zur Evolution des Klangwissens bei.

Jeder von euch hat dazu beigetragen, dass ich Wissen aus über 19.000 Gesprächen über die Wirkung und Anwendung von Klängen in den Klangprotokollen zusammentragen konnte. Auf diese Weise enstand eine absolut einmalige Landkarte der neuen Klangkultur. Ohne diese hätten das dir vorliegende Buch wie auch das *Der-Klang-der-Liebe*-Projekt nicht entstehen können.

Vielen herzlichen Dank!

Pures Erfahrungswissen für dich

Dieses Buch stellt dir praktisch anwendbares Klangschalen- und Klangmassagewissen aus rund fünfundzwanzig Jahre kreativer Klangpraxis und -forschung zur Verfügung. Es zeigt dir, wie du Klangmassage mit Klangschalen Schritt für Schritt erlernst und praktisch umsetzt. Oder wie du dein Spiel um neue handwerkliche, therapeutische und spirituelle Facetten erweiterst, solltest du bereits Klangmassagen anbieten.

Ein weites Herz

Mit Klangschalenklangmassagen erfahren viele Menschen das erste Mal in ihrem Leben Entspannungen von einer Tiefe, die sie sich vorher nicht vorstellen konnten. Viele fühlen sich zudem von Klangschalen im Herzen berührt. Ob sie nun »nur« körperlich tief entspannen oder auch emotional ergriffen werden – Klangschalenmassagen führen bisweilen zu unerwarteten inneren Prozessen, die den Lebensweg eines Menschen inspirieren können.

Ich begleitete vielhundertfach Frauen und Männer, die unter dem Einfluss von Klangschalen ihr Denken, ihr Fühlen, ihr Verhalten und ihre Lebenswege bewegten. Hin zu einer Evolution ihres Menschseins. Hin zu mehr Offenheit, Kreativität, Toleranz, Neugier, Freiheit, sozialer Interaktion und Liebe. Noch viel mehr Geschichten und Berichte über ähnliche Bewegungen wurden mir von meinen Studentinnen und anderen Klangpraktikern erzählt. Es steht völlig außer Frage: Klang und Klangschalen können eine im ganzheitlichen Sinn zutiefst gesundheitsfördernde Wirkung auf uns haben. Eine Wirkung, die über körperliches Wohlbefinden hinausgeht und die Fragen unserer menschlichen Bedürfnisse und Sehnsüchte berührt.

Mit Klangschalen Klangmassagen zu geben kann das Herz des Behandelten wie das des Behandlers weit machen. Sowohl in medizinischer wie in emotionaler Hinsicht.

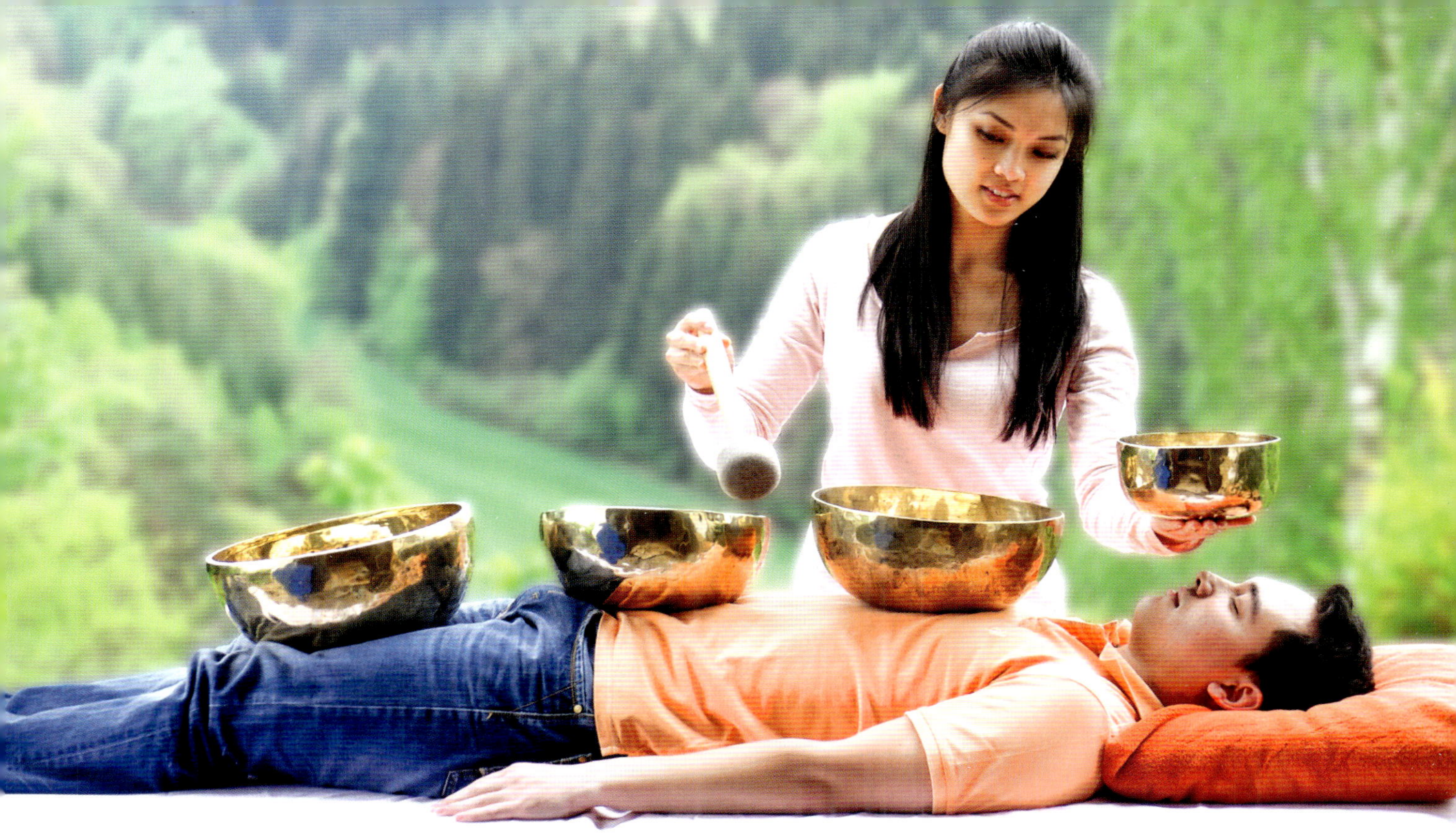

Willkommen auf deiner Reise!

Die Kunst der Klangmassage möchte dich inspirieren. Handwerklich. Therapeutisch. Spirituell. Persönlich. Das Buch wird dir helfen, mit Klangschalen die Herzen deiner Mitmenschen zu berühren, ihnen unvergesslich sinnliche Erfahrungen zu verschaffen und ihnen in der Krise ein verständnisvoller Gefährte sein zu können.
Gleichzeitig können Klangschalen gerade auch für den Behandler ein Weg sein, um sich selbst zu begegnen.
So oder so sind sie ein wunderbar sinnliches Werkzeug, um die eigene Gesundheit auf ganzheitliche Weise zu pflegen und zu bewahren.

Da ist doch mehr!?

Viele Menschen, die in den letzten zehn Jahren nach der Lektüre des *Praxisbuch Klangmassage* mit mir sprachen, stellten mir eine Frage. Eine Frage, die eigentlich eher eine Ahnung war: »*Da ist doch mehr ...?!*«, sagten sie mir. Sie spürten in meinen Büchern, dass ich diesem Mehr auf der Spur war. Ihre Ahnungen waren richtig.
Mit Klangerfahrungen und inbesondere mit Klangschalen kann man sowohl auf sinnlich-physiologischer wie auf intellektueller und spiritueller Ebene mit grundlegenden Wirkungsmustern unseres Universums in Berührung kommen. Hier können wir viel lernen. Über Klangphysik und was diese mit uns macht. Und über die Liebe, nach der so viele Menschen in unserer Welt suchen.
Da ist nicht mehr. Da ist einfach absolut alles.
Spiele dieses Buch. Vielleicht wirst du es hören: In vollendeten Klängen schlummert das Geheimnis des Lebens.
Willkommen auf deiner Reise!

David Lindner

Spiele einfach die Klänge und Klangmassagen, wie sie hier im Buch beschrieben sind. Verfeinere dein Handwerk. Lerne achtsam und lauschend zu spielen.

Dann führt dich der Klang zu Antworten, deren Fragen dir heute nicht einfallen würden.

2021/22 ist das erste Jahr der KlangEvolution. Ich gehe als Mentor einen Schritt weiter und biete dir völlig neue Lern- und Erfahrungsmöglichkeiten zum Thema Klang an.

Mehr Infos ab Seite 216.

Klang
& Stille

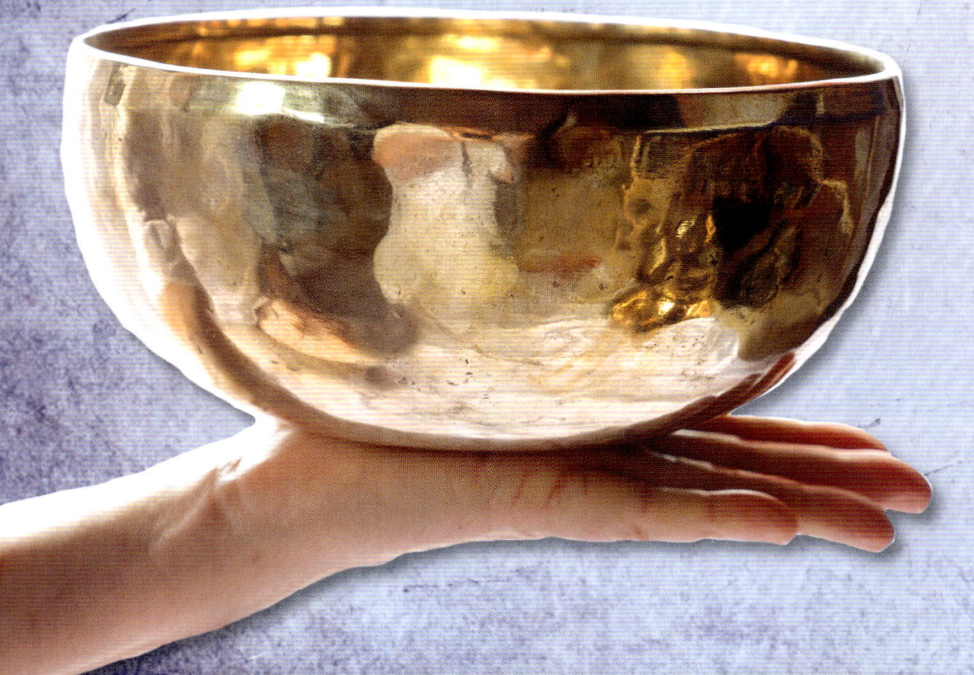

1. Eine klingende Welt – Mit Sehnsucht nach Stille

Ein Buch über die Stille

Wenn du eine Klangschale fortwährend anspielst oder gar anreibst, wirst du nach einiger Spielzeit feststellen: Ihr Klang macht deine Ohren müde und deinen Geist bald mürbe. Intensive Klangschwingungen sind physiologisch eine erhebliche Herausforderung für unseren Organismus. Nicht nur lauter Klang und Lärm, sondern auch wunderschöner Klang wie von sanft gespielten Klangschalen. So wie dein Organismus von zehn Kniebeugen anregt wird, regen ihn auch Klangerfahrungen an. Doch hundert oder tausend Kniebeugen würden dazu führen, dass du kollabierst. Ähnlich geht es deinem Innenohr, deinem Gehirn und sogar deinen Körperzellen, wenn du zu viele Klänge auf einmal spielst.

Der Klang einer Klangschale kann nur heilsam wirken, wenn er von Stille umhüllt wird.

Doch geht es in diesem Buch nicht um das handwerklich korrekte Erzeugen und Anwenden von Klängen? Damit du dir und deinen Mitmenschen helfen kannst, die Gesundheit zu bewahren und das Wohlbefinden zu stärken? Ja, darum geht es. Und darum ist es auch ein Buch der Stille.
Denn damit Klangschalenklänge heilsam wirken können, benötigen sie die Stille. Das handwerklich, therapeutisch und menschlich korrekte Erzeugen und Anwenden von Ruhe. Von leeren Räumen zwischen, vor und nach den Klängen.
Nur durch den Einsatz von Stille kannst du das Potenzial deiner Klangschalen voll ausschöpfen. Lässt du die Stille weg, kann zwar viel passieren, doch was auch immer geschieht, es wird nicht so schön, so weich, so tief, so mutig, so lieb und so vollkommen sein wie mit Stille. Ohne Stille bleibt die Klangmassage eine Klangmassage. Mit Stille kann sie zur Kunst werden.

Habe den Mut zur Lücke, zur Pause, zum Nichtstun, zur Stille. Schon bald wirst du lernen, wie das Leben sie füllt.

Eine Übung, immerzu

Still sein ist die Urübung, die alle anderen Übungen, Anwendungen, Erfahrungen und Behandlungen in diesem Buch einhüllen sollte. Still sein ist zudem die mit weitem Abstand schwierigste Übung überhaupt für uns moderne Menschen.

Die Stille-Übung

Du sollst nicht schlafen und nicht dösen (das auch, doch dazu später). Du sollst still sein. Sei immer so lange still und tue nichts, bist du merkst, wie du unruhig wirst und gerne etwas tun, machen oder sagen möchtest. Dann warte mindestens noch ein paar Augenblicke extra. Beobachte deine Unruhe. Beobachte, wie du auf Stille reagierst. Bis auf wenige Ausnahmen tun wir das alle: mit innerer Unruhe reagieren, wenn wir nichts tun und still werden.
Fortwährende Aktivität und Leistung sind die Dogmen unserer Gesellschaft – wir haben sie tief in unseren Gehirnen, unseren Leben, diese innere Unruhe. Aktivität und Leistung bringen Unruhe, weil sie das Gegenteil von Stille sind. Das ewige Treiben unseres Geistes, der uns zum Tun, mindestens aber zum ständigen Denken animiert, empfinden immer mehr Menschen ebenfalls als Lärm. Den Weg aus dem Lärm heraus können uns Klangschalen weisen – wenn wir sie in die Stille hinein erklingen lassen.

Du solltest bei jedem Klangschalenspiel, jeder Klangerfahrung, jeder Übung und jeder Behandlung Zeit einplanen, in der du still bist.

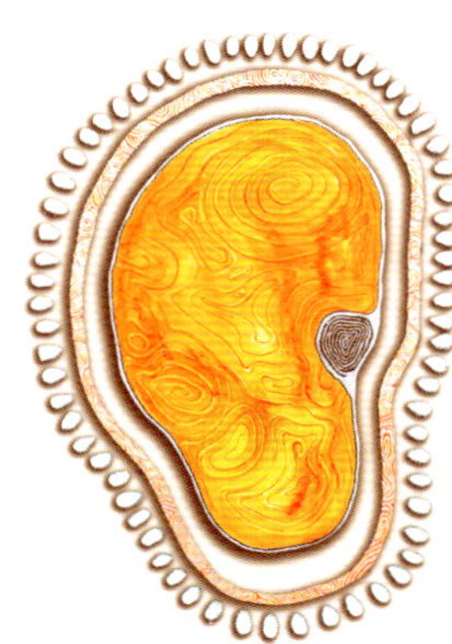

Sei still vor einer Behandlung. Sei still nach einer Behandlung. Sei still vor einer Übung. Während einer Übung. Und danach. Besonders aber übe dein Still-Sein, wenn du anderen Menschen zuhörst. Beobachte, wie du immerzu kommentieren möchtest. Deinen Senf dazu zu geben. Beobachte, wie schwer es ist, nur zuzuhören. Erfahre, wie die Menschen plötzlich mehr von sich erzählen, wenn du sie mit Stille, mit Zuhören beschenkst.

Wenn du den Klang deiner Klangschalen mit Stille umgibst, dann wirkt die Stille wie ein Thron, auf dem die Klänge sitzen dürfen. Wenn du eine Klangmassage mit Stille und Zuhören umgibst, dann setzt du auch deinen Behandlungspartner auf einen Thron.
Durch Stille wird der Raum, in dem du deine Klangmassagen spielst, zu einem geschützten Raum, zu einem Heiligen Raum (siehe auch Kapitel 11).
Um zu überprüfen, ob es stimmt, was meine Übungen behaupten, musst du sie ausprobieren. Auch und besonders die Stille. Keine Tricks: Ein paar Mal ein kleines Päuschen machen ist nicht Sinn dieser Übung! Werde still, bis die Unruhe kommt. Dann bleibe weiterhin still – solange du es eben schaffst. Irgendwann wirst du feststellen, wie dir viele Dinge im Leben besser gelingen, wenn du regelmäßig Klangschalen spielst und ... still bist. Probier es aus.

Die Physik der Klänge lässt uns die grundlegende Natur des uns bekannten Universums sinnlich erfahren.

Klangwunder

Wenn du Stille, Pausen, Auszeiten, Lauschen, Zuhören und Phasen des Nichtstuns bewusst inszenierst, veränderst du deine Fähigkeit zu hören. Deine Fähigkeit zu hören hat Einfluss auf deine Fähigkeiten, Klang zu inszenieren. Die Stille zu üben, wird dein Klangkönnen verfeinern. Tu es und du wirst hören.

Klangerfahrung erfordert Aktivität

Wenn wir Klangschalen erleben oder gar eine Klangmassage erfahren, dann können wir dabei in einen Zustand scheinbar vollständiger Passivität verfallen. Wir tun ja nichts. Wir liegen da und lassen uns bespielen. Doch weit gefehlt. Jeder Klang, der auf unser Hörorgan Ohr trifft, wird von diesem verarbeitet. Diese Klangverarbeitung sind Stoffwechselprozesse. Wenn zum Beispiel eine Klangschale mit 300 Bewegungen in der Sekunde schwingt, dann werden spezielle Hörhärchen in unserem Innenohr 300-mal in der Sekunde von der Klangschwingung umgeknickt. Um sich wieder aufzurichten, benötigen sie Energie, von selbst würde das nicht geschehen. Wenn sie einer Klangschale ein halbe Stunde lang zuhören, wurden sie 540.000-mal umgeknickt und haben sich 540.000-mal wieder aufgerichtet. Das geschieht in der Regel, ohne dass wir Muskelkater im Ohr bekommen. Aber wenn es zu viel des Guten wird, kann es zu einem belegten Gefühl im Ohr kommen oder wir hören einen Piepton.
Wenn wir einen Sound zu häufig oder zu laut hören müssen, dann kann es zu Schäden in dem Bereich der Hörhärchen kommen, die für diesen Sound zuständig sind. Wir können eine Hörstörung entwickeln.
Obwohl wir also beim Hören gar nichts bemerken, geht da physiologisch echt die Post in unserem Innenohr ab. Gönnst du deinem Innenohr gelegentlich Pausen, kann es sich erholen. Eines der günstigsten und effektivsten Pausenhilfsmittel sind Ohrenstopfen. Zum Beispiel bei längeren Autofahrten kann man sie einsetzen anstatt das Dröhnen des Autos immerzu durch noch lautere Musik zu übertönen.

Wie Klangschalen wirken

Doch nicht nur unsere Ohren brauchen Stille, um die Kraft der Klänge zu integrieren. Klangschalenklangmassage ist so erfolgreich, weil wir mit ihr den Tempel unserer Seele so angenehm in Schwingungen versetzen können. Auch das kannst du ausprobieren, sobald dir eine Klangschale mit mindestens eineinhalb Kilo Gewicht zur Verfügung steht. Gleichzeitig ist es *der* Tipp, um Leute, die Klangschalen für Esoterik halten, um eine schöne Erfahrung zu bereichern.

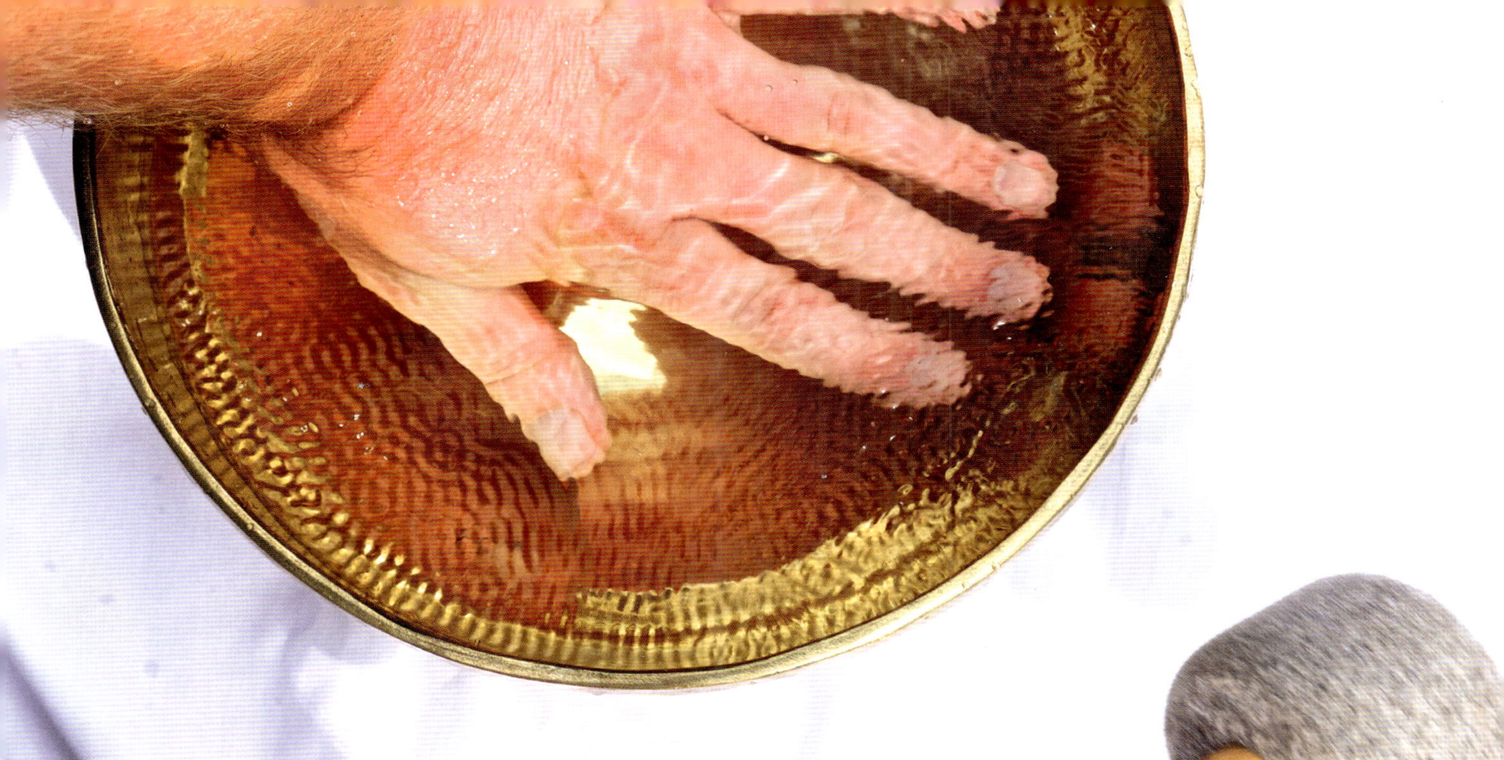

Fülle eine Klangschale mit Wasser. Nicht zu voll, das Wasser sollte sich einige Zentimeter unterhalb des Schalenrandes befinden.
Nun spiele die Schale mit einem weichen Summel kräftig am oberen Rand an. Sofort bilden sich im Wasser komplexe und vibrierende Muster. Erinnern wir uns noch an unser Schulwissen (Wasser leitet Schallwellen weit besser als Luft / Der menschliche Körper besteht zu 70–80 Prozent aus Wasser), dann kommen wir beim Anblick der Bewegungen im Wasser ins Grübeln. Spielt man die Schale sehr stark an, gibt es einen wunderbaren Springbrunnen.
Nun darf der Zweifler seine *eine* (!) Hand in das Wasser der Schale halten (siehe Foto oben). Bei kleineren Schalen passen nur die Fingern hinein, was sich nicht ganz so beeindruckend anfühlt (es funktioniert aber). Wichtig: Der Rand der Schale darf nicht berührt werden, sonst schwingt sie nicht.
Ist die Hand im Wasser und du spielst die Schale an, huscht in der Regel ein Aufstrahlen kindlicher Freude über das Gesicht auch des letzten Zweiflers. Die Klangphysik ist für jeden angenehm spürbar.

Doch was hat das mit Stille zu tun? Ganz einfach: Die Hand zwei bis drei Minuten im Wasser lassen. Du spielst ordentlich an. Vergiss jede Zurückhaltung, die ich weiter hinten im Buch lehre. Beim Wasserspiel solltest du ordentlich draufhauen.
Dann: Hand rausnehmen. Abtrocknen.
Frage: Fühlen sich beide Hände gleich an?
Antwort: Sie fühlen sich total verschieden an. Die bespielte Hand fühlt sich größer, dicker, lebendiger, durchbluteter an, oder? Die nicht bespielte irgendwie, als wäre sie nicht ganz da.
Dass Wasser gut leitet (siebenmal besser als Luft), wissen alle. Dass Knochen vierzigmal besser als Luft leiten, weiß kaum jemand. Doch das ist der Grund, warum Klangschalen auf dem Brustbein, auf der Wirbelsäule, den Schienenbeinen, Fersen oder dem Beckenknochen so gut zu spüren sind. Unser Skelettsystem ist eine Art Antenne für Schwingungen.
Die Zellen deiner Hand sind durch die Schwingungsbehandlung in enormer Bewegung. Deshalb fühlt sich die eine Hand so viel lebendiger an als die nicht in Klang gebadete. Und da sind wir wieder bei den Kniebeugen. Die Zellen in deiner Hand haben gerade ein paar tausend Kniebeugen gemacht. Das

Klang bringt auch unsere Körperzellen in Bewegung. Mit genau der Schwingungszahl, die von der Klangschale ausgeht.

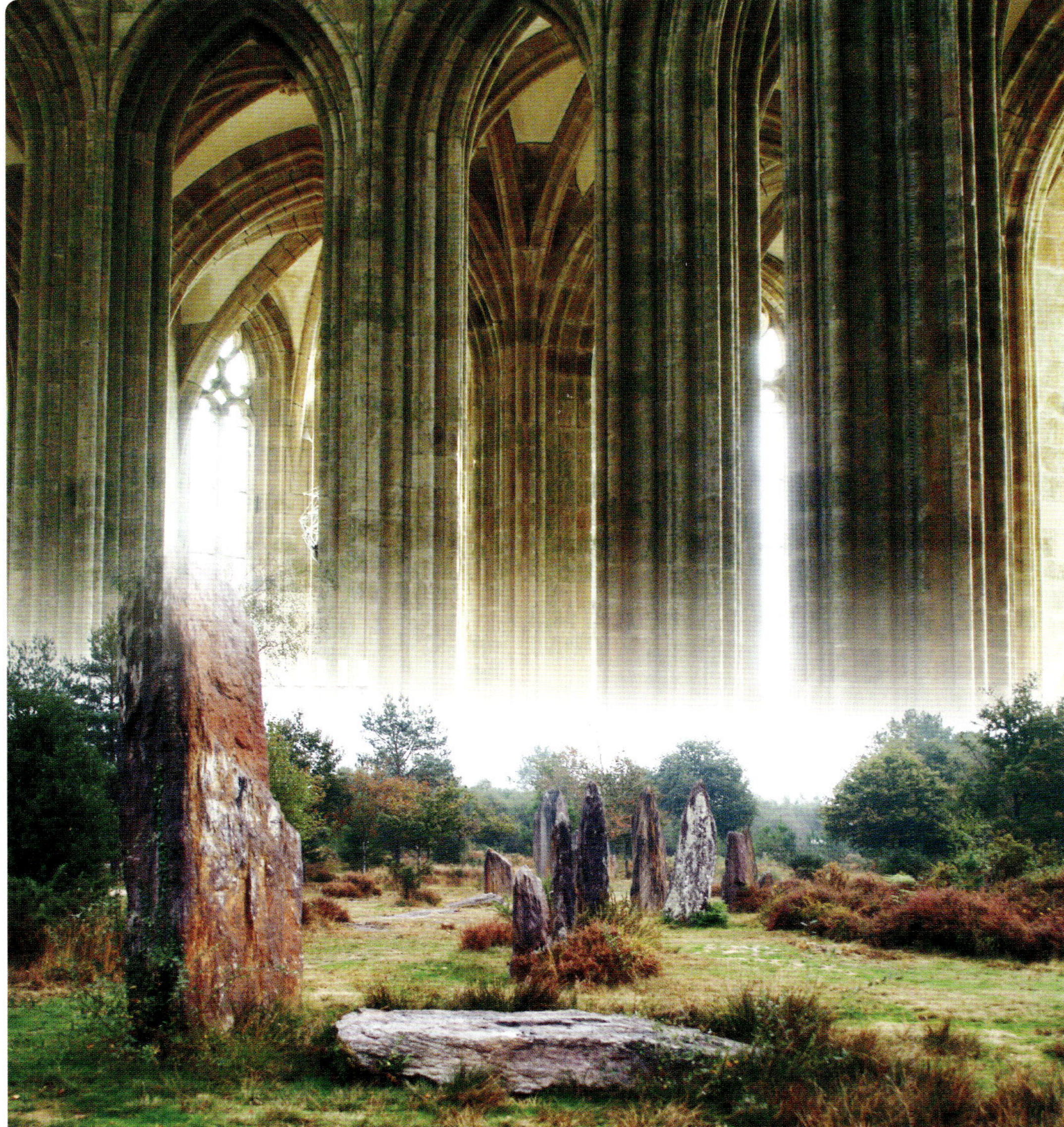

Aus vorchristlichen Kultplätzen wuchsen die Kirchen und Kathedralen unserer Altvorderen. Heute verlassen die Menschen in Scharen die Institution Kirche. Doch im Herzen unserer Welt bleiben kostbare Bauwerke für unsere Herzen offen.

Sie wurden gebaut für die Begegnung mit etwas Größerem. Für die Begegnung mit Gott.

Sie wurden gebaut aus Klang und Stille.

regt ihre Durchblutung, ihren Stoffwechsel an. Gönne ihnen nach dem Klang eine Pause. Gönne ihnen Stille. Du wirst sehen, dann holt dein Körper ein Maximum aus der Klangerfahrung heraus. Jeder Spitzensportler weiß, wie wichtig die Pausen nach jedem Training sind.

Du wirst sehen, es tut gut, nicht immer etwas zu tun. Gönn dir und deinen Partnern Stille rund um die Klangmassagen und Klangerfahrungen.

Christliche Baukunst, Klang & Stille

In der frühen christlichen Baukunst wurden gezielt harmonikale (musikalische) Proportionen in den Sakralbauten umgesetzt. Die Baumeister früherer Zeiten verwendeten musikalisch-mathematische Proportionen bei der Errichtung zum Beispiel einer Kirche oder Kathedrale.

Wenn du in einer alten Kirche tönst und singst, wirst du erleben, wie der Klangraum der Kirche deine Stimme in etwas Erhabenes, etwas Größeres verwandelt. Er filtert

bestimmte Anteile deiner Stimme heraus, andere verstärkt er. Der Klang (d)einer Stimme kommt als Klangmassage zurück. Die Kirchenarchitektur reflektiert nicht nur für deine Ohren. In einer nach harmonikalen Prinzipien erbauten Kirche wird unser Tönen, Sprechen und Singen oftmals körperlich erfahrbar. So erhebt sich unsere Stimme in den göttlichen, den harmonikalen Raum und kommt zurück zu uns, angereichert und verstärkt mit dem Spirit von etwas, das uns auch im dritten Jahrtausend nach Christus keiner so ganz genau erklären kann.
Es verwundert kaum, dass die alten Kirchenväter oder ihre Architekten für den Bau von Kapellen und Kathedralen regelmäßig Orte auswählten, an denen schon Äonen zuvor vorchristliche Kulturen ihre Kultplätze errichtet hatten. Nicht selten gibt es hier recht spezielle Strahlungs- und Schwingungsfelder der Erde. Hält man sich an diesen alten Kultplätzen oder den hier erbauten Kirchen auf, so fördern sie die Verbindung zur Landschaft oder, im Falle der Kirche, zu dem Sakralraum, der sich mit den Wirkungen der Erde auf beeindruckende Weise verbindet.
Doch was passiert in diesen alten Kirchen noch? Wir können Stille hören. Und erleben. Und fühlen. Wir können Stille sein. Kirchen wurden erbaut als riesige klingende Räume, die Stille umschließen.
Das hier ist keine Theorie. Es ist eine Übung. Besuche alte Kirchen, wo es dir möglich ist. Wenn du alleine bist (oder mit Freunden), dann kann auch einer von euch eine oder mehrere Klangschalen erklingen lassen, während die anderen lauschen.

Was auch immer du von der Institution Kirche hältst, ist für diese Übung ohne Bedeutung. Besuche nicht die Institution. Besuche einen Übungsort zum Lauschen. Diese alten Kirchen wurden für die Begegnung mit Gott gebaut. Sie wurden aus Klang und Stille gebaut. Lausche dort. Töne dort. Lass deine Schalen klingen. Umgebt euch mit Stille. Lauscht, was der leere Raum euch zu erzählen hat ...

Klangschwingungen sind für unsere Körperzellen eine sportliche Herausforderung. Nach einem fünftägigen Klangseminar mit zehn bis fünfzehn Behandlungen merkst du das deutlich.

Definition: Klangmassage

Klangmassage nennt man die gezielte Übertragung von zumeist als angenehm empfundenen Klangschwingungen und -instrumentenvibrationen auf Körper, Geist und bedingt auch die Seele eines Menschen innerhalb eines geeigneten Settings (Begriff wird später ausführlich erläutert). Für eine Klangmassage können die verschiedendsten Musik- und Klanginstrumente wie auch die menschliche Stimme eingesetzt werden.

Ziel der Klangmassage

Vornehmliches Ziel der Klangmassage ist es, dem behandelten Menschen zu helfen, in einen Zustand innerer Harmonie und Ausgeglichenheit zu gelangen und diesen Zustand zu nutzen, um seine körperliche und geistige Gesundheit im Sinne der Salutogenese (Lehre von der Gesunderhaltung) zu pflegen. Oder, so er krank ist, begleitend zu ärzt-lichen oder naturheilkundlichen Maßnahmen, dazu beizutragen, sie wiederherzustellen. Zur Erreichung dieses Zieles bedient sich die Klangmassage, je nach Schule, verschiedener Techniken und Wege.

Erweiterte Möglichkeiten der Klangmassage

Unter dem Einfluss von Klangmassagen kommt es zu oft überraschenden und tief greifenden körperlichen und seelischen (Heil-)Reaktionen. Behandelte finden aus sich heraus und/oder durch kompetente menschliche Begleitung Lösungen für lebensbedingte Krisen und Probleme.

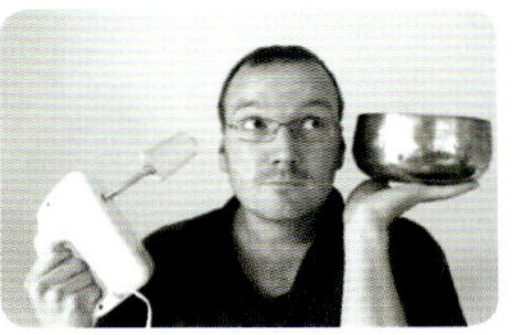

Auch die Schwingungen eines Küchenquirls sind eine Klangübertragung. Als Klangmassage bezeichnen wir jedoch nicht die täglichen Klangerfahrungen, sondern den gezielten Empfang als angenehm empfundener Instrumentenklänge.

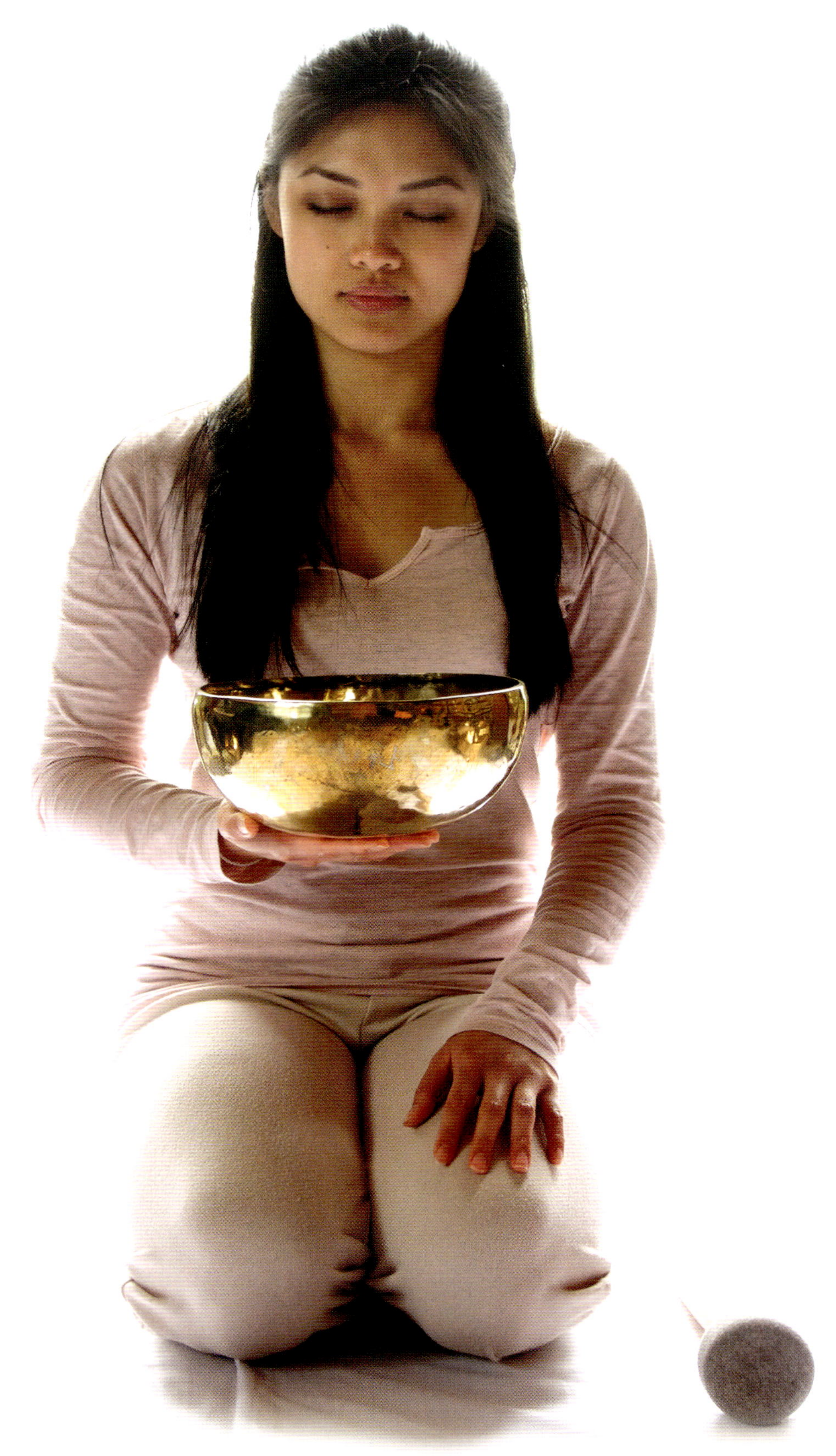

Zwölf Geheimnisse der Klangmassage-Kunst

Die 12 Säulen der Klangmassage-Kunst

In diesem Buch habe ich dir zwölf Säulen erfolgreicher Klangschalenkunst zusammengestellt, die ich in über fünfundzwanzig Jahren Forschung und Praxis finden und entwickeln konnte. Es gibt keine Klangschalen-Schule, die nicht mindestens eine dieser Säulen nutzt. Es ist nicht bei jeder Behandlung notwendig, alle Säulen zu nutzen – Klangschalenmassage funktioniert auch so.

Die zwölf Säulen der Klangmassage-Kunst:

- Einschwingen
- Keine Heilintentionen
- Frequenzspektrum spielen
- Dem Gefühl folgen
- Sanfte Annäherung
- RASSEL-Wandlungsphasen
- Ausrichtendes Spiel
- Verlässliche Klangfolge
- Klangachse
- Rhythmik & immerwährender Klang
- Organischer Ausklang
- Dösen
- Zuhören

Für dein Verständnis und den sinnvollen Einsatz der Säulen ist es notwendig, das ganze Buch durchzuspielen. Springst du, weil du neugierig auf meine Sichtweise einer bestimmten Säule bist, zu diesem oder jenem Lehrkapitel, dann besteht eine gewisse Chance, mit der alleinigen Umsetzung dieser Säule innerhalb deines bereits gelernten Klangschalenspiels gänzlich andere Ergebnisse zu erhalten, als wenn du eben alle Säulen umsetzt.
Es ist also nicht sonderlich raffiniert, gleich genau die Infos oder Kapitel zu lesen, die du zu brauchen meinst. Das mag bei vielen Texten funktionieren. Doch bei Informationen, die sich gegenseitig bedingen, führt dieses Rauspicken von Einzelwissen zu löchrigen Erfahrungen. In Klangbehandlungen kann es dann eben auch zu energetisch löchrigen Behandlungen führen.
Aus diesem Grunde empfehle ich dir (oder euch, wenn ihr gemeinsam spielen lernt) folgende Vorgehensweise: Unbedingt das Buch einmal von vorne bis hinten durchlesen – unter Aussparung der Kapitel *8, 9 und 12. Die Kapitel 8 und 9* kannst du anschließend Schritt für Schritt nachspielen und üben.
Selbst wenn du schon fünf oder mehr Lebensschalen besitzt, macht es Sinn, *erst* einmal eine Behandlung *mit einer* Klangschale, dann mit zwei oder drei, dann mit vier oder fünf Lebensschalen zu erleben und nicht gleich mit fünf Schalen anzufangen. Auf diesem Wege schärfst du deine Wahrnehmung und ersparst dir das »Verheddern«, denn ein achtsames Spiel der 12 Säulen mit fünf oder mehr Klangschalen umzusetzen, ist eine kleine Herausforderung.
Bitte lies wirklich alle Kapitel. Es kann dir durchaus passieren, dass dein Partner schon in den ersten zehn Minuten seiner allerersten Klangschalenerfahrung Wahrnehmungen hat, die dein Verständnis von den Grenzen unseres Universums und deines Verstandes zu sprengen vermögen. Es ist gut, wenn du dann vorbereitet bist.
Klangmassagen eröffnen Optionen der kreativen Entfaltung für den Behandler wie den Behandelten. Wenn du Klangmassage-*Kunst* spielst, erhebst du dich über das für eine gute Klangmassage Notwendige hinaus.
Mithilfe der Klangmassage-*Kunst* entwickelst du ein handwerklich-technisches und therapeutisches Können, das dich mehr zu lehren vermag, als du dir heute vorstellen kannst.

Die 12 Geheimnisse sind Lebensgeheimnisse. Sie funktionieren nicht nur in der Klangmassage. Probier es aus ...

»Wenn es perfekt ist, ist es keine Kunst. Ist es nicht perfekt, ist es auch keine Kunst.« (nach Karl Valentin)

Viele von uns scheuen sich vor dem Lernen. Sie denken, sie seien Lernversager. Das ist oft falsch. Viele Menschen wurden durch Lernerfahrungen traumatisiert, die nicht den Lernbedürfnissen unseres Gehirns entsprechen. Wir haben zu recht nicht gerne gelernt.

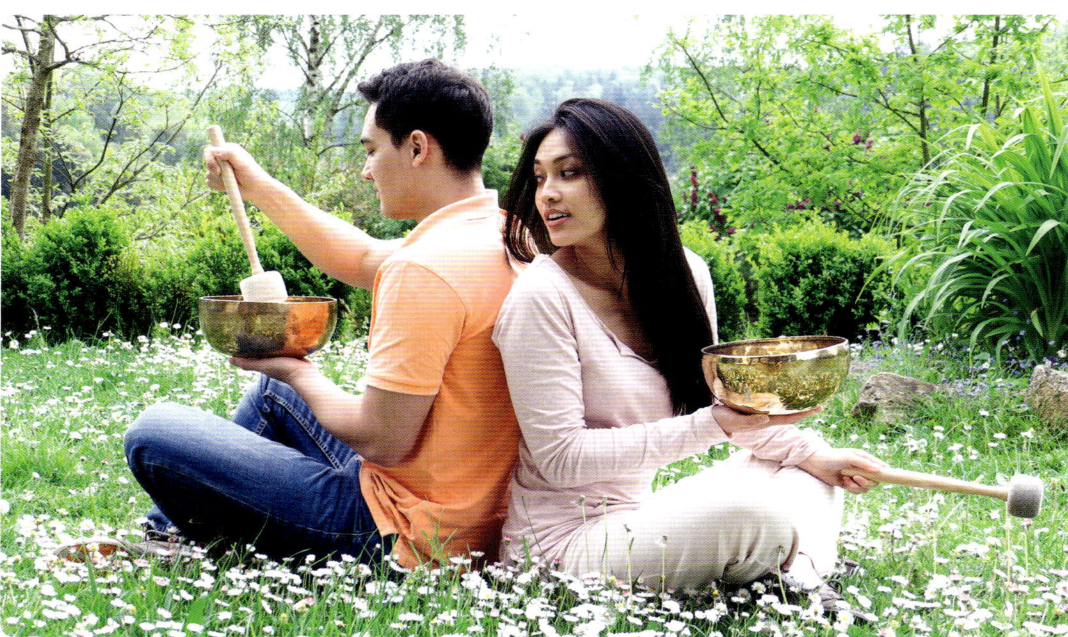

Wie wir lieber lernen

Dieses Buch verfolgt einen anderen Lehr- und Lernansatz als die meisten von uns ihn noch aus der Schule kennen. Sie entstammen meinen Erfahrungen aus fünfundzwanzig Jahren Lernen und Lehren. Erfreulicherweise kam es in den letzten Jahren zu einer Reihe von umwälzenden Erkenntnissen in der Neurobiologie, der Psychologie und Pädagogik, wie unser Gehirn überhaupt funktioniert und (gerne) lernt. Sie decken sich mit dem Stil meiner Bücher und herrlicherweise bilden sie einen Teil der Basis, mit der du sowohl Klangmassage lernen als auch ihre Effektivität verbessern kannst. Wunderbar ganzheitlich.

Sieben Hilfen für tieferes Lernen

1. Übe im Austausch mit einem Partner.
2. Nutze ein Klangtagebuch.
3. Setze die Kunst des Dösens ein.
4. Lerne mit Freude, Entspannung, Begeisterung, Offenheit und Liebe.
5. Suche dir einen entspannten Lehrer.
6. Sorge für einen schönen Abschluss jeder Lern- oder Übungseinheit.
7. Nichts glauben. Alles probieren.

1. Gemeinsam Lernen

Versuche jemanden zu finden, der Lust hat, die Übungen in diesem Buch mit dir gemeinsam durchzuführen. Nicht nur als Versuchsobjekt, sondern auch im wechselseitigen Tausch. Du behandelst sie, sie behandelt dich. Dein Lebenspartner, ein Familienmitglied, ein Freund, eine Nachbarin oder jemand, den du über ein soziales Netzwerk findest.

Bei den Behandlungen sieht der Regelfall meistens so aus, dass du an jemandem (einem Familienmitglied, einer Freundin) übst. Gelingt dir das ganz gut, wird dein Übungspartner gerne weiter als »Dummy« zur Verfügung stehen. Wo tut es schon mal so gut, jemandem einen Gefallen zu tun? Nur leider erlebst du so nie, wie es sich anfühlt, was du da spielst. Für dein Lernen ist die Erfahrung, selbst eine Klangmassage zu erhalten, jedoch unerlässlich. Am einfachsten ist es tatsächlich, wenn eine zweite Person Spaß an der Idee hätte – jemand, den du magst.

Drei Dinge sind wichtig, wenn ihr gemeinsam übt.

1. Jeder Partner muss nach der Behandlung von seinen Wahrnehmungen, Erfahrungen und Gefühlen erzählen.
2. Jeder Partner muss sich die Berichte des anderen anhören. Ohne sie zu kommentieren. Einfach nur zuhören und eventuell noch genauer nachfragen, wenn er etwas nicht versteht oder mehr Details wünscht. Dieses reine Zuhören ist wichtig.
3. Ihr müsst im gegenseitigen Umgang die RASSEL-Prinzipien umsetzen. Besserwisserei, Ungeduld, Überheblichkeit und Bewertungen zu den Wahrnehmungen und Gefühlen der Partner sind somit ausgeschlossen.

Was passiert bei dieser Art des Übens?
Durch das sprachliche Reflektieren werden die erlebten Wahrnehmungen und Gefühle in anderen Teilen unseres Gehirns verarbeitet, beobachtet, bewertet und ins Netzwerk integriert, als wenn wir die Erfahrungen alleine machen.
Durch das möglichst passive Zuhören und Lauschen werden unsere Spiegelneuronen, wird unsere Empathie angeregt (siehe auch wieder bei den RASSEL-Prinzipien). Als Hörende setzen wir unsere eigenen Erfahrungen in Bezug zu den Erfahrungen des Partners. Auch das hat komplexere neuronale Netzbildungsprozesse zur Folge als es beim Alleine-Lernen geschieht. Oder, um es deutlich zu sagen: Was wir gemeinsam lernen können, können wir nur gemeinsam lernen.

2. Ein Klangtagebuch

Ein Klangtagebuch ist ein bedeutendes wissenschaftliches Hilfsmittel zur Erforschung von Klang und seinen Auswirkungen und zwar gleich in mehrfacher Hinsicht.
In einem Klangtagebuch solltest du alle deine Beobachtungen, Wahrnehmungen und Gefühle rund um deine Klangforschungen notieren. Immer schön mit Datum, Uhrzeit, Dauer der Erfahrung und Anzahl der eingesetzten Schalen. Weiterhin empfehle ich, vor der Klangerfahrung stets gleich zu notieren, wie du gerade drauf bist. Nur wenn du genau vorgehst, kannst du Änderungen und Bewegungen in dir und deinen Wahrnehmungen entdecken.
Es gibt viele Menschen, die hassen schreiben wie die Pest. Fast immer liegt das (auch) an miesen Erfahrungen in der Schule. Doch wie »gut« oder »mangelhaft« du in Deutsch warst, ist hier ohne Belang.
Noch häufiger kommt es vor, dass Menschen denken, was sie fühlen, sei nicht wichtig. Gehörst du zu diesen, muss ich dich herausfordern: Egal, was du denkst und fühlst, es führt zu und entspringt der Wirklichkeitsbildung deines Gehirns. Es ist für dich und deine Gesundheit entscheidend wichtig.
Lernen hat auch mit Vertrauen zum Lehrer zu tun. Ich erforsche seit einem Vierteljahrhundert, wie Menschen ticken. Vertraue mir: Deine Gefühle warten darauf, dass du dich mit ihnen beschäftigst. Das ist der Grund, warum es sie überhaupt gibt. Sie wollen wahr- und ernstgenommen werden.
Der allerwichtigste Grund, warum ich dir ein Klangtagebuch empfehle, ist folgender: Um eine Wahrnehmung, eine Beobachtung oder ein Gefühl in dein Buch schreiben zu können, muss es komplett andere und komplexere Vorgänge in deinem Gehirn durchlaufen, als wenn du nur über sie nachdenkst. Diese Vorgänge aber führen dazu, dass du besser verstehst, was in und mit dir vorgeht.
Dein Unterbewusstsein wird dich mit zig guten Gründen bombadieren, warum so ein Klangtagebuch für dich nichts ist. Je mehr kluges Gequassel du da zu hören bekommst, desto sicherer kannst du dir sein: Gerade dir tut es gut, über dein Erleben zu reflektieren. Und ja, das ist am Anfang anstrengend. Wenn es dein Gehirn anstrengt, bedeutet das nichts anderes, als dass du es forderst. Noch nie ist ein Gehirn durch solche Art Forderung dümmer geworden.

3. Die Kunst des Dösens

Dösen ist der Fachbegriff für Nichtstun mit Augen zu. Nach einer Klangerfahrung solltest du immer eine Pause einlegen. Mindes-

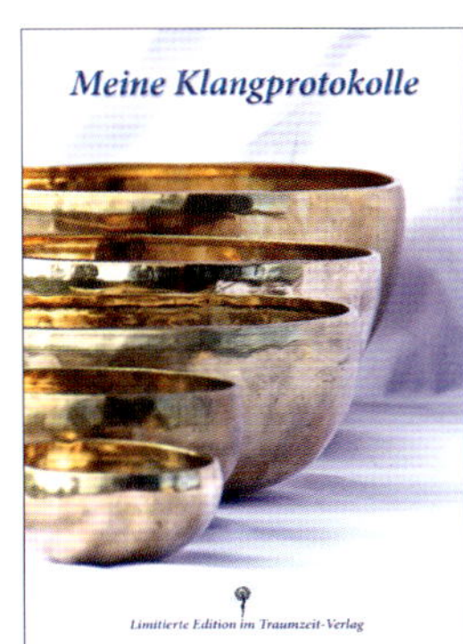

Ich habe ein Klangtagebuch mit praktischen Ausfüllhilfen speziell für Klangschalenanwender erstellt. Wegen der sehr geringen Auflage gibt es diese nur direkt über den Verlag. Einfach »Klangtagebuch« ins Suchfeld der Verlagsseite eingeben: ***www.traumzeit-verlag.de***

Gemeinsames Lernen macht nicht nur mehr Spaß, es hilft uns unsere Erlebnisse anders zu verarbeiten.

tens fünf Minuten, auch zehn oder fünfzehn sind super. Du solltest in dieser Zeit nicht meditieren, sondern einfach nichts tun. Du darfst einschlafen. Deine Gedanken fliegen lassen. Wichtig ist, dass du die Augen zu hast und dich so bequem hinlegst oder auf ein Sofa fläzt, dass du kurz einnicken kannst. Mit einiger Übung wird dir das womöglich auch gelingen. Kurz einschlafen ist optimal.

Dösen mit Partner: Nach Behandlungen döse mit dem Behandelten. Der Behandler macht auch umfassende Klangerfahrungen und ist natürlich nicht von der Schwingungsphysik getrennt. Außerdem entspannt es deinen Partner. Gruppendösen wirkt animierend.

Warum ist Dösen so wichtig?
Weil beim Dösen die neuronale Verarbeitung von gerade erlebten Dingen optimal begünstigt wird. Oder so herum: Ohne das Dösen kommt es erst in der Nacht zur Verarbeitung von tagsüber Erlebtem. Je länger eine Ausnahmeerfahrung zurückliegt, desto eher sind wir dazu geneigt, sie als Einbildung im Archiv kindlicher Spinnereien abzulegen.

In den Phasen scheinbaren geistigen und körperlichen Müßiggangs ist unser Gehirn hoch aktiv.

Döst du direkt nach einer Übung oder einer Übungsphase, so schaltet dein Gehirn auf eine Art der Verarbeitung, die dir beim Wachbleiben verschlossen bleibt.
Die meisten großen Genies der Menschheit waren Meister des Dösens und des Wissens um seine Wirkung. Innovative junge Firmen und Weltkonzerne schaffen ihren Angestellten tatsächlich Dös-Nischen. Da steht eine Couch im Büro – Dösen ausdrücklich erwünscht. Denn beim Dösen kommt es zu kreativen Neuvernetzungen.

Warum ist Dösen revolutionär?

Nichts findet der Deutsche verwerflicher als Faulheit und Müßiggang. Wir alle leiden unter dem Dogma der ewigen Produktivität. Und wehe, jemand ruft einmal zur Pause auf. Da machen wir lieber gleich eine Ausbildung als Meditationslehrer. Hat dir irgendjemand in der Schule, der Lehre, an der Uni oder daheim beigebracht, dass die menschliche Neurobiologie nur großartige und revolutionäre neue Wege beschreitet, wenn sie Pausen bekommt? Wusstest du, dass Dauerstress (unter dem wir als Kollektiv leiden) dazu führt, dass unsere kognitiven Fähigkeiten irreversibel beschädigt werden? Dösen ist sowohl Heil- als auch Kreativkunst. Es befindet sich im offenen Gegensatz zum Dogma von Leistung, Wachstum und Geschwindigkeit, das unser aller Herzen zerreibt.

4. Lernen mit Gefühl

Eine der effektivsten Lernhilfen überhaupt wurde von der Pädagogik über Jahrhunderte auszurotten versucht. Heute weiß sie es besser. Es wird dennoch wenig geändert.
Wenn wir etwas mit Freude, Begeisterung und kindlicher Neugier erforschen und ausprobieren, dann ist unser Gehirn weit fähiger, sich Erfahrungen, Beobachtungen und Wissen nachhaltig zu merken. Später im Buch stelle ich dir die RASSEL-Prinzipien vor. Sie lassen sich nicht nur auf die Spieltechnik und den Umgang mit dem Behandlungspartner anwenden, sondern auch auf Lernprozesse. Die einfache Erklärung für die Effektivität eines Lernens aus der Entspannung und Freude heraus liegt in neurobiologischen Vorgängen. Wenn wir Stress haben oder etwas nicht gerne oder unter Druck machen müssen, dann blockiert oder erschwert unser Gehirn die Erweiterung seiner Netzwerke. Stress ist Bedrohung und bei Bedrohung schaltet es auf Überlebensprogramme. In diesen Programmen ist Flucht und Kampf die Priorität und nicht Erweiterung. Es ist mir ein Rätsel, wieso es für diese Erkenntnisse über hundert Jahre der Forschung bedurft hat. Sowohl als Schüler wie als Lehrer realisiert man diese Zusammenhänge doch ganz intuitiv.
All meine Bücher basieren unter anderem auf diesem Konzept: Begeisterte und sich ernst genommen fühlende Leserinnen können einfach viel mehr mit meinen Inspirationen anfangen. Daher:

- Übe nur, wenn du auch Lust dazu hast und nicht, weil es heute im Terminkalender steht.

- Es gibt keinen Zeitdruck. Viele meiner Leser kramen meine Bücher über Jahre und inzwischen ein Jahrzehnt immer mal wieder hervor und entdecken dann neue Inspirationen.
- Ich übe seit zwanzig Jahren Klangmassage. Und weißt du, was mir am meisten Spaß macht? Es gibt noch viel zu lernen.

5. Ein entspannter Lehrer

Zu viele von uns haben in der Vergangenheit einige oder viele schlechte Erfahrungen mit einigen Lehrern gemacht. Leider haben viele aus dem Versagen mancher Lehrer (und/oder der Lehrpläne) den Rückschluss gezogen, sie selbst seien eben nicht klug genug oder sogar zu doof zum Lernen und Begreifen. Auf diese Weise haben sehr viele Menschen in unserem Kulturkreis eine Lernphobie entwickelt. Sie trauen sich kaum noch zu, einfache oder komplexere Inhalte zu lernen.

Doch inzwischen hat es in der neurobiologischen und psychologischen Forschung und infolgedessen in der Pädagogik eine Evolution gegeben. Wir wissen heute, dass die Lehrkonzepte der vergangenen Jahrhunderte vielleicht für die gewünschten Ziele dieser Zeit okay waren, für uns heute aber komplett und umfassend versagen. Leider dauert es immer sehr lange, bis neue wissenschaftliche Erkenntnisse in neuen Lehrplänen landen.

Ich habe eine schöne Erfahrung machen dürfen: Je entspannter ich bin, desto zufriedener lernen meine Schüler. Je mehr ich ihnen zutraue, desto besser lernen sie. Je weniger Druck ich ausübe, desto freudvoller lernen sie. Wenn ich ihnen das Gefühl gebe, dass es nichts gibt, was ich da zeige, was sie nicht auch bald können werden, dann können sie es bald. Wenn ich akzeptiere, dass einige meiner Schüler viel talentiertere Therapeuten werden als ich es je sein könnte – dann lernen sie von einem Menschen, der sie nicht als Untergebene, als dumm oder als Konkurrenz wahrnimmt, sondern als Teil einer Zukunft, auf die er stolz sein möchte.

Dieses Buch ist so umfassend, so pickepackevoll mit Praxiserfahrung und Wissen, weil ich meinen Schülern, Kunden und Studenten zugehört habe. Jeder und jede hat mir etwas beigebracht. Und was habe ich nicht alles von meinen Lesern gelernt!

Nachhaltiges Lernen für das Leben funktioniert nicht mit Hierarchie, mit Angst. Nicht mit Schwarzweiß-Denken. Nur mit Offenheit. Und Liebe. Und mit Respekt voreinander. Nur so lerne und lehre ich gut.

Ich traue dir weit mehr zu, als du dir selbst zutraust. Denn anders als die meisten Menschen durfte ich die Erfahrung mit Tausenden machen: Zeigt man ihnen den Weg zu ihrer Kraft, vollbringen sie Wundervolles.

6. Ein schöner Abschluss

Egal, ob du nun alleine oder mit Partner übst: Sorge immer für einen schönen Abschluss. Lernen bringt es mit sich, dass du an deine Grenzen gerätst und nicht alles immer auf Anhieb gelingt. Das kann frustierend sein. Erst recht, wenn du bespielt wirst und die Erfahrung nicht so dolle war. Noch mehr, wenn du jemanden bespielst und der so gar nicht zufrieden damit war.

Dann sorgt dafür, dass ihr noch etwas mit Klang macht, was euch beiden total gut gefällt. Am einfachsten geht das mit etwas sehr Einfachem. Zum Beispiel sich die Schale irgendwo auf dem Körper wünschen. Oder einfach so im Raum. Ein paarmal anspielen, ihr nachlauschen und nachfühlen.

Die Erkenntnisse über die Natur von Lernprozessen haben in den letzten Jahren eine echte Evolution durchlaufen. Doch in den Lehrplänen kommen sie nur zögerlich an.

7. Sollst du glauben oder darfst du lernen?

Zu den längst überholten Techniken des Lehrens gehört die Idee, ein Lehrer müsse den Schülern die Wirklichkeit definieren – ihnen also erzählen, was wahr und was unwahr, was richtig und was falsch ist. Schon lange klären uns die Weisen unserer Menschheit und dann auch die Physiker darüber auf, dass Wahrheit und Wirklichkeit eine Frage der Betrachtungsweise und des Standpunktes sind. Es gibt handfeste Gründe, warum diese Erkenntnisse bisher nicht in den Lehrplänen der Elternhäuser, Schulen und Unis umgesetzt wurden: Die Wirtschaft, also letztlich das Geld und die Macht, bestimmten bisher, was und wie gelernt wird. Bis vor wenigen Jahrzehnten brauchte die Wirtschaft vor allem zwei Klassen von Menschen: Arbeiter und Konsumenten, beide bitte nicht kreativ. Dieses Konzept ist komplett überholt. Die Zukunft der Menschheit ist in ernsthafter Bedrohung, weil wir zu viele folgsame und zu wenig inspirierte Kinder erzogen haben. Neurobiologie, Pädagogik, Psychologie und viele andere mehr haben inzwischen bewiesene und erprobte Konzepte, wie wir kreative, einfühlsame, innovativ und vernetzt denkende Menschen groß werden lassen können. Doch bedauerlicherweise gibt es seitens Macht und Mammon die Bestrebungen, uns schön dämlich zu halten. Das hat übrigens rein gar nichts mit Verschwörungstheorien zu tun, sondern schlicht mit dem Weg, den Geld und Macht fast immer nehmen, wenn man sie gewähren lässt.

Karl Marx nannte einst Religion Opium für das Volk. Der alte Haudegen hatte ja keine Ahnung: Die Esoterikindustrie, die vermag es, zu bedröhnen!

Bleib wach!

Auch in meiner Klangforschung durfte ich erleben, wie stark wir alle von dem Bedürfnis nach verbindlichen Leitmodellen geprägt sind. Wie gerne wir uns etwas Bequemes, was uns gefällt, als Wahrheit verklickern lassen, damit wir uns ja nicht unserer eigenen Verantwortung – und damit auch unseren Unsicherheiten, Zweifeln, Ängsten und unserer Fehlbarkeit – stellen müssen.

Ich habe ein vitales Interesse daran, dazu beizutragen, dass du deine Schattenaspekte annimmst und überwindest. Denn du gestaltest mit mir zusammen die Zukunft, in der wir alle und unsere Kinder leben werden. Die bisherigen Lern- und Wirklichkeitsmodelle sind nicht tauglich, um mutige, kreative und begeisterungsfähige Menschen hervorzubringen.

Eigene Erfahrungen machen

Es gehört zu meinem Stil, dich immer wieder dazu aufzufordern, Anleitungen und Aussagen kritisch zu prüfen. Nicht nur meine in diesem Buch hier, sondern überhaupt alle. Wo fordern uns Lehrer und Medien dazu auf: Glaubt nicht alles, was hier steht!? Macht eure eigenen Erfahrungen! Warum geschieht dies so selten? Weil sie es nicht anders gelernt haben. Jahrhunderte folgten die Lernmodelle dem Prinzip mittelalterlicher Klosterschulen. Eigene Erfahrungen machen war nicht gewünscht. Es sollte übernommen werden, was der Lehrer als verbindlich vorstellte. Doch nur durch eigene Erfahrungen lernen wir wirklich. Auswendig lernen, Nachplappern und Nachmachen sind überholte Lernkonzepte einer vergangenen Menschheit. Kreativität und die Gabe eigener Urteilsbildung erfordern deine Wachheit und Neugier und deinen Widerspruch.

Dich selbst infrage stellen

Unser Gehirn zieht es vor, einfache und schnelle Entscheidungen bei minimalem Energieaufwand zu fällen – auch wenn sie komplett falsch sind. Es wiegt uns dann im Gefühl, ganz richtig zu liegen.

Natürlich bleibt es klug, so ziemlich alles infrage zu stellen, was da draußen an »Wissen« und »Wahrheit« rumflattert. Bedrückend viel davon dient einzig dazu, uns zu manipulieren. Dennoch ist es so, dass des Menschen Sinne und sein Gehirn zur Selbsttäuschung neigen. Nicht nur das des esoterisch interessierten Menschen, sondern das rational oder wissenschaftlich orientierter Zeitgenossen ebenso. Bescheidenheit, Demut und die RASSEL-Prinzipien (ab Seite 123) können helfen, sich selbst wichtig, aber eben auch nicht zu wichtig zu nehmen.

Optimale Neurovernetzung

Das optimale Netzwerkwachstum in deinem Gehirn begünstigst du durch die Kombination aller sieben Techniken:

- Dein Lehrer ist denkbar entspannt – das hätte schon mal geklappt ...
- Übung mit einem Partner.
- Nach der Behandlung kurz dösen – und zwar der Behandelte *und* der Behandler.

- Danach: erzählen und zuhören.
- Schließlich noch, jeder in sein eigenes Buch oder nach Beendigung des Treffens du eben alleine in deines: Klangtagebuch führen.
- Schließe immer mit einer Übung oder Klangerfahrung ab, die dir Spaß macht, die du schon ganz gut kannst und die dich motiviert. Gerade auch dann, wenn du etwas geübt oder ausprobiert hast, was dir nicht so gut von der Hand ging. Unser Gehirn merkt sich die erste und letzte Erfahrung am besten. Sorge dafür, dass sie angenehm und freudvoll sind.
- Nimm dich selbst wahr und ernst. Aber nicht zu ernst.

Vorwissen: Das Minimum an praktischer Theorie

Unerwünschte Wirkungen

Als *Neben*wirkungen werden gemeinhin Wirkungen bezeichnet, die nicht der vom Behandler (und den Patienten) gewünschten Wirkung entsprechen.
Es gibt jedoch genau betrachtet keine Nebenwirkungen, sondern nur Wirkungen, die in verschiedener Häufigkeit auftreten. Die Hauptwirkung eines Antibiotikums wäre es, Bakterien zu vernichten. Einige unerwünschten Wirkungen wären eine gelegentlich vorkommende Destabilisierung der Darmflora, Hautausschläge bis hin zum Nierenversagen. Auf manchen Beipackzetteln und in durchdachten wissenschaftlichen Beiträgen ist daher auch korrekterweise eher von »unerwünschte *Wirkungen*« die Rede.
Es ist wichtig, diese Unterscheidung im Bereich der Klangschalenanwendung zu verinnerlichen. Die Physik einer Klangschale wirkt innerhalb definierter Parameter, die sich durch Anspiel und ihre Form ergeben, immer gleich. Die Resonanzen allerdings, die ihre Physik im menschlichen Organismus auslöst, unterscheiden sich stark. Doch immer sind es Wirkungen und nicht etwa Wirkungen und Nebenwirkungen.

Beachte: Was auch immer du über Klangschalen gelernt oder gelesen hast: Sie können ausgesprochen verschiedene Wirkungen bei verschiedenen Menschen erzeugen.

Kontraindikationen

1. Keine Klangschalen in direkter Körpernähe zu Neugeborenen. Säuglinge sind so empfänglich wie zerbrechlich. Die Wirkung einer Klangschale (ebenso die Anwendung von Stimmgabeln, Didgeridoos, Gongs und ähnlich mächtigen Klangkörpern) in den ersten Lebensmonaten ist nicht abzuschätzen – jedenfalls nicht ohne Spezialausbildung. Es gibt zu viele Fehlerquellen.
2. Kleinkinder nicht mit Klangschalen alleine lassen, wenn einem ihre Gesundheit und die Einrichtung lieb ist. Die Minis sind kreativ. Sie werden die Klangschalen mit einer gewissen Wahrscheinlichkeit auf edlen Möbel, an Glasgegenständen, Ledersofas, mit einem Hammer, Aschenbecher und bei Bedarf auch am Kopf eines Spielkameraden ausprobieren.
3. Psychisch schwer und psychiatrisch kranke Menschen sollten nur von medizinischem oder therapeutisch geschultem Personal unter Aufsicht und Begleitung derselben behandelt werden. Auch für Profis gilt: Bitte beachten, dass die Wirkungen von Klang deutlich (Tage und Wochen) zeitversetzt stattfinden kann.
4. Die Reaktionen von Herzschrittmachern auf nahe Klangschalenvibrationen sind nicht abgeklärt. Mit Klangschalen daher einen deutlichen Bogen um Herzschrittmacher machen.

Wie auch immer du auf Klang(schalen) reagierst: Es ist in Ordnung.

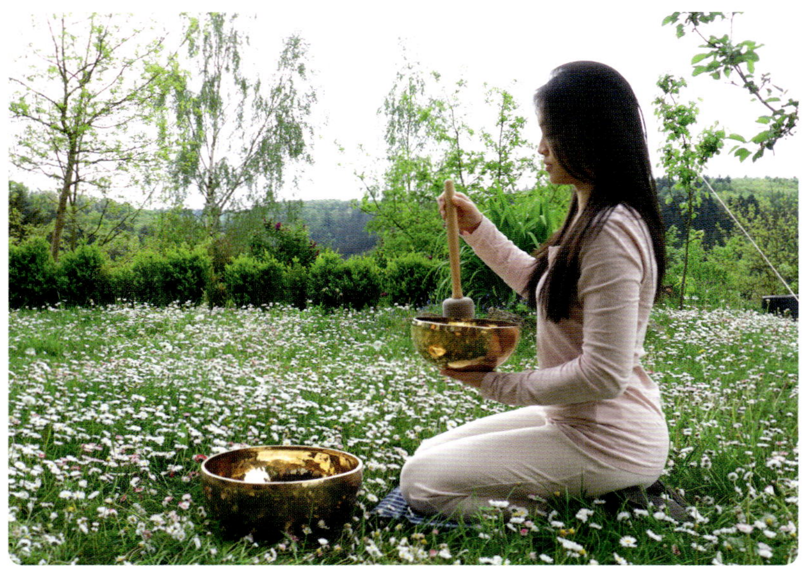

5. Bei akut entzündlichen Prozessen kann intensive Klangschwingung den Entzündungprozess beschleunigen oder verstärken. Uns liegen ebenso Berichte von Behandlungserfolgen bei akuten Entzündungen vor. Achtsam sein.
6. Auf alles »Offene«, so zum Beispiel Wunden, solltest du Klangschalen nicht direkt aufsetzen.
7. Bei akuten Erkrankungen des Innenohres (Hörsturz, Morbus Meniere, Ausfall des Hörnervs und andere mehr) können Klangschalensounds eine zu hohe Belastung darstellen. Wer dennoch in den Genuss der Vibration von Klangschalen kommen will, kann eine Klangbehandlung mit Ohrstöpseln ausprobieren.
8. Bei manchen Klienten wirken sich Klangschalenentspannungen günstig auf ihr Tinnitus-Ohrgeräusch aus. Für andere stellt der Klangschalensound eine Belastung dar.
   Ich würde Tinnituspatienten, die mit Klangschalen experimentieren wollen, empfehlen, die eigenen Ohren mit großzügigem Abstand zur Schale zu beklingen. Sie sollten sich eher auf den Körper konzentrieren. Sie sollen eine ganze Weile nach einer Behandlung auf das Verhalten ihres Tinnitus achten. Verändert er sich unangenehm, sind Klangschalen oder die Art der Behandlung vorerst mit Vorsicht zu genießen oder sein zu lassen. Bessert sich ihr Zustand, können sie weiter mit Klangschalen experimentieren.
9. Durch lautes und unachtsames Klangschalenspiel kann es zu Schädigungen des Innenohres kommen. Ich kann da nichts für: Es gibt Schulen, die lehren Klangschalen-Hardrock. Unser Innenohr erleidet durch dauerhaft zu hohe Lautstärken früher oder später unter Garantie Schäden.
10. Höchste Achtsamkeit bei neurologischen Erkrankungen (Erkrankungen des Nervensystems). Du wirst im Verlauf des Buches sehen, wie Klang unsere vitales System beansprucht. Überfordere es nicht, sollte es geschwächt sein.
11. Die meisten Klangschalenpraktiker schließen aus rechtlichen Bedenken die Behandlung von Frauen in den ersten drei Schwangerschaftsmonaten oder in Risikoschwangerschaften aus, was ich auch empfehlen würde. Es spricht jedoch nichts gegen den Einsatz von Klangschalen zur Selbstbehandlung, wenn diese gewissen Regeln folgt. Interessierst du dich für die Behandlung von Schwangeren, steht dir mein Buch *Der Klang der Liebe – Ein Jahrtausendritual* zur Verfügung.
12. Riesenklangschalen über fünf Kilo würde ich nicht auf Klienten mit Osteoporose aufsetzen.

Die Kontraindikationen sollen zur Erhöhung deiner Achtsamkeit dienen.

Zeit-Entkoppelung der Wirkung

Klänge entfalten ihre Resonanzen in uns oft mit erheblichem zeitlichem Abstand zum eigentlichen Behandlungsereignis. Ich erzähle dir hier nicht, wie groß der Zeitraum sein kann. Das würdest du mir sowieso nicht glauben. Diese Frage führt uns nämlich rasch zu der grundsätzlichen Physik von Raum und Zeit, die bekanntermaßen gar nicht so existieren, wie wir Menschen sie wahrnehmen.

Führe die Übungen in diesem Buch in der empfohlenen Langsam- und Achtsamkeit durch und dann sprechen wir uns wieder – vielleicht in zehn oder zwanzig Jahren ...

Der Summationsfaktor

Wenn du dich heute vormittag vierzig Minuten mit Klangschalen behandelst und heute nachmittag noch einmal für zwanzig oder zehn Minuten, dann hast du dich fünfzig bis sechzig Minuten behandelt.
Wenn du heute eine halbe Stunde übst und morgen und übermorgen eine halbe Stunde, dann hast du am Ende des dritten Tages je nach Temperament dreißig bis neunzig Minuten Klang empfangen.
Klangwirkungen lösen sich nicht auf. Sie wandeln nur ihre Form. Diese Wandlung und Verarbeitung ist von zahlreichen Faktoren abhängig. Sie kann zügig oder langsam erfolgen. Beides ist weder ein Vor- noch ein Nachteil. Sei achtsam im Umgang mit dir.

Erstverschlimmerung

Bei einer sogenannten Erstverschlimmerung oder Erstverschlechterung verstärken sich die Symptome einer Erkrankung nach einer Behandlung. Das Phänomen ist aus den verschiedensten komplementären Heildisziplinen bekannt und kommt bisweilen auch bei Klangmassagen vor.
Unmittelbar nach der Behandlung, aber auch Stunden und seltener ein bis zwei Tage danach verstärken sich die Symptome, um sich nach weiteren Stunden oder Tagen wieder auf ihr vorheriges Maß zu reduzieren oder gar ganz zu schwinden. Eine Erstverschlimmerung zeigt an, dass die Behandlung Reaktionen auslöst – von den meisten Therapeuten wird sie als ein gutes Zeichen gewertet. Einen unvorbereiteten Klienten können solche zum Teil auch heftigen Erstverschlimmerungen erschrecken. Ich empfehle dir, einen Neuling kurz darauf hinzuweisen, dass es gelegentlich zu so einer Reaktion kommen kann.

Muskelkater

Oft wird eine Klangbehandlung vom Klienten gar nicht mit seinem nach Stunden oder am nächsten Tag einsetzenden Muskelkater in Verbindung gebracht – wie kann das auch sein? Man liegt im süßen Nichtstun! Man lässt sich tiefer entspannen denn je! Und einige Stunden oder einen Tag später fühlt man sich, als hätte man den Herkules-Parcours im Bodybuildingstudio durchlaufen. Keine Sorge, es ist alles im grünen Bereich. Klang wirkt tief.

Es kann dir durchaus passieren, dass dein Partner schon in den ersten zehn Minuten seiner allerersten Klangschalenerfahrung Wahrnehmungen hat, die dein Verständnis von den Grenzen unseres Universums und deines Verstandes zu sprengen vermögen. Mit dem Vorwissen bist du vorbereitet.

Verschiedene Klangmassage-Arten

Im *Praxisbuch Klangmassage* hatten wir 2004 geschrieben, dass es verschiedene Arten der Klangmassage gibt, deren Unterscheidung aber eher theoretischer Natur ist. Leider wurde der zweite Satzteil von vielen Klangdozenten ignoriert. Die Idee, es gäbe tatsächlich mehrere voneinander unabhängige Wirkungsweisen der Klangmassage oder Klanganwendung, etablierte sich als eine Art Standard. Leider ein komplett falscher Standard, der zu vielen Behandlungsfehlern führt. Aus der Idee heraus, es gäbe eine therapeutische und eine Wellness-Klangmassage, besuchen Menschen entsprechende Ausbildungen oder lassen sich behandeln. Nun kommt es jedoch regelmäßig vor, dass jemand eine Wellness-Klangmassage bucht und innerhalb dieser in einen sowohl ihn als auch den Behandler überraschenden – und beide überfordernden – inneren Prozess gerät. Dieser Vorgang ist keine seltene Ausnahme. Die Vorstellung, nur die innere Ausrichtung des Therapeuten oder eine besondere Art des Instrumentenspiels könne eine Klangbehandlung als Coaching-, als Wellness-, als schamanische oder als Therapiebehandlung unterscheiden, ist nicht haltbar. Ich schreibe dies mit solchem Nachdruck, weil wir regelmäßig Gäste haben, die von Behandlern traumatisiert wurden, die in diesem Glauben spielten. Jede Klangerfahrung kann in jede Richtung führen. Wer Gegenteiliges behauptet, gefährdet die Gesundheit von Menschen.

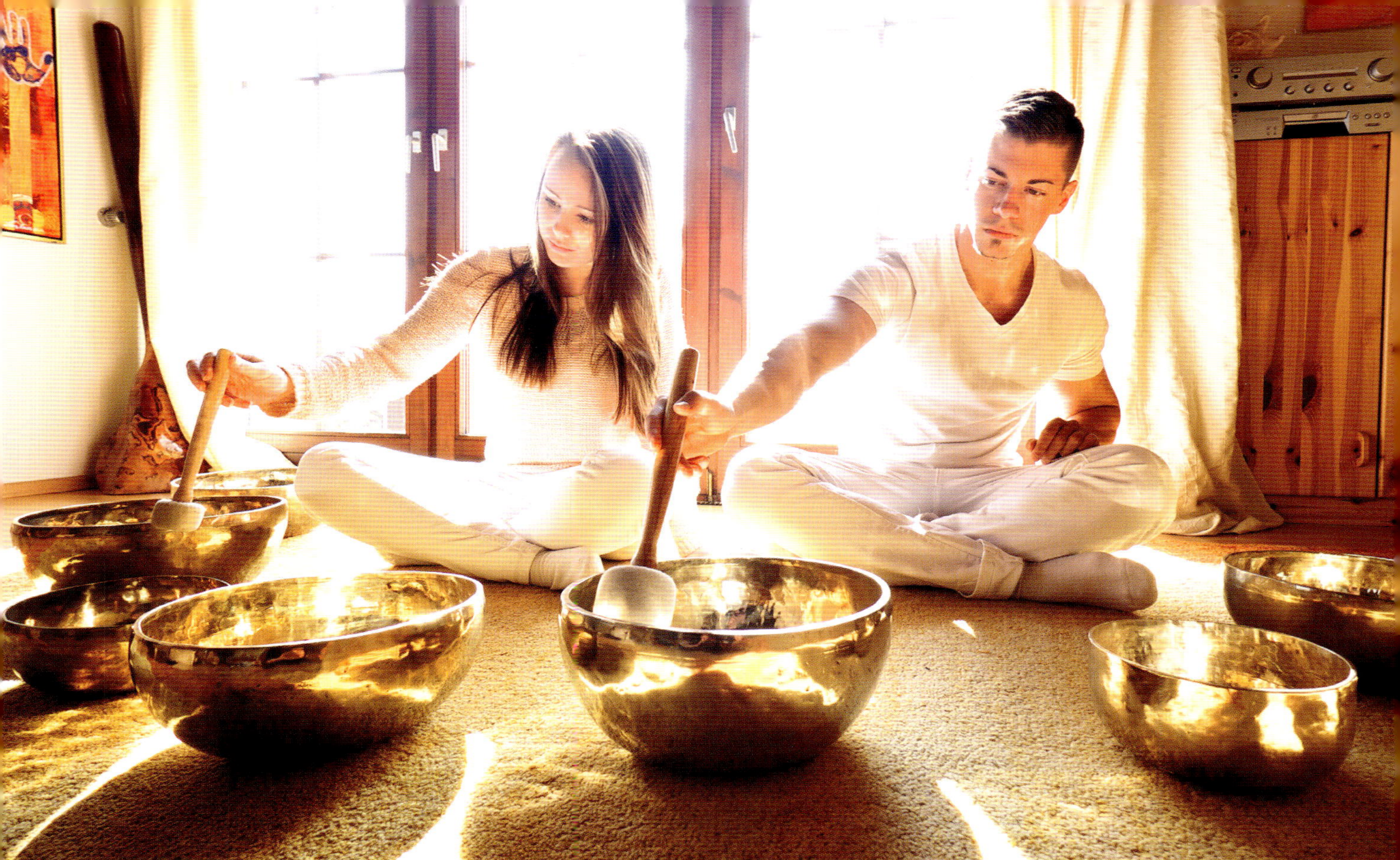

Gemeinsam Klangschalen spielen fördert und fordert das Lauschen nach innen wie außen.

Einsatzgebiete der Klangmassage

Ich lehre, nie Krankheiten zu behandeln. Nicht nur, weil wir das nicht dürfen (das ist Ärzten und Heilpraktikern vorbehalten), sondern weil ich das Konzept für mich für zu eng halte.

Wenn man sagt, man behandelt eine Rückenverspannung, dann müsste man wissen, was genau eine Verspannung ist, wie man sie diagnostiert und vor allem, wie man differentialdiagnostisch abklärt, ob der Rückenschmerz nur vom falschen Liegen vor dem TV und sonstiger Körperträgheit herrührt oder vielleicht Ausdruck einer tiefer liegenden Erkrankung wie eines Bandscheibenvorfalls, einer inneren Entzündung oder von Krebs ist. All das kann und will ich nicht.
Stattdessen behandeln wir immer den ganzen Menschen. Man kann einen Menschen nicht in Klängen baden, ohne dass nicht auch all das, was in ihm ist, mit ins Schwingen gerät.

Es ist wichtig zu verstehen, wie Klang und Klangmassagen wirken. Sie heilen nicht und sie sind keine »Therapie«, wie wir Therapien gemeinhin in unserer Gesellschaft definieren. Ein Beispiel: Wenn ein Mensch zehn Jahre nur Pommes Frites, Pizza und Cola zu sich genommen hat, dann wird die Umstellung auf Obst, Salate, Vollkornprodukte und Kräutertees seinen Organismus geradezu flashen. Für ihn sind Obstsalat und Tees sehr wohl eine Therapie. Doch für dich und mich sind es einfach nur hochwertige Lebensmittel.
Wenn ich dir zwanzig spezifische Einsatzgebiete für Klangmassagen nenne, führt das direkt zu der Vorstellung, für die 200.000 Erkrankungen oder Symptome, die ein medizinisches Wörterbuch auflistet, kommen Klangschalen dann wohl eher nicht zur Unterstützung infrage.
Mit Klangmassage unterstützen wir einen Menschen, sich zu entspannen und aus der Entspannung heraus zu regenerieren und die körpereigenen Regulierungsmechanismen

zu aktivieren. Ist ein gesundheitliches Problem vorstellbar, bei dem Regeneration und Vitalisierung sich nicht günstig auf das Gesamtbefinden auswirken?

Die Grenzen der Klangmassage

Für Klangmassagen gibt es so viele Grenzen, wie es Möglickeiten gibt. Die Grenzen ergeben sich nicht durch die zuvor genannte Liste der Kontraindikationen. Es kommt immer auf die ganz konkrete Situation an, ob und wie Klangmassagen eingesetzt werden können oder nicht. Das heißt, es gibt theoretisch kein Problem, keine Erkrankung, bei der eine Klangmassage immer oder nie passen würde. Es kommt immer auf die Befindlichkeit und das Gefühl des Behandelten (und die Erfahrungen und Fähigkeiten des Behandlers, auf diese zu reagieren) an. Es gibt Sterbende, die lassen sich mit Klangschalen hinüberspielen. Andere fühlen sich von Klangschalen genervt. Es gibt Krebspatienten, die mit Klangmassagen die schönsten Augenblicke ihres Lebens erleben – andere brauchen einfach nur Stille und Liebe. Es gibt Tinnitus-Patienten, denen hilft die Tiefenentspannung, ihren Tinnitus loszuwerden – andere flippen beim Klang von Klangschalen aus. Alle Grenzen wie auch alle Möglichkeiten werden durch Behandler, Behandelten und die unmittelbare Situation definiert.

Das Lied des Lebens

Genau das ist der Grund, warum ich die Heilsame KlangKunst und das Spielen im lebendigen Augenblick entwickelt habe: Wir behandeln keine Patienten – wir spielen für unsere Partner. Wir spielen ein Lied der Liebe, des Angenommen-Werdens, der Freude, Schönheit, des Abenteuers, der Sinnlichkeit und des Mutes.

Wir spielen für etwas, was schon vor einer möglichen Erkrankung da war und was auch danach da sein wird.
Wenn du die Prinzipien in diesem Buch übst und umsetzen lernst, ja, dann spielst du irgendwann sogar für etwas, was wir waren, bevor wir diesen Körper bezogen haben. Und was bleiben wird, wenn wir ihn wieder verlassen haben. Und das meine ich – wie immer in diesem Buch – aus physikalischer Sicht.
Es heißt so schön, dass Ganze ist mehr als die Summe all seiner Teile. In diesem Satz schlummert der Irrtum, wir würden alle Teile des Ganzen kennen. Wenn uns Wissenschaften und Weisheit eines lehren, dann, dass immer mehr Teile sichtbar werden, je genauer man hinsieht, je stiller man lauscht.
Wir spielen für den ganzen Menschen. Wohl wissend, dass wir sein ganzes Wesen nicht erfassen werden, indem wir ihn in seine Einzelteile zerlegen. Wenn wir dagegen mit Demut, voller Dankbarkeit und Liebe spielen, dann berühren wir etwas, was sich für viele Menschen anfühlt wie: die Summe aller Teile.

Ist das Ganze mehr als die Summe seiner Teile?

Suchtgefahr!

Achtung: Der Genuss von Klangschalenschwingungen schon in kleinsten Dosierungen kann rasch und nachhaltig süchtig machen. Symptome dieser Sucht sind ungemeine Entspannung und eine deutliche Neigung zum Klangspielen. Vielfach wurden Auswirkungen auf das gesundheitliche Wohlbefinden von Klangschalensüchtigen festgestellt. Sie zeigten sich weniger stressanfällig, sozial interaktiver, bisweilen kreativer, freudvoller und generell lebensbejahender als nicht klangsüchtige Vergleichspersonen.

Manche Klangsüchtige fangen an, mit ihren Suchtmitteln auf anderen Personen sogenannte Klangmassagen zu spielen. Es sind nur ganz wenige Menschen bekannt, die diesen typischen Trick der Klangsüchtigen überstehen, ohne selbst Suchtverhalten zu entwickeln. Daher gilt Klangschalenklangmassage nach einhelliger Fachmeinung eindeutig als Einstiegsdroge!

Hm ... dann bin ich wohl ein Drogendealer.

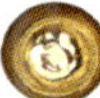

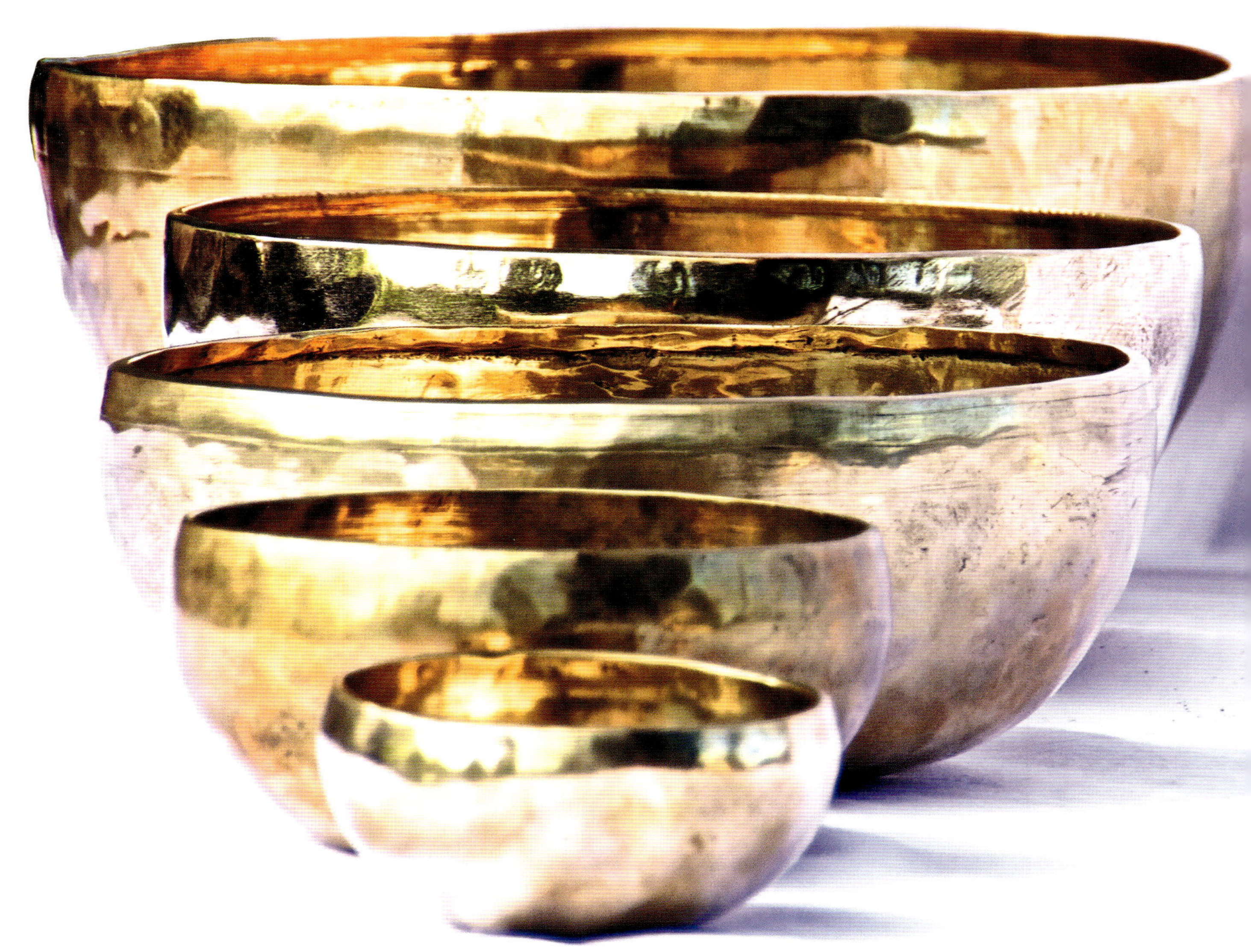

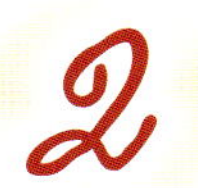

Klangschalen spielen lernen: Das Werkzeug

Das geheime Innenleben der Klänge

Von Frequenzen

Deine Klangschalen erklingen in gewissen Tonhöhen oder auch Frequenzen. Mit einer Frequenz ist die Häufigkeit gemeint, in der eine Gitarren- oder Klaviersaite, deine Stimmbänder oder die Wandung deiner Klangschale schwingt. Wenn du also liest, dass deine Klangschale eine Frequenz von 250 Hertz hat (Hertz ist die Einheit, in der Frequenzen benannt werden), dann heißt das, dass deine Klangschale 250-mal in der Sekunde vor- und zurückschwingt. Das ist ziemlich oft in ziemlich wenig Zeit. Hörst du deiner Schale nämlich eine Minute zu, dann hat sich ihre Wandung 15.000-mal bewegt.
Je höher eine Frequenz, desto häufiger die Bewegung. Eine Schale mit 100 Hertz schwingt 6000-mal in der Minute, eine mit 500 Hertz 30.000-mal.

Von Grund- und Obertönen

Wenn du eine Klangschale anspielst, dann fällt dir auf, dass ihr Sound nicht nur aus einem, sondern aus zwei, drei oder sogar noch mehr verschiedenen Klängen besteht. Was du da hörst, sind ihre verschiedenen Teiltöne. Man spricht auch von einem Grund- und einer theoretisch unendlichen Zahl von Obertönen. Das wirklich Faszinierende ist, dass zum Beispiel auch deine oder meine Stimme aus solchen Teiltönen besteht, wir sie da jedoch als einen Gesamtklang wahrnehmen.

Auch eine Gitarren- oder Klaviersaite, die du zupfst oder anspielst, besteht aus ganz vielen Teiltönen. Wenn du jedoch kein trainiertes Ohr hast, wirst du stets einen Gesamtklang Gitarrensaite oder Klavierton und nicht verschiedene Töne wie bei der Klangschale wahrnehmen. Tatsächlich vermischt unser Hörvorgang all diese verschiedenen Teiltöne zu einem Gesamtklang. Viel leichter verstehen lässt sich das mit einer Computer-App, die diese Töne sichtbar macht.
Auf dem Bild eins siehst du die Frequenzen einer Klangschale. Der Grundton einer Klangschale ist immer der tiefste Teilton, den sie produziert. Die Obertöne sind all die Teiltöne, die höher klingen als der Grundton. Mit der *Spectrogram*-App auf dem iPhone oder iPad lassen sich diese Teiltöne gut sichtbar machen. Der untere helle Streifen bei knapp

Spektrogramm einer Klangschale. Du siehst, der 1. Oberton steht in völlig anderen Abständen wie bei der menschlichen Stimme auf der Grafik 3. Die Stimme singt sogenannte Harmonische, die Klangschalen spielt Unharmonische.

Screenshots der Spectrogram-App mit freundlicher Genehmigung von Pete Schwamp.

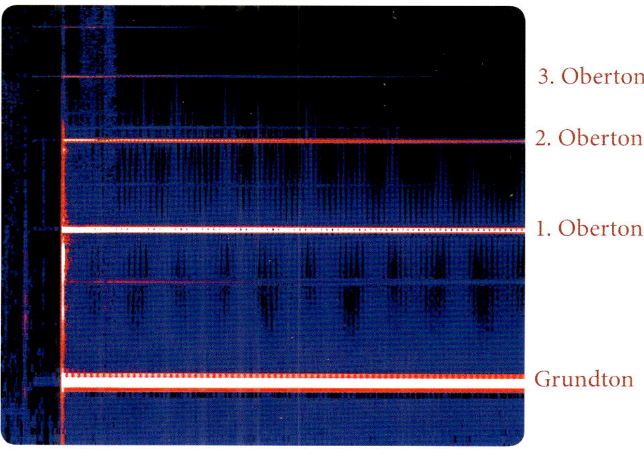

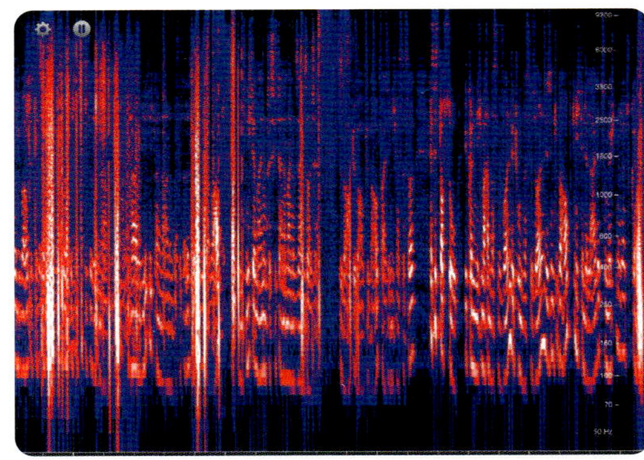

(2) Spektrogramm der menschlichen Sprechstimme. Eine enorme hohe Dynamik innerhalb aller Teiltöne.

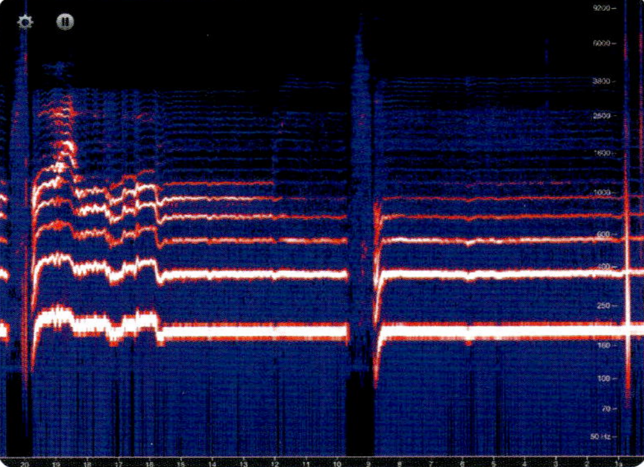

(3) Spektrogramm derselben Stimme, nur jetzt singend. Deutlich sichtbar der Grundton (unterste Linie) und viele Obertöne. Doch wir hören stets den Gesamtklang »Singende Stimme«.

über 300 Hertz ist der Grundton einer großen Klangschale. Der zweite deutliche Strahl ist der nächst höhere Teilton, er liegt bei ungefähr 950 Hertz. Ein noch höherer Teilton hat ungefähr 1700 Hertz.

Auf dem Bild zwei siehst du ein Spektrogramm meiner Stimme, während ich etwas erzähle. Die Teiltöne unterliegen einer ganz enormen Dynamik und sind überhaupt nicht klar voneinander zu unterscheiden. Doch sobald ich anfange zu singen, zeigt das Spektrogramm ganz klar voneinander getrennte Teiltöne. Würdest du mich singen hören, würdest du dennoch den Gesamtklang »David singt« wahrnehmen.

Jetzt gleich wird es noch irrer: Weißt du, wie wir den Klang einer Gitarre von dem einer Geige unterscheiden? An der Lautstärkenverteilung der Obertöne. Denn eine Gitarre und eine Geige, die beide ein und dieselbe Note spielen, lassen auch an exakt denselben Stellen die Obertöne erklingen. Doch ihre ganz spezielle Klangfarbe ergibt sich daraus, welche Ober- und Grundtöne wie laut klingen. Unser Ohr ist darauf spezialisiert, diese feinen Unterschiede genau wahrzunehmen.

Aber zurück zu deinen Klangschalen und der Praxis. Du kannst in der Klangschale, anders als in Stimmen und Instrumentensounds die Grund- und Obertöne getrennt voneinander wahrnehmen. Nun greifen wir dem Kapitel »Handwerk« ein wenig vor. Du kannst nämlich über die Wahl deiner Anspielhilfe den Grund- oder die Obertöne deiner Klangschalen gezielt modulieren. Bei klassischen Instrumenten schaffen das nur Profis und mit der Stimme Obertonsänger oder geübte Sprecher und Sänger.

Spielst du eine Klangschale mit einem weichen Summel an, so klingt der Grundton stärker und die Obertöne klingen schwächer. Spielst du mit einem harten Summel hart an, klingen die Obertöne deutlicher als der Grundton. Spielst du sie sanft an, klingen sie ausgewogen miteinander.

Spielst du eine Klangschale mit einem Singel an, betont dies dagegen die Obertöne, während der Grundton in den Hintergrund rückt. Mit einem Singel musst du sehr sanft anspielen, sonst klingt die Schale schrill.

Probiere es aus, dann verstehst du sofort, was ich meine.

Das Spiel mit beiden Qualitäten – also Grund- und Obertönen – ist meiner Erfahrung nach das Nonplusultra der Klangmassage. Es regt die Selbstheilungskräfte des Organimus am stärksten an.

Harmonische und Unharmonische

Bei geschmiedeten Klangschalen gibt es ein klangliches Kuriosum, dass du mit der *Spectrogram*-App überprüfen kannst. Spielst du ein a auf einer Gitarrre oder einem Klavier, so zeigen sich der Grundton und seine Obertöne in einer stets gleichen mathematischen Beziehung.

Wäre der Grundton 220 Hertz, so wäre der erste Oberton bei 440 Hertz, der zweite Oberton bei 660 Hertz, der dritte bei 880 Hertz und so weiter. Man spricht hier auch von der Naturtonreihe.

Die Obertonreihe von Klangschalen nun weicht von diesem Muster ab, was gut auf dem Foto 1 zu sehen ist. Dem Grundton von ungefähr 300 Hertz folgt ein erster Oberton bei knapp unter 1000 Hertz. Die Abstände der Obertöne in Klangschalen folgen dabei keinem regelmäßigen Muster – außer dem, dass sie von der Naturtonreihe abweichen. Diese vom üblichen Muster abweichenden Teiltöne nennt man Unharmonische. Dass die musikphysikalisch »Unharmonischen« Klangschalen beim Lauschen Gefühle der Harmonie in uns auslösen, ist ein Hinweis auf eine mögliche Erklärung für die faszinierende Wirkung geschmiedeter Klangschalen.

Und hier ein weiteres Mal: All dies musst du nicht unbedingt wissen noch verstehen, um hervorragende Klangschalenmassagen geben zu können. Ein Bewusstsein für die Natur der Klänge in deinen Klangschalen kann dir jedoch helfen, ihre Qualitäten gezielter zu spielen. Außerdem kann es bei der Auswahl von Klangschalen helfen, denn es gibt Klangschalen, in denen klingen Grund- und Obertöne prägnant und klar voneinander unterscheidbar, während andere Schalen mehr einen Gesamtklang von sich geben.

Klangschalen: Typen, Qualitäten und Verwendung

Die »optimalen« Klangschalen

Dieses Kapitel informiert dich über deine künftigen oder bereits vorhandenen Spielpartner, die Klangschalen. Sie können, je nach Typen, Qualitäten und Spielweise, das Ergebnis einer Klangmassage entscheidend beeinflussen.

Für Klangschalen gibt es keine einzig optimale Wahl, obwohl findige Vermarkter das immer wieder behaupten (optimal sind dann natürlich stets die von ihnen angebotenen Klangschalen).

»Optimal« ist in Bezug auf Klangschalen immer von der Verwendung abhängig. Es gibt Klangmassage-Methoden, bei denen sind unsere Lebensschalen nicht hundert Prozent passend. Die bei manchen anderen Methoden eingesetzten Schalen wiederum wären für meine Art der Klangmassage-Kunst alles andere als optimal. Es kommt also, wie überall im Leben, auf den Bezugspunkt an.

Sollte eine Autorin, ein Dozent oder eine Händlerin behaupten, nur seine Klangschalen seien gut, wärst du schon blöd, ihm oder ihr dein Geld zu geben. Du würdest nur eine überholte und blockierende Weltanschauung nähren.

Warenkunde Klangschalen

Es gibt eine Vielzahl verschiedener Klangschalen auf dem Markt, fast alle haben ihren Reiz. Wir haben jedoch Glück, denn wir benötigen nur eine Sorte. Dennoch will ich dir kurz die anderen vorstellen. Die fünf wichtigsten Schalentypen sind:

- gegossene Schalen,
- Rin-Klangschalen,
- Tempelglocken,
- Glas- oder Kristallschalen und
- getriebene oder geschmiedete Schalen.

Gegossene Klangschalen

Bei gegossenen Klangschalen wird eine Metalllegierung (die von Produzent zu Produzent leicht variiert) in eine vorgefertigte Rohform gegossen. In oder auf diese Rohform kommt eine Negativform. Direkt nach dem Abkühlen ist hier schon die Schalenform erkennbar. Die Handwerker müssen nur noch die Ränder abrunden oder verschönern. Viele gegossene Schalen werden zudem verziert. Da diese Art der Schale recht schnell und einfach produziert werden kann, ist sie günstig. Leider fehlt ihr in der Regel die klangliche Qualität, die wir für Klangmassagen un-

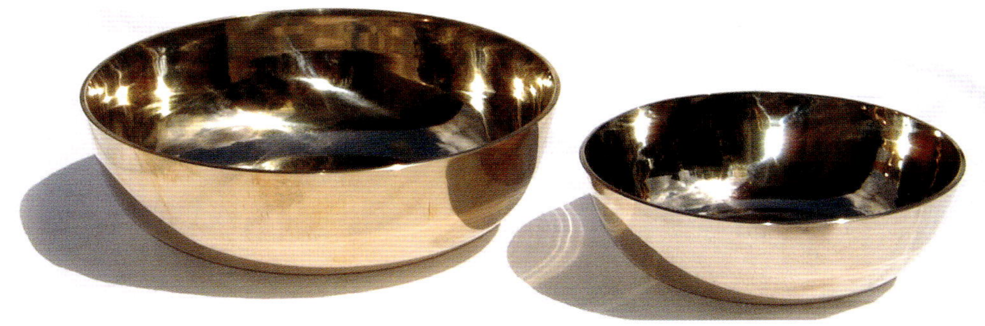

Gegossene Schalen: Hübsch, aber klanglich nicht für die Klangmassage geeignet.

bedingt benötigen. Das Metall ist homogen und weist keine wesentlichen Spannungen auf. Dadurch klingen diese Schalen nicht annähernd so vielschichtig wie getriebene beziehungsweise geschmiedete Schalen.
In den letzten Jahren gehen einige Hersteller dazu über, die gegossenen Schalen nachträglich zu schmieden. Das mag den Klang ein wenig verfeinern, dient aber meines Erachtens nur dazu, die Kundschaft zu täuschen. Die Schalen sehen mit den Hammerspuren dann wie geschmiedet aus.

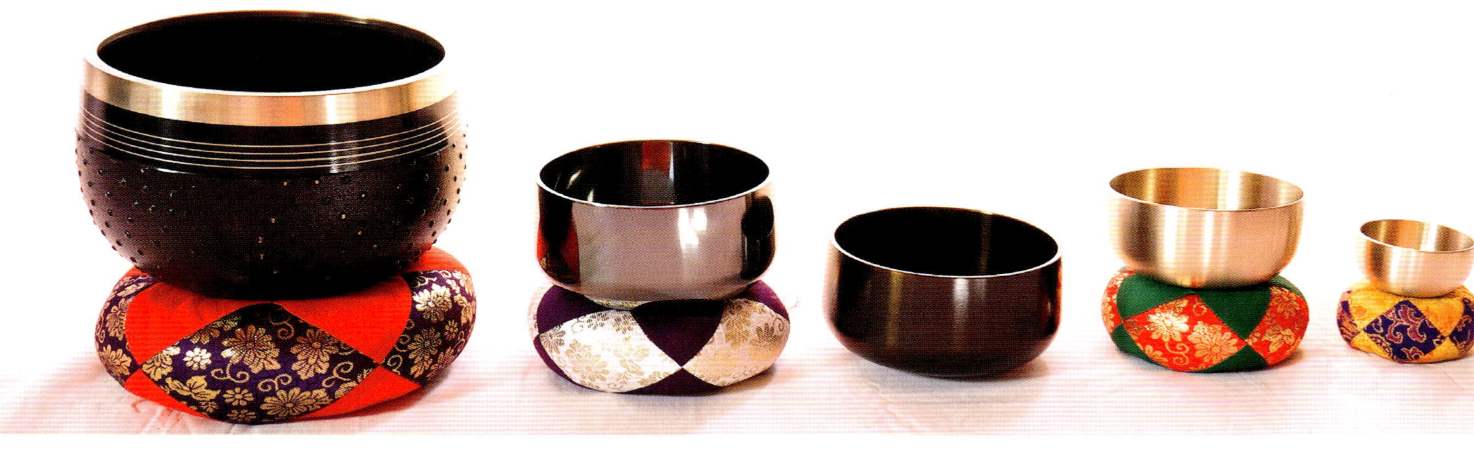

Auf dem Foto siehst du unter anderem Tang-, Tara-, Zen- und Dharma-Klangschalen, einige typische Vertreter der Rin-Schalen.

Japanische Rin-Klangschalen

Rin-Klangschalen aus Japan sind aus einem Metallstück gedrechselt. Sie werden also aus einem Metallblock herausgedreht. Diese Herstellungsweise bringt es mit sich, dass die Form der Schale perfekt regelmäßig ist. Die Metallzusammensetzung ist in geschmiedeten Schalen nicht an allen Stellen identisch (was ihre klangliche Vielschichtigkeit begünstigt). Rin-Schalen sind homogener in der Metallzusammensetzung und der Dichte. Das Ergebnis ist ein oftmals betörend reiner, klarer, sauberer und runder Klang. Optik und Klang sind bei mathematischer Betrachtungsweise perfekt.

Rin-Schalen sind für die Klangschalenvibrationsmassage nicht geeignet. Sie geben über den Schalenboden nicht genügend kräftige Schwingungen ab. Zudem verursacht die Klarheit ihrer Klänge in unserem Gehirn andere Reaktionen als die Dynamik geschmiedeter Schalen. Während Letztere die Tiefenentspannung fördern und die Bereiche unseres Gehirns aktivieren, die für Träume, freies Assoziieren, tranceähnliche Erfahrungen, Bild- und Farbwahrnehmungen zuständig sind, haben Rin-Schalen einen ausgesprochen »ernüchternden« Effekt. Ihr Klang ist dazu in der Lage, die allgemeine Aktivität unseres Denkapparates zu reduzieren, zu

klären und uns von allzu großer Wahrnehmungsflut eher zu befreien. Es sind Meditationsschalen im klassischen Sinne und so werden sie in Japan auch eingesetzt: um in die Klarheit zu finden. Um den Geist zu beruhigen. Um seine Aktivität zu reduzieren oder gelassener beobachten zu können.
Man kann eine Rin-Schale, wenn einem das gefällt, durchaus als stimmiges Rückhol- oder Endsignal einer Klangmassage verwenden. Sie sind toll auf dem Schreibtisch, um sich eine Zwei-Minuten-Klärung bei der Büroarbeit zu gönnen. Und natürlich kann man sie herrlich für Klangreisen und Meditationen einsetzen. Ich bin ein großer Fan dieser Schalen, sie sind klanglich ein herausragendes Erlebnis.
Setzt du eine oder mehrere Rin-Schalen mitten in einer Klangmassage ein, so kann das deinen Partner »wecken« – muss es aber nicht.

Perfekt zum Reiben

Japanische Rin-Schalen lassen sich ohne Übung von leichter Hand und nahezu ohne Nebengeräusche reiben. Ihr gleichmäßiger Rand, die perfekte Rundung und ihre regelmäßige Schwingung gewährleisten einen von Störgeräuschen nahezu freien Sound. Sogar kleinere Modelle bringen es, reibst du sie an, auf eine beachtliche Lautstärke. Größere Modelle gar kann man in Lautzonen hineinreiben, die nicht mehr angenehm sind.

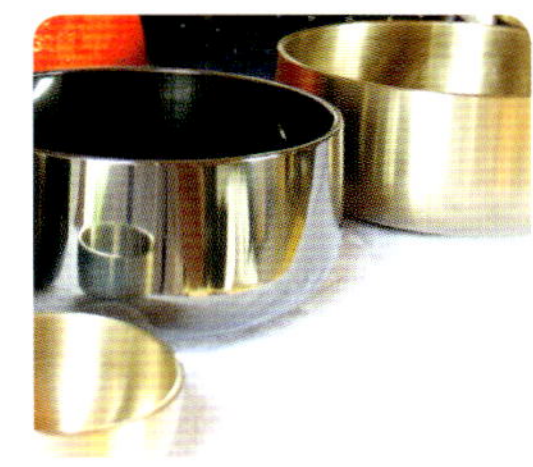

Dank der vollkommen glatten Oberfläche sind Rin-Schalen perfekt zum Reiben mit einem Singel.

Tempelglocken

Ich habe noch kein Meditationszentrum gesehen, in dem ich keine Tempelglocke gehört hätte. Es gibt sie mit ungefähr fünfzehn Zentimenter Durchmesser bis hin zu Größen, in die man sich hineinsetzen kann. Sie werden mit einem weichen Ledersummel angespielt, meist aber an*geschlagen*. Sie erzeugen einen bauchigen, glockenartigen, gleichsam weichen und doch klaren Sound. Der raumfüllende Charakter hat einen besonderen Charme. Sie klingen, als würden sie leeren Raum umschließen – perfekt für Meditationsräume, Rezitationen wie auch Klangreisen.
Für Klangmassagen sind sie weniger gut geeignet. Ihr runder Boden lässt sich nicht gut aufstellen und sie geben ihre Hauptschwingungen auch eher über den Schalenrand, nicht den Schalenboden ab. Ihre Klangwirkung ist der der Rin-Klangschalen nicht unähnlich.

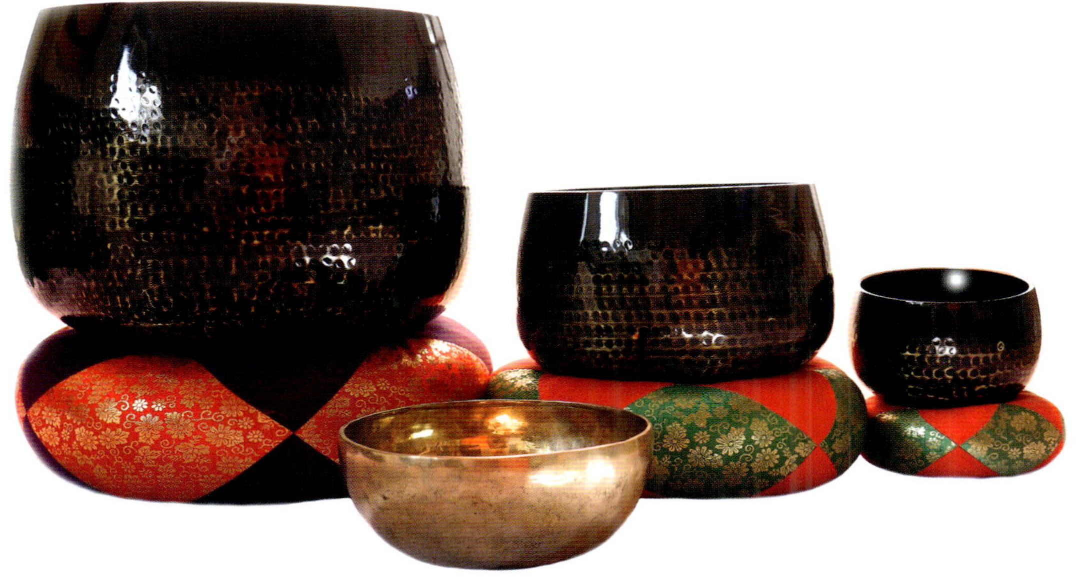

Tempelglocken von 20 bis 60 Zentimeter Durchmesser. Zum Vergleich eine Zwei-Kilo-Metallschale.

Glas- oder Kristallklangschalen

Kristallklangschalen sind Glasschalen aus sehr hochwertigem und aufwendig produziertem Glas. Sie haben eine komplett andere Klangstruktur als geschmiedete Klangschalen. Hörst du sie im Vergleich, dann fällt sofort auf, wie enorm mächtig ihr Sound ist. Schon mit einer Kristallschale von 25–30 Zentimeter Durchmesser kannst du problemlos eine große Kirche komplett mit Klang erfüllen. Ihr Sound ist anders als bei geschmiedeten Schalen nicht dynamisch pulsierend, sondern stark schwebend. Es sind überaus mächtige Klangwerkzeuge.

Die musikalische Qualität von Musik wird stets maßgeblich von den hörbaren Obertönen bestimmt. Sicher hast du schon einmal einen virtuosen Violinisten gesehen. Erinnerst du dich, was er mit seinen Fingern auf den Saiten tut? Er vibriert ganz intensiv mit ihnen, obwohl sie fest auf der Saite sitzen. Dieses »Wackeln« erzeugt mehr Lebendigkeit in den Obertönen. Das Zaubern mit Obertönen ist für jeden Profimusiker mit die höchste Kunst. Geschmiedete Klangschalen produzieren aus sich heraus lebendige Obertöne. Kristallschalen produzieren fast nur einen reinen Grundton – was für ein akustisches Instrument ziemlich erstaunlich ist.

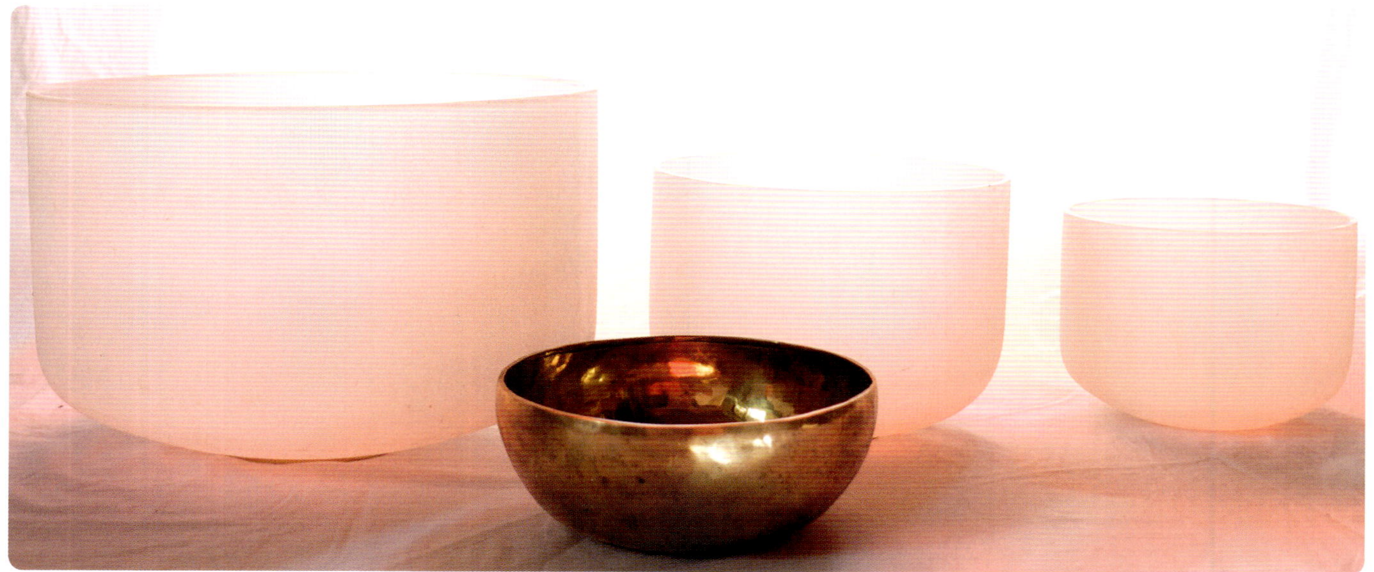

Auf dem Foto Kristallschalen mit 25–45 Zentimenter Durchmesser und zum Vergleich eine Zwei-Kilo-Metallschale.

Auf einem Frequenzmesser lässt sich die andere Klangstruktur gut erkennen. Das obere Bild zeigt das Frequenzspektrum einer geschmiedeten Schale, das untere einer Kristallschale. Wie du sehen kannst, hat Erstere ganz viele Obertöne, während Letztere nur einen sichtbaren Oberton hat, der auch nicht sonderlich lange schwingt. Da ähneln Kristallschalen den Stimmgabeln.

Auch ein Oszilloskop zeigt den Unterschied sehr deutlich: Die Kristallschale schwingt absolut regelmäßig, während innerhalb des Metallschalensounds eine enorme Dynamik herrscht. Kristallschalen spielen fast reine Sinustöne, einem Computersound ähnlich.

Sowohl durch ihre physikalische Klangnatur wie auch durch das enorme Druckbild, was sie selbst bei sanftem Spiel erzeugen, interagieren sie weniger mit den Schwingungsfeldern des Körpers, sondern überschreiben sie kurzfristig. Mit Gongs geht das ebenfalls sehr gut. Gerade diese Fähigkeit verleiht beiden Instrumenten eine enorme Magie wie auch eine enorme Macht. Nach einer Gong- oder Kristallschalenbehandlung kann man sich wie ausgetauscht fühlen. Es ist physiologisch wie physikalisch nahezu unmöglich, diesem Effekt auszuweichen.

Im Verlaufe dieses Buches wirst du sehen, dass ich diesen Effekt in Bezug auf die Kunst

der Klangmassage nicht schätze. Geschmiedete Schalen überschreiben und löschen nichts, sondern interagieren mit den körpereigenen Schwingungsfeldern.
Das soll nicht heißen, dass ich Kristallschalen nicht schätze. Auf Konzerten, für Klangreisen und zur Raumreinigung setze ich selbst Kristallschalen gerne ein. Aufgrund ihrer Lautstärke und ihrer Schwingungsnatur werden sie von uns aber nicht innerhalb von Klang*massagen* eingesetzt. Die Chance, den Partner zu verletzen oder energetisch übergriffig zu werden, ist immens. Die Anzahl der Berichte, wo dies in Klangbehandlungen tatsächlich passiert ist, sind derer zu viele. Es ist der Menschen Eigenart, dass sie vor allem nach einem streben: nach Macht. Mit Gongs und Kristallschalen kannst du jeden in deinem Umfeld dazu zwingen, dir zuzuhören. Kristallschalen und Gongs bergen bei unsachgemäßem Einsatz die Gefahr nachhaltiger Innenohrschädigungen.

Geschmiedete Schalen

Die Klangschalen, die wir für die klassische Klangmassage benötigen, sind ausschließlich geschmiedete beziehungsweise getriebene Schalen. Bei dieser Art von Schalen wird eine Metalllegierung (ein Gemisch aus mehreren Metallen) hergestellt, die von Hersteller zu Hersteller variiert. Hierzu nachher mehr. Aus dieser Legierung wird ein Guss, eine Art dicke, rundliche Metallpille hergestellt. Dieses Metallteil wird dann von drei bis vier Handwerkern gleichzeitig mit Zangen gehalten und Hämmern bearbeitet, wobei die Schale zwischendurch immer wieder erhitzt und dann weiter getrieben wird.
Eine Schale zu schmieden ist eine beachtliche Handwerkskunst, die nicht von Aushilfskräften durchgeführt werden kann, sondern gelernte Fachleute benötigt. Die Schale muss rund gebogen sein, eine relativ gleichmäßigen Wandstärke und einen gleichmäßigen Rand haben. Sie darf keine Risse und Löcher aufweisen.
Je nach Hersteller wird eventuell noch der Rand gefaltet und als Verdickung geschmiedet, was deutlichen Einfluss auf das Klangspektrum einer Schale haben kann. Zum Schluss werden die Schalen mehr oder weniger blank poliert oder sogar so intensiv poliert, dass ihre Oberfläche glatter wird. Sie sehen dann fast aus, als wären sie gar nicht geschmiedet, da durch das radikale Polieren Unebenheiten abgetragen werden.

Die dann klanglich fertigen Schalen können noch mittels Gravuren verziert werden. Manche werden mit Brünierpasten oder mittels anderer Tricks so im Aussehen verändert, dass sie wie alte Schalen wirken, damit sie einen höheren Verkaufspreis erzielen.

Die Formen der Schalen weichen voneinander ab. Ursprünglich war die Form ein Hinweis auf die Region, in der die Schale gebaut wurde. So werden Orissa-, Assam-, Bihar- und Bengalenform voneinander unterschieden. Inzwischen darf man aber davon ausgehen, dass unabhängig von Region und Land die Formen gebaut werden, die die Kundschaft gerne haben möchte.

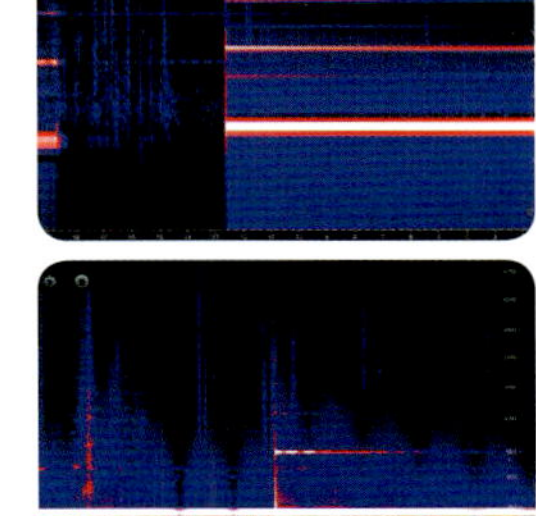

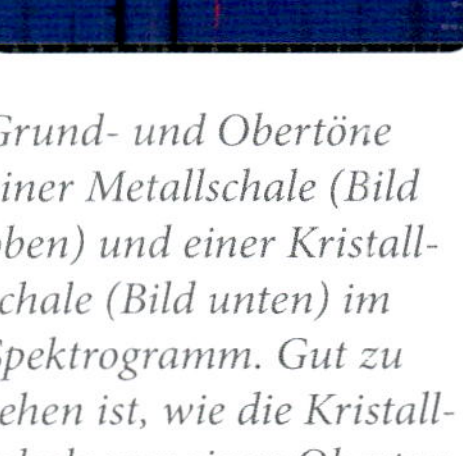

Grund- und Obertöne einer Metallschale (Bild oben) und einer Kristallschale (Bild unten) im Spektrogramm. Gut zu sehen ist, wie die Kristallschale nur einen Oberton gut hörbar produziert, der dann auch rasch verklingt.

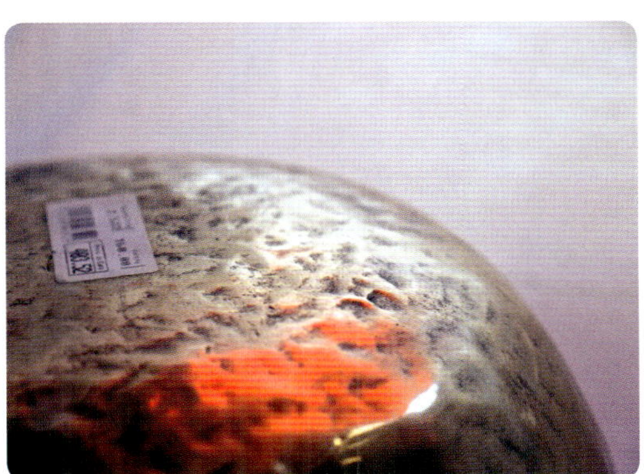

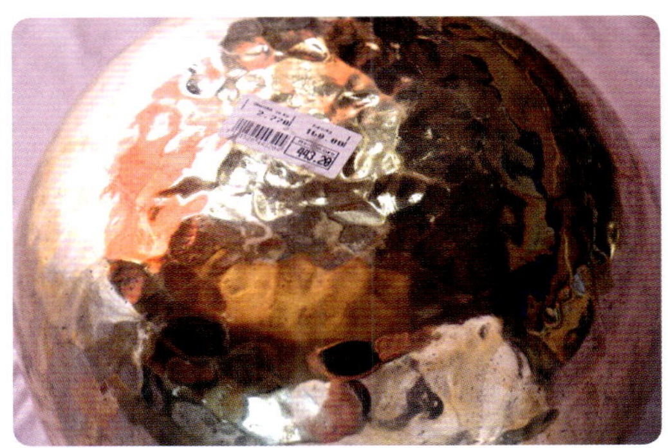

Detailaufnahmen geschmiedeter Schalen weisen auf vollendete Handwerkskunst.

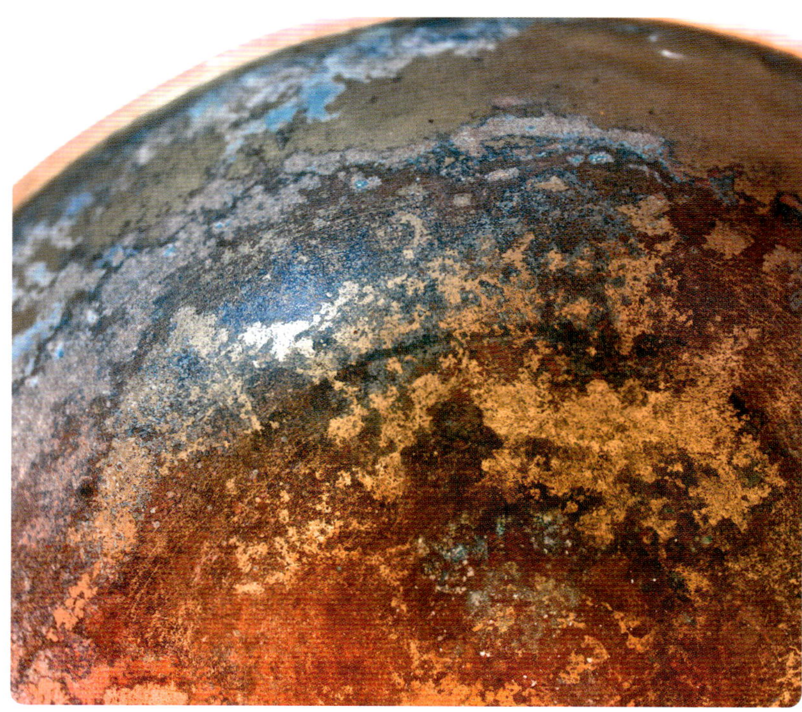

Ausschnitte aus einer Klangschale: Metallfarben und Ausblühungen weisen möglichweise auf die unterschiedlichen und inhomogenen Metalllegierungen hin.

Die Anzahl der Metalle

Traditionell wurden angeblich zwölf Metalle für die tibetischen Klangschalen verwendet. Diese Tradition wird nun von einem Teil der Klangschalenindustrie als Indiz für Qualität inszeniert. Sie verbreitet das Gerücht, Qualitätsklangschalen müssten unter Verwendung dieser zwölf Metalle hergestellt werden. Mir ist noch kein Mensch begegnet, der am Klang oder Schwingungsverhalten einer Klangschale die Menge der enthaltenen Metalle identifizieren konnte – aber es klingt gut: *»Traditionelle Mixtur!«*

Gleich zwei meiner Geschäftspartner im Klangschalenbusiness wollten der Frage nach den Metallen dennoch wissenschaftlich nachgehen. Sie ließen die Metallzusammensetzung verschiedener Anbieter untersuchen. Beide Untersuchungen brachten ähnliche Ergebnisse hervor: Die Schalen sind Bronzelegierungen mit den Hauptbestandteilen Kupfer und Zinn. Sollten Schalen einen höheren Zinkanteil aufweisen, wären sie den Messinglegierungen zuzuordnen. Bei den untersuchten Klangschalen lag der Zinkanteil jedoch unter einem Prozent.

Das eigentlich Überraschende beider Untersuchungen war: Die Unterschiede in der Metallzusammensetzung waren im Verhältnis zum Gesamtgemisch marginal. Das gerühmte Gold war in allen Messungen mit weniger als 0,001 Prozent vertreten und auch Eisen, Zink, Nickel, Blei und andere lagen zumeist deutlich unter einem Prozent. Die Unterschiede bei drei Herstellern beim Metall Blei: Anteile von 0,0076, 01674 und 0,0436 Prozent. Bei Eisen 0,0042, 0,0413 und 0,0484 Prozent. Wow. Das wäre so, würde ich damit werben, dass es am Mittagstisch in meinen Seminaren Champus gibt und dann zerstäube ich einen Milliliter in der Luft.

Mangelnde Informationen und Hintergründe zum Thema Klangschalen und das Bedürfnis der Anwender und Käufer nach Orientierung ließen ein belangloses Detail zu einem Verkaufsargument werden. Die Anzahl der Metalle ist innerhalb der Gruppe der Qualitätsschalen kein Qualitätsargument! Wähle einen Anbieter, der nicht so tut, als hätte nur er gute Klangschalen im Angebot. Denn wie kannst du dann all seinen anderen Informationen glauben, wenn er hier Blödsinn erzählt?

Zwei handelsübliche Qualitätsschalen: Links eine Traumzeit-Schale mit ausgeprägten Obertönen, rechts eine glattere und dünnere Schale mit meistens weniger präzisem Oberton-Klangbild.

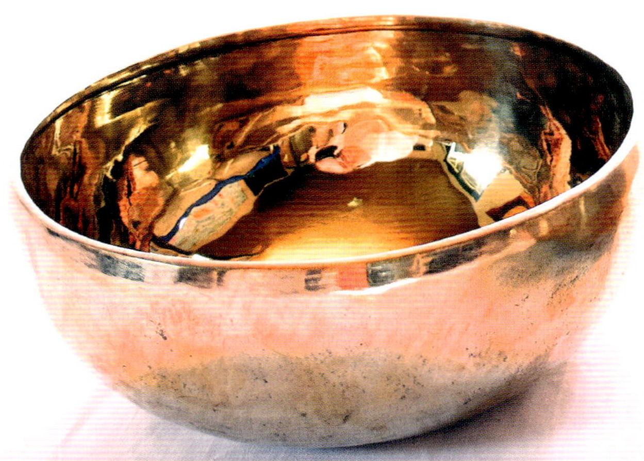

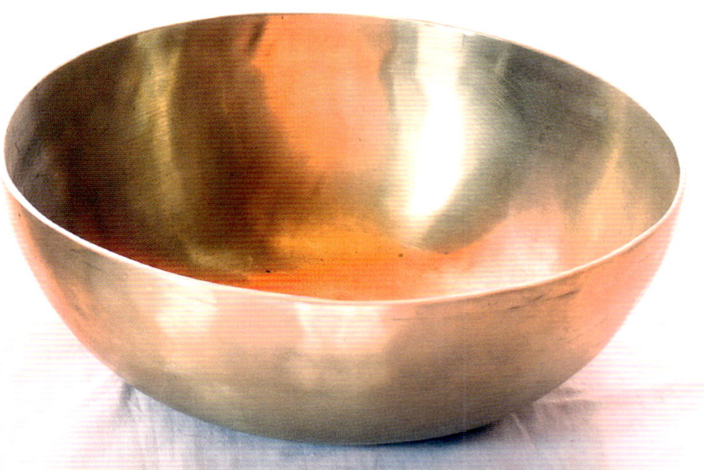

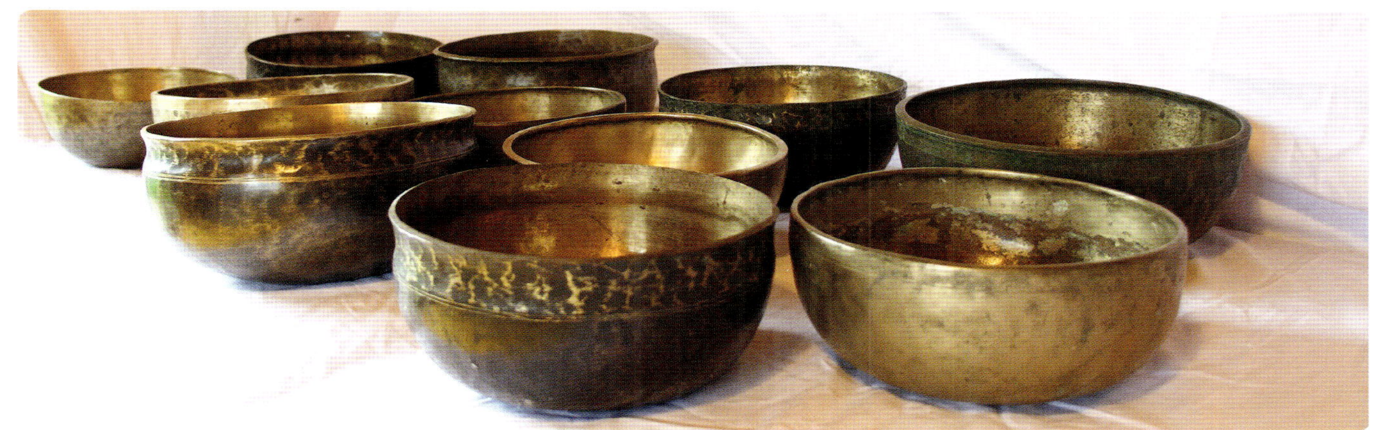

Ganz zum Schluss noch ein kleines Leckerli: Es gibt keine vollkommen reinen Metalle. In den verwendeten Legierungen sind grundsätzlich alle uns bekannten Metalle enthalten – auch ohne dass sie zugesetzt werden. Man kann guten Herzens sagen: *»In unseren Schalen sind alle bekannten Metalle enthalten!«* – weil das bei allen Klangschalen der Fall ist.

Antike Schalen und Klangqualität

Einige Lehrer und Händler behaupten, antike oder alte Klangschalen hätten ein bessere Klangqualität oder bessere Eigenschaften für Klangmassage und Klangtherapie. Bedauerlicherweise tun sie gerne so, als handle es sich um Wahrheiten und nicht um ihren Geschmack. Dabei ist es nicht der Schalentypus, sondern die persönliche Präferenz, das handwerkliche Können des Spielers sowie das individuelle Schwingungsverhalten einer jeder einzelnen Schale, die sie zu einem guten Werkzeug machen. Wer behaupet, nur alte Schalen seien gut oder besser, agiert ähnlich wie Leute, die mit Metallzusammensetzungen prahlen. Sie geben ihre Meinung oder aber einfach ein gerissenes Marketing wieder.

Es sind inzwischen weit mehr alte und antike Schalen aus dem Tibet- und Himalayagebiet im Umlauf, als es je Tibeter gegeben hat. Klangschalen können von den Handwerkern und Herstellern nämlich gezielt auf »antik« getrimmt werden.
Ich ziehe daher die Bezeichung »ältere Bauart« vor, wenn eine Schale so aussieht, wie die hier gezeigten. Diese haben zum Beispiel häufig eine dünnere Schalenwand, einen stark verbreiterten Rand und/oder geschwungene Randpartien.
Merke: Alter ist bei Klangschalen kein Zeichen für Qualität.

Verschieden alte oder mindestens auf alt getrimmte Klangschalen. Wichtiger als die Patina sind die von den üblichen Schalen abweichenden Bauformen, die man durchaus als »traditionell« bezeichnen kann.

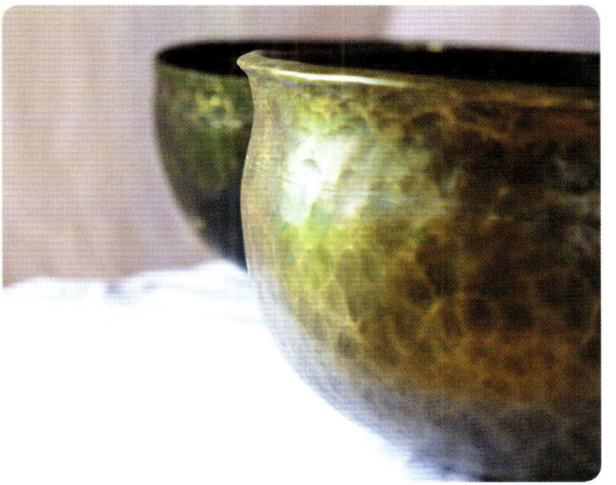

Das Alter einer Schale ist kein Qualitätsargument, sondern eine Geschmacksfrage.

Zumal die meisten alten Schalen nur auf alt getrimmt wurden.

Wandstärken und Rand

Wird eine Klangschale mit dicker Wandstärke und verdicktem Rand hergestellt, so hat dies erheblichen Einfluss auf das Klangverhalten einer Klangschale. Sie bekommen dadurch oft prägnantere Obertöne. Das heißt, auch dem Laien ist es bei solchen Schalen leicht möglich, mehrere Töne oder Frequenzen im Gesamtklang der Klangschale zu identifzieren.
Dickwandigere Schalen klingen in der Regel länger, klarer und präziser. Solche Schalen müssen achtsamer gespielt werden, da derbes

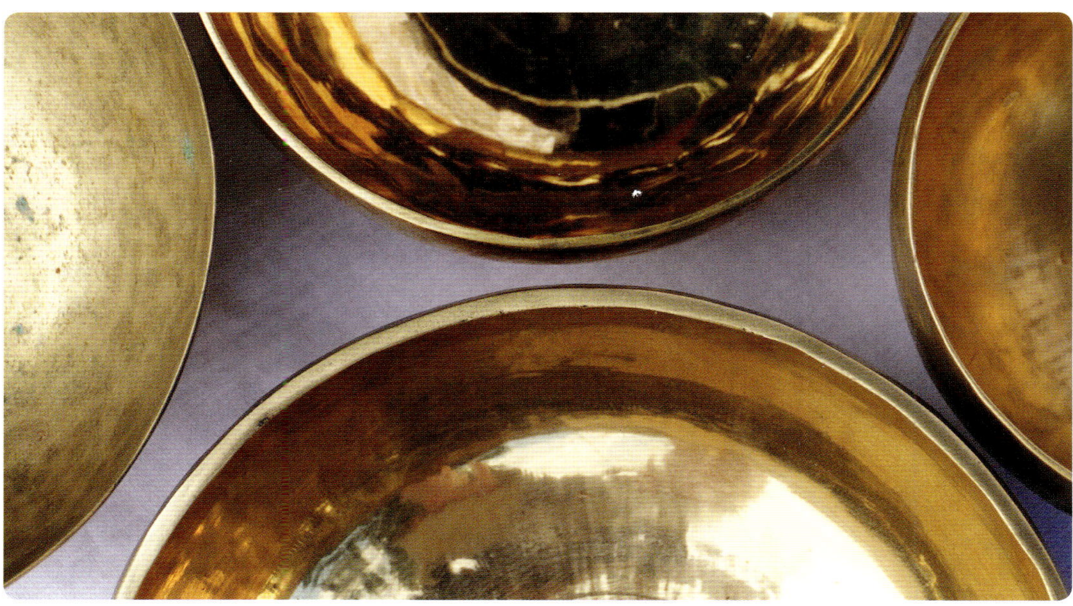

Die Wandstärke und Bauform einer Klangschale entscheidet über ihren Klang.

Anspiel ihre Obertonqualitäten überbetont. Dünnere Klangschalen und/oder Klangschalen ohne Randverdickung klingen, je dünner die Wandstärke wird, desto weicher und ungenauer im Sound. Ihr Grund- und ihre Obertöne sind nicht so deutlich oder für das Laienohr gar nicht mehr unterscheidbar.
Dünnere Schalen haben den Vorteil, dass man kein spielerisches Können entwickeln muss. Man kann die Schalen unachtsam oder gar grob anspielen und sie klingen dennoch akzeptabel. Diese Schalen sind für die Klangschalenbodenvibrationsmassage sehr gut, ihnen fehlt jedoch manchmal die musikalische und energetische Brillanz dickwandiger Schalen.
Die von mir in Seminaren und in diesem Buch benutzten Klangschalen sind in der Regel dickwandigere Modelle, zum Teil mit verstärktem Rand. Ich wähle diese Schalen, weil ich auf die Obertöne großen Wert lege und von ihrer Präzision und Schwingungsdauer begeistert bin. Mein Ziel ist eine Kombination aus Schalenbodenvibrationsmassage und Musik.
In diesem Buch lernst du, *alle Arten* von getriebenen Klangschalen virtuos anzuspielen.

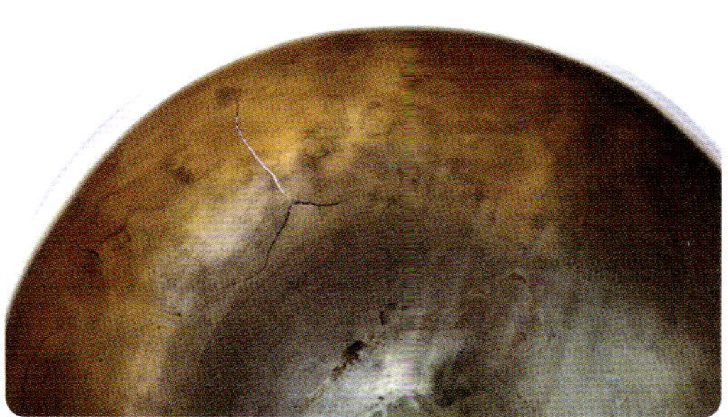

Sehr dünnwandige Klangschalen sind rissanfälliger.

Die Sache mit den Frequenzen

In Ermangelung qualitativ messbarer Kriterien zur Auswahl von Klangschalen und zur Zusammenstellung von Sets suchte ich vor über zehn Jahren nach Orientierung.
Mir war damals aufgefallen, dass Zuordnungen von Klangschalen zu Körperregionen überhaupt keinen Sinn machten. Eine Schale wegen ihrer Größe auf das Becken, das Herz oder die Gelenke zu stellen, macht zwar Sinn, weil eine große Schale gut auf eine große Körperfläche passt, klangphysikalisch ist das allerdings Nonsens. Jede Schale wirkt überall. Folgt man in ihrer Positionierung dem eigenen Gefühl, kommt es zu weitreicherenden Reaktionen der Bespielten, als wenn man nach dem Größenschema spielt.
Da schien es mir klüger, die Frequenzen einer Klangschale zu bestimmen und mithilfe dieser Ausmessungen ein präziseres Kriterium

an der Hand zu haben, um sich verschiedene Frequenzen zu Sets zu kombinieren. Hätte ich damals geahnt, wie einige Menschen mit dieser Thematik umgehen, ich hätte nie dergleichen publiziert. Obwohl ich stets dazu aufgerufen habe, dem Gefühl zu trauen, wurde der Tabelle vertraut. Die Idee, spezielle Frequenzen hätten immer gleiche, fest definierte Wirkungen bei jedem Menschen und in Bezug auf bestimmte Körperregionen, Organe oder Chakren, wird von immer mehr Klang(-schalen)anwendern zum Dogma erhoben. Im Zweifelsfall setzen sie eine Schale dann eben nicht nach Gefühl ein, sondern danach, was ein Klebeetikett in ihrem Inneren oder die Zuordnung in einer Tabelle besagt. Inzwischen ist ein Frequenzfetischismus entstanden. Klangschalenanwender sind der Überzeugung, ihre Schalen haben übergeordnete körperliche und spirituelle Wirkungen, die auf speziellen Frequenzen beruhen. Wohlgemerkt eine Frequenz innerhalb der vielen Frequenzen, die eine Klangschale enthält – und diese für alle Menschen gleich. Das führt dann schließlich dazu, dass nun Teile der Klangbewegung bedeutend steifer und undynamischer mit ihren Werkzeugen umgehen als die meisten Schulmediziner mit ihren Medikamenten.

Grundsätzlich kann das Ausmessen von Klangschalen eine wertvolle Hilfe zur Orientierung beim Zusammenstellen von Klangsets sein. Hat man zum Beispiel drei Klangschalen mit 100, 250 und 400 Hertz im Grundton, so kann man sich gezielt unter den Schalen mit 150–200 und über 500 Hertz umschauen, ob man hier noch ergänzen möchte. Man kann sie sich natürlich auch einfach anhören.

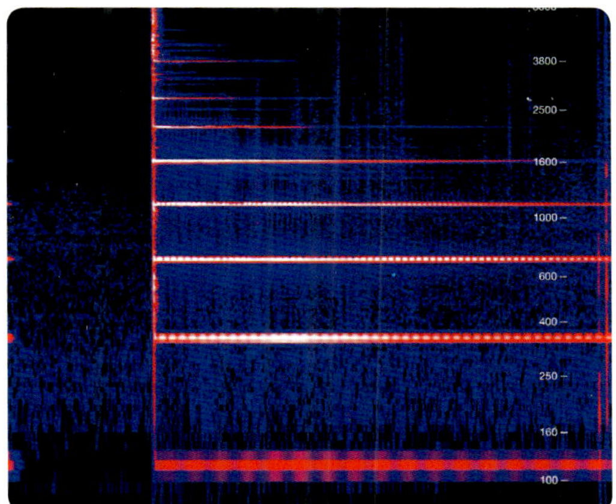

Anspiel mit Singel: Prägnantere und besser zu hörende Obertöne.

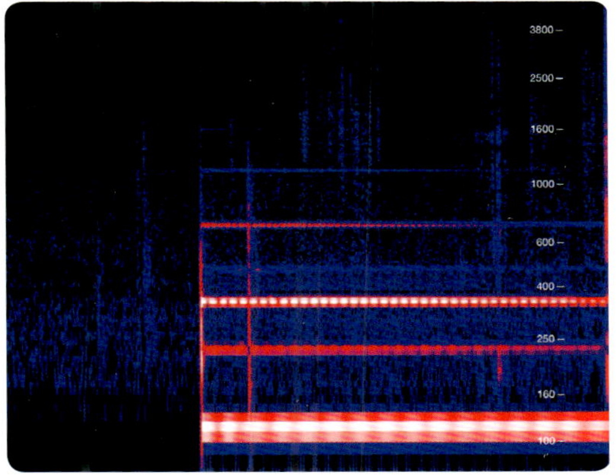

Sehr kräftiges Anspiel mit weichem Summel. Deutlich dominanter Grundton.

Reinigung der Klangschalen

Golden glänzende Klangschalen zeigen schon einmal Fingerspuren. Meistens kannst du sie einfach mit einem trockenen oder wahlweise einem leicht feuchten Tuch wegpolieren. Hat deine Schale hartnäckigere Flecken oder bekommt mit den Jahren einen leichten Schleier, eine Patina, dann kannst du sie mit Messingpflegemitteln wieder aufpolieren.

Energetisch müssen Klangschalen meiner Erfahrung nach ebenfalls fast nie gereinigt werden, da nur selten etwas an ihnen haften bleibt. Wenn doch, findest du im Kapitel 11 Inspirationen.

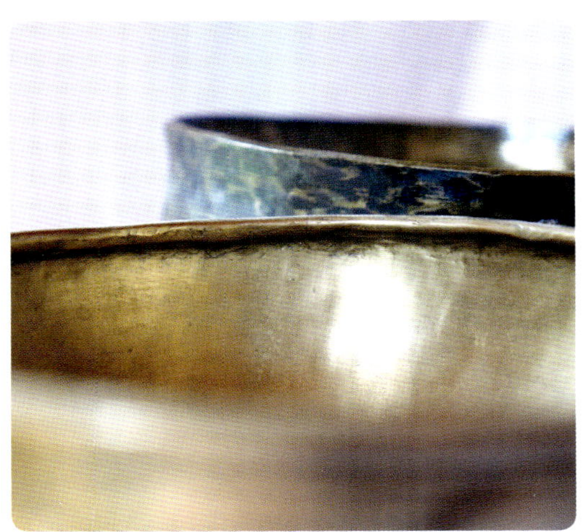

Foto links: Deutlich verdickter, nach innen weisender Rand.

Klangschalen auswählen

Der Klang von tausend Schalen

Diese ausführliche Beratung ist für Einsteiger oder stolze Besitzer vorhandener Sets, die ihr Spektrum erweitern wollen.

Willst du dir Klangschalen kaufen, stehst du wie die meisten deiner Mitmenschen vor drei Problemen: Du hast ein überschaubares Budget, eine unüberschaubare Auswahl und eine ganze Wagenladung an Informationen über Klangschalen, die dich nur verwirren. Ein echt blöder Mix.
Selbstredend wird dir (fast) jeder Händler, Autor und Seminarleiter genau die Schalen empfehlen, die er selbst verkauft. Doch wie sollst du als Laie entscheiden, ob es für dich die besten Schalen sind?
Das alles führt dazu, dass du vor lauter Schalenklängen dein Herz nicht mehr hören kannst.
Ich fand diesen Zustand immer unbefriedigend und habe nach Kriterien gesucht, mit denen Normalverdiener wie ich und du optimale Schalensets zusammenstellen können.

Universelles Konzept

Es lohnt sich, sich einige Gedanken über die Konzeption eines Klangschalensets zu machen, wenn du kein unbegrenztes Budget zur Verfügung hast.

Mein gleich vorgestelltes Konzept zur Auswahl eines Klangschalensets basiert auf Klangphysik sowie physiologischen, therapeutischen und ökonomischen Voraussetzungen. Das heißt, ich versuche unter einem finanziell minimalen Aufwand ein klangphysikalisch und körperphysiologisch möglichst weitreichendes Spektrum an Klangschalen zusammenzustellen. Damit für möglichst viele Behandlungssituationen mindestens jeweils eine Schale vorhanden ist.
Dieses Konzept ist universell: Das Set, was du mit mir zusammenstellst, kannst du auf jedes beliebige Set oder in jedes System hinein erweitern – ohne dass eine der fünf Lebensschalen je überflüssig würde.

Frequenzen, Anatomie und Musik

Jede Klangschale hat einen Grund- und viele Teiltöne. Die Frequenz des Grundtones wird entscheidend mit von der Größe einer Klangschale bestimmt. Fünf Klangschalen mit 200 bis 400 Gramm können dich total verzaubern, ihre Grundtöne liegen jedoch in einem eng beieinanderliegenden Frequenzbereich. Ebenso würden fünf Klangschalen mit 2000 bis 3000 Gramm Gewicht genial miteinander schwingen und klingen. Ihre Grundtöne lägen aber wiederum nur in einem bestimmten Frequenzbereich.
Die kleinsten handgeschmiedeten Schalen beginnen so bei 200–300 Gramm. Die größten Standard-Klangschalen für die Klangmassage auf dem Körper liegen so bei 2500 bis 3000 Gramm. Natürlich gibt es schwerere Klangschalen, doch die werden aufgrund ihres Gewichtes von etlichen Menschen als zu schwer empfunden. Sie lassen sich zudem nicht mehr von jedermann souverän auf der Hand führen. Daher sollten die Klangschalen zwischen 300 und 3000 Gramm wiegen. Natürlich könntest du nun 25 Schalen in Hundert-Gramm-Schritten kaufen. Gut zusammengestellt klingen die triumphal. Doch du wirst die Erfahrung machen: Schalen zwischen 300 und 500 Gramm weichen nicht so stark in ihrer Körperwirkung voneinander ab wie eine Schale mit 350 und eine Schale mit 750 Gramm. Oder, ausgeweitet auf den Gesamtgewichtsbereich: eine mit 350, eine mit 750, eine mit 1205, eine mit 1850 und eine mit 2882 Gramm Gewicht.

Meiner Erfahrung nach erreichst du mit fünf Schalen die optimale Grunddeckung des benötigten Frequenzbereiches. Zugleich enthalten die fünf Gewichtsklassen dann Klangschalen, die sich in den verschiedensten Spielsituationen individuell an die Erfordernisse anpassen lassen. Ein Set mit fünf Schalen um die 3000 Gramm tut dies nicht. Besitzt du aber schon fünf so dicke Dinger, dann kannst du mit im Vergleich geringem Budget die vier fehlenden Schalen ergänzen.

Das Lebenschalen-Set

In meinen Büchern und Ausbildungen arbeiten ich mit Lebensschalen. Ich nenne sie aus drei Gründen so:

1. Sie halten weit länger als ein Menschenleben: Deine Klangschalen werden dich ein Leben lang begleiten.
2. Machst du beim *Der-Klang-der-Liebe*-Projekt mit, dann werden deine Klangschalen fortan deine Familie und Nachkommen nicht nur über deinen Tod hinaus begleiten. Sie werden die Erinnerung an dich weiterreichen. Wenn es klanglich fragwürdige Schalen sind, die von dir erzählen werden – wäre das in deinem Sinne?
3. Mit den richtigen Klangschalen kannst du unglaublich heilsame Impulse spielen. Sie bewegen im Leben ihrer Nutzer etwas. Mit guten, aber nicht den richtigen Schalen gibst du maximal schöne Klangmassagen. Mit nicht so guten Klangschalen eher nicht so gute Klangbehandlungen.

Wie kam es zu den Namen?

Ich habe genau zugehört. Ich habe zugehört, welches die häufigsten Wörter und Sinnkontexte waren, die ich nach Klangmassagen zu hören bekam. Ebenso die fünf häufigsten Wirkungen, die ich nach gegebenen Klangmassagen beobachten konnte. Dies waren: Tiefenentspannung (Loslassen), Wohlbefinden (Verwöhnen), Liebe. Die Klangmassagen lösten ein hohes Maß an Kreativität in den Menschen aus. Viele sagten mir, sie fühlten sich erlöst, als hätten sie etwas überwunden. Die Erlösungsschale(n) werden im Ensemble noch dazu tatsächlich als »Auflösung« und »Übergang in eine andere Ebene« wahrgenommen.

Ein Set Lebensschalen besteht aus fünf Klangschalen in fünf verschiedenen Größen:

- **Loslassenschale** mit 2000–3000 Gramm. Weil die größten Schalen die tiefsten Grundtöne produzieren und am stärksten in die Tiefe hinein entspannen.
- **Verwöhnschale** mit 1500–2000 Gramm. Weil es die Schale mit dem optimalen Verhältnis von Klang, Vibrationsübertragung und Handlichkeit ist. Sie lässt sich souverän überall auf dem Körper einsetzen. Die größere Loslassenschale ist manchen zu schwer.
- **Liebesschale** mit 1000–1500 Gramm. Weil sie das virtuoseste Spiel erlaubt, überall auf dem Oberkörper von fast allen Menschen vertragen wird. Sie ist neben der Kreativitätsschale die Schale der Wahl für die das Herz unfassbar berührende Behandlung in Kapitel 9.
- Die **Kreativitätsschale** mit 750–1000 Gramm. Weil ihre höheren Frequenzen uns verstärkt in die geistige Dynamik und Beweglichkeit führen. Sie ist leicht und gibt dennoch feine Vibrationen ab, die deutlich filigraner in den Körper einwirken als niederfrequente Schwingungen. Schalen dieser Größen lassen sich souverän auch längere Zeit auf der Hand führen, um im Schwingungsfeld der Behandelten zu wirken.
- Schließlich die **Erlösungsschale** mit 250–500 Gramm. Hast du sie ein- oder zweimal innerhalb einer Klangwelle beziehungsweise Klangachse erlebt und wirst du dann einmal ohne Erlösungsschale bespielt, dann wirst du verstehen. Du wirst bemerken: Da bleibt oft was stecken oder hängen, erklingt eine solch kleine Schale nicht zum Abschluss. Es ist ein körperliches Gefühl des »Steckenbleibens«, die eine Erlösungsschale aufzulösen vermag.

Das Lebensschalen-Set vereint Frequenzspektrum, Praxiserfahrung sowie neurobiologische und ökonomische Beobachtungen in sich.

Fast alle Übungen in diesem Buch lassen sich auch mit Klangschalen anderer Größen machen. Wenn du zum Beispiel fünf Schalen mit je 1000 bis 2000 Gramm besitzt, geht das auch. Du wirst dann diverse Erfahrungen, die sich auf die kleineren Schalen beziehen, eher seltener machen.

Längst nicht alle Klangmassageschulen pflegen so offene Modelle. Mir ist kein weiteres Set bekannt, das komplett aus der Kombina-

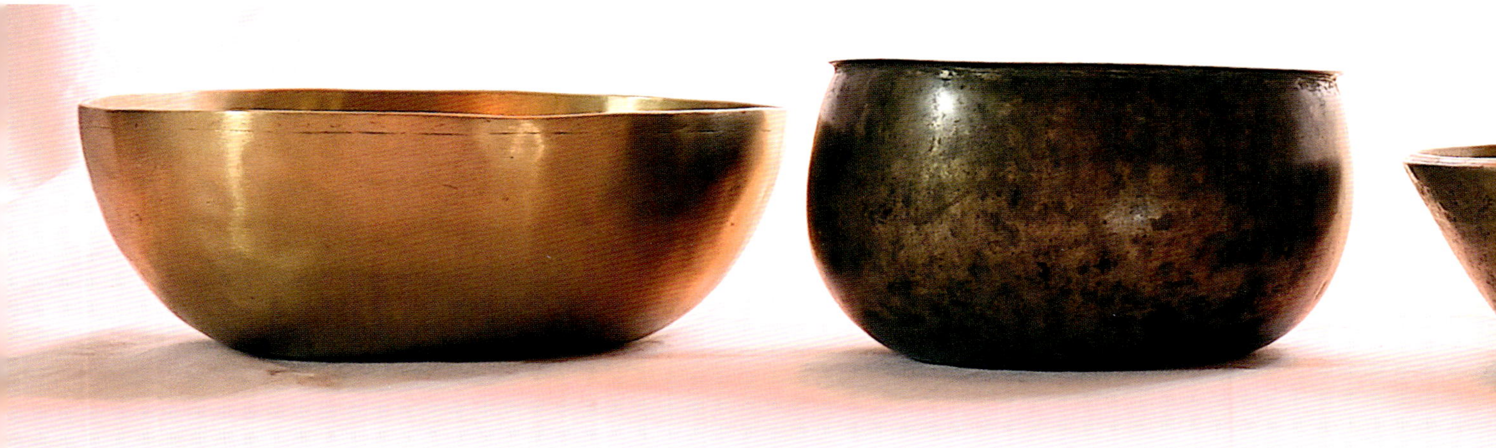

Von links nach rechts: Dünnwandige Standardschale, »antike« Schale mit Rand, Schmiedeexperiment mit konischer Form, Jahrtausendschale nach David Lindner, Assamschale.

tion von Psychologie, praktischen Erfahrungen und Klangphysik abgeleitet wurde.

Ungewohntes Klingen

Wenn deine Ohren eher dünnwandige Schalen mit nicht klar getrennten Teiltönen gewöhnt sind, wirst du dickwandige Schalen mit verstärktem Rand womöglich als sehr ungewohnt bis schrill empfinden. Dein Gehirn baut sein Hörverständnis nach Erfahrungen auf. Diese Erfahrungen muss es langsam sammeln. Das ist wie mit sehr gutem Käse, Wein, Whiskey oder genialer Schokolade: Ist der Gaumen nicht an deren Qualitäten gewöhnt, kann er sie bei Erstkontakt als arg daneben empfinden. Dabei ist es weniger das Ohr, welches sich an die Klänge gewöhnen muss, als das Gehirn. Als ich das erste Mal gezieltes Obertonspiel bei Stimmgabeln hörte, da dachte ich, mir fallen die Plomben raus, so grausig war mir. Doch ich ließ mich darauf ein und entdeckte eines der Geheimnisse heilsamer Schwingungen. Ich kann dir nur empfehlen: Wenn du etwas so gar nicht hören magst, kann es daran liegen, dass du ein Feinschmecker bist und dein Ohr beleidigt wird. Es kann aber auch daran liegen, dass du dich für einen Feinschmecker hältst, tatsächlich jedoch noch enormes Entwicklungspotenzial besteht.

Immer, wenn ich auf eine Klangschale treffe, deren Sound ich nicht mag, bin ich fasziniert. Klänge sind doch nur die Hörinterpretation von Luftbewegungen. Wieso mag ich die einen, die anderen aber nicht?

Wir wachsen nicht, wenn wir nur die Wege gehen, die leicht zu gehen sind.

Falls du noch gar keine Klangschalen besitzt, dann hier eine bewährte Herangehensweise, die dich sowohl zu deinen Herzschalen wie zu einem hochpotenten Frequenz- und Therapieset führt.

Trick No. 1 zur Wahl der ersten Schale

Stell dich ganz entspannt vor die Schalenauswahl, zum Beispiel das Regal des Händlers. Atme tief ein und entspannt wieder aus. Beobachte dich, wie du dich fühlst. Das heißt: Nimm dir Zeit.

Nun schau auf die Schalen und beobachte einfach, wohin es dich zieht. Blinkt dich eine Schale oder eine spezielle Ecke, ein Fach im Regal oder ein Stapel Schalen an? Oder zieht es dich einfach so da hin?
Dann folge dieser Wahrnehmung. Gehe an das Regal und fühle ganz genau, wo es dich hinzieht, welche Schale deinen Blick auf sich zieht. Diese Schale oder diese Schalen probiere nun in Ruhe aus.

Diese Methode beruht auf meiner Beobachtung, dass wir subliminale Wahrnehmungen (also Wahrnehmungen unterhalb unserer Bewusstseinsschwelle) nutzen, die uns direkt zu unserer Schale führen. Diese Art der Auswahl führt treffsicherer zur persönlichen Erstschale deines Lebens als vermeintlich intellektuelle oder fachliche Kompetenzen über Klangschalen oder Klänge.

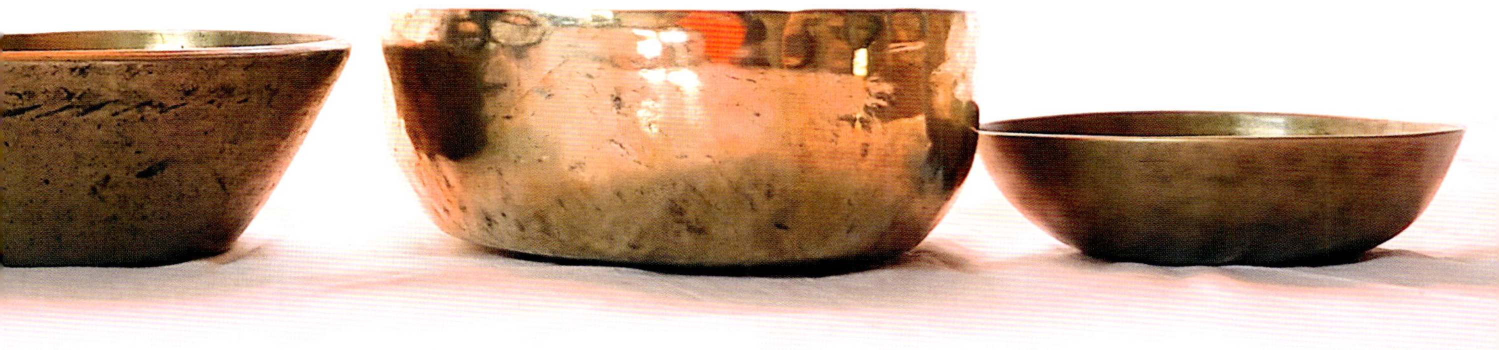

Folge deinem Gefühl. Da, wo es dich hinzieht, steht ganz oft die Klangschale, die dir etwas zu erzählen hat.

Trick No. 2 zur Schalenauswahl

Es ist ganz einfach: Der Klang deiner Klangschale muss dir ausgesprochen gut gefallen.

Wenn du zu einem Händler gehst, dann sollte er eine gewisse Auswahl an Schalen in der entsprechenden Größe und Qualität da haben. Nur so kannst du vergleichen und überhaupt erst herausfinden, welcher Ton dir am besten gefällt. Denn gut klingen tun wirklich viele Schalen.

Bedenke: Vermutlich wirst du nie wieder in deinem Leben einen Gegenstand kaufen, der so lange benutzt wird wie die Lebensschalen. Und nie wieder einen, der für künftige Generationen von derartiger Bedeutung sein wird. Da kann ich nur wiederholen: Nimm dir Zeit für die Auswahl.
Der Händler sollte euch einen geschützten Raum für ungestörte Klangerfahrung zur Verfügung stellen. Versucht er dir eine bestimmte Klangschale zu verkaufen, lenkt dich das ab oder führt dich gar in die Irre.
Es gibt nur ein einziges Kriterium, und das heißt: Wie gefällt *dir* die Schale? Fühlst du dich mit ihrem Klang wohl?
Obacht: Wer beim Auswählen zu viel denkt, geht sich selbst in die Falle. Du musst deinen Gefühlen gut zuhören. Wenn du im ersten Augenblick das Gefühl hast *»Oh, supertolle Schale!«*, dann ist es wenig produktiv, hinterher diese Beobachtung mittels ewiger Prüfung und Zweifel zu zerreiben. Vertraue darauf, dass es dich zu genau der richtigen Schale führt.

Die Crux mit der intuitiven Wahl

Die erste deiner Schalen kannst du komplett intuitiv aussuchen. Es wird eine der Lebensschalen sein – irgendeine Schale zwischen 250 und 3000 Gramm. Ob es dich nun zu einer größeren oder kleineren Schale führt, ist im ersten Schritt egal.
Setzt du nun deine Wahl intuitiv fort, so führt sie dich womöglich zielstrebig zu einer Schale ähnlicher oder identischer Größe und/oder ähnlichen Klanges. Was zehnmal hintereinander passieren kann. Du hättest dann fraglos ein toll klingendes Set von Schalen, die dir gefallen und die auch passen. Es wäre jedoch ein Set mit überschaubarer Frequenzbreite und damit einem eingeschränktem Verwendungsspielraum.
Ab der zweiten Schale also darfst du Planung und Kalkül mit Intuition verbinden. Hast du dir zum Beispiel eine Schale ausgesucht, die 1230 Gramm wiegt, so suche im nächsten Schritt – und gerne wieder intuitiv – eine Schale, die nicht aus der 1000–1500-Gramm-Klasse kommt, sondern aus den anderen vier Klassen.

Das Aussuchen der Lebensschalen kombiniert Intuition, Gefühl, Ratio und Logik. So findest du Schalen für dein Leben.

Fällt deine Wahl auf eine Schale mit 2712 Gramm? Dann bleiben dir für die Wahl der dritten Schale die drei übriggebliebenen Klassen. Das ist so simpel, wie es eben nur geht.
Irgendwann hast du deine fünf Lebensschalen zusammen. Mit fachkundiger und liebevoller Anleitung geht das bedeutend schneller, als du hier vermuten magst.
Wenn du jetzt noch Budget hast, kannst du entweder »Lücken« gezielt füllen, deinen Vorlieben folgen oder wieder einfach komplett nach Gefühl vorgehen.

Die mag ich nicht!

Wir haben immer wieder Kundinnen, die mögen die kleineren, höher klingenden Schalen nicht (und selten welche, die tief klingende Schalen nicht mögen).
Wenn wir bestimmte Frequenzen im Bereich guter Qualitätsschalen nicht mögen, dann hat das immer mit uns zu tun. Diese speziellen Frequenzen bringen etwas in uns ins Schwingen, was wir nicht ins Leben integriert haben. Das ist selbstverständlich völlig in Ordnung – und ebenso diese Schalen zu meiden. Nur eines kann ich dir versprechen – ob nun in einer Woche oder zehn Jahren – es hat rationale Gründe, warum ein Mensch bestimmte Frequenzen und Klangfarben ablehnt, während sie einen anderen Menschen begeistern. Diese Schalen oder Frequenzen enthalten den Zugang zu einem Teil deiner Seele, deinen Erinnerungen. Sich mit gerade diesen Frequenzen oder Klängen auseinanderzusetzen, führt irgendwann auf den Pfad der Heilung. Es gibt jedoch keinen Grund, sich dazu zu zwingen. Lerne lauschen und irgendwann wirst du Frequenzen, die du heute schrecklich findest, ziemlich wahrscheinlich als äußerst interessant oder sogar heilsam erfahren.

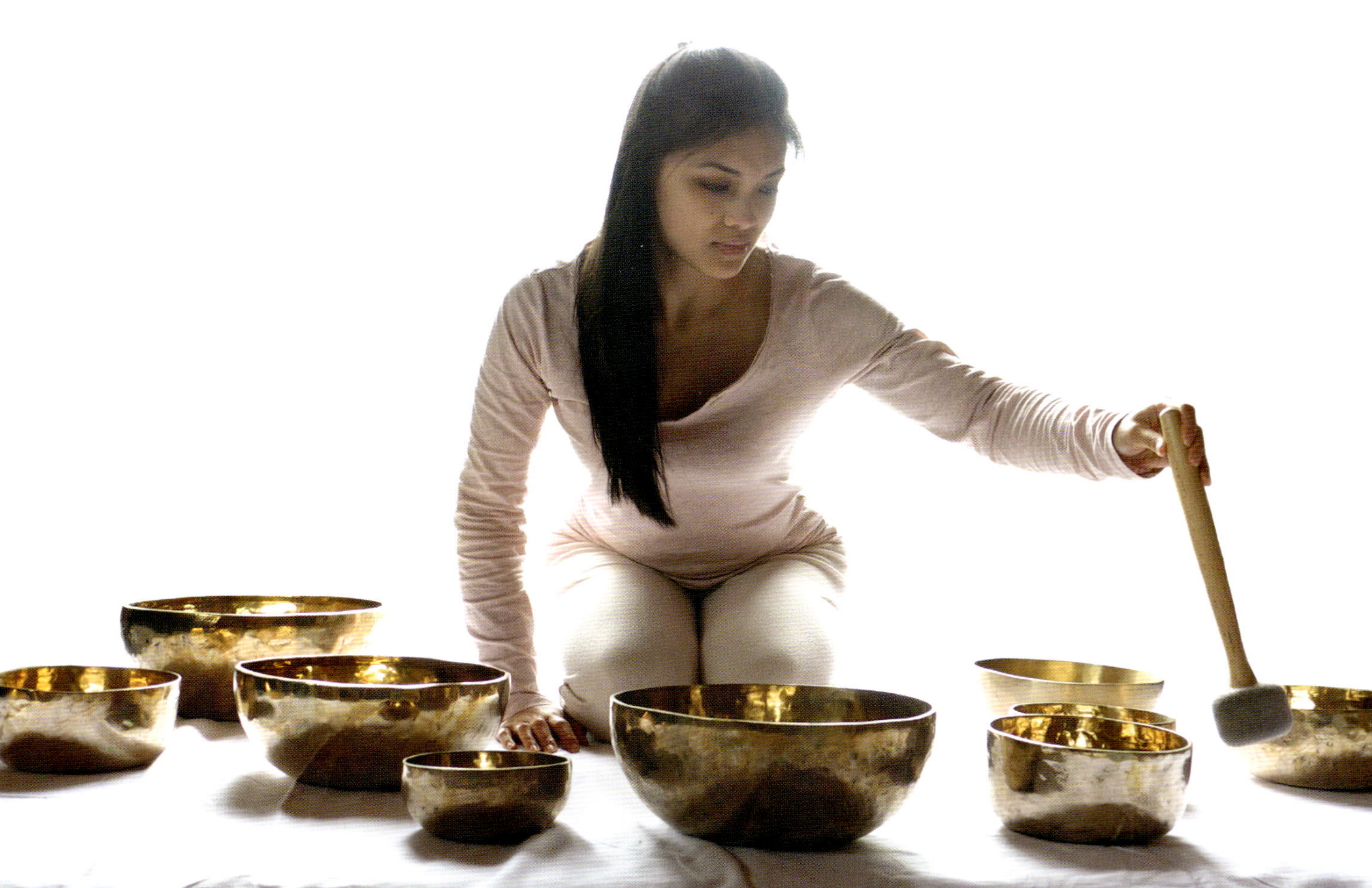

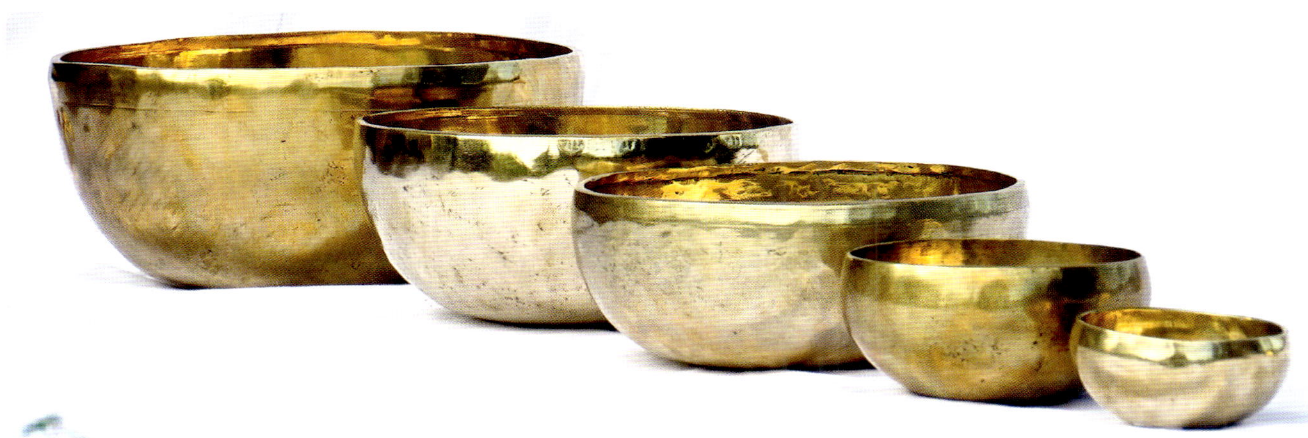

Die Upgrade-Optionen

Deine ausgewählten Schalen sind 250, 854, 1310, 2020 und 2890 Gramm schwer. Du hast noch Budget über? Ich würde an folgenden Stellen schauen: Eine Schale zwischen 350 und 600 Gramm und eine zwischen 1500 und 1800 und/oder zwischen 2300 und 2500 Gramm.
Wobei das Gewicht keine Sicherheit gibt, dass eine 2500-Gramm-Schale nicht der mit 2890 sehr ähnlich klingt. Du kannst also nicht nach Gewicht aussuchen, sondern musst natürlich immer prüfen, ob der Sound auch von dem der kleineren und größeren Schale abweicht.
Hast du schon eine ganz klare Vorliebe? Zum Beispiel melodiöses, liebliches Klingen? Dann erweitere dein obiges Set um zwei oder drei weitere Erlösungsschalen rund um die 250–500 Gramm. Ist günstig und kann klanglich den totalen Kick bringen, denn mit kleinen Klangschalen lassen sich leichter Tonleitern oder Dreiklänge oder Ähnliches arrangieren als mit großen Schalen.
Stehst du auf die Massagewirkung? Eine oder mehrere Schalen zwischen 2500 und 3500 Gramm haben noch keinem Set geschadet.
Willst du gleich aus dem Vollen schöpfen? Suche einen Händler auf, der eine gute Auswahl an Schalen über zehn Kilo hat. Es gibt kein Set, keine Schule und keine Methode, die durch so eine Klangwanne nicht bereichert würde.
Oder folge eben einfach deinem Gefühl und probiere weitere Schalen aus. Die passende taucht ganz von selbst auf.

Trick No. 3 zur Schalenauswahl

Bei der Auswahl der Schalen achten viele Einsteiger, steht die Schale erst einmal auf dem Körper, gerne nur noch darauf, wie doll die Schale im Schalenboden schwingt. Diese Vibration ist der Reiz, der unsere Wahrnehmung zuerst am meisten fasziniert.
Wichtiger ist jedoch, hineinzuspüren, wie du dich fühlst. Die Vibration ist angenehm, keine Frage. Je stärker du auf die Schale drischst, desto stärker die Vibration, und das finden wir gut. Doch wie wirkt die Schale auf dich? Wie *fühlst* du dich mit ihrem Klang?
Dazu musst du viel sanfter spielen. Du musst in dich hineinlauschen, damit dein Gefühl nicht von der Wahrnehmung der Vibration abgelenkt wird.
Lass. Dir. Zeit.
Sei still. Gehe ins Fühlen. Frage dein Herz.

Ausprobieren!

Klangschalenauswahl ist wahrlich Vertrauenssache. Wir erleben so oft, wie Klangschalen das Leben unserer Studenten auf wundervolle Weise in Bewegung bringen. Sie entfalten sich hin zu mehr Kreativität, Lebendigkeit, Sinnlichkeit und Sinnhaftigkeit in ihrem Leben. Für uns jedenfalls sind Klangschalen und andere Qualitätsinstru-

Ein Set mit fünf Lebensschalen: Die optimale Grundausstattung für die Klangmassagen in diesem Buch. Solch ein Set lässt sich in beliebige Richtung erweitern.

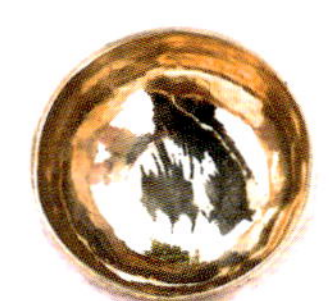

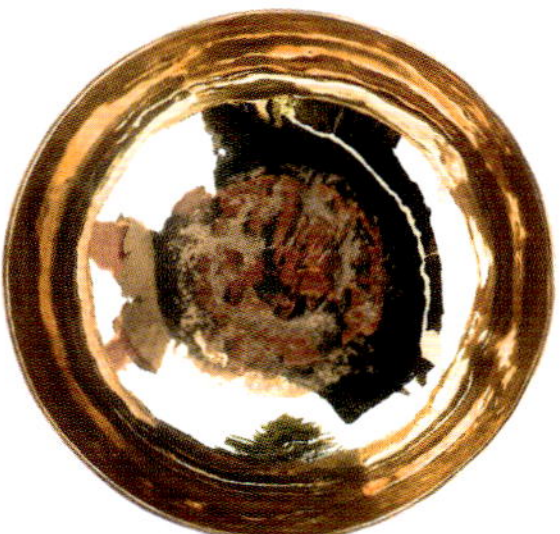

mente weniger ein gewöhnliches Handelsprodukt als viel mehr Werkzeuge auf dem Weg zu einem reicheren und tieferen Leben. Bei Klangschalen geht es unserer Ansicht nach um das Gegenteil von Konsum – es geht um Nachhaltigkeit.

Um diese Nachhaltigkeit zu unterstützen, habe ich mir ein weiteres Projekt für dich ausgedacht: Du bekommst unsere Lebensschalen für neunzig Tage oder drei Monate zur Probe. Solltest du in dieser Zeit nicht von der Schale oder den Schalen überzeugt sein, schickst du sie einfach zurück. Fairer geht es wohl kaum. Das genaue Angebot findest du über unsere Webseite:
www.das-traumzeit-haus.info

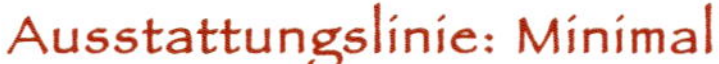

Ausstattungslinie: Minimal

Willst du eine Klangmassage mit einer Schale durchführen – das geht! – dann sollte diese Grundausstattung eine Verwöhnschale mit 1500 bis 2000 Gramm Gewicht, ein Summel und ein Singel sein. Kleinere Schalen geben für eine ganze Massage weder genug Bodenvibration von sich, noch ist es so einfach, über fünfzehn bis dreißig Minuten mit ihnen das Ohr zu erfreuen. Günstigste Erweiterung: Erlösungsschale.

Austattungslinie: Gut

Eine schon schöne Klangmassage kannst du mit drei Klangschalen geben.

Eine Loslassenschale 2000–3000 Gramm, eine Verwöhnschale (1500–2000) und eine Kreativitäts- (750–1000) oder Erlösungsschale (300–500).

Austattungslinie: Optimal

Willst du neunzig Prozent der Übungen, die ich in meinem Büchern anbiete, umsetzen, dann empfehle ich dir das komplette Lebensschalen-Set. Das sind die beschriebenen fünf Schalen. Mit diesen Schalen kannst du sowohl eine gute Klangmassage als auch anspruchsvollere klangenergetische Behandlungen und sogar erste anspruchsvollere Klangreisen durchführen.

Austattungslinie: Absoluter Profi

Willst du den ganzen Körper mit mehreren Klangschalen belegen und diese mit dem Hauptziel spielen, Vibration zu übertragen, benötigst du mehrere große Schalen. Zum Beispiel drei bis fünf Schalen mit 3000 bis 4000 Gramm. Natürlich ist das massagetechnisch der Hammer. Auch der Klang ist toll, denn die großen Schalen klingen zwar noch nach Klangschale, haben jedoch schon etwas von Glocken.

Das Frequenzspektrum eines solches Sets ist dann jedoch nicht so breit wie bei einem Set mit verschieden großen Schalen. Da würde ich empfehlen: Wenn du dir schon vier bis fünf Schalen mit zwölf bis sechzehn Kilo leisten kannst, dann ergänze auf jeden Fall noch die drei Kilo zum Lebensschalenset, denn so hättest du wirklich alle Möglichkeiten, also:

- 3-5 Schalen zu 2500 bis 4000 Gramm
- 1 Schale 1500–2000 (Verwöhn...)
- 1 Schale 1000–1500 (Liebes...)
- 1 Schale 750–1000 (Kreativitäts...)
- 1 Schale 500–750 (Kreativitäts..., klein)
- 2-4 Schalen 300–500 (Erlösung)
- plus 2-3 Summel und 1–2 Singel

Und für ganz Motivierte:

- eine Mutschale mit 10–15 Kilo

Du bemerkst schon: Will man hier alle Möglichkeiten ausschöpfen, dann sind da ganz schnell ganz viele tausend Euro investiert. Damit hat es dann noch kein Ende, denn irgendwann locken dich ein Gong, Stimmgabeln, ein Monochord, ein Didgeridoo, eine Trommel und was nicht alles. Den Investitionsmöglicheiten sind rein theoretisch also keine Grenzen gesetzt. Aber es gibt noch vier gute Nachrichten:

1. Längst nicht alle, die mit Klangmassage und Klangtherapie in eigener Praxis auftreten, haben fünf Klangschalen, geschweige denn so eine opulente »Absoluter-Profi«-Ausstattung. Viele starten mit drei Schalen.

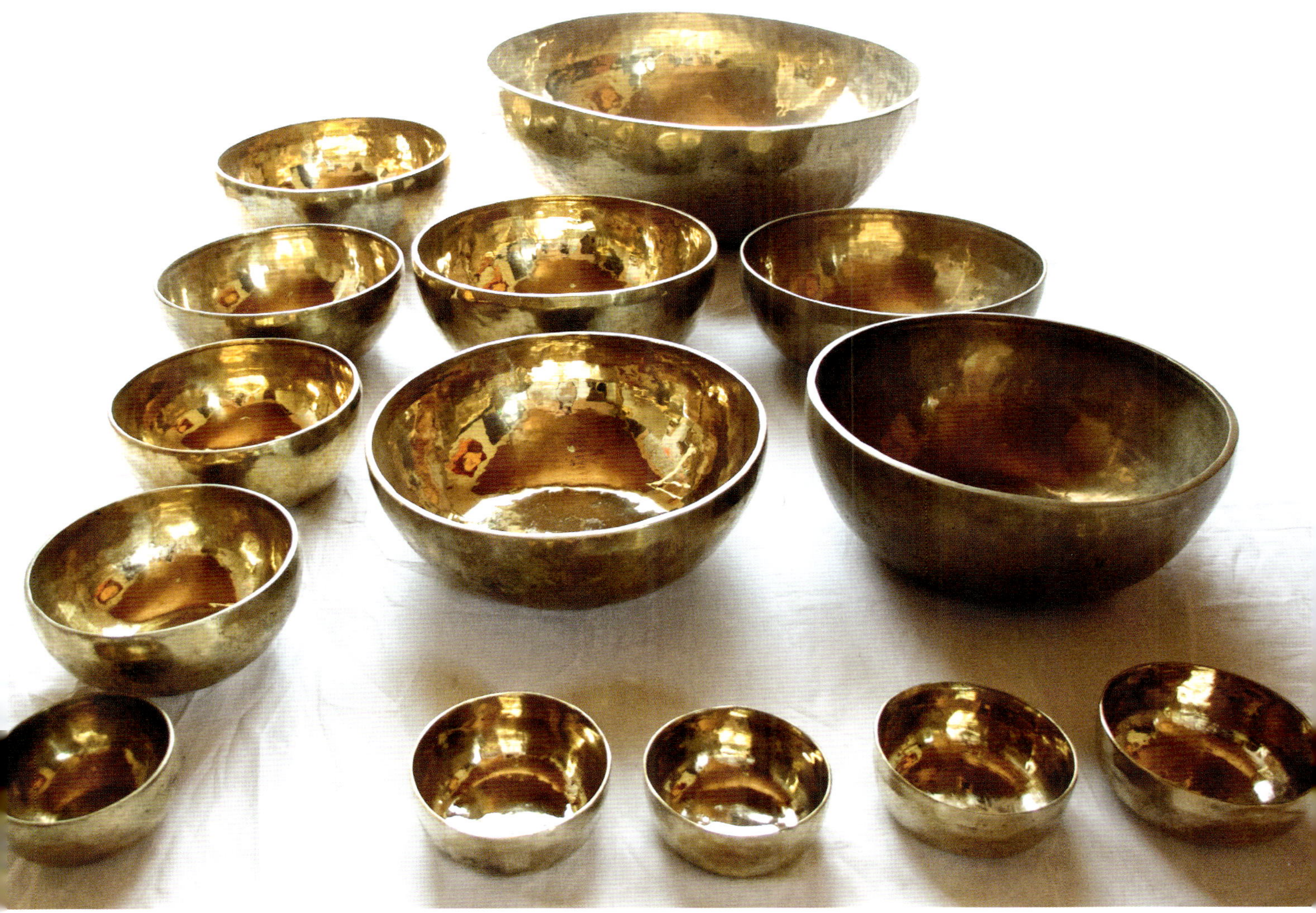

Ein Super-Set mit dieser Ausstattung kostet gut und gerne 5000 Euro und mehr.

2. Ein Qualitätsgeige oder eine Spitzenharfe oder ein Flügel kosten wesentlich mehr.
3. All diese Instrumente werden dich, vernünftigen Umgang vorausgesetzt, überleben. Das ist beachtlich, denn in unserer Zeit gibt es kaum noch Gebrauchsgegenstände zu kaufen, die ohne Folgekosten länger als ein paar Jahre halten.
4. Zur Zeit darf man ganz gelassen davon ausgehen, dass irgendwann eine ganz moderate oder eine überraschend heftige Inflation alle Geld- und Sparwerte schwer beschädigt. Auch der Zugriff der Europäischen Union auf unsere Konten und Zwangsenteignungen sind schon längst geplant und vom Bundestag durchgewunken. Ebenso ist eine Währungsreform nicht undenkbar. Ob nun in fünf, zehn oder zwanzig Jahre der Megacrash kommt – er ist scheinbar unausweichlich. Unser Finanzsystem hat schon vielfach zu Crashs geführt. Tatsächlich ist es bewusst so konstruiert, damit es gelegentlich zusammenbricht. Ich jedenfalls freue mich dann über jede Schale in meinem Regal und ärgere mich über jeden Euro auf dem Konto.

Womit ich sagen will: Wenn du Geld zur Verfügung und große Freude an Klangschalen und Klängen hast, dann ist zur Zeit eine gute Gelegenheit, Anschaffungen für dein Leben (und die deiner Nachkommen) zu machen.

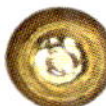

Zubehör für die Klangmassage

Eine gute Nachricht: Die Zubehör-Ausstattung zu deinen Klangschalen muss nicht viel kosten.

Die Grundausstattung

Erfreuliche Nachrichten: Neben den Klangschalen brauchst du für die Durchführung einer klassischen Klangmassage nur noch eine minimale Grundausstattung und einige Dinge, die du vermutlich sowieso im Haushalt hast. Du benötigst:

1. Einen oder zwei Klöppel, ich nenne sie Summel. Weil sie die Schalen zum Summen bringen.
2. Wenn du Klangschalen auf hartem Untergrund wie Fliesen, Parkett, Laminat, Tischen oder Fensterbrettern spielen willst oder musst: Klangschalenkissen.
3. Sinnvoll sind weiterhin Decke(n), Kisse(n) und/oder Nackenrolle(n). Für den Einsteiger- und Übungsbedarf benutzt du einfach deine eigenen.
4. Wenn du Probleme dabei hast, dich auf dem Boden zu bewegen, dann kannst du am Anfang Klangmassagen auf dem Sofa oder dem Bett üben. Optimal sind diese jedoch nicht. An Sofas kommt man nur von einer Seite ran, Betten sind oft zu breit und stehen im Schlafzimmer. Da möchtest du nicht gerade jeden behandeln. In diesem Fall brauchst du noch eine Massageliege.
5. Für gezieltes Obertonspiel, das Anreiben deiner Schalen sowie Klangreisen benötigst du einen oder mehrere leder- oder stoffumwickelte Schlägel. Die nenne ich Singel. Weil sie die Schalen zum Singen bringen.

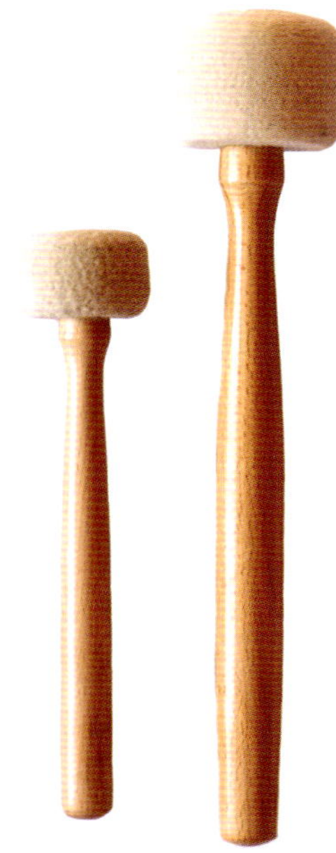

Standardsummel, kleiner Summel, Singel und dicker Singel.

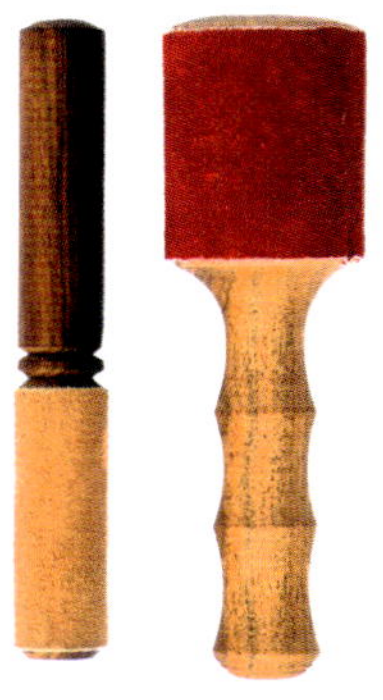

Willst du Klangschalen an Positionen auf dem Körper spielen, auf denen sie abrutschen können, zeige ich dir in Kapitel 4, wie du das mit gutem Handwerk verhindern kannst. Alternativ oder zusätzlich gibt es Hilfsmittel, um Klangschalen in Schräglagen zu stabilisieren. Es ist jedoch eher eine Frage der Arbeitsmethodik und des persönlichen Geschmackes, ob man sie nutzen will. Erwähnen möchte ich sie auf jeden Fall.

Im Kapitel »Setting« zeige ich dir all die Dinge, die den Erfolg einer Klangmassage begünstigen.

Summel

Ein Summel ist eine Anspielhilfe mit einem Filzkopf. Es gibt sie in verschiedenen Varianten auf dem Markt. Die im *Praxisbuch Klangmassage* und den alten Auflagen von *Gesang der Stille* gezeigten Doppelkopfsummel kann ich heute nicht mehr empfehlen. Durch das Gewicht am anderen Ende entsteht beim Anspiel eine leichte Unwucht, die Griffe sind zudem nicht so optimal zu greifen. Vor zehn Jahren der Stand der Kunst, sind sie auch heute noch zu nutzen, doch gibt es professionellere Summel.

Wundervolle Summel für den professionellen Einsatz sehen so aus wie auf dem Bild links. Es gibt sie in zwei Größen für kleinere Schalen bis ungefähr ein Kilo und für Schalen zwischen einem und drei Kilo. Die Filzköpfe der Summel gibt es in verschieden Härte- oder Weichegraden: hart, mittel, weich und sehr weich.

Je weicher der Summel, desto tiefer der Klang der Klangschale, denn die weichen und sehr weichen Summel dämpfen einen Teil der Obertöne ab. Sie wirken wie eine Art Filter. Wer also grundtonbetont mit Klangschalen spielt, zieht oft die weichen Filzköpfe vor.

Manche Anwender bevorzugen weiche Filzköpfe, da sie kein differenziertes Anspiel gelernt haben und ihre Klangsschalen zu doll schlagen – was die weichen Köpfe kompensieren. Ich lehre das Spiel mit harten Filzköpfen, da sie meinen Studenten helfen, ein feinfühliges Anspiel zu entwickeln und weil sie eine Modulation der Teiltöne zulassen.

Singel

Singel sind Holzschlägel, optimalerweise mit einer Leder- oder Stoffumwicklung. Wir nennen sie Singel, da man mit ihnen die Schalen

zum Singen bringen kann. Singel sind unter Klangschalenvibrationspraktikern noch verpönter als harte Summel, da es einfach ist, mit ihnen Lärm zu machen.
Für unsere Studenten ist der Singel eines der Werkzeuge schlechthin, um aus Klangschalenklang Klangkunst zu spielen. Sie erlauben ein virtuoses Spiel mit Ober- und Grundtönen und verzigfachen für wenige Euro Investition das Spektrum deiner Lebensschalen.

Standardsingel haben ungefähr 12 bis 15 Zentimenter Länge und eignen sich, um alle Lebensschalen zu spielen. Für Schalen über 1500 Gramm empfiehlt es sich, je nach Schalengröße, einen Singel mit einem dicken Kopf zusätzlich zu wählen. Diese erlauben bei vielen Schalen einen besseren Reibesound als die kleinen Standardsingel.

Die durch den Singel-Einsatz erzeugten Effekte verlassen definitiv das Reich der Klang*massage* und betreten das Reich der Klangkunst, Klangreise und Klangenergetik. Zugunsten der Ausführlichkeit der klassischen Klangmassage musste ich darauf verzichten, ihren Einsatz hier zu zeigen. Zudem ist es so leicht, Fehler mit ihnen zu machen, wie es leicht ist, sie korrekt einzusetzen.
Also: Singel können nicht nur in der Klangmassage eingesetzt werden, sie vermögen es, sie zu perfektionieren.

Klangschalenkissen

Klangschalenkissen brauchst du, wenn du Klangschalen auf ungepolsterten Flächen wie Fliesen, Holz- oder Laminatböden, auf Tischen oder Schränken abstellen und spielen möchtest. Ohne Unterlage gibt das unschöne Begleitgeräusche, die die Behandlung stören können. Auch könnten Schalen oder Abstellflächen verkratzt werden.
Spielst du Klangmassagen auf dem Boden auf einem großen Teppich, der unterhalb der Füße wie oberhalb des Kopfes deines Behandlungspartners noch jeweils mindestens fünfzig Zentimeter weiterreicht, benötigst du keine Kissen.

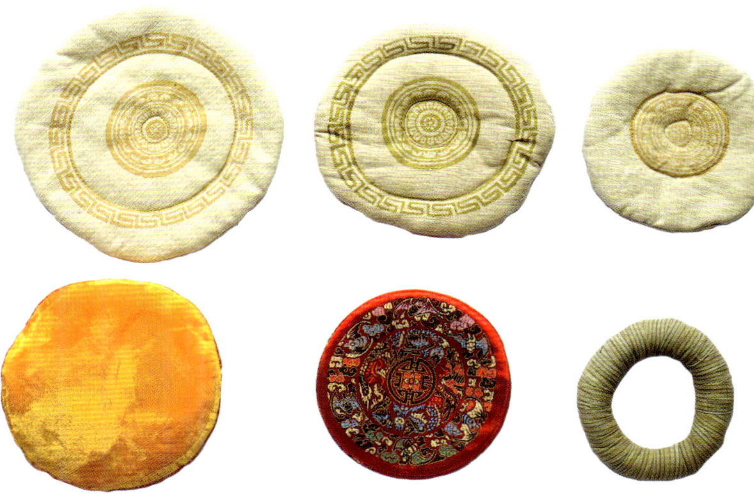

Drei Klangschalenkissen in Naturoptik, zwei in typisch indischem Quietschdesign und ein Untersetzerring.

Antirutschmatten

Ein erstaunlich effektiver Trick, um Schalen in Schrägpositionen zu stabilisieren, sind Antirutschmatten. Das sind so Gummigitter, die man zwischen Tischdecke und Tisch legt, damit die Decke sich nicht verschiebt. Legt man so eine Matte zwischen den Partner und die Klangschale, dann hält die Schale in den erstaunlichsten Schräglagen.
Diese Matten sind im Haushaltswarenbereich erhältlich. Man kann sie sich mit einer Schere auf die passende Größe schneiden.

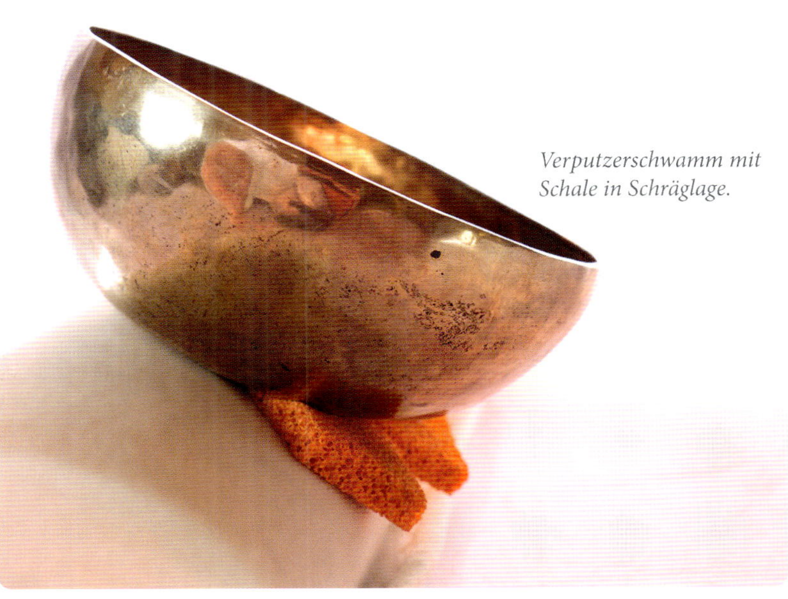

Verputzerschwamm mit Schale in Schräglage.

Verputzerschwämme

Ein weiterer Trick sind ebenfalls passend zurechtgeschnittene Verputzerschwämme (die Originale sind zu groß). Keine Ahnung, wie die im Fachjargon heißen, aber auf dem Bau werden sie benutzt, um verputzte Wände schön glatt zu bekommen. Sie sind im Baumarkt erhältlich.

Flummel

Ein ziemlicher Hit für einen sehr weichen, ausgewogenen Sound mit leichter Grundtonbetonung ist ein Werkzeug, welches mehrheitlich als »Gongreiber« in zig Varianten auf dem Klangmarkt erhältlich ist. In einfachen Ausführungen handelt es sich einfach um einen angebohrten Flummi, in den ein Haltestock gesteckt wurde. In teurerer Variante um perfekt abgestimmte Kautschukreiber und Anschläger. Doch auch sie verdienen dieses Wort nicht. Flummis sind Grundtonbetoner und bringen die Schalen eher zum Summen, es sind Flummel.

Wenn du einen Einstieg als Klangmassagepraktiker gefunden hast und über Behandlungen im Familien- und Freundeskreis hinaus zu praktizieren gedenkst, dann lohnt es sich, über eine Massageliege nachzudenken.

Flummel im Einsatz an einer Klangschale. Ein Flummel vollzieht die Anspielbewegung Vor-Anspiel-Zurück ganz von selbst.

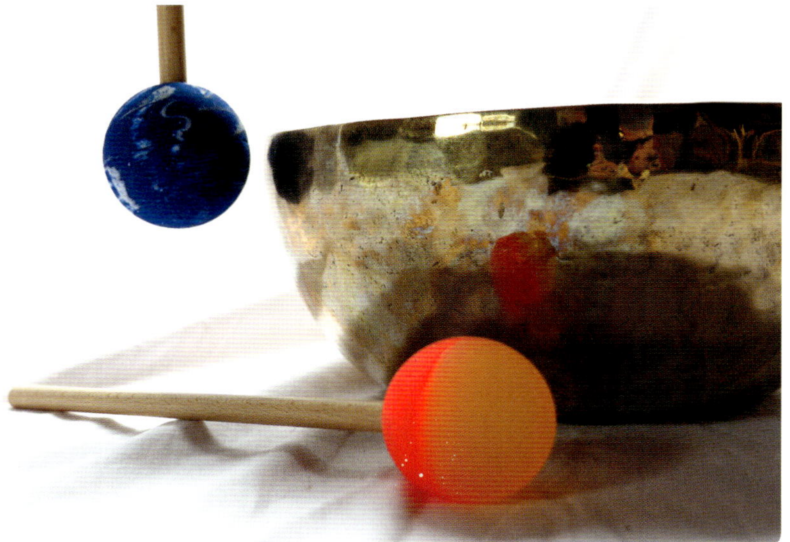

Massageliegen und Liegehilfen

In der Mehrzahl der Fälle werden Klangmassagen liegend empfangen. Du musst deine Partner also auf irgendetwas drauflegen. Übst du für dich daheim mit deiner Familie oder Freunden, kann man, wie bereits erwähnt, auf dem Sofa oder Bett probieren. Bist du professioneller motiviert, gibt es mehrere Möglichkeiten:

1. stationäre Massageliegen
2. mobile Massageliegen
3. Yoga- oder Shiatsumatten
4. Sitzsäcke
5. Klangliegen
6. Klappmatratzen

Stationäre Liegen sind in der Regel schwere, oftmals elektrisch höhenverstellbare und mit diversem hilfreichem Schnickschnack ausgestattete Profiliegen. Wenn du nicht gerade Physiotherapeut oder Arzt bist, wirst du sie wohl eher nicht benutzen. Diese schweren Liegen sind entsprechend ihrer Stabilität und ihrem Funktionsumfang kostspielig. Sie lassen sich nicht einfach mal eben wegräumen. Willst du also den Raum ohne Liege benutzen, benötigst du Umbauzeit oder zwei Räume.

Ein Umbau geht einfacher mit **mobilen Massageliegen**. Sie sind die Liegen der Wahl. Du kannst sie leicht zusammenklappen, sie ergeben dann eine Art riesigen Koffer. Die meisten dieser Liegen lassen sich mit Kopfstützen, manche auch mit Arm-Ablagen ausrüsten.

Mobile Liegen gibt es in verschiedenen Größen und Qualitäten, von deutscher Wertarbeit bis hin zu Klappliegen im Discounter. Ich habe hier keine Vergleiche angestellt und kann dir nicht sagen, ob die günstigen Varianten taugen. Stabil dürften sie alle sein, da unzureichende Sicherheit bei einer Massageliege Lebensgefahr bedeutet.

Klappliegen lassen sich leicht in der Höhe verstellen. Du kannst sie mit minimalem Aufwand deiner Arbeitshöhe anpassen.

Ein weiterer Vorteil: Möchtest du mobile Massagen anbieten, lassen sich diese Klappliegen noch halbwegs leidlich im Auto transportieren.

Yoga- und Shiatsumatten sind eher etwas für Anwender und Partner, die sich souverän am Boden bewegen können. Da ich (fast) immer mit (vielen) Klangschalen rund um den Körper spiele – was mit einer Liege nur eingeschränkt oder mit Hilfsmitteln möglich ist – sind diese Matten meine Favouriten. Sie lassen sich leicht verstauen und zur Not auch als Gästebett sowie natürlich für dein eigenes Yoga verwenden.

Sitzsäcke sind meist eher hässliche fette Säcke, gefüllt mit kleinen Kunststoffkügelchen. Die Dinger sehen zwar aus wie ein Haufen, sind jedoch ausgesprochen cool zum sich reinhängen. Inbesondere für Menschen mit körperlichen Handicaps, starkem Übergewicht, bei Schwangeren und wem nicht alles ermöglichen sie vielfältige Lagerungsoptionen. Ein Clou der Sitzsäcke: Stellt man eine Klangschale auf diese Megasäcke, dann leiten die kleinen Kugeln die Schwingungen hervorragend weiter. Für eine große professionelle Praxis mit Stauraum durchaus eine interessante Unterstützung.

Klangliegen sind meist Monochordliegen. Sie bestehen überwiegend aus Holzkorpussen, die an der Unterseite, manchmal auch auf der Seite, mit Saiten bespannt sind. Bringt man diese Saiten durch Streichen oder Zupfen zum Schwingen, dann überträgt sich diese Schwingung auf das Holz, wird durch den Hohlkörper verstärkt und badet den darauf Liegenden in himmlischen Klängen. Natürlich kann man einer auf so einer Liege ruhenden Person auch Klangschalen aufstellen.
Klangliegen sind eine tolle Sache. Sie kosten allerdings eine ganze Stange Geld. So circa wie 10 bis 20 Klangschalen und mehr. Sie lohnen sich daher eher für die professionelle Praxis, die bereits gut läuft, oder für Menschen, die ein unbegrenztes Budget haben.

Klappmatratzen sind für wenige zehn Euro in jedem Möbelhaus zu haben. Meist dreifach unterteilt, sind diese mit Stoff überzogenen Schaumstoffmatten leicht aufgebaut und ebenso schnell wieder aus dem Weg geräumt. Sie bieten deinem Partner einigen Liegekomfort und du kannst trotzdem am Boden arbeiten. Zusammengeklappt ergeben manche ein Sitzkissen.
Wie auch immer du deine Partner betten wirst: Besorge dir einen Satz **Spannbettlaken**. Ob nun Profiliege, Klappliegen, Yogamatte oder Klappmatratze, aus Hygienegründen sind Spannbettlaken zu empfehlen. Wähle Farben, die zu deiner Raumgestaltung passen.

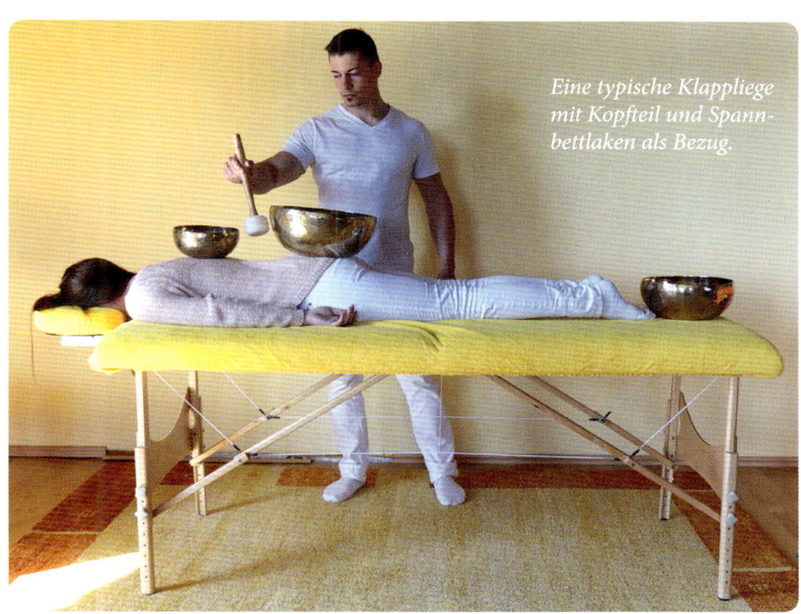

Eine typische Klappliege mit Kopfteil und Spannbettlaken als Bezug.

Der Krampf mit dem Kopf

Der einzige echte Nachteil beim Liegen auf dem Bauch ist für viele Menschen ihr Kopf. Der passt meistens nicht bequem auf die Liege und sorgt so für Spannungen im Hals-Nacken-Bereich. Die professionellen und mobilen Liegen haben entweder Kopfteile in Form eines U, in die man sein Gesicht gut legen kann – der Winkel ist individuell verstellbar. Oder sie haben auf Kopfhöhe eine Aussparung, in die deine Partner ihre Riechorgane platzieren können. Beides eine wertvolle Hilfe. Bedauerlicherweise aber auch nicht der Massageweisheit höchster Triumph. Denn

Bewegt sich ein Kunde bei der Behandlung in eine tiefe Entspannung hinein, so verschwinden Nackenprobleme oft während der Behandlung oder unmittelbar danach.

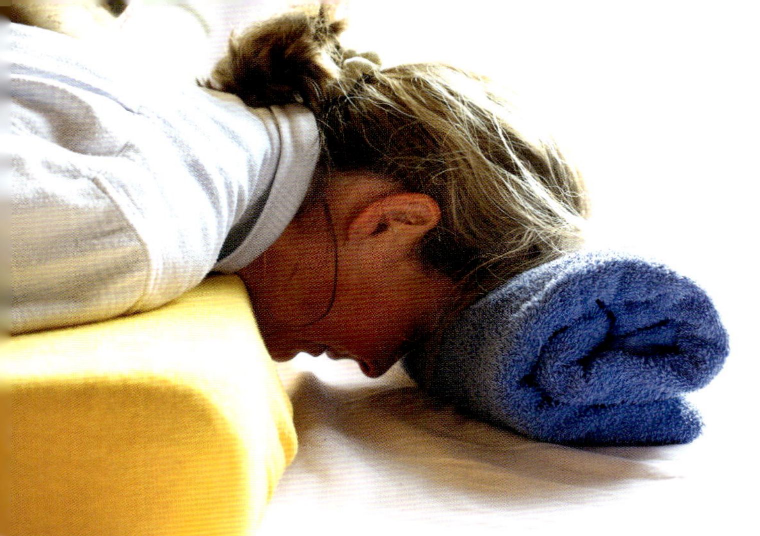

Handelsübliche Klappmatratze mit gerolltem Handtuch zur weniger schicken als vielmehr souveränen Hilfe zur bequemen Lagerung.

die Kopfringe drücken bei vielen Menschen so aufs Gesicht, dass sich nach einer Weile ihre Nebenhöhlen und die Nase total zuziehen. Zudem ist mit der Bequemlichkeit Schluss, wenn man mal den Kopf nach links oder rechts drehen will. Das geht nicht wirklich, will man sich die Nase nicht schief quetschen.

Die teure Lösung

Im Fachhandel für den Physiotherapie-Bedarf wie auch zur Bauchlagerung für OP-Patienten gibt eine Reihe von Gel-Kissen, die eine stabile und schonende Lagerung der Klienten gewährleisten sollten. Ich habe noch keine ausprobiert. Sie sind nicht gerade günstig, sehen aber toll professionell aus. Ob sie dann auch so bequem wie meine Billiglösung sind, weiß ich nicht.

Die Billiglösung

Bei den Schaumstoffklappliegen habe ich eine, zugegeben improvisierte, aber dennoch angenehme Lösung gefunden. Der Liegende rutscht so weit hoch, dass sein Kopf über die Klappmatratze hinausragt. Dort befindet sich ein großes gerolltes Frotteehandtuch, auf dem die Stirn platziert wird. Augen, Nase, Mund und der Rest des Gesichtes schweben nun druckfrei über dem Boden. Zudem kann der Liegende den Kopf nach links oder rechts drehen – und das sogar, ohne die Klangschalen auf seinem Rücken abzuwerfen. Schick ist anders, praktisch ist es schon.

Für das Spielen auf der Liege: Unterfüttert dein Partner seinen Brustbereich mit zwei oder mehr Kissen, so kann er sich oftmals auch auf diesem Wege eine nackenschonende Lage basteln. Gerade auch für Frauen mit großem Busen sind die Kissen eine gerne genommene Liegeunterstützung. Einfach ausprobieren.

Tipp: Auf den Boden runter kommen die meisten Menschen ganz gut. Wieder hinauf ist bei alten Leuten, Übergewichtigen oder Menschen mit Knochenproblemen bisweilen ein Problem. Auch wenn du vorwiegend auf dem Boden arbeitest, solltest du daher in der Profipraxis eine Klappliege in Reserve haben. Manche ältere Menschen, die Armut und Entbehrung noch kennengelernt haben, verbinden mit dem Auf-dem-Boden-Liegen ungute Erinnerungen. Bietet man ihnen eine Liege und eine Matratze an, haben sie nicht das Gefühl, dass hier ein Mangel besteht und können frei wählen.

Auf dem Rücken liegen

Die Alternative bei Nackenproblemen: Auf den Rücken legen. Das hat bedingte Nachteile. Klangschalen entfalten, spielst du sie auf dem Rücken, eine subtil tiefere Wirkung. Die geistige Reise wird in Bauchlage im statistischen Mittel doch erheblich schneller, langanhaltender und tiefer angetreten. Das Platzieren und Bewegen der Schalen auf Brust, Bauch und Unterbauch-Becken-Bereich ist im Vergleich zum Rücken nicht wirklich prickelnd.
Die Neigung der Behandelten, sich die Szenerie anzuschauen, insbesondere wenn etwas Überraschendes geschieht, ist bei auf dem

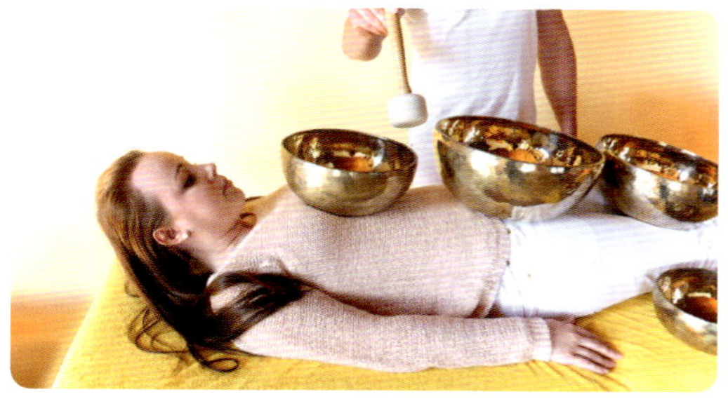

Was war denn das? So auffällig wie Alex schauen die meisten nicht, was da vor sich geht. Aber heimlich blinzeln tun in Rückenlage viele ...

Rücken Liegenden immens höher. Die Bewegung der Schalen auf der Front ist selbst einem Virtuosen oft nicht möglich, ohne dass die Behandelten ein wenig oder ganz in die Wachheit kommen.
Auf dem Rücken erreichst du zudem Körperpartien beziehungsweise Problemzonen, die bei den meisten Menschen in unserem Kulturkreis Aufmerksamkeit gut gebrauchen können: verspannte Rückenmuskeln.
All das und noch einiges mehr spricht für Behandlungen auf dem Rücken beziehungsweise in der Bauchlage.
Dennoch ist dies alles kein Grund, nicht auf der Front zu spielen, wenn es aus körperlichen Problemsituationen heraus nicht anders geht. Auch hier geht die Behandlung tief und kann alles bewirken. Unserer Erfahrung nach geht es halt nur nicht so einfach und nicht ganz so nachhaltig wie auf dem Rücken.

Bodenspiel und Rückenweh

Wenn du beim Behandeln auf dem Boden Rückenschmerzen bekommst, so bist du keine Ausnahme – das Problem haben viele Klangschalenpraktiker. Interessanterweise ziehen aus dieser unangenehmen Tatsache ziemlich viele folgende Konsequenz: Sie kaufen sich eine Behandlungsliege und spielen nicht mehr auf dem Boden.
Von Ausnahmen wie Bandscheibenvorfällen, schwerer Adipositas oder körperlichen Behinderungen abgesehen, hier ein wirklich ernst gemeinter Vorschlag: Rückenschmerzen kommen nicht vom Spielen am Boden, sondern von einer fehlerhaften Lebensführung. Ich kenne keinen Menschen, der regelmäßig sanften Kraftsport, Gymnastik oder Yoga praktiziert, der Rückenbeschwerden hat. Nicht der Boden ist das Problem, sondern mangelnde körperliche Fitness (wie gesagt, mit Ausnahme ernsthafter Schädigungen). Es spricht nichts gegen eine Liege. Doch es spricht alles für eine Änderung der Lebens- und Bewegungsgewohnheiten, wenn du auf dem Boden oder auch an der Liege Probleme bekommst.

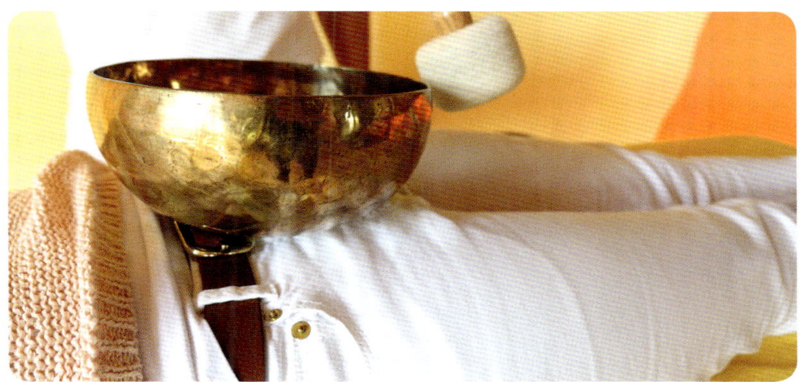

Gürtel vor der Behandlung ebenso ausziehen wie BH, Uhr und größeren Schmuck. Das dient der Bequemlichkeit und vermeidet Störgeräusche.

Tipp für bequemes Liegen: Uhren, Schmuck, BH & Gürtelschnallen

Bevor du deinen Partner zur Behandlung bettest, achte darauf, dass du selbst keine Uhr trägst und dass dein Partner seine Uhr ebenfalls ablegt. Ob mechanisch oder digital, Uhren schwingen fein und bringen eine Bewegung in die lebendigen Felder, die nichts mit der physikalisch realen Zeit zu tun hat.
All zu opulenten Schmuck darf deine Partnerin auch ablegen, gerade Ketten mit Anhängern können beim Liegen unangenehme Druckpunkte ergeben.
Achte auf den Gürtel deiner Partnerin. Auf Gürtelschnallen können Schalen schnarren oder klirren und zudem verhindern sie den optimalen Kontakt Schalenboden-Körper. Oft hält ein Gürtel eine gewisse Leiblichkeit in Linie und es tut gut, wenn man diese Schnürung für ein Stündchen loswerden darf.
Gleiches gilt für BHs. Aufmachen und gegebenenfalls ausziehen. Ob auf dem Rücken oder zwischen den Brüsten: Auf Verschlüssen und Verbindungsstücken stehen die Schalen nicht wirklich bequem. Außerdem freuen sich die Brüste ebenso wie der Bauch, wenn sie einfach mal frei sein dürfen.

Das Spiel am Boden darf dir keine Beschwerden verursachen. Geschieht dies doch, ist Bewegungstraining in jedem Fall die ganzheitlichste Abhilfe.

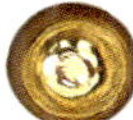

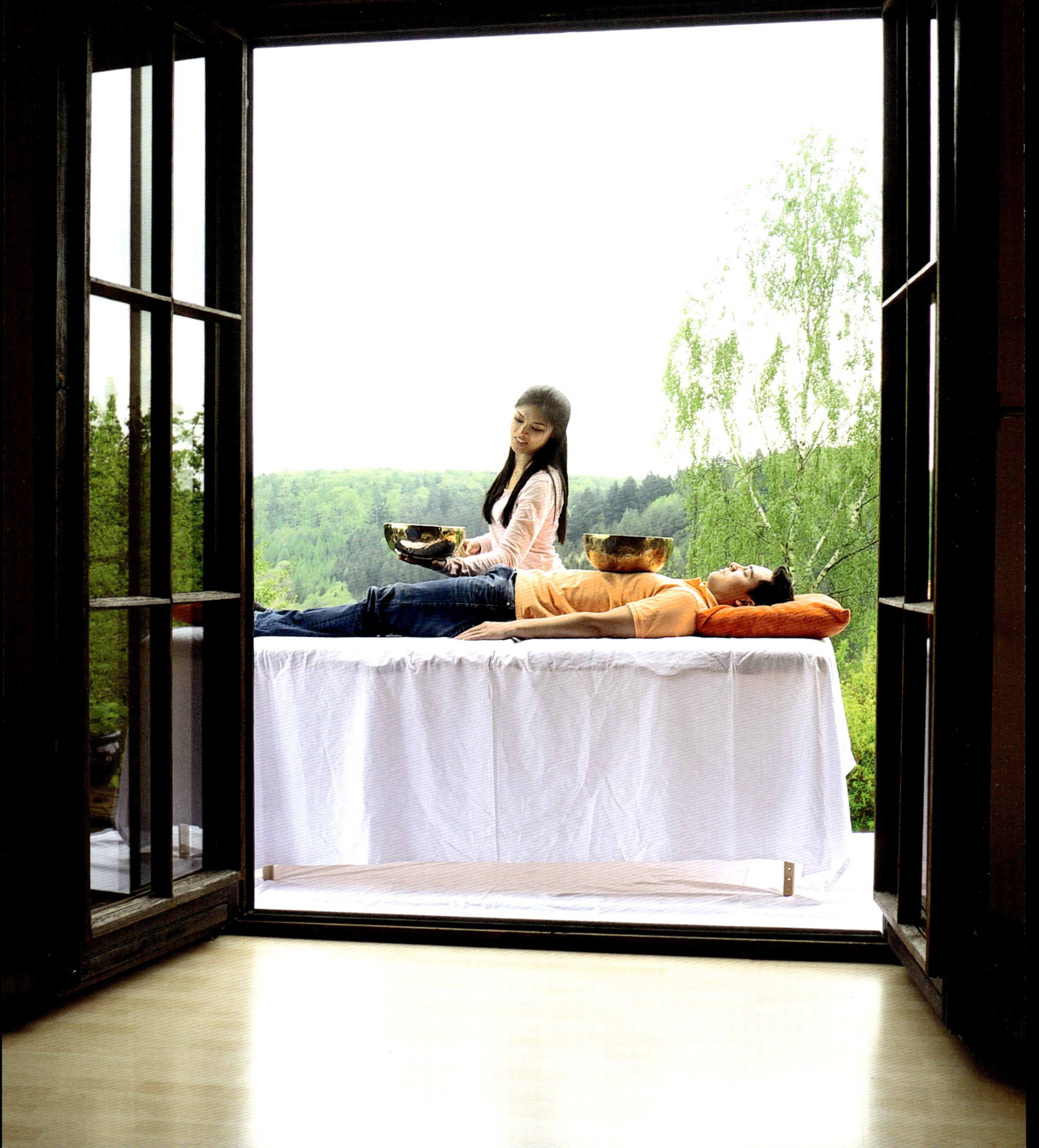

3

Mit Hand & Herz: Behandlungskultur

Das Setting: Nichts ist ohne Bedeutung

Manchmal kann eine Tasse Tee ein Leben verändern. Der Tee kann einen Raum vorbereiten. Einen Raum, in dem ein Herz bereit ist, sich zu öffnen.
Die Tasse Tee gehört zum Setting. Unter dem Begriff Setting fasse ich die Gesamtsituation zusammen, innerhalb derer eine Klangmassage »inszeniert« wird. Das ganze Drumherum. Zum Setting gehören:

- wie du deinen Partner begrüßt, begleitest, durch die Behandlung führst und betreust;
- dein Auftreten, deine Erscheinung, deine Ausstrahlung und deine Absichten;
- die Gestaltung des Behandlungsraumes;
- das Vorher und Nachher der eigentlichen Klangbehandlung. Hier steht ein wahres Sammelsurium an kleinen Gesten zur Verfügung. Sie tragen weit mehr zur Wirkung einer Behandlung bei, als man gemeinhin denkt.

Wenn ein Setting bei einem Partner nicht gut ankommt, kann es die Wirkung einer ansonsten guten Klangmassage zunichtemachen.
Ein herausragendes Setting kann eine nicht ganz optimale Klangmassage nicht nur ausgleichen – es kann mehr zur Therapiewirkung beitragen als dein Klangschalenspiel. Wissenschaftliche Studien zum Thema zeigen, wie das Drumherum zum Beispiel bei einem Arzt oder in einem Krankenhaus die Heilungschancen zu verbessern vermag. In der Konsumwelt gewinnt die Bedeutung des Drumherum immer mehr Einfluss. Dort weiß man, dass – je nach Produkt – das Drumherum oftmals wichtiger für die Kundenzufriedenheit ist, als die eigentliche Produktleistung.
Hier nun eine ganze Reihe wertvoller Tipps, die dir helfen wollen, den passenden Rahmen für eine schöne Klangbehandlung zu gestalten. Ein Setting ist Ausdruck der Persönlichkeit eines Klangpraktikers. Es kann und soll dein Wohlsein als Dienstleister gewährleisten und spiegeln – und natürlich zum Wohlsein deiner Klienten beitragen.

Das Setting bestimmt mit darüber, wie die eigentliche Klangmassage aufgenommen wird.

Vor der Behandlung

Vor der Behandlung aufräumen, Staub wischen und lüften. Als ein vorbereitendes Rituals wirkt das entspannend auf dich.
Arrangiere deine Klanginstrumente schön. Spiele sie in Ruhe einige Minuten.
All das reduziert deine Nervosität und bringt dich mit den Prinzipien Achtsamkeit, Liebe und Dienen in Berührung.

Gastfreundschaft

In einem Satz zusammgefasst spiegeln die meisten Punkte in diesem Kapitel eine einzige Qualität: Du bist gastfreundlich. Gastfreundschaft signalisiert, dass du dich um deine Kundschaft ehrlich und liebevoll kümmern möchtest.
Gastfreundschaft in einer professionellen Praxis ist gleichzeitig ganzheitliches Marketing. Leider wird Marketing von den meisten Menschen als die Disziplin wahrgenommen, die sich einzig der Frage »*Wie kann ich meinen Kram bewerben und verkaufen?*« verpflichtet fühlt. Ehrliches Marketing bedeutet,

Vor deiner Praxis hast du einen schönen Blick in die Natur? Es ist still dort? Dein Partner hat Lust auf Luft und Licht zu den Klängen? Flexibilität ist ein Teil der Behandlungskultur. Schnell die Liege draußen aufgebaut – Behandlungen im größten Raum der Menschheit genießen …

sich Gedanken über die Bedürfnisse meiner Kunden zu machen. Das fehlt in unserer Welt.
Bietest du Gastfreundschaft an und bist ehrlich an deinem Gegenüber interessiert – werden viele Menschen dein Verhalten zu schätzen wissen.

Eine alte Geste

Es ist eine alte Geste, die noch immer in vielen Häusern der Welt, besonders aber in ärmeren Ländern gepflegt wird: Ein Gast wird mit einem Getränk willkommen geheißen. Biete deinem Gast stets einen Tee oder ein Wasser zum Trinken an.
Bei Tees empfehle ich Kräutermischungen. Grün- oder Schwarztee könnten den einen oder anderen Gast mehr aufregen oder beruhigen als die Klangbehandlung. Tees aus einer einzelnen Pflanze haben eine ganz spezifische Wirkung und einen ebensolchen Geschmack und sind nicht jedermanns Sache. Kräuter*mischungen* mag fast jeder.

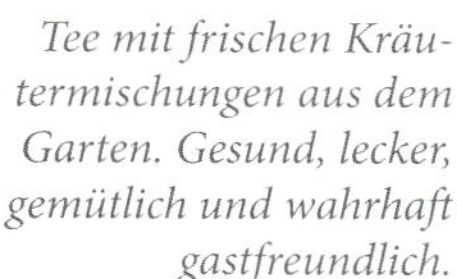

Tee mit frischen Kräutermischungen aus dem Garten. Gesund, lecker, gemütlich und wahrhaft gastfreundlich.

Der Tee darf schon im Behandlungszimmer auf einem Stöfchen stehen. Das wirkt gemütlich. Viele Partner zieren sich, einem Tee zuzustimmen, wenn du fragst: »*Darf ich dir einen Tee kochen?*« Wenn sie in den Raum kommen und da leuchtet schon eine Kerze unter der dampfenden Kanne – das ist gemütlich und gemütlich ist ein Behandlungsvorteil.
Ebenso darf eine Flasche stilles und eine Flasche Wasser mit Kohlensäure nebst Gläsern bereitstehen.

Noch einmal Flüssigkeit

Bevor du deinen Partner einlädst, sich zur Klangbehandlung zu legen oder zu setzen, frage ihn (und im Stillen auch dich) noch einmal, ob er vielleicht vorher noch die Toilette besuchen möchte. Kaum etwas vermag den Genuss einer Klangbehandlung so zu stören, wie ein Blase, die sich merklich füllt und überzulaufen droht. Sie kann unsere komplette Wahrnehmung auf einen Punkt fokussieren: sich!
Auch du als Behandler darfst ganz ehrlich sein. Natürlich ist es angemessen, *bevor* der Kunde erscheint, zur Toilette zu gehen. Doch manchmal hast du ein längeres Vorgespräch oder der Tee läuft direkt durch. Gibst du mit einer dich stressenden Blase eine Klangbehandlung, besteht die Chance, dass deine Anspannung auf den Partner überspringt. Falsche Scham ist hier fehl am Platze. Wirklich blöd wäre es nämlich, wenn du die Behandlung unterbrechen müsstest, weil du unter Druck gerätst. Also lieber vorher noch einmal für kleine Königstiger ...

Duftende Räume

Es gibt nur noch wenige Behandler, die keinen Wert auf schöne Düfte in ihren Räumen legen. Der angenehme Duft ist tatsächlich eines der Merkmale komplementärer Praxen. Bei ihnen riecht es meistens angenehm nach Räucherwerk oder ätherischen Ölen.
Tatsächlich hat die »Duftsituation« eine klare Wirkung auf die Partner, Patienten, das Personal und die Behandler. Immer mehr Ärzte wie auch erste Kliniken setzen daher gezielte »Duftkonzepte« in ihren Räumen um.
Ob du nun Räucherstäbchen oder Duftöle nimmst, du solltest unbedingt auf gute Qualität achten. Die ist teurer. Es sollten nur natürliche Bestandteile, auf keinen Fall Parfüme oder naturidentische Stoffe enthalten sein. Die riechen nicht nur grässlich, sie sind oftmals auch gesundheitsschädlich.

Räucherstäbchen

Räucherstäbchen würde ich vor den Behandlungen abbrennen lassen. So ist ihr Duft im Raum präsent, es wabern aber keine Rauchschwaden herum. Es gibt eine beträchtliche Zahl Menschen, die ablehnend auf Räucherwerk reagieren. Manchmal, weil sie Allergiker sind und mit miesem Räucherwerk schlechte Erfahrungen gemacht haben. Manchmal, weil sie an ihre Kindheit, Jugend oder andere Zeiten in der Kirche erinnert werden, in der ebenfalls geräuchert wurde – und wenn sie dort unangenehme Erfahrungen gemacht haben, erinnert sie der Duft leider an diese.

Ätherische Öle

Düfte und hier besonders ätherische Öle sind eine Wissenschaft und eine Therapieart für sich. Mit ätherischen Ölen kannst du gezielt therapeutische Effekte auslösen, wenn du dich auskennst. Blutorangenduft wirkt anders als Latschenkiefer wirkt anders als Rosenholz wirkt anders als ...

Solange du kein Aromatherapeut werden willst, ist es nicht notwendig, hier ein Studium der Düfte zu beginnen. Folge deinem Gefühl: Räuchere und dufte Geruchsnoten, die *dir* gefallen und *dir* guttun. Das ist authentisch und authentisch ist selten. Authentizität führt genau die Menschen zu dir, denen du eine Hilfe sein kannst.

Wenn dein Kunde signalisiert, dass er den Duft nicht mag (kommt bei authentischem Beduften nur selten vor), kannst du die Duftlampe entfernen und kurz die Fenster öffnen. Nach einer Minute ist der Kunde glücklich, dass du seinem Wunsch so viel Beachtung schenkst.

Kerzenlicht

Brennende Kerzen haben eine unmittelbare Wirkung auf uns. Kerzen sind kleine Feuer. Feuer stehen für Licht, Wärme und Behaglichkeit, Schutz und Sicherheit sowie Nahrungszubereitung. Im Verhältnis zum Alter unserer Spezies sind wir gerade erst raus aus den Höhlen. Doch auch nachdem wir die wilden Tiere weitgehend ausgerottet haben, stand Feuer bis zur Erfindung und Verbreitung der Elektrizität für Leben(-squalität). Über Jahrzehntausende trafen sich Menschen beim Lichterschein von Flammen, um miteinander zu singen, zu feiern, die Zukunft zu planen, zu trauern, Geschichten zu erzählen, Essen zu machen und mehr.

Brennt in deiner Praxis oder während der Behandlung eine Kerze, bringt sie diese Qualitäten auf einer archaisch-unbewussten Ebene in uns zum Schwingen.

Heute gibt es zudem eine Vielzahl wirklich hübscher Kerzen in allerlei Formen und Farben. Sie bringen Schönheit, Kunst und Spiel in den Raum.

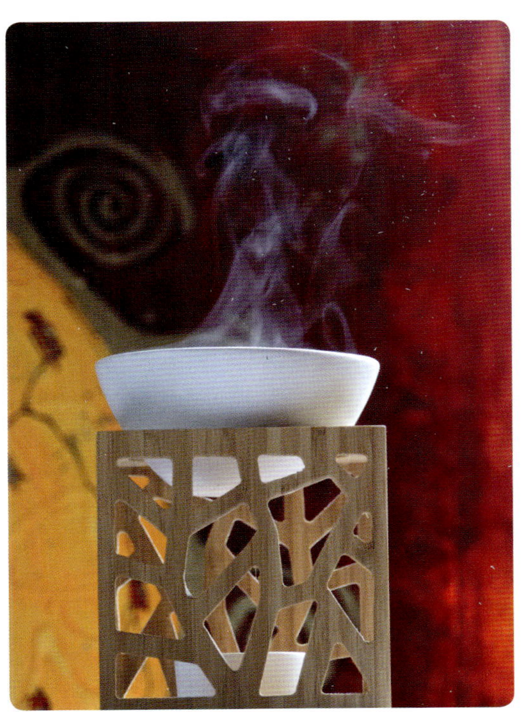

Während Räucherwerk von manchen Menschen argwöhnisch als esoterisch wahrgenommen wird, haben Duftlampen mit ätherischen Ölen ein weniger polarisierendes Image.

Die Gestaltung der Räume

Du musst keinen Feng-Shui-Berater buchen, um deine Behandlungsräume zu gestalten. Du brauchst dir nur zwei Fragen zu stellen:

1. Will ich möglichst viele Menschen ansprechen, einen möglichst großen, breitgefächerten Kundenstamm für meine Behandlungen gewinnen?
2. Oder will ich Menschen anlocken, die genau zu mir passen? Lieber weniger Kunden, aber dafür die, die mich persönlich interessieren?

Planst du, dich mit Klang erfolgreich selbstständig zu machen? Dann lohnt es sich schon, Erfahrung und Wissen anderer Menschen in Betracht zu ziehen. Dann kannst du deine Raumgestaltung wie dein Auftreten mit mehr Aufwand bedenken.

Es gibt hervorragende Feng-Shui-Bücher über die Gestaltung von Geschäftsräumen, Praxen, Büros und öffentlichen Räumen. Feng-Shui-Berater zu empfehlen fällt mir schwer. Es gibt unglaublich viele Feng-Shui-Leute mit Diplom, die ihr Wissen aus einem VHS-Kurs oder zwei Büchern haben. Glaube

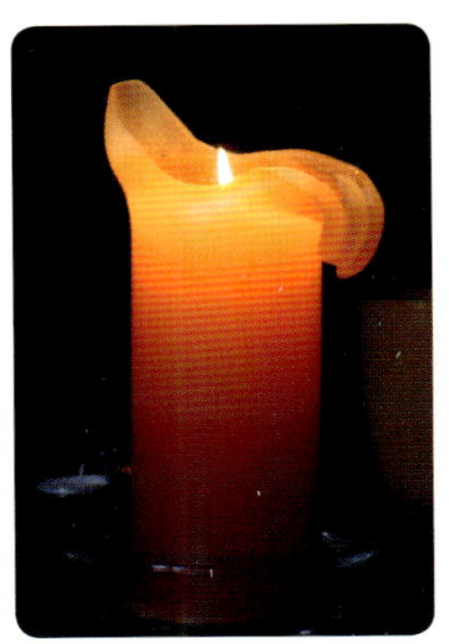

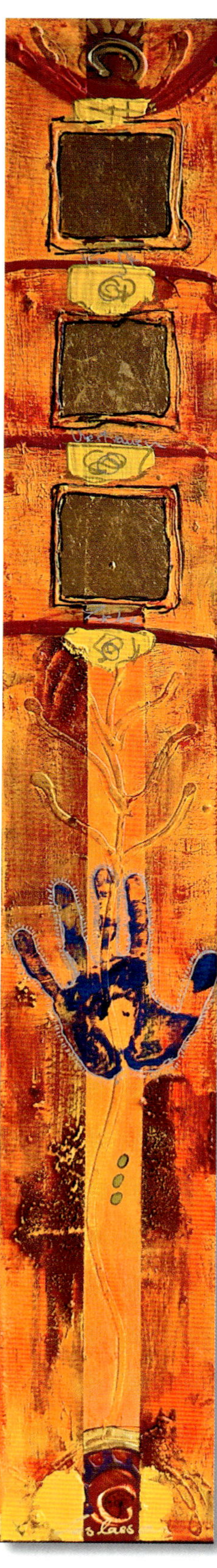

nicht, wer es wagt, 160 Euro die Stunde zu verlangen, tut das, weil er Ahnung hat. Mit fehlerhaftem Feng Shui kann man immense Schäden anrichten.
Wenn du mehrere Räume gesehen hast, die ein FS-Berater oder eine Raumgestalterin zu verantworten hat und die dir alle gut gefallen: Das ist der optimale Weg zu einem Profi.

Ansonsten empfehle ich dir, mit deinen Klangschalen und diesem Buch zu arbeiten. Das heißt: Folge deinem Gefühl. Gestalte deine Praxisräume genau so, wie es dir gefällt. Mach dich nicht verrückt, ob das alles so stimmig ist, wenn du es gut findest. Behalte deine Sinne und dein Herz offen.
Hier folgt nun auch eine Reihe kleiner Feng-Shui-Tipps, mit denen du Wunder wirken kannst.

Bilder sind Fenster

Ich würde dir empfehlen, die Wände deiner Praxis mit schönen Bildern zu schmücken. Sie müssen zum Stil deiner Räume und deiner Arbeit passen. Leere Wände können leicht Armut, Mangel, Krankenhausatmosphäre oder schlicht mangelnde Kreativität ausstrahlen. Mit leeren Wänden eine meditative, klare und ruhige Wirkung auszustrahlen, wie es gelegentlich in Zen-Dojos, Klöstern oder Seminarhäusern zu fühlen ist, gilt als fortgeschrittene Kunst.
Natürlich darf man die Wände nicht mit Bildern zuknallen. Zu viel ist hier gar nicht gut. In einer Klangbehandlungspraxis empfehle ich eher beruhigende Bilder in nicht zu dynamischer Bildsprache.
Originale sind natürlich eine Freude, wenn du sie dir leisten kannst. Viele malen etwas eigenes, aber das kann ganz schön nach hinten losgehen. Wenn du gar kein Händchen für Proportionen und Farben oder ganz offensichtlich Motive bekannter Künstler kopiert hast, ist ein schöner Druck kraftvoller. Schöne Naturfotos gibt es in unglaublicher Vielfalt in Möbelhäusern, hochwertig auf Leinwand gedruckt. Das ist schön, weil keine Reflektionen zu Spiegeleffekten führen. Das Foto eines Baumes, einer Blumenwiese, eine Wolkenformation, Sonnenuntergänge, Bilder vom Meer oder von den Bergen. Du hast schier unermessliche Auswahl.
Unser Unterbewusstein nimmt Bilder an der Wand oftmals wie Fenster wahr. Wie eine Aussicht in eine andere Welt außerhalb des Raumes. Und tatsächlich sind Malereien und Fotografien auch genau das: Fenster, durch die unser Geist hinausspazieren kann.
Kahle Wände tastet unsere Sehsinn suchend ab – Bilder können Halt vermitteln.

Spiegel

Spiegel sind für Entspannungs-, Behandlungs- und Ruheräume nicht zu empfehlen. In der physiotherapeutischen Praxis sind sie zwar Pflicht, aber aus ganz eigenen Gründen. Geomanten und Radiästheten wissen um die Problematik von Spiegeln: Es heißt, sie vermögen Energien zurück in den Raum zu werfen oder zu streuen. Zum Beispiel ungünstige Erdstrahlungen. Einige Feng-Shui-Berater dagegen hängen Spiegel geradezu inflationär nach (schlechtem) Lehrbuch auf, während gute Berater den Ort und seine Verwendung prüfen.
Steht dir nur ein Raum zur Verfügung, in dem schon ein Spiegel hängt (oft sind welche in Schränke fest eingelassen), dann gibt es einen simplen Trick, die Wirkung des Spiegels zu neutralisieren: Mit einem schönen Tuch abhängen. Spiegel abzuhängen ist auch der Tipp für Menschen mit Schlafstörungen, die einen Spiegel im Schlafzimmer haben. Lässt dieser sich nicht raustragen, einfach einige Nächte den Spiegel verdecken und schauen, was mit dem Schlaf passiert. War es der Spiegel (was gar nicht so selten der Fall ist), dann zeigt sich nach wenigen Tagen ein verändertes Schlafverhalten.
Unsere Sinne registrieren auch in der Klangmassagentiefenentspannung Bewegungen im Raum – ein Spiegel doppelt diese Bewegungen. Auch ist das Spiegelbild der Welt und von uns spiegelverkehrt. Bewusst macht uns das nichts aus, doch registrieren wir bei der Aufnahme von zwanzig Millionen Bits pro

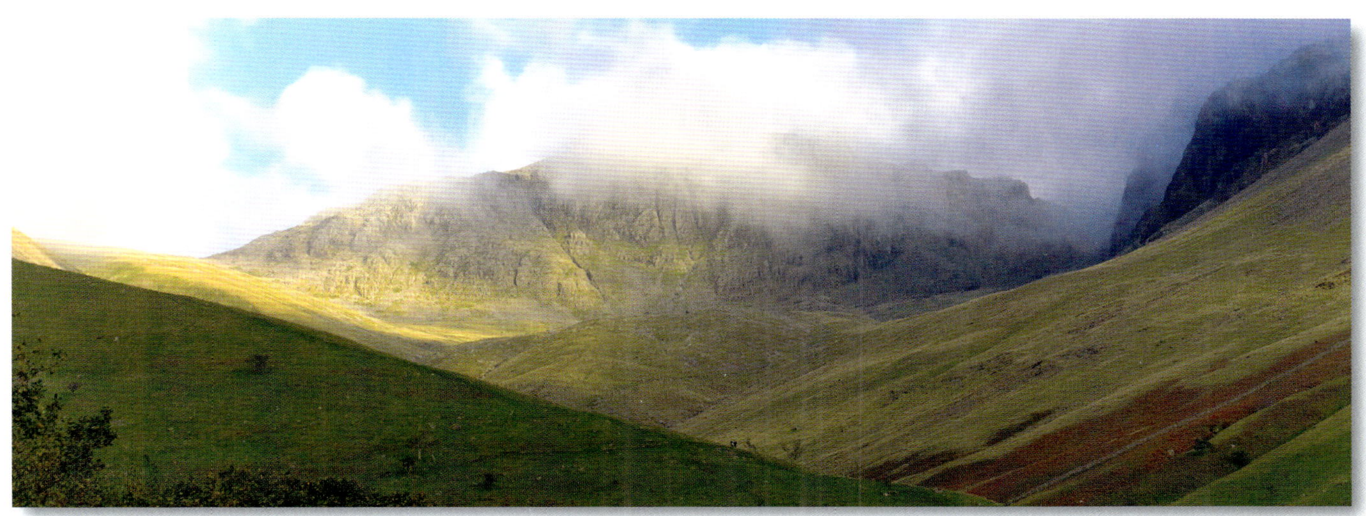

Sekunde auf subliminaler Ebene wohl, dass da etwas verkehrt herum ist.
An der richtigen Stelle kann ein Spiegel ein Therapeutikum für das Haus-Chi sein. An der falschen Stelle ein Gift. In der Klangpraxis würde ich ihn vermeiden.

Elektrosmog

Elektrische Anlagen, die mit einer Steckdose verbunden sind, umgibt ein elektromagnetisches Feld. Auch von Steckdosen selbst gehen Schwingungen aus. Es gibt keinen Grund, sich deshalb panisch zu machen. Solange wir alle Handys und Smartphones benutzen, sollten wir uns keinen Kopf um Steckdosen, Computer oder Stereoanlagen machen. Ich empfehle dennoch, elektrische Geräte nach Möglichkeit aus dem Behandlungsraum zu verbannen. Solltest du eine Praxis neu bauen oder von Grund auf renovieren, lohnt es sich, Freischalteinrichtungen zu legen. Dabei fließt nur Strom durch die verlegten Stromkabel, wenn du es so haben willst. Ob man es nun bewusst mitbekommt oder nicht: ein Raum ohne Stromfelder hat noch keinem geschadet. Tatsächlich haben elektrische Geräte wie Stereoanlagen oder Computer auch ohne Netzanschluss eine gewisse Ausstrahlung. Sie stehen für Ablenkung, Arbeit, manchmal Lärm und Stress. Wenn es sich machen lässt, lasse sie aus deinem Behandlungsraum verschwinden.

Telefone

Dein Telefon sollte sich nicht im Behandlungsraum befinden, da es nicht für die Welt der Entspannung steht. Steht es im Vorzimmer, dann achte darauf: stummschalten! Wenn es mitten in der Behandlung klingelt, kommt das nicht gut.
Ein besonderes Problem sind DECT-Telefone. DECTs sind die kabellosen Dinger, mit denen man auch noch im Keller oder Garten telefonieren kann. Arg praktisch, doch die Strahlungsintensität dieser Geräte ist bedenklich für die menschliche Gesundheit. Bedauerlicherweise funken die Dinger auch, wenn gar nicht telefoniert wird. Noch bedauerlicher: Sogar die Strahlung eines DECT-Telefons in der Nachbarschaft lässt sich in deiner eigenen Praxis empfangen.
Noch ein gesalbtes Wort zu Mobiltelefonen, heute mehrheitlich Smartphones und Phablets: Deine Partner bringen die mit in den Behandlungsraum und vergessen, sie auszumachen. Auch ein nicht ausgeschaltetes Smarti, das vor dem Behandlungsraum in der Jacke nach Mami oder Papi klingelt, sprengt jegliche Entspannung.
Es genügt nicht, ein Schild mit einem »*Bitte Mobiltelefon ausschalten*« aufzuhängen. Das wird von vielen Menschen unterbewusst wie der Satz: »*Bitte eigenen Blutkreislauf abschalten!*« interpretiert und daher ignoriert. Ich würde also vor jeder Behandlung fragen:

Ob nun Malereien (Seite gegenüber) oder Fotokunst: Wenn du einen persönlichen Bezug zu deinem Wandschmuck hast, unterstützt er dein Resonanzfeld.

Spiegel, Accessoires, Telefone, Farben, Kleidung, Düfte: Über kleine und größere Achtsamkeitsmaßnahmen beeinflusst du das Wohlbefinden mit.

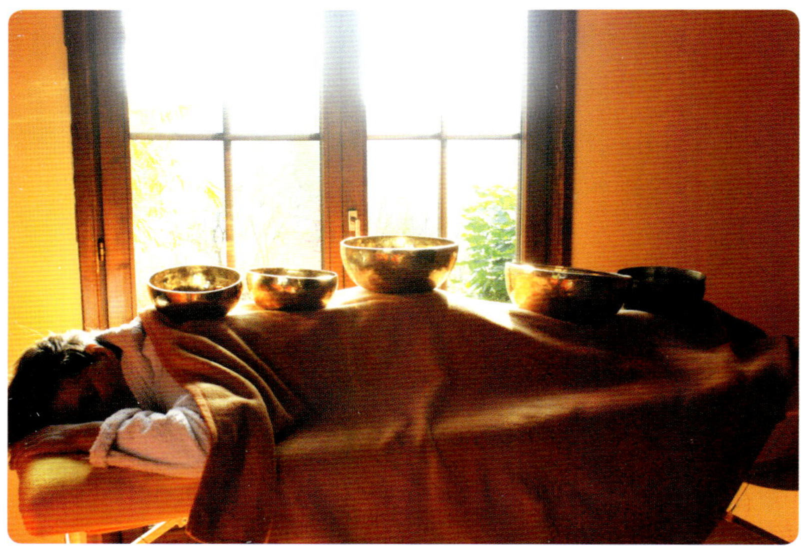

Die Farben der Wandbemalung sind mit dem Bezug der Liege und der Zudecke farblich abgestimmt. Das ergibt bei Sonnenschein wie elektrischer Beleuchtung stets eine heimelige Atmosphäre.

»Hast du ein Handy? Ist das auch ganz sicher ausgeschaltet? Schau doch bitte zur Sicherheit noch einmal nach ...« Ein Anruf kann deinen bis dahin erreichten Behandlungserfolg vernichten.

Renovierungen oder Neubau

Solltest du einen Raum von Grund auf renovieren oder sogar neu bauen, dann kann ich dir nur empfehlen, dich mit dem Thema Baubiologie zu beschäftigen – wenigstens für die Praxisräume. Baubiologische Materialien basieren weitgehend auf Naturmaterialien, sind frei(er) von chemischen Stoffen, oft hochwertig und mit mehr Liebe hergestellt. Sie verströmen zumeist eine energetische Qualität, die angenehmer schwingt, riecht, aussieht und sich besser anfühlt als viele konventionelle Materialien. Du wirst dich wundern, wie viele Partner einen Unterschied bemerken und ihn auch zu schätzen wissen.

Farbgestaltung

Am einfachsten gelingt die Raumgestaltung mit schönen Abtönfarben aus dem baubiologischen Sortiment. Weiche Gelb-, Orange- oder sanfte Erdtöne sind die sichere Wahl, um ausgesprochen angenehme Raumatmosphären zu erzeugen. Reines Weiß ist nicht zu empfehlen.

Wer gekonnt mit Farben umgehen und gestalten kann, setzt auch knackigere Farben so raffiniert ein, dass sie ein behagliche Stimmung erzeugen. Dafür muss man aber ein Händchen haben. Mit den eben genannten »mittigen« Farben kann man nicht so leicht Fehler machen.

Der geschützte Raum

Ein geschützter Raum ist der wichtigste Aspekt eines professionellen Settings. Es gibt geschützte Räume auf zwei Ebenen:

1. Der architektonische oder geografische Raum. Das ist das Behandlungszimmer oder die Praxis.
2. Der mentale, spiritiuelle und seelische Raum. Hier verstehe ich unter einem geschützten Raum das sichere Gefühl, dass an diesem Ort, zu diesem Zeitpunkt so alles geschehen darf, alles erlaubt ist und keine Urteile über mich und meine Wahrnehmungen gefällt werden. Da der zweite Aspekt anspruchsvoll und zum therapeutischen Handwerk zu zählen ist, bespreche ich ihn im Kapitel 10. Hier geht es um den materiellen Raum.

Sicht- und Sozialschutz

Ein geschützter Raum soll deinem Kunden das Gefühl vermitteln, hier sicher vor der Welt da draußen zu sein. Er darf einer Gebärmutter gleichkommen. Der architektonische Raum, das Behandlungszimmer, die Praxis muss den Eindruck eines Versteckes, eines Rückzugsraumes vermitteln. Aus diesem Grund sind Telefone, Computer oder Zeitschriften mit dem politischen Tagesgeschehen nicht zu empfehlen.

Dein Behandlungsraum darf sichtgeschützt vor den Blicken von Nachbarn, Passanten oder anderen Menschen in der Praxis sein. Ist dies nicht gewährleistet, schaffe mit Gardinen und Vorhängen Abhilfe.

Viele Klangpraktiker arbeiten daheim. Das kann total stimmig sein. Nur solltest du sicherstellen, das deine Rasselbande nicht ins

Zimmer stürmt, zwischendurch anklopft oder stets passend zu deinen Behandlungen lautstarke Streitereien anfängt.

Auch Haustiere darf man energisch verbannen. Mein Seelengefährte Socke wollte immer unbedingt mit ins Behandlungszimmer, um dort an meine Kunden angelehnt die Klangbehandlung mitzugenießen. Das wäre den meisten Kunden sogar eher angenehm als unangenehm gewesen. Doch Socke hatte die Angewohnheit, wenn er keinen Bock mehr hatte, im Zimmer rumzutrapsen, bei Nebengeräuschen zu bellen, zu pupsen oder sich vor lauter Begeisterung ausgiebig schmatzend das Fell zu putzen. Was Hunde halt so machen, wenn sie sich wohlfühlen. Total gemütlich – nur nicht während einer Klangbehandlung.
Katzen gehen ebenfalls nicht, die hopsen auf die Partner drauf. Außerdem gibt es viele Menschen mit Katzenhaarallergie. Ich vermute, Fische im (gepflegten! und nicht blubbernden) Aquarium sind okay, solange sie nicht zu viel reden.
Ich würde Tiere ganz aus dem Behandlungszimmer raushalten. Denn du willst ganz für deinen Partner da sein. Eine Hund, eine Katze oder die Fische zur Ruhe ermahnen heißt nicht »ganz da sein«.

Entspann dich!

Du kannst in jeder Abstellkammer, die groß genug für eine Klangmassage ist, fantastische Behandlungen geben. Es ist nicht zwingend notwendig, das ganze Haus umzuräumen oder neu zu bauen. Tatsächlich arbeiten nicht gerade wenige Heiler im größten Tohuwabohu, sowohl räumlich als auch seelisch gesehen. Es gibt immer Ausnahmen. Meine Tipps sind nur Inspirationen. Nur weil etwas tausendmal klappt, *muss* es nicht für dich oder mich funktionieren.

Heizkörper

Obwohl sie im Grunde Ausdruck von Wärme und daher von Geborgenheit und Wohlstand sind, sehen Heizkörper meist irgendwie nicht sonderlich schön aus. Neuere Designs lindern das Leiden des Betrachters, aber dass sie nun gerade angenehme Atmosphäre verströmen ...
Wenn du neu baust, lohnt es sich, über energieeffiziente Heizungen in der Wand und Infrarotheizungen nachzudenken.
Wenn du, wie wir, mit älteren Heizkörpern leben musst, dann sind Tücher ein einfacher Trick, um sie dem Blick zu entziehen und gleichzeitig sogar Atmosphäre in den Raum zu bringen. Auch tolle Bilder im passenden Format machen was her (siehe Fotos).

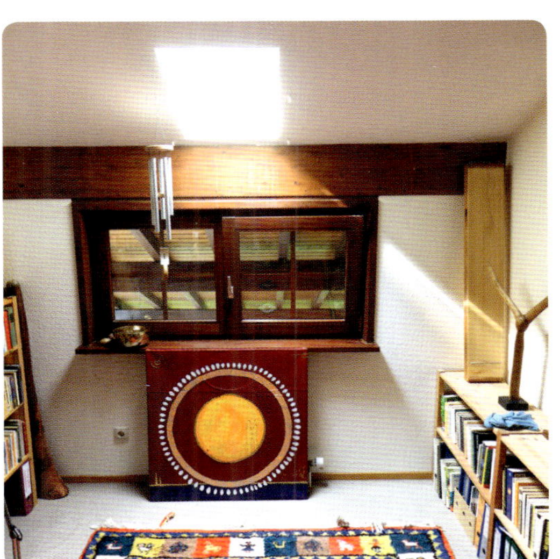

Nicht so hübsche Heizkörper mit einem auf Leinwand gespannten Bild einfach abgedeckt und schon hat es mehr Stimmung. Noch optimaler wäre ein gleich hohes, jedoch breiteres Bild, welches noch die Steckdosen und den Thermostat mit verschwinden ließe.

Licht? Licht!

Mit Licht kannst du ebenso zaubern. Die richtige Beleuchtung kann aus einem gruseligen einen angenehmen Raum machen. Diese Kunst muss nicht teuer sein. Wenn du zum Beispiel eine dunkle Ecke im Raum hast, dann kannst du hier schon mit einer kleinen Klemmleuchte oder einer hübschen Schreibtischlampe, die du direkt in die dunkle Ecke ausrichtest, einen in zweifacher Hinsicht günstigen energetischen Ausgleich schaffen.
Deckenbeleuchtungen sollten sanftes oder indirektes Licht ermöglichen. Bloß keine Neonröhren. Obacht auch mit den LED-Lampen. Die Farbtemperatur sollte stets dem Tageslicht entsprechen.

Klemmlampen oder hübsche Bürotischlampen sind ein effektives und kostengünstiges Mittel, um »dunkle Ecken« in Wohlfühlecken zu verwandeln.

Tücher, Tücher, Paravent

Mit einem Paravent, einem Raumtrenner, kannst du, wenn es gerade nicht anders möglich ist, ungemütliche Ecken dem Blick entziehen.
Super exotisch kann die Raumatmosphäre werden, wenn du unschöne Ecken, Decken, Heizungen, Regale, Löcher in der Wand oder was auch immer mit großen Tüchern in schönen Farben abhängst. Mit drei, vier oder mehr Tüchern kann man einem unattraktivem Zimmer das Flair eines arabischen oder orientalischen Hauses oder Zeltes verschaffen: luftig, exotisch, geheimnisvoll, weich und behütend.

Decken, Kissen, Nackenrollen

Ein bis zwei Decken, ein bis zwei Kissen und/oder Nackenrollen sind zu empfehlen.
Während einer Klangmassage kann dein Kunde so tief entspannen, dass seine Körpertemperatur herunterfährt. Auch in warmen Räumen würde ich den Kunden immer zudecken. Im Sommer kannst du eine leichte Decke oder sogar ein Leinen- oder Baumwolllaken nehmen. Die Geste des Zudeckens wirkt auf viele, gerade ältere Menschen kraftvoll. Die fangen zum Teil an zu schnurren. Bietest du ihnen dann noch eine Nackenrolle an

- bei der Rückenlage unter den Knien,
- bei der Bauchlage unter dem Spann,

dann hast du schon einen ersten Therapieerfolg. Das Gefühl umsorgt zu werden, trägt zum geschützten Raum bei.
Eher kräftige Menschen wie auch Frauen mit einem großen Busen wissen es, wie bereits erwähnt, zu schätzen, wenn man ihnen für die Bauchlage Kissen anbietet, mit denen sie sich wohl betten können.

Die Farben und Muster dieser Füll- und Schutzmaterialien müssen dir gefallen. Du sollst dich in einem authentischen Feld bewegen. Doch Farben haben eine immense therapeutische Kraft – je nach Qualität wirken sie bisweilen stärker als Klänge. Gar zu knallige Farben, aber auch kontrastreiche Designs und Musterung sind wirklich nicht zu empfehlen. Wenn dein Lebensgefühl keinen Schaden leidet, wähle helle Naturfarben und/oder Farben wie bei deinen Raumanstrichen für deine Decken und Bezüge.
Es gibt Decken, auf denen rutschen Klangschalen wie auf einer Schlittschuhbahn, meist so superflauschige Kunststoffdecken. Du musst ausprobieren, womit du zurechtkommst.

Taschentücher!

Taschentücher, unparfümiert (Allergiegefahr), solltest du im Zehnerpack in der Praxis und in einem offenen Pack in deiner Behandlungsecke vorrätig haben. Sind sie sofort griffbereit, wenn Tränlein fließen, dann signalisiert auch dies das offene Feld: Hier darf geweint werden. Ja, hier wird sogar regelmäßig geweint. In unseren Ausbildungen, Teil 2, heißen sie »Schamanentücher«, weil viele Teilnehmer von ihren Erfahrungen in der geistigen Welt so berührt sind, dass Tränen des Glücks fließen.
A propos: Die meisten Tränen in der Klangpraxis eines Könners sind Tränen des Glückes, der Entspannung, der Rührung, der Erleichterung – neben denen der Traurigkeit, die auch sein dürfen.
Ebenso fließt, ausgelöst durch die Klang-

schwingungen und unabhängig von jeglicher Emotion, gerne auch mal Schnott. Bei Partner mit verstopften Nebenhöhlen löst sich nicht selten eine Menge, manchmal alles. Günstig, für solche Fälle ordentlich mit Saugmaterialien ausgestattet zu sein.

Raumtemperatur

Ich habe mal gelesen, in den letzten Jahren sei der häufigste Grund für Ehestreit die Einstellung des Heizungsthermostates. Du kannst es hier nicht allen Partnern recht machen. Ich jedenfalls würde empfehlen, den Raum immer schön warm zu halten. Wärme rauslassen kann man durch Öffnen der Fenster immer.
Für den Fall, dass du einen Fröstelkunden hast, der bei normaler Zimmerwärme so tut, als wäre für ihn die nächste Eiszeit angebrochen, kann ich nur empfehlen, einen Radiator in Reserve zu halten. Die Dinger heizen in wenigen zehn Minuten einen Raum auf Biosaunatemperatur hoch. Hast du den Eindruck, dein Partner fröstelt, hilft eine Decke und heißer Tee. Yogi-Gewürztee mit Honig und einem Blubb Sahne oder Hafermilch wärmt Leib und Seele.

Dicke Socken

Herrschen draußen Minusgrade, ist es gar nicht so dumm, ein oder zwei Paar dicke Socken in Reserve liegen zu haben. Es gibt eine ganze Menge Frauen, die wintertags nur dünne Strumpfhosen, und Geschäftsmänner, die dünne Söckchen tragen. Die freuen sich über dicke Socken. Außerdem sind dicke Socken, die man von jemand anderem geliehen bekommt, irgendwie immer gemütlicher und kuscheliger als die eigenen.

Grünpflanzen und Blumen

Hast du einen grünen Daumen und Zimmerpflanzen gedeihen prächtig unter deiner Obhut? Dann kann schönes Grün einen Raum bereichern. Vegetieren Pflanzen bei dir nur so vor sich hin? Hast du ein Faible für Kakteen? Kümmerliche und pieksige Pflanzen umgibt eine Botschaft ...
Ein Strauß frischer Blumen ist immer schön anzuschauen. Gelegentlich reagieren Menschen allergisch auf Blumen, öfters auf die unselige Chemie, die heute oft auf Schnittblumen gesprüht wird. Ein Ministrauß aus dem eigenen Garten vermag es, mehr zu berühren als das prahlerischste Gesteck. Schau, was zu dir und deiner Praxis passt.

Eine Uhr im Raum

Du brauchst unbedingt eine Uhr im Behandlungsraum. Klangschalenmassage vermag es, dein Zeitgefühl komplett auszuklinken. Damit du nicht aus Versehen zwei Stunden oder länger behandelst, hilft dir eine Zeitanzeige, deine Behandlung professionell durchzuführen, also die Zeit einzuteilen.
Ich finde Armbanduhren in der energetischen Heilkunst und der Klangmassage nicht so gut. Ob nun mechanisch oder digital, Uhren sind schwingende Wesen, die eine eigene Kraft umgibt, die in deinem Feld mitschwingt. Wenn du im Feld des Klienten wirkst, schwingt deine Uhr in seinem Feld. Der geschützte Raum soll aber ein (fast) zeitloser Raum sein dürfen.
Bei Uhren im Raum würde ich lautlose Uhren nehmen, da das Ticken sowohl deinen Partner wie dich mächtig nerven kann. Dein Kunde sollte nach Möglichkeit die Uhr gar nicht sehen können.

Eine einfache Geste, wie einem Gast dicke Socken anbieten zu können, wenn der Winter kalt ist, kann sein Herz weich und weit machen. Denn das erwartet er nicht.

Wo stelle ich die Klangschalen ab?

Bevor du eine Klangbehandlung durchführst, solltest du dich entscheiden, wo du die verwendeten Klangschalen zwischenlagern willst. Priorität haben hierbei: Erreichbarkeit und Bewegungskomfort. Sie sollten mit möglichst kurzen Wegen für dich erreichbar sein. Du solltest nicht für jede Schale durch den Raum trapsen müssen, um sie aus dem Regal zu holen. Gleichzeitig ist es von Vorteil, wenn sie dir bei der Behandlung nicht im Weg stehen.
Ihre Positionierung für die Behandlung ist

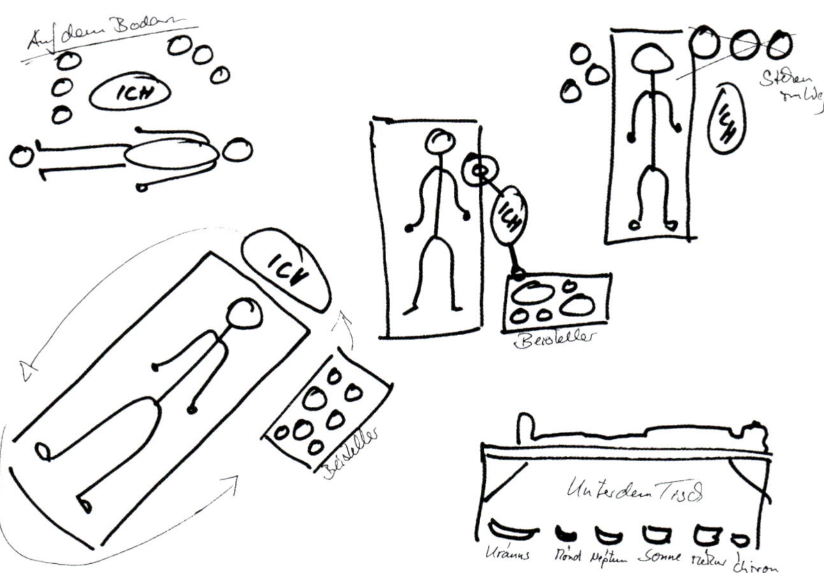

Mögliche Orte, wo du deine Schalen während der Behandlung bereithalten kannst. Da ich auf dem Boden spiele, nutze ich die Variante oben links auf der Skizze.

abhängig davon, ob du mit einer Liege behandelst oder auf dem Boden spielst.
Auf dem Boden spielend würde ich die Schale links und rechts, leicht hinter dir versetzt bereitstellen. So kannst du die Schalen mit einer leichten Drehung erreichen, ohne deine Sitzposition verändern zu müssen. Liegt dein Partner auf einer Liege, finde ich ein oder zwei Beistelltische praktisch. Du musst dich dann nicht für jede Schale zum Boden bücken. Stehen die Schalen auf dem Boden, besteht auch immer ein kleines Risiko, dass du gegen sie trittst.

Erscheinung des Behandlers

Wenn ein Behandler aussieht wie die letzte Wildsau, ist er entweder eine Schlampe, ein Genie oder beides.
Bist du, wie die meisten von uns, kein Genie, dann hilft ein gepflegtes Äußeres deinem Partner, sich bei dir wohlzufühlen.

Besondere Achtsamkeit empfehle ich Rauchern. Manche Raucher stinken wirklich stark (es tut mir leid, aber sie riechen nicht, sie stinken). Wenn du ein Raucher bist, dann musst du einen Nichtraucher befragen und um Ehrlichkeit bitten, damit er dir sagt, wie du riechst. Die Geruchsaura von manchen Rauchern hängt auch von ihren Tagesverfassungen und so weiter ab. Glaube nicht, dass jeder Kunde sich meldet, wenn du ihm müffelst. Die kommen einfach nicht wieder.
Fans von Zwiebeln und Knoblauch, insbesondere kochbegeisterte Klangpraktiker, ebenfalls aufgepasst! Vom Gemüseschneiden müffelnde Finger sind nicht so lecker.
Sich mit Parfüms zu umhüllen, erzeugt nicht unbedingt Sympathien, außer du hast ausschließlich Gäste, die das auch tun.

Dein Outfit passt du deinem Lebensgefühl an. Bist du ein Grufti, dann behandelst du selbstredend in schwarzer Kluft. Vermutlich werden auch Gruftis zu deinen Kunden zählen. Wenn es für dich egal ist, was du anziehst, kann ich empfehlen, bequeme Kleidung in hellen, gedeckten Tönen anzuziehen. Schön sind Yoga-, Shiatsu- oder Tai-Chi-Anzüge.
Ganz wichtig finde ich logofreie Kleidung oder dezente Logos, da bunte Firmenembleme Informationsfelder sind. Die braucht dein Kunde nicht.

Achte bei Freizeitkleidung darauf, keine Funktionskleidung mit glatter Oberfläche zu nutzen: die erzeugt beim Aneinanderreiben unangenehm störende Rauschgeräusche.

Wir hatten schon zweimal Alkoholiker, die sich in unsere Einstiegsseminare geschlichen haben. Was soll ich sagen: Klangschalen sind ganz was Tolles, gerade auch für dich, wenn du Alkoholiker bist. Bevor du anstrebst, im professionellen Rahmen Behandlungen zu geben, musst du dich deinen Süchten stellen. Es besteht große Gefahr, dass du deine Partner schädigst, wenn du unter Alkoholeinfluss behandelst. Es ist überhaupt keine Schande und kein Versagen, süchtig zu werden und zu sein. Wir sind eine Gesellschaft von Süchtigen. Jeder hat seine Süchte, nur sind manche nicht ganz so schädlich wie starker Nikotin- und Alkoholkonsum. Es gibt gute Gründe, süchtig zu werden – wirklich, die gibt es. Aber es gibt noch bessere Gründe, anzuerkennen, dass man ein Suchtproblem hat. Du lebst in einer kolossalen Zeit: Wenn du dich dir stellen willst, werden dir viele Menschen alles an Unterstützung gewähren, was möglich ist. Frag deinen Arzt oder Therapeuten. Du wirst dich wundern, wie viel Liebe dir angeboten wird. Klang kann dir eine mehr als wertvolle Unterstützung werden. Nur behandle bitte keine Menschen, wenn du unter Alkoholeinfluss stehst.

Authentizität

Dieser Tipp ist eines der Geheimnisse vollendeter Lebens- und Klangkunst:
Sei ganz du selbst.
»Ist das nicht selbstverständlich?«, wird hier manch eine Leserin denken. *»Wie kann ich jemand anderes sein als ich bin?!«*
Immer mehr Menschen sind, was sie meinen sein zu müssen. Sie verhalten sich und denken so, wie sie es tun, weil sie meinen, ihre Familie, Freunde und Gesellschaft oder die TV-Werbung fordere es so von ihnen. Tatsächlich gab es vermutlich noch nie eine Zeit, in der die Menschen so verwirrt darüber waren, was sie sind, was sie sein möchten und sein könnten. So haben zum Beispiel viele Menschen Sorgen, wenn sie sich mit Klangschalen beschäftigen, könnten sie in ihrem Umfeld als Spinner verlacht werden.
Damit liegen sie oftmals ganz richtig. Das Problem ist jedoch nicht das Verlacht-Werden, sondern dass man die Lacher ernst nimmt. Wir Menschen fühlen uns stark an unser gewohntes soziales Umfeld gebunden. Neurowissenschaftler haben herausgefunden, dass in unserem Gehirn dieselbe Stelle aktiv wird, wenn wir uns wehtun (also Schmerz empfinden) wie wenn der Entzug sozialen Anschlusses droht.
Auch hier will dich dieses Buch unterstützen. Denn du kannst ganz beruhigt sein, es sind genauso die Ärzte und Aktienbanker, es sind die Hoteliers und Hebammen, es sind Zeitungsverlegerinnen und Zerspanungstechniker, die die Frage umtreibt, wer sie eigentlich sind und wohin sie im Leben wollen. Mit Klangschalen, wie ich sie lehre, lernen wir lauschen. Wenn wir lauschen lernen, lernen wir hören. Wenn wir hören lernen, nehmen wir irgendwann die Stimme wahr. Die Stimme unseres Körpers, unserer Seele, unseres Herzens. Sie erzählt dir davon, wer du bist. Lebst du authentisch, lebst du. Ist dir wichtig, was andere über dich denken, dann verlierst du Lebenszeit. Dann wirst du gelebt.

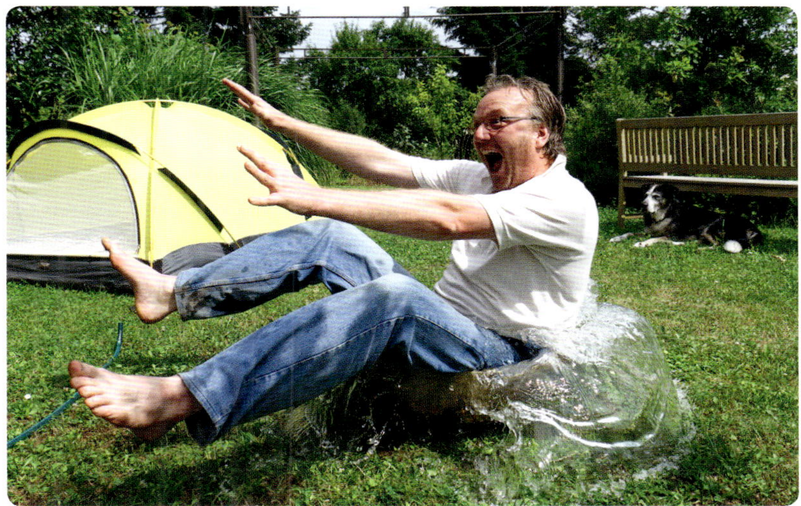

Ich bin eher so der bierernste Typ. Fester Bestandteil meiner Erscheinung in der Öffentlichkeit ist stets tadellos benimmliches Verhalten. Humor, Späße und Blödeleien finde ich als Klangdozent und spiritueller Lehrer nicht angemessen. Das Foto oben zeigt einen Ausschnitt aus einem Werbefilm zu meinem Riesenklangschalen-Angebot. Seriöser geht es doch wohl nicht!

Lausche den Schalen und deinen Wahrnehmungen. Lausche deinem Körper, nicht deinem blubbernden Verstand. Trau dich, ihren Empfehlungen zu folgen.

Vor- und Nachgespräch

Zu einem gastfreundlichen wie therapeutisch professionellen Ablauf gehört ein Gespräch vor und nach der eigentlichen Klangbehandlung. Sie runden das Ereignis Klangmassage vollendet ab. Mehr Infos zu diesem Punkt ebenfalls im Kapitel 10.

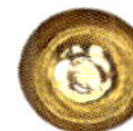

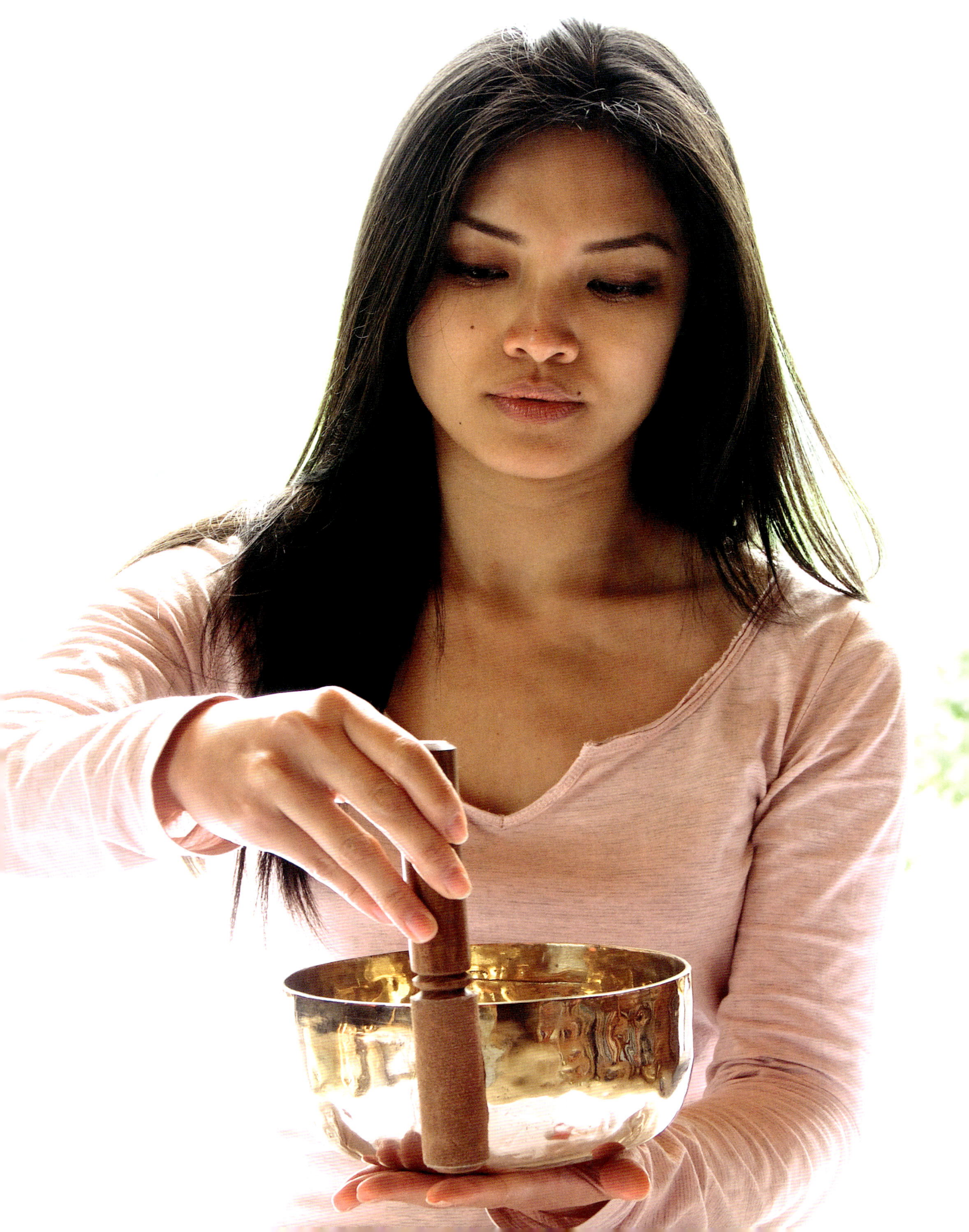

4

Klangschalen spielen lernen: Das Handwerk

Wenn du es eilig hast, gehe langsam

Du willst vermutlich ganz schnell Klangmassagen geben. Was läge da näher, als rasch zu den entsprechenden Kapiteln vorzublättern und loszulegen? Vielleicht hast du auch schon irgendwo einen Kurs oder eine Ausbildung besucht. Die Grundlagen, sollte man denken, hast du dann ja.
Es war Laotse, der die Weisheit »*Wenn du es eilig hast, gehe langsam*« formulierte. Weißt du, was fast alle in unserer Gesellschaft machen? Sie haben es eilig. Immer. Sie wollen immer direkt auf Los vorrücken. Ohne das Spiel zu durchlaufen. Ich bin da nicht anders. Deshalb schreibe ich Bücher, die weit mehr Stoff enthalten als in einen sechstägigen Kurs passt. Allerdings kann ich als Autor nicht auf dich aufpassen, so wie ich es als Lehrer könnte. Leser meinen, sie könnten einfach Übungen auslassen. Anschließend beschweren sie sich über das Buch.
Von der seltenen Ausnahme einmal abgesehen, bei der dir ein Säbelzahntiger auf den Fersen ist: Es gibt nichts, was langsam nicht besser gelänge.
Das Handwerk, also der richtige Umgang mit einer Klangschale, entscheidet darüber, ob du ein Klangmassage-Künstler wirst oder nur ein Klangmassage-Malocher.

Selbst wenn du schon über eine entsprechende Schulung verfügst: Öffne deinen Geist. Gerade als Profi entdeckt man, arbeitet man die Grundlagen eines anderen Profis langsam, mit Geduld und Offenheit durch, so manch eine kleine Perle. Je besser du wirst, desto mehr wirst du diese kleinen Perlen zu schätzen wissen.
Langsamkeit ermöglicht Präzision.
Präzise arbeiten heißt effektiv sein.
Wer effektiv ist, ist schnell.

Simpel

Klangschalen spielen ist kinderleicht. Ihre Wirkung zu entfalten, gelingt jedem Menschen, sogar wenn es körperliche oder geistige Einschränkungen gibt. Die leichte Bedienbarkeit ist einer der Gründe, warum Klangschalen so enorm erfolgreich wurden: Absolut jeder, der mag, kann in den Genuss kommen, sie für sich oder sogar zum Wohle seiner Mitmenschen anzuwenden.
Ich werde dir zeigen, wie man Klangschalen spielt, um das Herz zu berühren. Nicht nur das Organ, sondern auch den Quell deines Lebens: das emotionale Herz. Denn wie du vom Fuchs im Kultbuch *Der kleine Prinz* sicher weißt: »*Die wesentlichen Dinge sind für das Auge unsichtbar. Du musst sie mit dem Herzen sehen.*«

Raffinierte Spieltechniken mit Klangschalen sind keine Frage von Begabung, nur von Geduld.
Übe es – und du wirst es lernen.

Wie halte ich Klangschalen richtig?

Du nimmst die Schale auf die flache Hand wie auf dem Foto hier. Bei kleineren Schalen oder großen Händen musst du darauf achten, dass deine Finger die Schalenrundung *nicht* umfassen – das tun sie nämlich ganz intuitiv (Bild nächste Seite unten). Berührst du die Schale an ihrer aufsteigenden Rundung, so

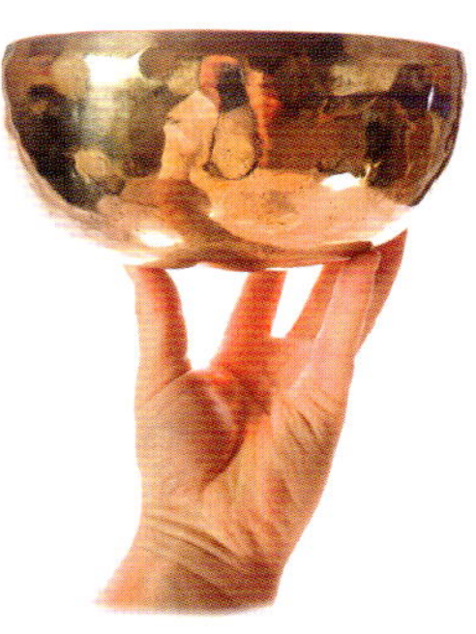

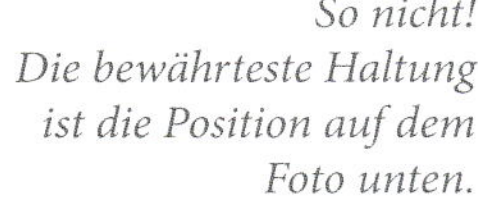

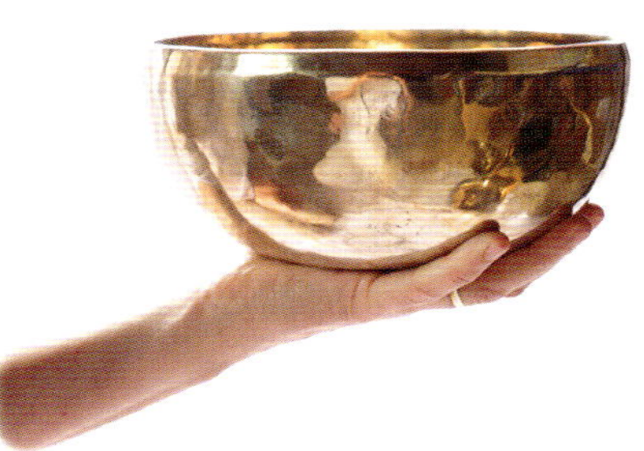

So nicht!
Die bewährteste Haltung ist die Position auf dem Foto unten.

wird dies bei kleineren Schalen unweigerlich zu einer Einbuße in der Schwingungsqualität führen. Der Grundton erklingt nicht so vollkommen und rund, wie er könnte. Oder aber er verklingt schneller.
Die Finger müssen leicht (über)gestreckt werden. Das führt ganz nebenbei zum praktischen Nebeneffekt einer leichten Dehnung deiner Handmuskulatur und -sehnen.
Halte die Schale vor deinem Körper, ungefähr auf Bauch- bis Brusthöhe. Ob du sie auf der linken oder rechten Hand führst, richtet sich nach deinen Bedürfnissen und später in der Klangmassage nach der Situation.

Bequem auf der Hand halten und führen lassen sich, je nach Körperkraft und Übung, Schalen mit eineinhalb bis zwei Kilo. Schwerere Schalen sind für den Einsteiger ungewohnt und führen bei längerem Halten schnell zur Ermüdung. Auf der Hand ausprobieren kann man sie natürlich. Mit ein bisschen Klangschalentraining gewöhnt sich deine Hand an die ungewohnte Tätigkeit und sollte auch mit Schalen über zwei bis vier Kilo keine Probleme haben.

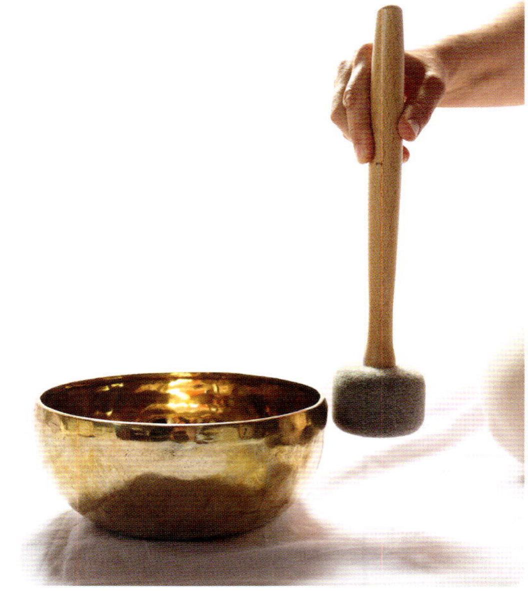

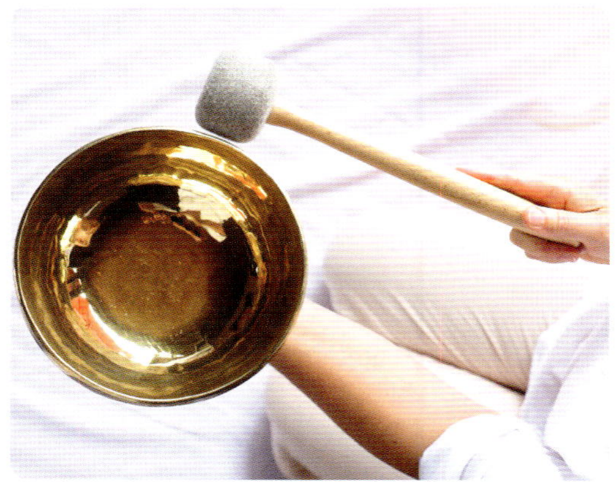

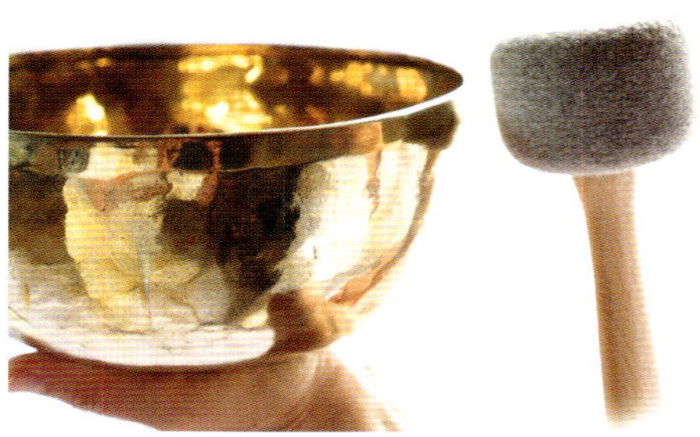

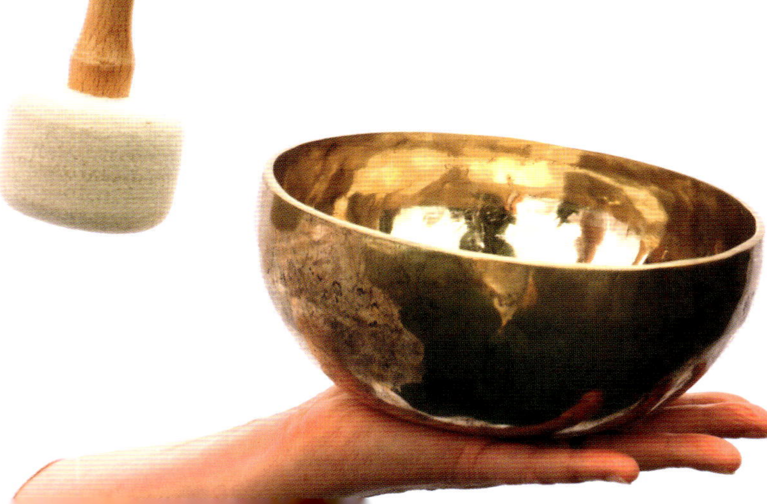

In meinen älteren Büchern zeige ich noch die Führung einer Klangschale auf den Fingerspitzen (Foto oben links). Das mache ich gar nicht mehr. Ich empfinde die Verbindung zur Schale mit der flachen Hand als intensiver. Die Haltung sieht zudem weder liebevoll noch achtsam aus, sondern strahlt etwas Gestelztes aus. Probiere es selbst aus und finde deinen Weg.

Wie halte ich den Summel richtig?

Deinen Summel führe immer eher am unteren Drittel des Stiels. Der Summel muss sich in Balance befinden. Wo genau die für deinen Summel liegt, kannst du selbst leicht herausfinden. Probiere folgende Positionen:

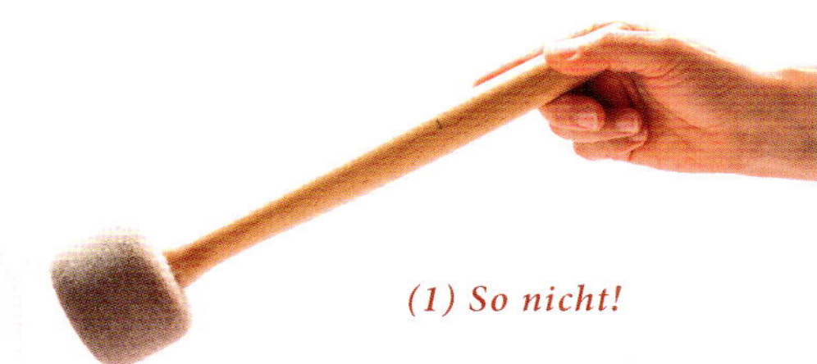

(1) So nicht!

Ganz am Ende gegriffen (1): Nun ist der Filzkopf zu schwer, es zieht den Summel nach unten, und wenn du ihn hin und her schwingst, lässt er sich schwerer koordinieren.

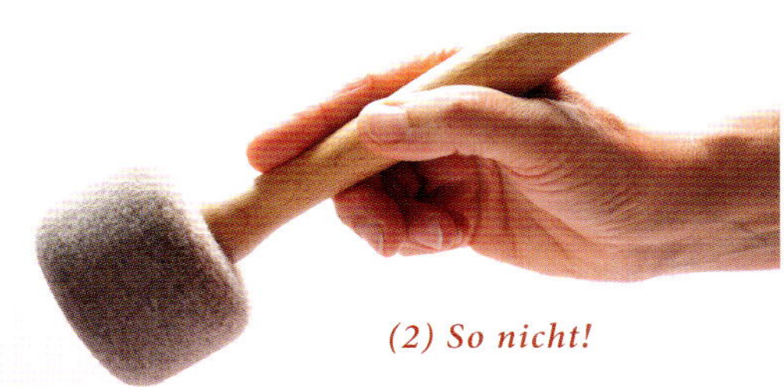

(2) So nicht!

Nahe am Filzkopf (2): Hier schwingt der Kopf nur noch wenig, er macht ganz exakt die Bewegung deiner Hand nach, während der lange Stiel eine kleine Unwucht erzeugt.
Mitten am Stiel: Für ein Schreibgerät eine gute Position, ist die Schwingungsübersetzung immer noch etwas zu hakelig, auch hat der Kopf kaum mehr Gewicht als der Stiel.
Unteres Drittel (3): Der Filzkopf entwickelt Gewicht und Zug, ohne dass er dir aus der Hand zu kippen droht. Es schwingt gut, lässt sich dennoch bestens kontrollieren. Er kann hier feiner schwingen. Beim mittigen Griff oder nahe dem Filzkopf kommt es oft zu einer zu »schnackend-schnappenden« Bewegung, der die Sanftheit fehlt.

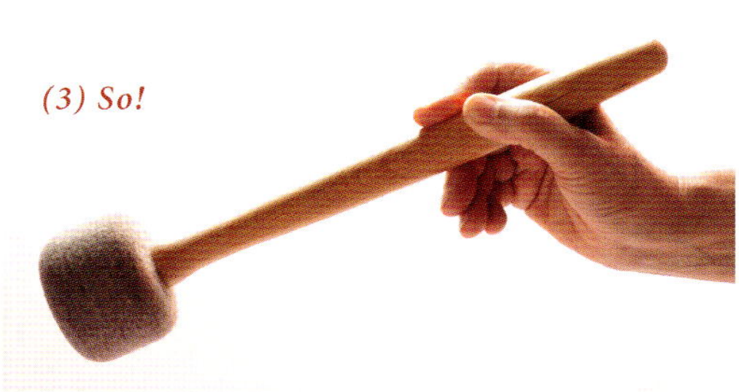

(3) So!

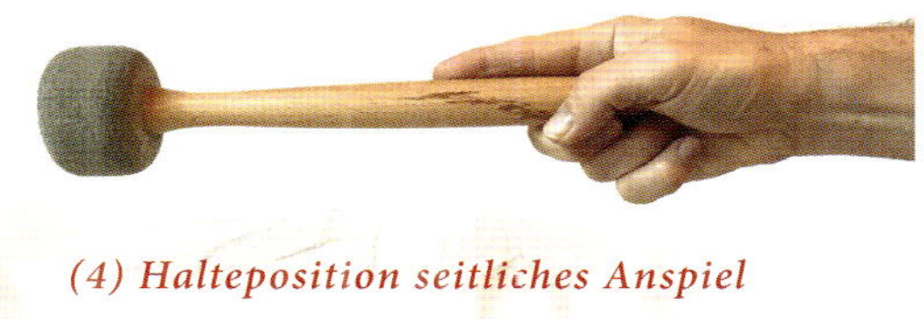

(4) Halteposition seitliches Anspiel

Gute Handhaltung für die Anspielposition von der Seite.

Wo spiele ich meine Klangschalen an?

Das beste Klangergebnis erhältst du, wenn du den Rand der Schale anspielst (alle Fotos gegenüber). Ich empfehle dir, mit dem Summel ungefähr mittig den Rand anzuvisieren. So kannst du sicher sein, beim Anspiel den Filzkopf optimal zu positionieren.

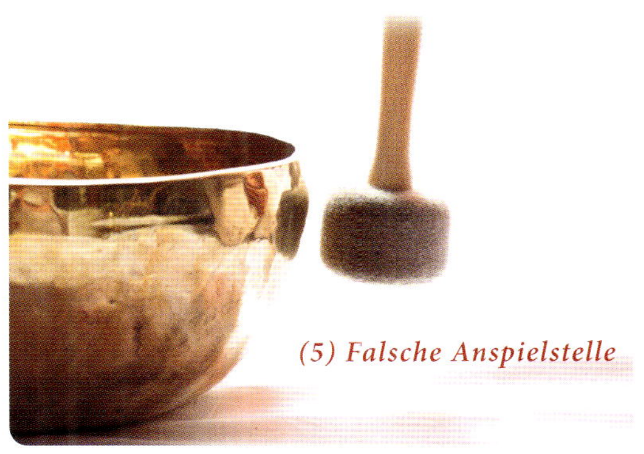

(5) Falsche Anspielstelle

*FALSCH!
Unterhalb des Randes anspielen führt zu der Idee, die Klangschale tauge nichts – denn da klingt sie nicht vernünftig.*

Ein nicht so vollendetes Schwingen erhältst du bei vielen Schalen, wenn du unterhalb des Randes anspielst (5).
Spielst du Schalen mit verdicktem oder sogar abstehendem Rand von innen (6) an, empfehle ich, den Summel leicht schräg zu halten, sodass du nicht nur den Rand berührst, sondern auch einen Teil der Schalenwand.

Anspiel bei Schalen mit vorstehendem Innenrand.

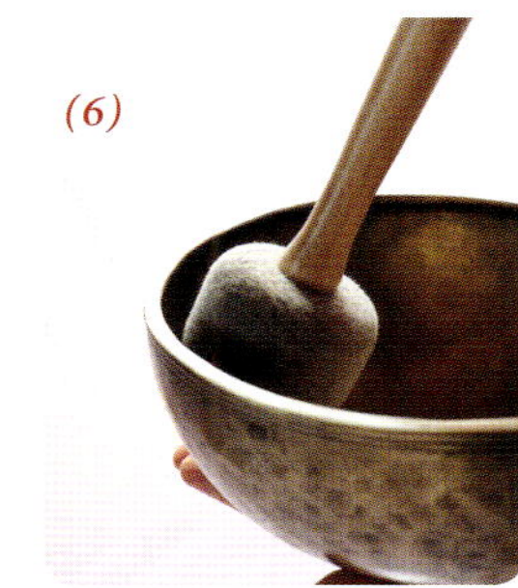

(6)

Je nachdem, wo an ihrem Rund du die Schale spielst, kann sie leicht veränderte Schwingungen von sich geben. Mit aufwendigen Messtechniken lässt sich dieses auf Schmiedetechnik und Klangphysik beruhende Phänomen bei nahezu jeder geschmiedeten Klangschale nachweisen. Für das Ohr ist es jedoch meist nicht so klar erkennbar.

Anspielen, nicht anschlagen

Fortan achte darauf, deine Schalen nur anzuspielen anstatt sie anzuschlagen. Wir schlagen unsere Schalen nicht, weil sie auf Gewalt mit Missklängen reagieren. Zudem hat Gewalt immer verkrüppelnden Einfluss auf die arme Seele, die sie ausführt. Wenn wir spielen, handeln wir wie das Leben, wie die Evolution. Spielen freut die Seele und macht schön.

Das Bedürfnis nach viel Klang und viel Vibration führt einen leicht in ein kräftiges Anspiel. Das Ergebnis ist oft eine Beleidigung für die Klangschale und das Ohr. Lieber lauschend spielen.

Im Vergleich hole mal ordentlich aus und wämse an die Schalenwand. Für dein Lernen erduldet die Schale diese Missetat. Ordentlich Karacho, die Schale hält das aus. Aber nicht so viel, dass du sie von der Hand schießt! Wie du nun hören musst, klingt das nicht nach Magie, sondern fast wie eine verstimmte Glocke, je nach Art der Klangschale scheppert es auch einfach nur.

Achte gleichzeitig auf das Gefühl in deiner Hand. Stärkere Vibration vermutlich, aber wirklich intensivere Schwingungen? Wiederhole diese Wahrnehmungsübung gelegentlich.

Übung zu Anspiel und Wahrnehmung

Ich lade dich zu noch einer Wahrnehmungsübung im Vergleich von sanftem Anspiel ohne Ausholen und von Klangdreschen ein. Achte direkt beim Anspiel darauf, was mit deiner Wahrnehmung passiert. Was nimmst du zuerst wahr? Den lauten Klang oder die Vibration in der Hand?

Wenn du sanft anspielst, dann lässt sich oftmals nämlich nicht identifzieren, was dein Gehirn früher erreicht: die Nachricht über die Vibration in der Hand oder über den Klang. Spielst du laut und zu kräftig an, ist zuerst das Klangsignal in deinem Bewusstsein. Spannend, oder?! Die Evolution hat uns so angelegt, dass wir auf Lärm mit Schreck reagieren und uns mit Priorität der Lärmquelle zuwenden. Lärm bedeutet oft Gefahr: Säbelzahntiger, feindliche Horde, Orkan, Vulkanausbruch oder das Gekreische eines Babies, was dringend unserer Hilfe bedarf. Zu laute Sounds lösen unmittelbare biochemische Reaktionen aus, zum Beispiel eine Adrenalinausschüttung. Laut bedeutet selten etwas Gutes.

Schwingt deine Schale, nun erneut sanft angespielt, auf deiner Hand, dann führe sie mit einer ruhigen Bewegung vor deinem Körper auf und ab oder lasse sie um deinen Kopf schweben. Wir erhören die Schale so in ihren klanglichen Facetten, gleichzeitig vermögen wir manchmal mehr von ihr zu erspüren.

Die »Weniger-ist-Mehr«-Technik

Es ist nicht notwendig auszuholen, um der Schale ein Anspiel zu geben. Im Gegenteil, ein deutliches Ausholen bringt oft zu viel Energie und geht mit einem Kontrollverlust einher. Achte mal darauf: Kampfsportler und Profiboxer holen so wenig aus, wie man bei einer Qi-Gong-Übung ausholt. Die Kraft kommt immer aus der Mitte, nie aus dem Schwung.

Es ist wichtig, dass die Klangschale einen runden, schönen, wohltuenden, sanften Sound verströmt. Es geht nicht um die Klangdauer, noch um die vordergründige Aktion des Schalenbodens. Auch beim sanften Anspiel vibriert der Boden, nur viel sanfter. Den Unterschied nimmst du erst wahr, wenn du dir Zeit zum Lauschen gibst.

Nachdem du die Schale angespielt hast, ziehst du deinen Summel von der Schale weg. So kann sich der Klang freier entfalten. Bei manchen Klangschalen hört man im Vergleich sogar einen auffälligen Unterschied, wenn der Summel nahe der Schale schweben gelassen oder weggezogen wird.

Nicht mit Körperschwung arbeiten

Bevor eine Klangschale angespielt wird, bringst du den Summel in besagte Anspielposition vor dem Schalenrand. Anfänger neigen dazu, aus einer Körperbewegung heraus anzuspielen, also sich mit einer langen Armbewegung zur Schale hinzubewegen und dann sofort anzuspielen. Einfache Regel: **Vor der Schale ist mit dem Summel anzuhalten**, Maß zu nehmen – und erst dann folgt das Anspiel. Gleich nach dem Anspiel wird der Klöppel von der Schale entfernt.
Diese Art des Anspiels erfordert Ruhe und Achtsamkeit, sonst gelingt sie nicht. Gleichzeitig bringt sie dich in die Ruhe und die Achtsamkeit. Sie ist Meditation.

Anspiel als Bewegungzyklus

Du kannst dein Anspiel weiter verfeinern. Zuerst lasse die Idee los, die Schale wäre das Ziel deiner Anspielaktion. Spielen hat kein Ziel außer dem Spielen, also der Bewegung.
Du zielst also nicht auf den Schalenrand, um die Schale zu treffen. Vielmehr vollziehst du eine schwingende Bewegung, in deren Verlauf du mit dem Filzkopf den Schalenrand berührst – wobei ein schöner Laut, besser noch ein schönes Leise, entsteht.

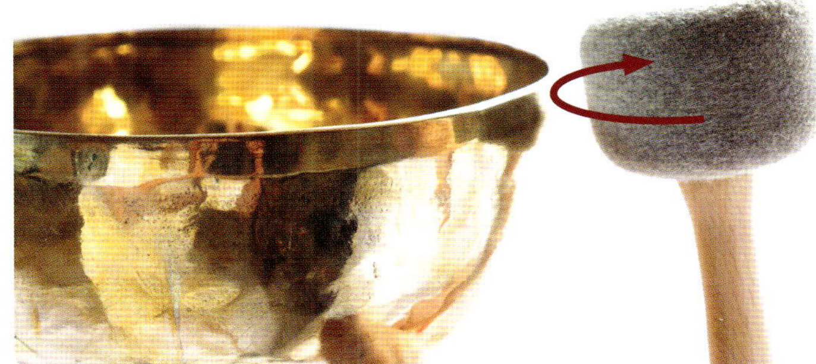

Optimales Anspielen: Sanft anticken und den Summel bewusst von der Schale zurückbewegen.

Wie genau geht das?
Deine Bewegung zeichnet einen Kreis, einen Zyklus. Du bewegst den Summel vor und zurück zur Ausgangposition. Nach dem Anspiel lässt du den Summel also nicht einfach vor der Schale stehen, sondern führst ihn unmittelbar, wie in einer einzigen Bewegung wieder von der Schale fort.
Es sollte also nicht eine Vor-Anschlag-Rückzugs-Bewegung sein. Es ist ein Schwingen, in dessen Verlauf du die Schale berührst.

Das perfekte Anspiel

Der lauschende Finger

Seitdem ich Klangmassage unterrichte, habe ich versucht, meine Lehrmethode des sanften Anspiels zu verfeinern. Fast durch Zufall entdeckte ich eine Technik, mit der du zügig lernst, beliebig sanft zu spielen. Sie ist wunderbar sinnlich und spielerisch. Zudem lernst du sanftes Anspiel mit ihr leichter als mit der Methode, die im alten Praxisbuch stand. Ganz einfach, weil sie nicht über die Motorik, sondern über deinen Hör- und Tastsinn arbeitet. Ich nenne sie: Der lauschende Finger.

Du stellst deine Klangschale vor dich auf den Tisch (Decke) oder den Boden (Teppich). Nun führst du einen Finger so an die Schale heran, dass er sie dort berührt, wo die Schale vom Boden aufsteigt. Eine leichte Berührung genügt. Anschließend spiele die Schale an. Sekundenbruchteile später wirst du eine Vibration in deiner Fingerspitze spüren.
Nun versuche, die Schale so leise zu spielen, dass du sie mit den Ohren nicht mehr hören kannst, nur noch mit deinem lauschenden Finger. Ich meine natürlich, du sollst nur noch eine hauchzarte Vibration spüren und nichts mehr hören.
Bei den meisten Schalen wird dir das mit einem halbwegs gesunden Gehör nicht ge-

Mit dem lauschenden Finger lernst du sofort ein supersanftes Anspiel: Weil dein Spiel nicht über das Sehen, sondern über das Fühlen und Lauschen gesteuert wird.

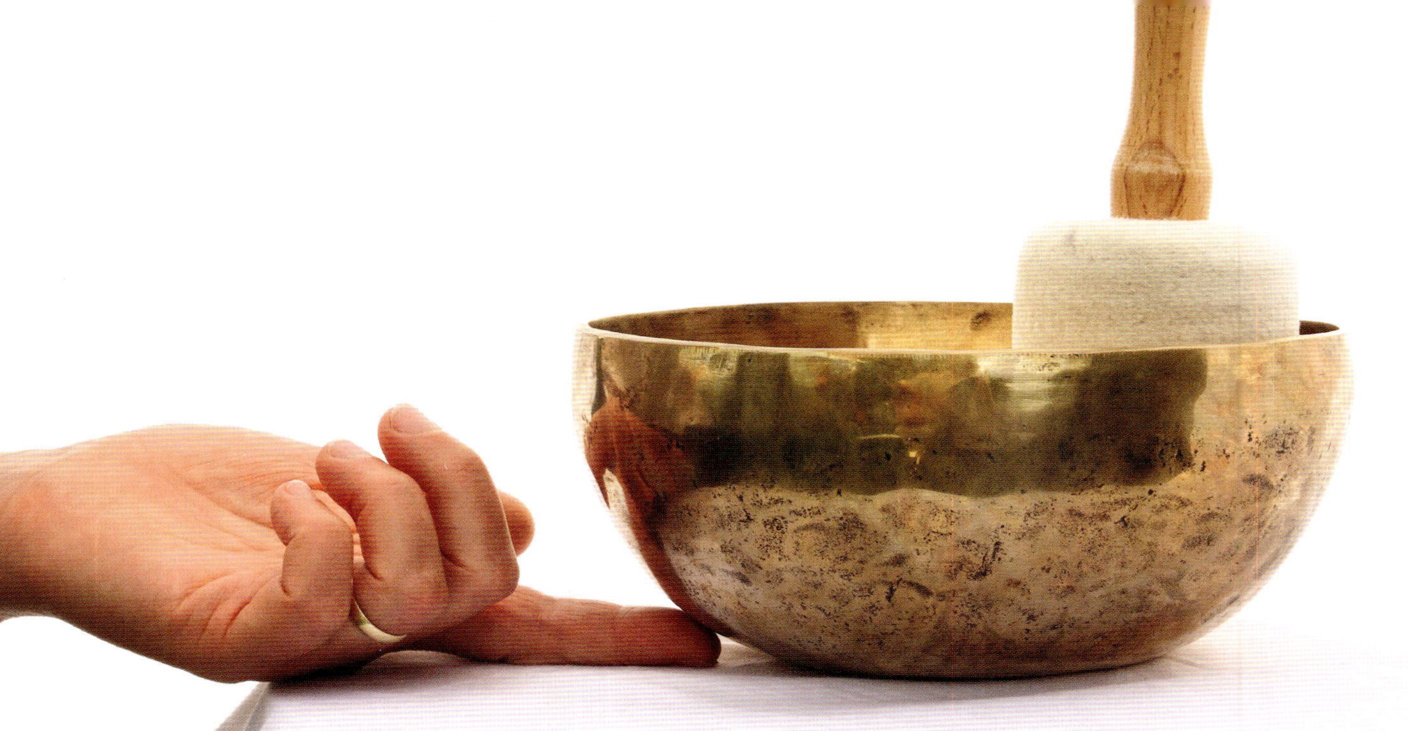

lingen. Dieser Spieltrick führt jedoch blitzschnell dazu, dass du ein virtuos feines Anspiel entwickelst. Denn beim lauschenden Finger ist das motorische Lernen (Anspiel) und das Hören (in den nicht mehr hörbaren Bereich hineinspielen) mit dem Fühlen (»*Der Lauschende Finger*«) gekoppelt. So lernst du zügig, wie unendlich sanft du die Schale berühren darfst, und dennoch entsteht eine intensive Schalenbodenvibration.

Als Einsteiger empfehle ich, erst einmal nur mit dem Grundton (Summelspiel) in der Klangmassage zu üben.

So sanft wie für deinen lauschenden Finger spielst du bei einer Klangmassage fast nie. Nur manchmal kommt es vor, dass wir eine Klangschale in Ohrennähe, zum Beispiel auf der Schulter, so sanft anspielen müssen. Gut, wenn man es dann kann. Selbst wenn die übliche Klangmassage ein so extrem sanftes Spiel wie beim *Lauschenden Finge*r nicht benötigt – die Übung trainiert uns in der Feindosierung unserer Schalenberührung.

Klangschalen reagieren verschieden

Bist du bereits Besitzerin mehrerer Klangschalen, so kannst du das Anspiel und den lauschenden Finger an den verschiedenen Schalen ausprobieren. Du wirst vielleicht bemerken: Sie verhalten sich bei ähnlicher Anspielstärke klanglich durchaus unterschiedlich. Das trifft nicht nur bei Schalen verschiedener Größe zu, auch solche mit fast identischem Gewicht und Durchmesser können mehr oder weniger unterschiedlich auf dieselbe Anspielstärke reagieren.
Für deine Schalen entwickelst du mit einigen Wochen praktischer Übung ein gutes Gespür für das Verhältnis von Anspiel und Reaktion. Im Feldeinsatz, also bei der Arbeit mit Partnern, wird dir, je besser du deine Schalen kennst, bei Behandlungen gelegentlich auffallen, dass sie sich klanglich anders als üblich verhalten. Sie brauchen möglicherweise mehr Anspielenergie, um dieselbe Klangkraft zu entfalten. Oder sie reagieren weitaus empfindlicher auf dein Anspiel, als du es gewohnt bist. Tatsächlich verändert sich das Klangverhalten von Klangschalen bei der Behandlung mancher Menschen. Wenn dies geschieht, dann ist es natürlich beeindruckend. Ein Hinweis darauf, dass die Klangphysik der Schalen in Wechselwirkung mit ihrer Umgebung Veränderungen oder Einflüssen unterliegt.

Anspiel von Grund- und Obertönen

Die Grund- und Obertöne habe ich bereits auf den Seiten 31-33 erklärt. Hier wollen wir sie gezielt spielen lernen.

Nimm einmal eine große Schale mit eineinhalb bis drei Kilo auf deine Hand. Nun tucke sie kräftig mit deinem Handballen an – aber bitte: nicht verletzen. Wenn er dir zur Verfügung steht, kannst du auch einen dicken, weichen Supersummel benutzen.
Was fällt nun auf: Da ist ein tiefer, mächtiger Sound und ein mehr oder weniger (hängt von der Schale und deinem Antucken ab) hoher anderer Ton. Oder sogar zwei oder drei andere Töne. Dieses tiefe Summen, bei großen Schalen fast schon ein Brummen, das ist der sogenannte Grundton. Die höheren Töne sind die Obertöne.
Nimmst du einen Filzsummel mit einem harten Filzkopf und einen mit einem weichen Filzkopf oder gar einen Schaffellkopf und spielst die Schale abwechselnd, dann fällt auf: Mit dem weichen Kopf klingt die Schale etwas dumpfer, mit dem harten Kopf zeigt sie die hohen Töne deutlicher. Wenn du die Schale gar mit einem Singel anspielst, treten die hohen Töne deutlich in den Vordergrund.

Schließlich kannst du noch probieren, den oberen Schalenrand mit dem Fingernagel anzuschnippen oder mit dem glatten, ungepolsterten Ende deines Singels. Der dabei entstehende Sound ist nicht mehr wirklich schön. Man muss kein musikalisches Gehör haben, um festzustellen: je härter der Anspielgegenstand, desto höher oder prägnanter die hohen Töne.
Gehst du nun zu deinem festen Filzkopf zurück und spielst die Schale sanft an und hörst genau hin, dann wirst du feststellen: All diese Teiltöne, die du gerade bewusst hervorgespielt hast, schwingen mehr oder weniger intensiv jedesmal mit, wenn du die Schale anspielst, oft an der Grenze des gerade noch Hörbaren.

Anspiel mit dem Singel

Gemeinhin wird dieses Anspielgerät auch Schlägel genannt und ist unter Klangmassageanwendern dementsprechend verpönt, kommt Schlägel doch von Schlagen. Denn wenn man sich nicht extreme Zurückhaltung verordnet, klingt das Anspiel mit diesen Holzschlägeln doch meist recht krass, im übelsten Falle gefährdet es deine Ohrgesundheit.
Auch die seit etlichen Jahren üblichen Holzschlägel mit Lederwicklung sind eine Herausforderung an die Feinmotorik, der sich nicht jeder Klangschalenpraktiker stellen möchte. So heißt es hier und dort, Holzschlägel seien nicht für die Klangmassage geeignet. Tatsächlich kann man mit einem Singel, eingesetzt nach den RASSEL-Prinzipien (respektvoll, achtsam, sanft, spielerisch und liebevoll), eine gewöhnliche Klangmassage in ein kleines Klangkunstwerk verwandeln.

Sanft, zart, gehaucht, liebkosend

Ein Singel muss den Schalenrand unendlich zart berühren. Mit ein bisschen Übung gelingt es jedem Menschen. Anders als bei einem Summel benötigt der Singel keine Schwung-Energie, keine Anspielkraft. Er muss vielmehr ein wenig gebremst werden, damit er die Obertöne fein und lieblich spielt und nicht deppernd und brutal.
Du hältst deinen Singel schräg über den Schalenrand, so wie auf dem großen Foto oben zu sehen ist. Beim Anspiel tickt der ledergewickelte Schlegel an die Spitze, Außen- oder Innenkante der Schale – und ein feiner, singender Ton erklingt.
Der Abstand zur Schale muss nur ungefähr einen halben bis einen Zentimeter betragen. Auch hier gilt wieder: Die Bewegung ist das Ziel. Also nicht die Kante treffen, sondern eine sanfte Vor- und Zurückbewegung, in deren Verlauf du die Schalenkante berührst.
Das Anspiel mit dem Singel wird innerhalb der Klangmassage, wie ich sie lehre, nur als

Reiben mit dem Singel (auch auf Seite 68 zu sehen): Schale anspielen und ins Klingen hineinreiben geht oft ganz gut. Oft muss man die Singel ordentlich an die Schale drücken und verschiedene Reibegeschwindigkeiten ausprobieren, bevor es klappt.

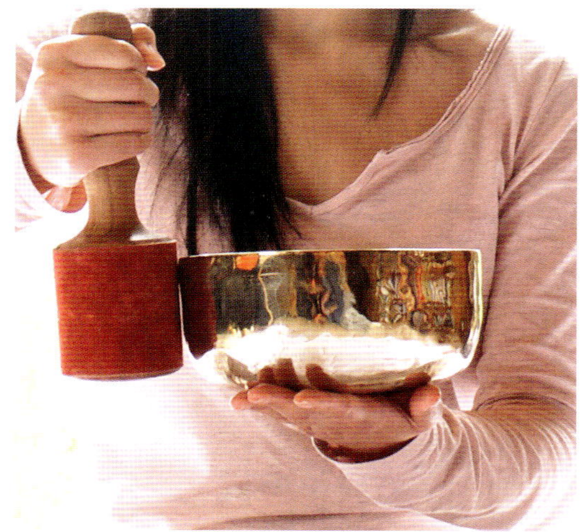

Akzent eingesetzt. Das grundsätzliche Spielwerkzeug ist der Summel. Der Singel dient tatsächlich der Verfeinerung und Akzentuierung, die ich hier im Buch jedoch nicht zeige. Die Gefahr, dass einige Leser die Technik ohne Aufsicht falsch erlernen und dann die Ohren und Herzen anderer Menschen verletzen, ist zu hoch. Nachher heißt es noch *»Der David war es!«*, wenn etwas schiefgeht.
Doch für dein meditatives Spiel und Klangreisen sowie deine Selbstbehandlungen kannst du selbstverständlich mit dem Singel spielen. Priorität: zartes Spiel!

Reiben mit dem Singel

Singende Schalen sind ein begeisternder Effekt für Klangreisen. Manche Praktiker setzen ihn auch für Behandlungen ein.

Noch singender wird der Klang der Schalen (im Englischen heißen sie auch »Singing Bowls« – »Singende Schalen«) wenn du sie am Rand mit einem Singel reibst. Das funktioniert im Prinzip wie bei einem Weinglas, wenn du es mit angefeuchtetem Finger anreibst und es so zum Singen bringst.
Nimm deine Schale auf eine Hand. Nun spiele den Schalenrand mit dem Singel etwas kräftiger an und wechsle die Griffposition, sodass du den Singel mit der Faust greifst (kleines Foto oben).
In das Klingen der Schale hinein reibst du nun mit ein wenig oder viel Druck in langsamer, mittlerer oder schneller Geschwindigkeit den Rand der Schale. Da sich hier absolut jede Schale anders verhält und einzelne Schalen auch bisweilen so ihre Tageslaunen haben, kann ich hier nicht präziser werden. Du musst es vielfach probieren. Manche Schalen wollen direkt auf dem Rand gerieben werden, andere eher etwas unterhalb des Randes.
Schwingt die Schalenwand beim Reiben stark, dann kommt es vermutlich zu Nebengeräuschen, weil die Schwingungen deinen Singel hüpfen lassen. Du kannst das vermeiden, indem du den Singel stärker andrückst, langsamer reibst oder einen deutlich schwereren Singel benutzt.
Ich selbst setze den Reibeton nicht während der klassischen Klangmassage auf dem Körper ein, kenne aber Menschen, die dies mit Begeisterung tun. Ich empfinde die fehlende Richtung als nicht angenehm. Der immerzu erklingende Dauerton ist weniger interaktiv und beansprucht nur einen bestimmten Bereich deiner Hörzellen – dies dann aber ununterbrochen. Der Sington neigt dazu, das körpereigene Schwingungsfeld zu dominieren, anstatt mit ihm zu pulsieren. Hypersensitive oder Menschen mit psychischer Überlastung können auf geriebene Klangschalen deutlich ablehnend reagieren. Für einige Hunderttausend Gehörüberlastete kann der Dauerton ebenfalls eine Überforderung darstellen.
Angenehmer empfinde ich die geriebene Schale, wenn sie (zart) außerhalb des unmittelbaren Körperbereiches gespielt wird. Ein Abstand von, je nach Schale, einem bis drei Metern zum Partner und sie klingen wirklich fantastisch. Bei Klangreisen sind geriebene Schalen der Hit, weshalb ich dir die Technik hier ebenfalls vorgestellt habe.

Einhändig spielen

Ich lehre ein einhändiges Klangmassagespiel. Das heißt, ob nun eine oder später mehrere Schalen, es wird nie gleichzeitig mit beiden Händen gespielt, noch werden zwei Summel oder Singel gleichzeitig geführt, sondern immer nur mit einer Hand. Das hat eine Vielzahl von Gründen:

- Die zweite Hand muss für die Bewegung und zur Sicherung der Schale, des Klienten und des eigenen Körpers frei bleiben. Es gibt eine Million Situationen, in der eine helfende, stützende, führende, korrigierende oder spürende Hand frei sein muss.

- Beidhändiges Spiel fördert ganz von selbst ein Einschwingen in Rhythmen – das wird dir jeder Percussionlehrer bestätigen: Es entstehen ganz automatisch »Körperdynamiken« aus der Körperschwingung heraus. Diese neigen dazu (zumindest bei Laien), ein Eigenleben zu entwickeln.
- Hast du schon einmal einen japanischen Teezeremonienmeister mit zwei Teekannen gesehen? Oder einen Samurai, der gleichzeitig mit zwei Samuraischwertern seine Kunst ausübt? Zentrieren geht mit zwei Händen schlechter.
- Beim beidhändigen Spiel muss die Bewegung über beide Hirnhälften koordiniert werden. Kennt man den Unterschied als Behandelter nicht, stört es nicht, kennt man ihn, kann das Ergebnis enttäuschend sein.
- Das Chi unserer Spielbewegung wie auch das des Klienten neigt zum Kreisen innerhalb des Körperkreises des Behandlers, wenn zweiseitig gespielt wird.

Zweiseitiges Spielen kommt unserer ureigenen Bequemlichkeit entgegen. Wir müssen uns nicht so beim Wechsel der Summel und Singel konzentrieren. Ich habe es immer wieder erlebt, wie meine Schüler aus Bequemlichkeit einen eigentlich schlüssigen Weg wählten. Leider war das Ergebnis nie so vollendet wie der manchmal ungewohnte Weg. »Leider« sage ich, weil ich Faulheit eigentlich gut finde. Nur führt sie nicht zur Klangkunst. Siehst du einen einhändig spielenden Praktiker, der achtsam zwischen drei bis vier Spielhilfen wechselt, so hat er diesselbe Aura wie ein Chirurg, der hochkonzentriert eine Operation durchführt: Präsenz und Wachheit. Der schneidet vermutlich auch nie mit beiden Händen gleichzeitig.
Aber: Dies ist ein Inspirationsbuch. Probiere es aus und mache, was du für richtig hältst. Nur verwechsle nicht den leichten Weg mit dem richtigen.

Wie oft solltest du eine Klangschale anspielen?

Die Anspielhäufigkeit einer Klangschale in einer Klangentspannung oder einer Klangmassage sollte ruhig sein. Ruhig ist zwar keine Häufigkeit, aber eine Qualität. Nicht nur Einsteiger spielen gerne allzu häufig an – das liegt hauptsächlich daran, dass man als Behandler gerne etwas tun möchte.
Tun kann jeder.
Sein lassen schaffen nur Könner.

Der RaumZeitKlang-Rhythmus

Damit ein Klang sich zu unserer optimalen Freude entfalten kann, braucht er RaumZeit. Ein Klang breitet sich wie eine Welle im Raum aus. Damit sich die Qualität eines Klanges voll entfalten kann, muss er die Zeit haben, sich sowohl im Raum wie auch im Hör- und Fühlprozess auszubreiten. Ein zu schnell aufeinanderfolgendes Anspiel führt im Hör- und Fühlprozess nicht nach innen, sondern nach außen. Die Klangschwingung muss Reflektionen und Resonanzen im Raum bilden, unser Ohr erreichen, unser Herz und Hirn und von dort wieder unser Herz.
Der Charme der Klangschalen wirkt am magischsten, wenn wir sie nicht alle naselang andengeln, sondern wenn wir ihrem Sound Zeit lassen, sich im Raum und in uns auszubreiten. Wie machen wir das?
Wir spielen die Schale an und lassen sie ganz oder fast ausklingen, bevor wir sie erneut anspielen. Dieser denkbar simple Ablauf führt in der Regel dazu, dass der Spieler (die Hörerin sowieso) fast wie von selbst ruhig wird. Der Klang darf eine Wellenbewegung beschreiben: Anspiel – sich aufbauend – abklingend und leiser werdend – und in der Phase des Entschwindens erst entscheiden wir: Wollen wir dem Klang in die Stille hinein nachlauschen und nachspüren oder setzen wir jetzt das nächste Anspiel?
Viele Menschen neigen dazu, Klangscha-

Tun kann jeder. Sein lassen schaffen nur Könner.

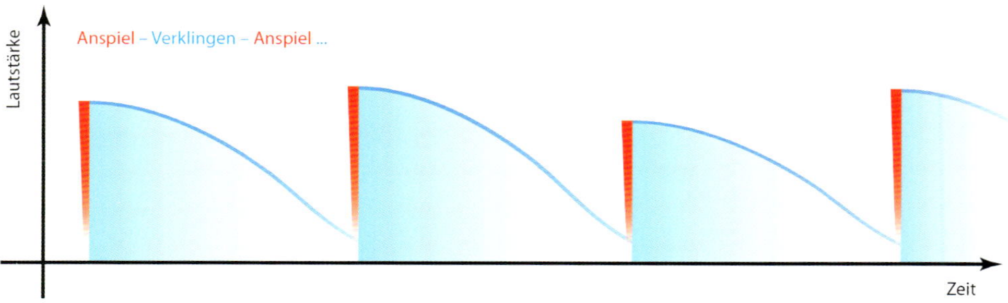

len beim Erstkontakt zu heftig und vor allen Dingen zu oft anzuspielen, damit es immerzu laut schwingt und doll vibriert. Das ist ganz normal, sind Laut und Viel doch die Leitbilder unserer Kultur und nicht Innenschau und Besonnenheit. Wenn wir eine so gestresste und geburnoutete Gesellschaft sind, liegt es an uns allen. Wir fangen gerade erst an, zu erkennen, wie Tempo, Wachstum und ständige Klangkulisse uns auf Dauer schaden.

Soll der Klang in der Tiefe unserer Seele resonieren und eine entspannende Wirkung entfalten, lohnt es sich, sich mit dem Anspiel zurückzuhalten und die Schale fast verklingen zu lassen, bevor der nächste Ton gesetzt wird. Durch diesen Rhythmus von Anspiel – Klangkraft – sanftes Verklingen hinein in die Stille und das Hinübergehen – Anspiel – Klangkraft – ... und so fort, entspannen wir unweigerlich.

Beim Ansingen bildet dein Mundraum einen Resonanzkörper für die Schalenschwingungen, ähnlich wie ein Gitarrenkorpus für die Gitarrensaiten.

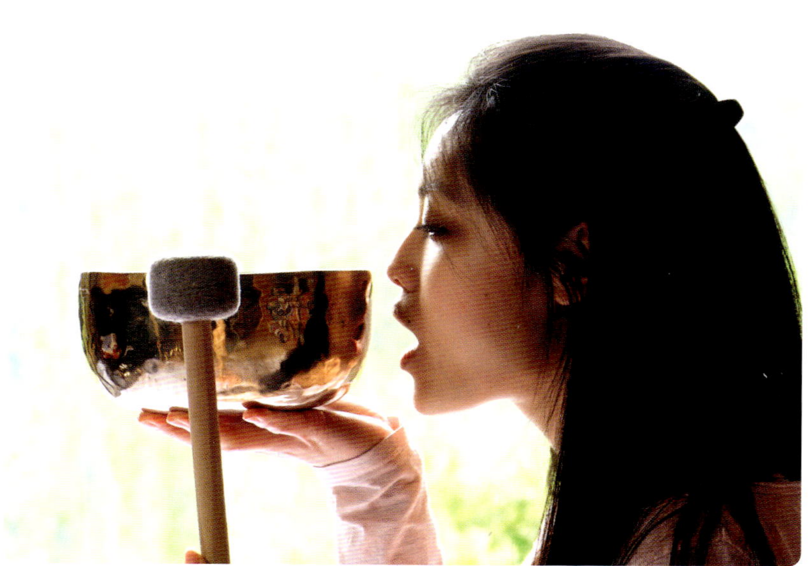

Anspiel in der Klangmassage

Das Anspiel in der Klangmassage variiert ein wenig. Dort achtest du darauf, dass immer ein Klang im Raum deutlich zu hören ist. Die Klangschale sollte also nie so weit verklingen, dass sie in den unhörbaren Bereich abtaucht. Doch keine Sorge: Es muss immer nur *ein* Klang im Raum zu hören sein und nicht der Klang aller Schalen.

Ansingen oder Klang trinken

Spiele eine Klangschale ein bisschen kräftiger an. Dann führe sie rasch an deinen leicht geöffneten Mund. Lippen, Zunge und Mundraum sollten in etwa so stehen, als wenn du das Wort »Wo« langgezogen singen würdest. Allerdings mit ganz weit nach unten gezogenem Kinn.

Wenn du nun nur ein bis drei Zentimeter vor der Schale den offenen Mund mit einer Mimik bewegst, als würdest du vom »Wo« zum »Wo-auwauwauwau« gehen, dann gelingt es mit einiger Übung, ganz abgefahrene Obertöne mit deinem Mundraum zu erzeugen.

Die Stimme wird nicht eingesetzt! Nur die Mundbewegung.

Ebenso probiere es mit ganz breitem »Liebe«, dabei die Zungenspitze zwischen die Zähne vorschieben und dann Lililillili direkt an der Schalenwand – und ein feines Obertontrillern zeigt sich manchmal.

Es braucht ein wenig Übung und Probieren!

Klangschalen an unebenen Stellen

Verzwickte Spielsituationen

Während einer Klangmassage kommt es regelmäßig vor, dass du eine Schale an unebenen Körperstellen spielen möchtest, an denen sie nicht gut stehen oder schwingen kann. Zum Beispiel auf der abfallenden Schulter, seitlich am Gesäß oder Oberkörper oder auf den Beinen.
Es gibt einfache Möglichkeiten, wie du deine Klangschale auch in schrägen oder kippeligen Positionen auf dem Körper spielen kannst. Du kannst diese Technik auf einem harten Kissen oder einem aufgerollten Teppich üben (FOTO unten rechts).
Die Schale muss gegen ein Abrutschen oder Abkippen gesichert und/oder stabilisiert werden. Dazu legst du deine Finger genau da an den Schalenboden, wo er beginnt, von seiner Auflagefläche auf dem Körper aufzusteigen – diese Stelle kennst du bereits vom lauschenden Finger.

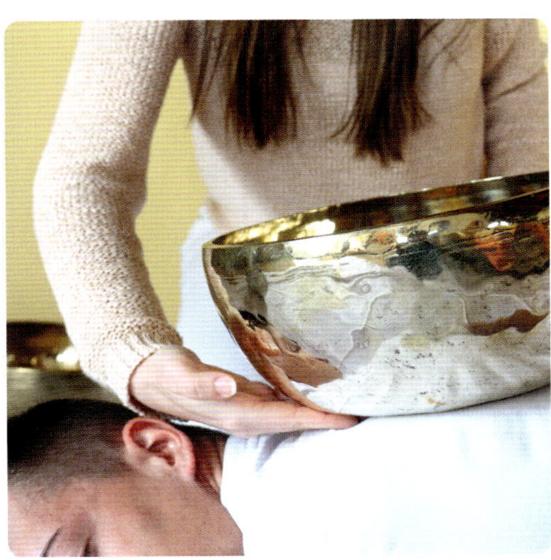

Deine Hand muss dabei aus der Richtung kommen, in die die Schale rutschen würde. Deine Fingerspitzen wirken nun als Halt oder Bremse.
Diese Technik ist allerdings nur bei etwas größeren Schalen tauglich. Kleine und kleinste Schalen verlieren Schwingung, wenn du sie an dieser Stelle berührst.

Wichtig:
- Die Finger nicht unter die Schale, also zwischen Schale und Partner schieben. Das fühlt sich nicht schön an.
- Die aufsteigende Schalenrundung nicht zu hoch anfassen, sonst bremst du die Schwingung ab (Fotos rechts).

Die »Halber-Schalenboden-Technik«

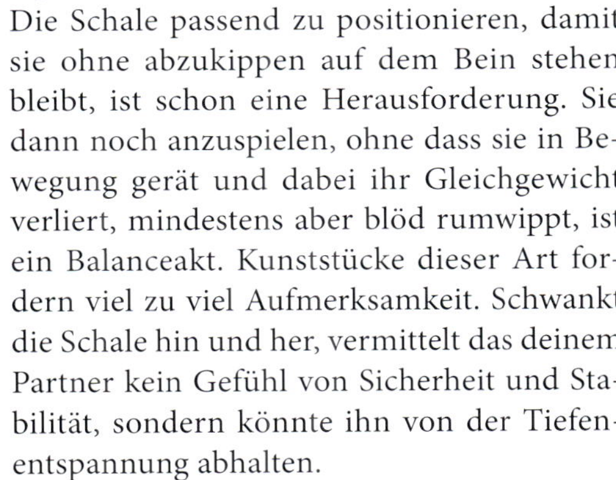

Eine der Stellen, auf denen Klangschalen fast immer Unterstützung benötigen, sind unsere Beine.
Einsteiger versuchen fast immer, eine Schale mittig auf einem einzelnen Bein zu positionieren, wenn sie nicht groß genug ist, um auf beiden Beinen Platz zu finden. Außer in den seltenen Fällen, wo wir es mit einem perfekten Schale-Oberschenkel-Größenverhältnis zu tun haben, wird das eine kippelige Angelegenheit.
Die Schale passend zu positionieren, damit sie ohne abzukippen auf dem Bein stehen bleibt, ist schon eine Herausforderung. Sie dann noch anzuspielen, ohne dass sie in Bewegung gerät und dabei ihr Gleichgewicht verliert, mindestens aber blöd rumwippt, ist ein Balanceakt. Kunststücke dieser Art fordern viel zu viel Aufmerksamkeit. Schwankt die Schale hin und her, vermittelt das deinem Partner kein Gefühl von Sicherheit und Stabilität, sondern könnte ihn von der Tiefenentspannung abhalten.
Ich mache mir diesen Stress jedenfalls nicht.

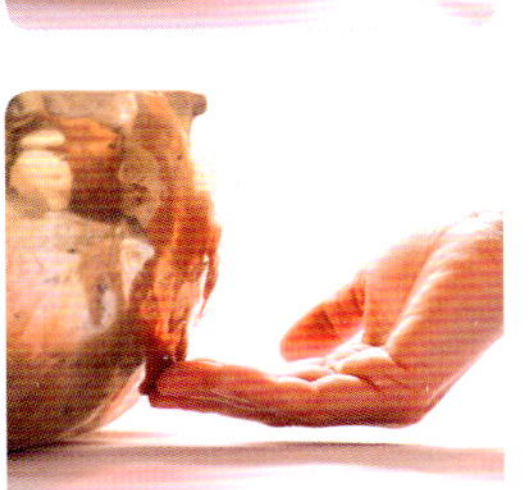

Beispiele für falsche Fingerpositionen. Die richtige Position siehst du auf dem Foto Seite 74 oder unten auf dem Bild mit der gerollten Yogamatte.

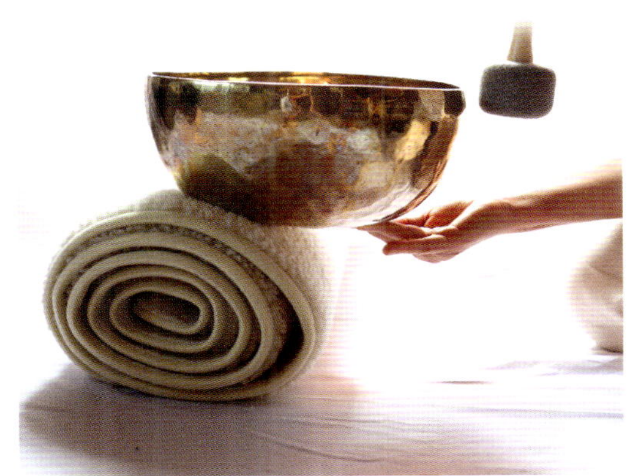

Die Schale wird auf die Hand gezogen. Nur noch ein Viertel oder die Hälfte der Schale steht auf der Übungsrolle.

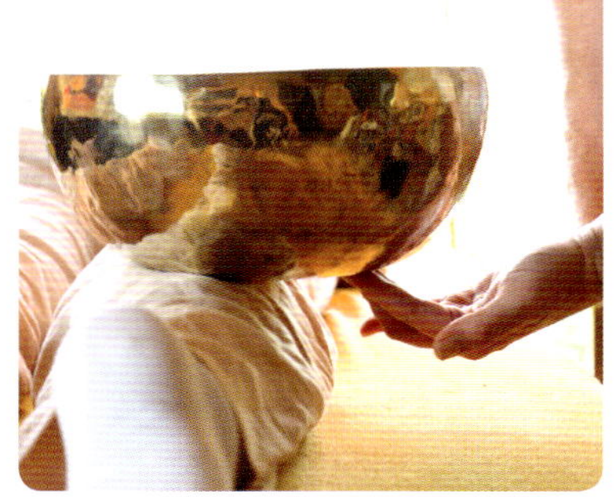

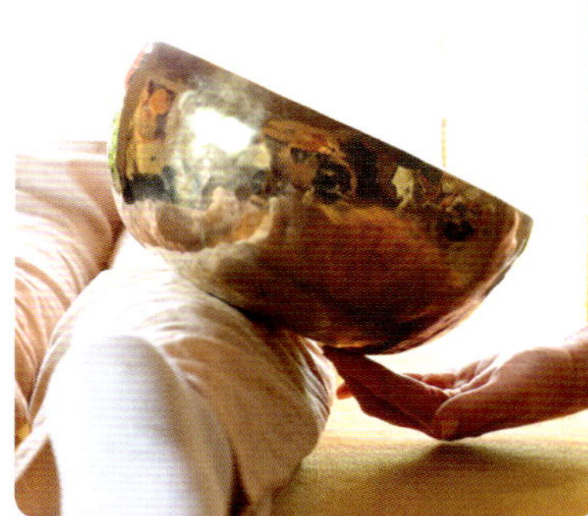

Abkippen der Schale in der Halber-Schalenboden-Technik

Stattdessen nutze ich die »Viertel-bis-Halber-Schalenboden-Technik«: Die Schale wird einfach so weit auf die unterstützende Hand gezogen, bis ein Teil der Schale auf dem Bein und der andere Teil auf der Hand steht. Nun ist zwar die Übertragungsfläche reduziert, dafür steht die Schale sicher und kann von dir souverän gehalten und geführt werden. Zudem bietet diese Halteposition die Optionen:

- die Schale abzukippen, sodass das Bein auch seitlich beschwungen wird;
- die Schale drehend zu bewegen (wie, das zeige ich im Kapitel »Klangschalen in Bewegung«)

Wie sich die Halber-Schalenboden-Technik anfühlt, kannst du auf den eigenen Beinen ausprobieren. Nicht ganz so toll wie mittig gespielt, aber allemal besser als Jonglieren.

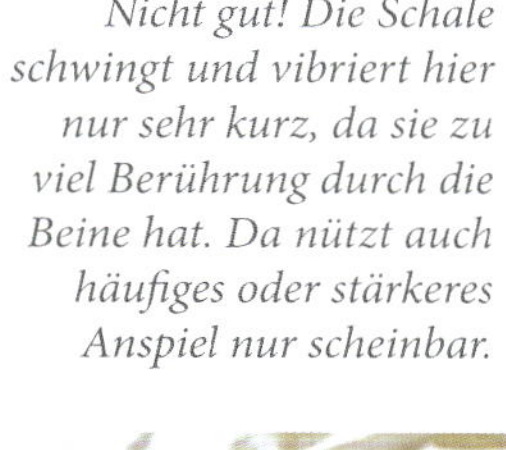

Nicht gut! Die Schale schwingt und vibriert hier nur sehr kurz, da sie zu viel Berührung durch die Beine hat. Da nützt auch häufiges oder stärkeres Anspiel nur scheinbar.

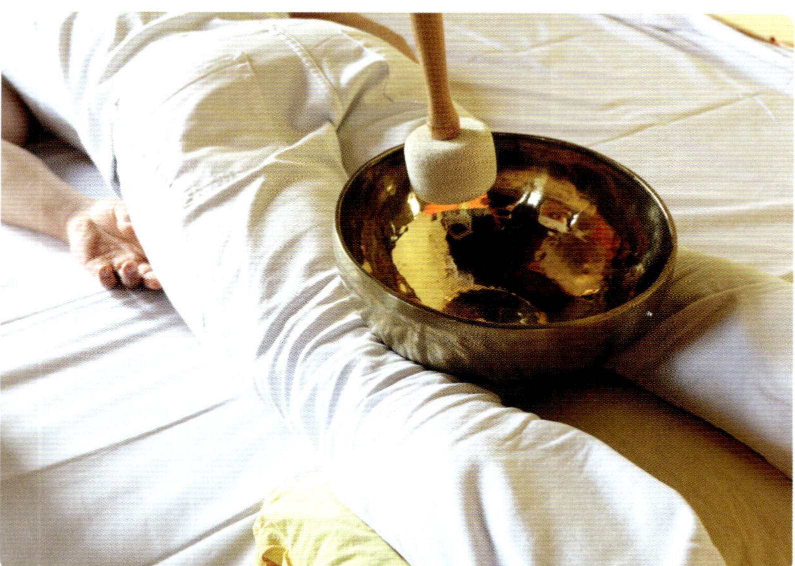

Die Todestäler der tollen Klänge

Gott hat, als er den Menschen erschuf, wohl noch nicht über Klangschalenklangmassage nachgedacht. Sonst hätte er uns alle wie magere Supermodels oder Bodybuilder erschaffen. Auf beiden gibt es entweder keine Erhöhungen und Täler oder genug Abstellflächen. Auf uns normalen Menschen sinken Schalen allzu gerne ein, haben am unteren Rand Kontakt zum unteren Rücken und Po, zu den Schenkeln oder dem weichen Bauch. Sie klingen dort nur unter besonderer Betreuung oder gar nicht gerne optimal.
Zwei »Todestäler der tollen Klänge« gibt es bei fast jedem Partner – gerade auch bei Sportlern und Models. Das erste befindet sich zwischen den Beinen.

Todestal zwischen den Schenkeln

Der geneigte Einsteiger und der faule Fortgeschrittene platzieren ihre Schale schön mittig auf den Beinen, spielen sie an und bemerken zumeist: »*Tsstss – klingt nicht so dolle ...*« Als Leser dieses Buches weißt du sofort: »*Kann gar nicht klingen, die Schale rutscht zwischen die Beine und wird dann an ihren Rändern abgestoppt*« (siehe Foto links unten).
Ich konnte Fantastisches beobachten: Obwohl Behandler wissen, dass die Schalen da nicht gut klingen – und sogar wenn man ihnen schon Techniken gezeigt hat, wie sie schön klingend auf den Beinen angespielt werden können – sie spielen sie trotzdem dort an. Da die Schalen dort nicht nur schlecht, sondern meist auch viel kürzer schwingen, kompensieren sie, indem sie kräftig draufhauen und häufiger anspielen. Warum nur tun wir das?

- Weil wir bequem sind,
- weil die mittige Position stimmig aussieht und, das ist wichtig:
- weil es sich trotzdem irgendwie halbwegs gut anfühlt.

Ein teuflisches Gemisch für die Entwicklung wahrer Klangkunst. Eine mittig positionierte Schale fühlt sich auf dem Körper gut an – auch wenn ihr Klang das Ohr und die Seele

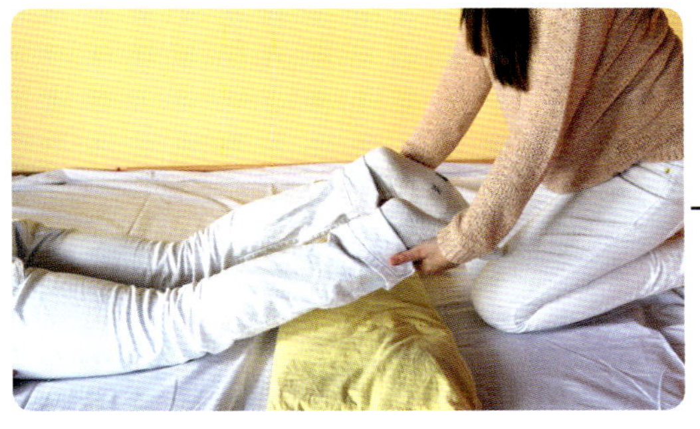

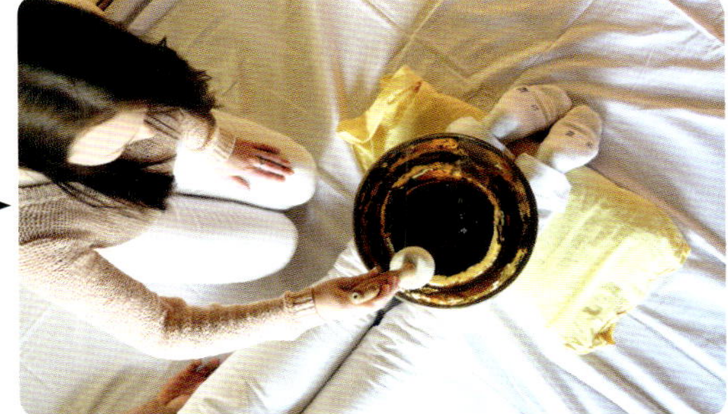

Bilder oben
Beine lockern und zusammenführen und so kannst du eine größere Schale mindestens auf Waden und im Achillesbereich gut platzieren. Funktioniert jedoch längst nicht bei allen Menschen.

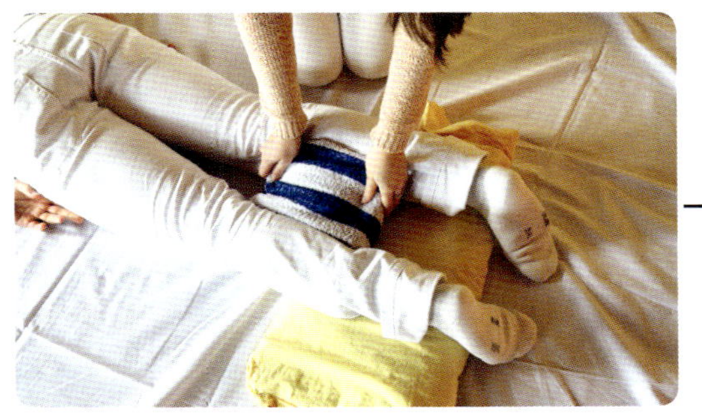

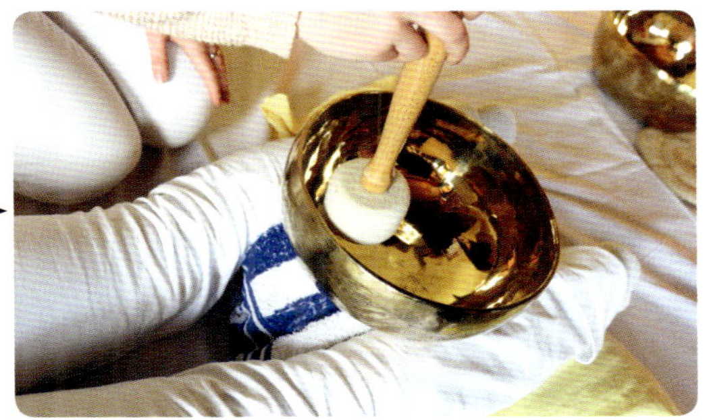

Bilder unten:
Ein Handtuch fest wickeln und zwischen die Beine legen. Es hält die Klangschale in einer gewünschten mittigen Position.

aufs Heftigste beleidigt. Versuchen wir dennoch, eleganter zu spielen, bieten sich folgende Tricks an:

- Du benötigst eine oder mehrere große Schalen. Ab ungefähr 2500, 3000 Gramm und höher werden Klangschalen so breit, dass sie mit etwas Glück auf zwei eng beieinanderliegenden Beinen liegen können und beide Beine, ohne wesentlich an Klangqualität einzubüßen, sauber beschwingen können.
- Du kannst die Fußgelenke deines Partners umfassen (Foto ganz oben), sanft anheben und durch weiches Schütteln lockern, um sie dann näher aneinanderzulegen. Einige Menschenkörper machen das mit, andere bringst du eher ins Krankenhaus als dazu, die Beine parallel zu legen.
- Optimal sind Schalen ab fünf Kilo. Kostenpunkt, je nach Qualität, zur Zeit 500 bis 1000 Euro ... Und: Wer hat so viel Kohle für eine Schale, die den meisten dann auf dem Körper zu schwer ist?

Das heißt, es gibt nur eine eingeschränkte Schalenauswahl und eine eingeschränkte Personenzahl, auf der wir Vibration und Klang auf beiden Beinen gleichzeitig virtuos inszenieren können. Eine feine Alternative: Die Beine einzeln behandeln. Oder aber:
Du kannst mit einem oder mehreren Handtüchern arbeiten, die du ganz fest rollst und zwischen die Beine legst, sodass eine Schale nicht in den Zwischenraum einsinkt. So kannst du sogar kleinere Schalen mittig positionieren. Die Beine werden so nicht optimal vom Klangschalenboden berührt, dennoch hat die mittige Platzierung schon ihren Reiz. Macht eine mittige Positionierung keinen Sinn, zum Beispiel, wenn du gar keine große Schale hast, dann ist das kein Drama – nur mehr Arbeitsaufwand, da du die Beine einzeln behandeln musst.
Beachte: Du musst nicht bei jeder Behandlung die Beine einbinden. Tatsächlich binde ich die Beine oftmals aus gutem Grund gar nicht ein. Stelle ich nämlich eine Schale direkt unter die Füße (was ich oft mache) und auf den Körper, so werden die Beine gut in die Klangenergetik integriert und fühlen sich meist nicht beleidigt, wenn man sie nicht extra mit Schalen belegt.

Am Hange des Po

Ein weiteres Todestal ist eigentlich kein Tal, sondern ein aufsteigender Hügel. Gemeint ist

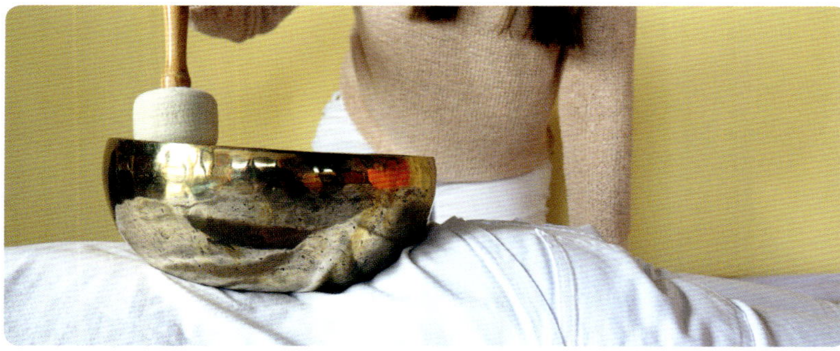

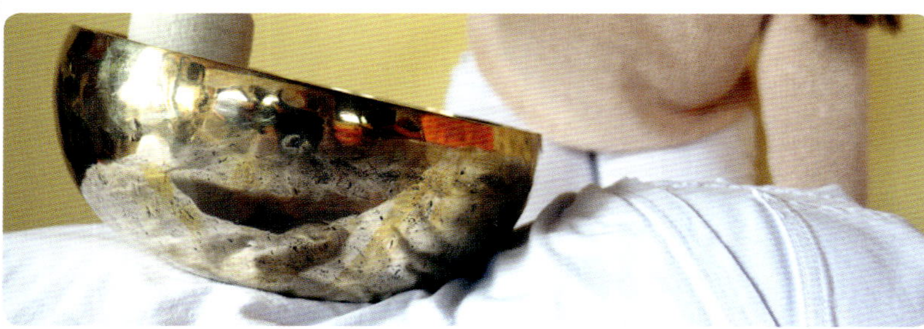

Keine guten Positionen, da die Schalenwand Berührung zum aufsteigenden Gesäß hat.

der untere Rücken in Richtung des ansteigenden Gesäßes. Hast du es hier nicht mit einem total flachen Hintern zu tun, ist die Chance, dass die aufsteigende Schalenwandung Körperberührung hat und daher nicht sauber schwingt, groß. Mehrere Inspirationen, um diesen Bereich zu versorgen:

- Die Schale ein wenig zum oberen Rücken hin verschieben, so kommt sie frei.
- Die Schale auf das ansteigende Gesäß verschieben, bis ihre Seiten freikommen.
- Ein gefaltetes Klangschalenkisschen oder ein dünnes Deckchen überbrücken das Tal (1). Keine Sorge, die Schale schwingt durch so ein Stück Stoff hindurch.
- Will man unbedingt genau diese Stelle ausgiebig bespielen, kann der Partner auch eine Decke unter seinen Becken-Bauch-Bereich legen, sodass sein Rücken etwas gewölbter liegt und genau diese Stelle etwas exponiert – solange es bequem ist (2).

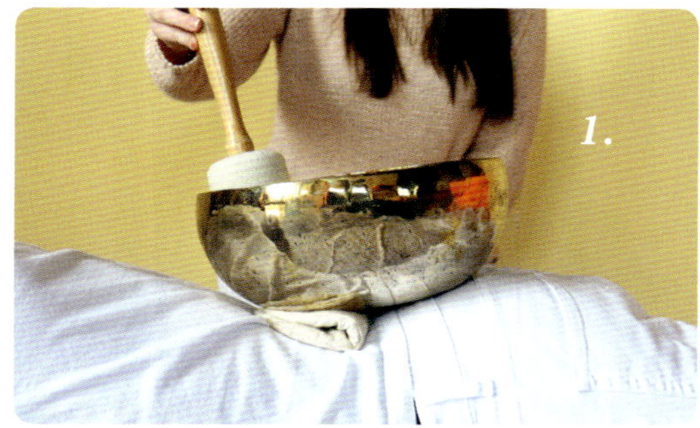

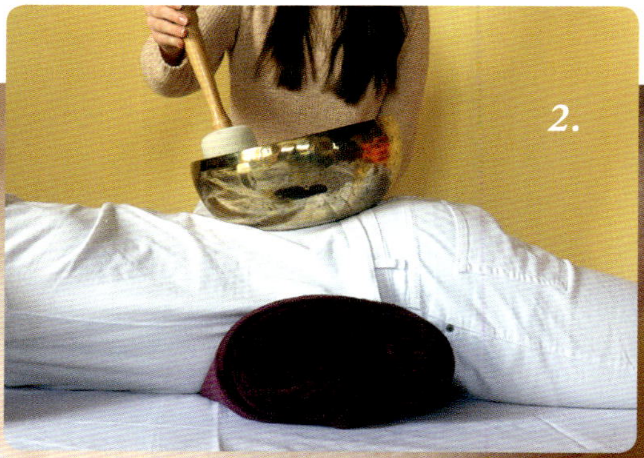

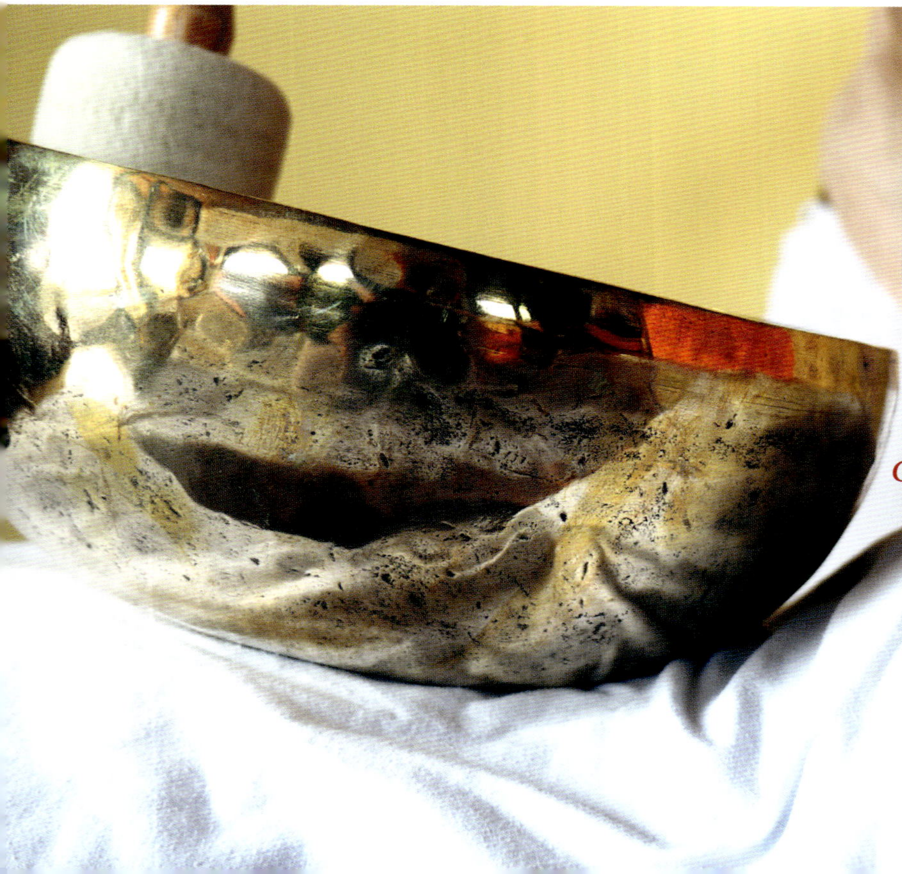

2.

Gut!

Zwischen Schalenwand und aufsteigendem Gesäß muss ein winziger Spalt sein, sonst funktioniert es nicht befriedigend.

Klangschalen in Bewegung

Vom Standard zur Kür

Klangschalen müssen, um ihre Hauptwirkung zu entfalten, nur gespielt werden: auf oder neben dem Partner. Simpler geht es nicht. Spielen wir sie sogar nach den später vorgestellten RASSEL-Prinzipien, verwöhnen sie unsere Ohren und Seelen mit der klanglichen Poesie vollendeter Glückserregung. Darüber hinaus verhelfen sie uns Spielern in unsere Mitte zu kommen.
Doppelte Glückserregung sozusagen.
Spielen wir unsere Schalen nun, so kommt es in fast jeder Behandlung vor, dass wir eine Schale auch einmal in ihrer Position verändern wollen. Wir haben sie auf dem mittleren Rücken abgesetzt und nach einer Weile rät dir dein Gefühl: Die will noch ein wenig in Richtung Herz, nach oben, nach unten oder gar auf die Beine oder wieder ganz runter vom Körper.
Nun kann man einfach warten, bis die Schale verklungen ist. Dazu gibt es eine lehrreiche Lauschübung.

Ist der Klang schon weg?

Die Schalen stehen vor dir im Halbrund auf dem Boden. Du spielst alle nacheinander an und lässt sie verklingen. Genau zu dem Zeitpunkt, wo die erste Schale »ausgeht«, also nicht mehr zu hören ist, greifst du sie am Schalenrand.
Es könnte gut sein, dass du dann erstaunt feststellst, dass dein Handgriff eine Klangveränderung mit sich bringt – denn wenn mehrere Schalen klingen, bekommst du nicht immer genau mit, welche gerade noch klingt, welche noch herrlich schwingt und welche schon den hörbaren Bereich verlassen hat. Sogar mit einer einzelnen Schale kann dir das passieren: Du denkst *»Sie ist aus, die kann ich anfassen«*, und Wupp! hörst du, wie deine Hand echte Stille erzeugt – denn vor deinem Zugriff hat die Schale doch noch geschwungen.

Eine Schale, die mit der Hand gestoppt wird, kann unseren Partner komplett aus der Tiefenentspannung holen, die Behandlung also erheblich stören. Dass das Abstoppen des Sounds eine Klangschale auf Dauer zerstört, gehört zu den herrlichen Mythen, die sich so erfolgreich ausbreiten und doch nur eines erzählen: Wir Menschen finden Katastrophen so faszinierend, dass wir jeden Blödsinn glauben.

Schalen klingend zu bewegen ist nicht nur eine Frage der Musikalität, sondern auch der Psychologie und der Energetik. Es hört sich besser an, es fühlt sich besser an, es wirkt besser.

Es macht die Magie der Klangschalen mit aus, wenn ihr Klang unendlich fein und manchmal ewiglich in den Bereich des Unhörbaren hinüberwechselt. Was passiert hier? Ein emotional berührender Klang wird so organisch und fließend leiser, dass unser Ohr bei seinem Verklingen nicht klar sagen kann, ob da noch was schwingt oder nicht. Gleichzeitig mit dem Verklingen der Schale verschiebt sich die sinnliche Wahrnehmung wie auch die neuronale Tätigkeit des Hörers. Was wir da als beinahe metaphysische Inspiration wahrnehmen, ist die Erfahrung komplexer sensorischer, emotionaler und neurobiologischer Prozesse. Wir dürfen unserem vollkommenen Organismus dabei zuschauen, wie er reagiert. In der Regel ohne wirklich zu begreifen, was genau da um, mit und in uns geschieht.

Da wirkt nichts unfeiner, als wenn wir diese Magie beim Bewegen der Schale unterbrechen. Wer also Klangpoesie spielen willen, darf hier lernen, wie er die Schale hin und her bewegt sowie aufstellt und abnimmt, *während sie noch klingt*. Damit alles im Fluss, damit alles Faszination bleibt.

Abnehmen mit Klang

Leider nimmst du von der Beschäftigung mit Klangschalen nicht beim Körpergewicht ab. Schön wär´s. In diesem Kapitel geht es um das Abnehmen einer noch klingenden Klangschale. Doch nicht nur das Abnehmen

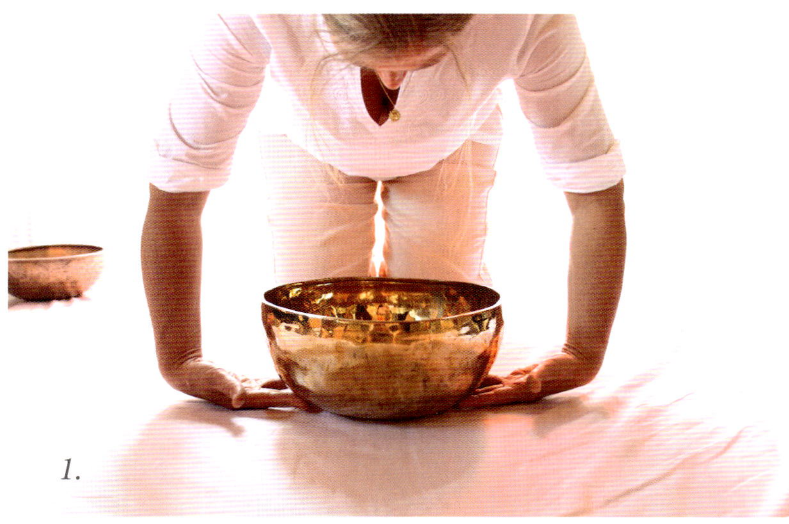

Die Schale muss mit offenen Armen aufgehoben werden. Wie ein Schaufelbagger. Wenn deine Hände von oben kommen (2), dann drücken sie die Schwingung der Schale weg.

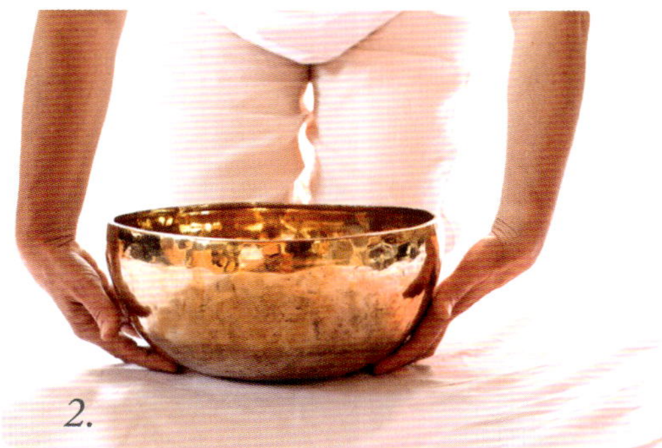

einer Schale, die du für verklungen hieltest, auch das platte Absetzen einer Schale auf dem Körper erscheint einem, wenn man es ein-, zweimal anders genießen durfte, eher rüde und so setzen wir die Schalen auch klingend auf dem Körper auf.

Zwar erfordert das klingende Bewegen der Schale einige Übung, es ist aber im Vergleich zu Geigespielen, Fahrradfahren und Butterbrotschmieren eher eine einfachere Technik. Du musst sie nur konsequent immer mal wieder üben und Freude an ihr haben. Dann klappt sie nach einer Weile ganz flüssig.

Die erste Übung dieser Technik solltest du mit einer größeren Schale von 1500 bis 2000 Gramm machen. Erst wenn du es mit dieser Größe beherrschst, würde ich es mit kleineren Schalen probieren. Denn mit denen geht es schwerer. Bei Schalen unterhalb von 500 Gramm ist es meistens nicht mehr möglich, die Schale anzufassen, ohne dass sie durch die Berührung zu deutlich an Schwingung und Klang verliert. Die Übungen zur bewegten Schale also bitte mit einer größeren Schale beginnen (Liebes- oder Verwöhnschale, auch Loslassenschale ist gut), sonst gelingt es dir nicht.

Der Das-Herz-Weiten-Griff

Du übst erst ohne Partner auf einem Teppichboden und später auf den eigenen Beinen. Und das geht so:

- Die Schale steht vor dir auf dem Boden. Anspielen. Direkt nach dem Anspiel deinen Summel zur Seite legen.
- Führe beide Hände mit ausgestreckten Fingern von links und rechts an die Stelle heran, wo du auch den lauschenden Finger ansetzt. Dabei sollten die Fingerrücken (Fingernagelseite) nur ganz sanft den Teppich streifen.
- Damit du die Schale richtig zu fassen

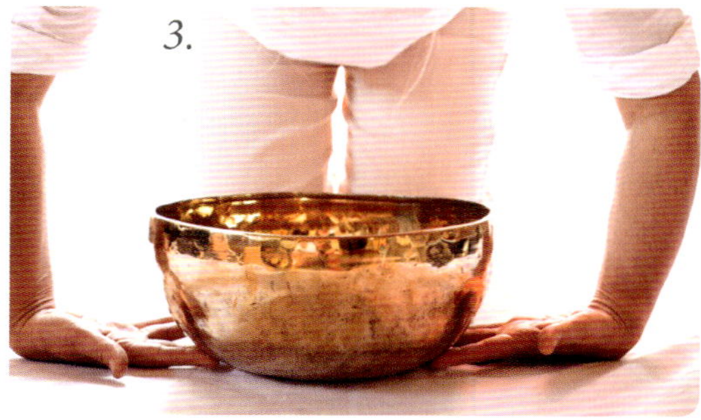

  bekommst, darfst du in eine Das-Herz-Weiten-Position gehen, wie auf Foto 1 & 3 zu sehen ist. Kommst du mit den Händen von oben (Bild 2), dann wirst du mit hoher Wahrscheinlichkeit die Schalenwand berühren und den Klang ersticken.
- Berührst du die Schale an der Stelle wie auf dem Foto 3 gezeigt, dann kannst du sie auf deinen Fingerspitzen hochheben – und sie klingt noch.
- Wichtig: sanft und langsam hochheben und nicht etwa hochrupfen – das würde (wenn die Schalen zum Feldeinsatz kommen) dein Partner als Klangklau empfinden (4).

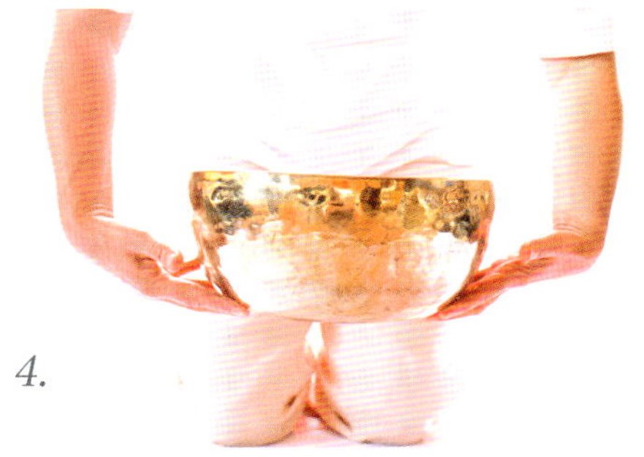

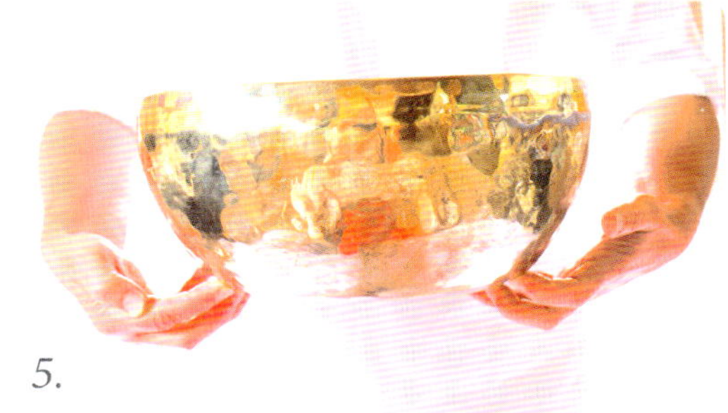

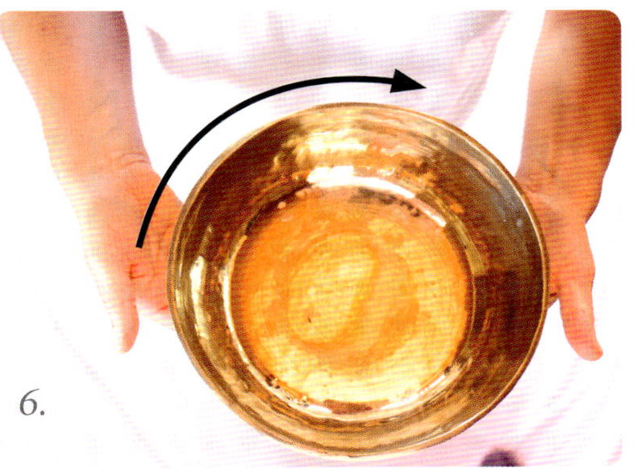

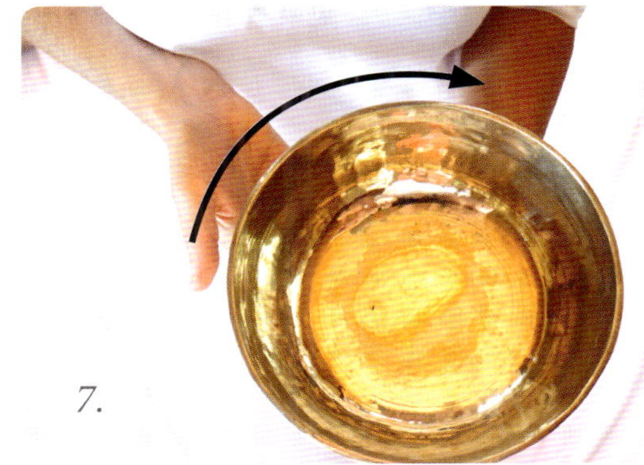

Der Bewegungsablauf ist ungewohnt. Dadurch kann der Eindruck entstehen, die Schale klingend zu bewegen sei schwer. Ist es aber nicht – du musst nur üben.

- Nun beugst du die Finger, hebst die Schale so etwas an (5) und
- drehst mit der einen Hand die Schale auf den Fingerspitzen in Richtung Handfläche der anderen Hand (6, 7, 8) .
- Hier lässt du sie auf die Hand sinken, greifst den Summel und spielst die noch ein wenig schwingende Schale erneut sanft an.

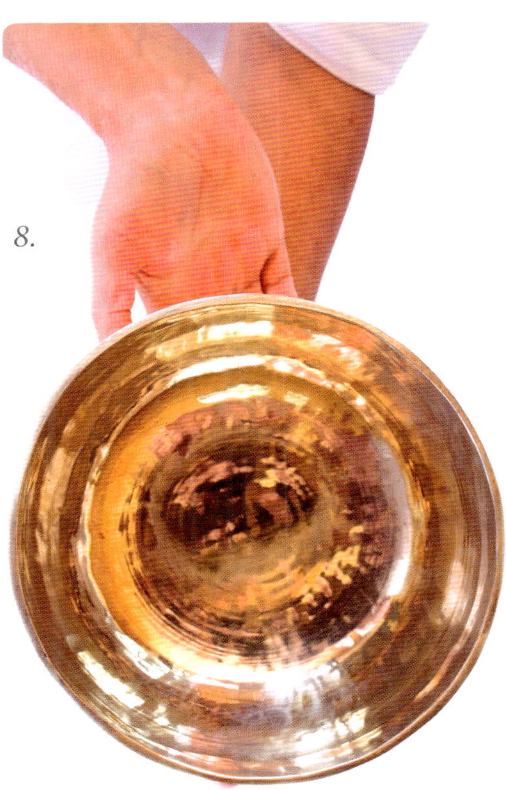

So hebst du also die Schale ab, ohne dass sie verklingt. Erwarte nicht, dass dir diese kleine Kunstnummer gleich beim ersten Mal gelingt. Die Bewegung ist ungewohnt, ein wenig kippelig und bis du den richtigen Griff und den richtigen Schwung drauf hast, bedarf es einiger Versuche. Und vergiss nicht: Gelerntes ins neuronale Netzwerk unseres Lebens integrieren tun wir im Nichtstun. Auch nach Klang*übungen* lohnt es sich, fünf Minuten zu dösen!

Dösen macht leistungsfähig.

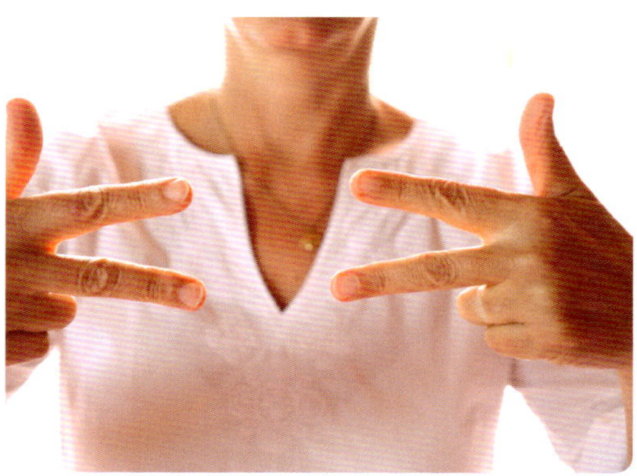

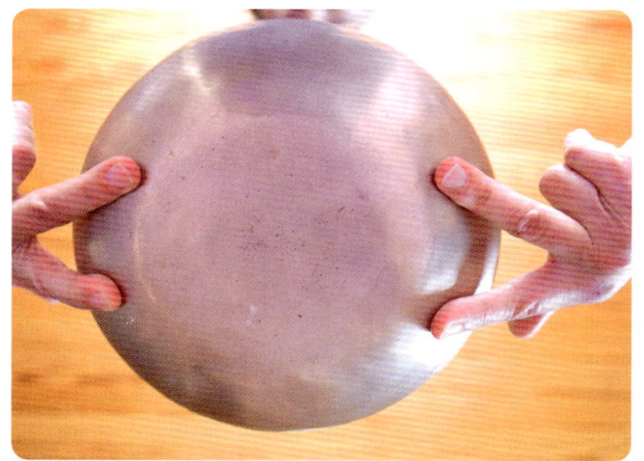

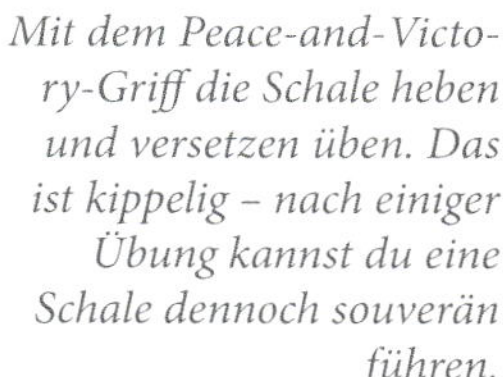

Mit dem Peace-and-Victory-Griff die Schale heben und versetzen üben. Das ist kippelig – nach einiger Übung kannst du eine Schale dennoch souverän führen.

Der Peace-and-Victory-Griff

Dieser Griff sieht nun wirklich wie eine Jongliernummer aus, funktioniert jedoch gut – mit Übung, selbstredend.
Hier führst du Zeige- und Mittelfinger, weit zum Peace- oder Victory-Zeichen gespreizt, an die Schalenwandung heran und hebst dann die Schale – auf vier Fingerspitzen balancierend – hoch.
Beim Eindrehen der Schale auf die (bei mir) linke Hand, greifen Ring- und Mittelfinger unterstützend nach.
Mit diesen Tricks brauchst du dir die Frage, ob die Schale noch klingt, wenn du sie vom Partner nehmen willst, nicht stellen: Sie soll noch klingen! Unbedingt!

Absetzen (Aufsetzen) mit Klang

Das Aufheben oder Aufnehmen der klingenden Schale ist leichter zu üben als das Absetzen einer klingenden Schale. Bei einer stehenden Schale findest die Stellen, wo die Schale berührt werden darf, leichter als bei einer Schale, die du auf der Hand führst. Möchtest du eine Schale klingend von der Hand auf den Körper absetzen, dann fällt es den meisten Neulingen etwas schwerer, die richtige Übergangsstelle vom Schalenboden zur Schalenwandung zu erwischen. Greifst du zu hoch, drückst du die Schwingung weg. Greifst du zu tief, dann geraten deine Finger zwischen den Schalenboden und den Partner. Ziehst du sie dort raus, dann ploppt die Schale meist nieder und dein Partner spürt zudem die Streichbewegung deiner Finger. Beides ist nicht so optimal.
Das Aufnehmen der Schale verschafft dir also ein Gefühl dafür, wo du die Schale noch ohne wesentliche Klangeinbuße berühren kannst. Übe das Abnehmen beziehungsweise Hochheben also zuerst.

Doch nun zum Absetzen. Der Vorgang ist genau anders herum:

- Du spielst die Schale auf deiner Hand an und legst den Summel rasch zur Seite.
- Die nun freie Hand fasst den Schalenrand, wie auf dem (Foto 1) zu sehen, nämlich auf Höhe des Handgelenkes der Hand, auf der die Schale steht.
- Zwei Bewegungen finden nun nahezu gleichzeitig statt: Die Finger der schalenhaltenden Hand bilden eine Mulde. Dadurch schwebt die Schale automatisch auf den Finger der Haltehand und der Führungshand (2).
- Nun kannst du die Schale mit einer öffnenden Bewegung von der Haltehand in die Schwebe bewegen. Der Schalenboden schwingt nun frei (4 bis 5).
- Diesen freien Boden kannst du mit der noch gut klingenden Schale sachte auf deinem Partner absetzen.
- Summel aufnehmen und erneut anspielen, bevor die Schale verklungen ist.

Die klingende Bewegung der Schale

Wenn du fleißig übst, wirst du schon bald eine Schale klingend auf deinen Partner setzen und sie auch klingend wieder abheben können. Gelingt dir dies erst einmal fließend,

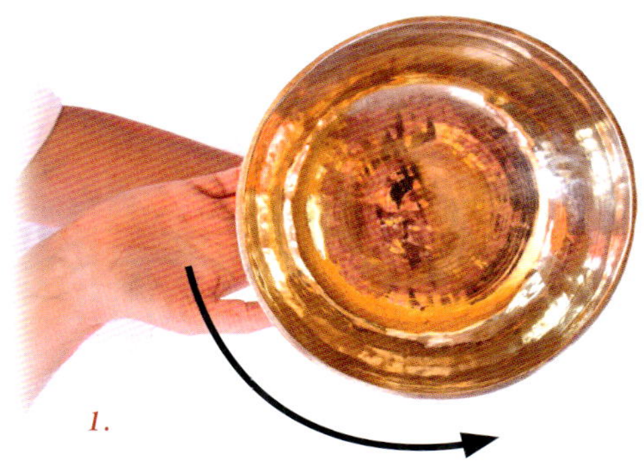
1.

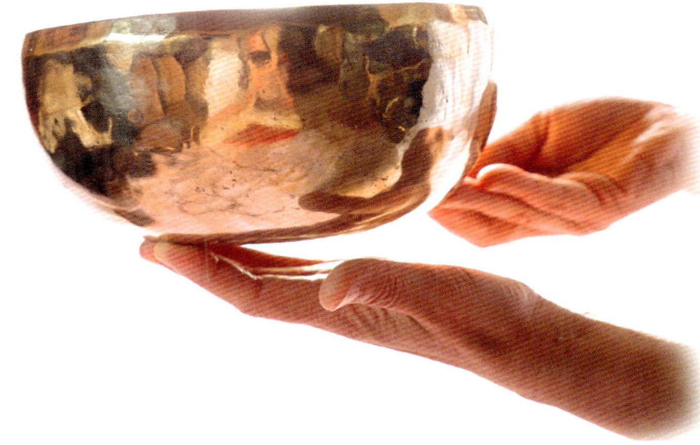
2.

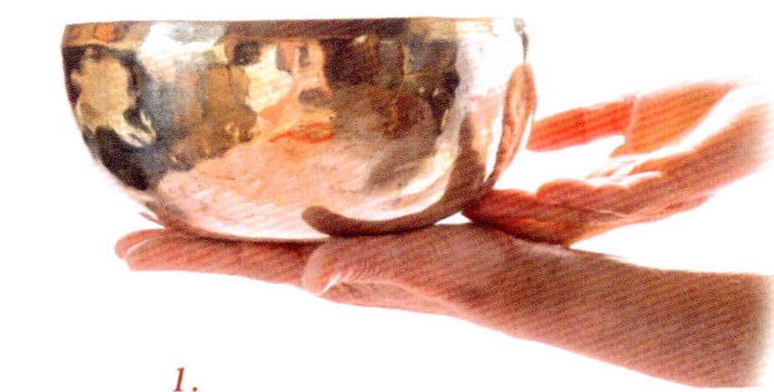
1.

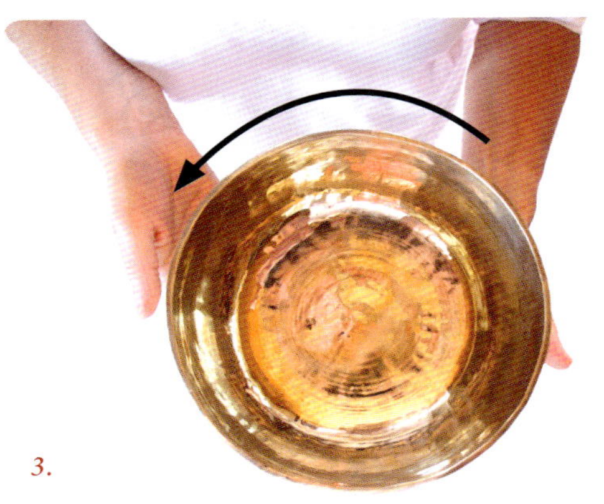
3.

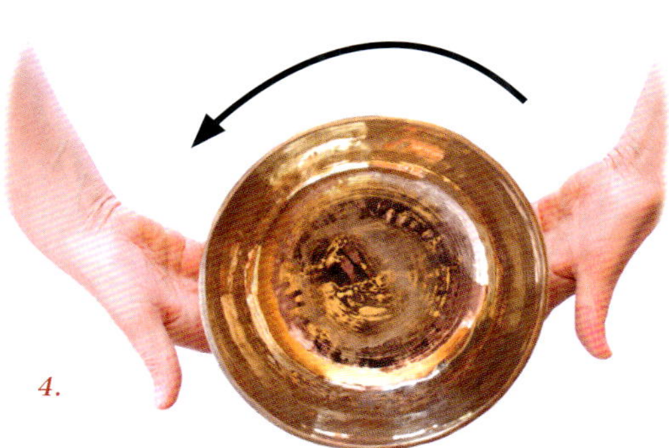
4.

beginnst du, Musik auf und mit deinem Partner und der Klangschale zu spielen. Schritt für Schritt wird es unendlich viel mehr als eine Klangschalenbodenvibrationsübertragungsmassage.

Nun steht die Schale an einem Punkt auf dem Körper. Du spielst und bekommst einen intuitiven Impuls (den du bald schon sehr gewohnt sein wirst): *»Hm, steht gut – aber nicht optimal! Ich würde sie gerne um fünf Zentimenter versetzen ...«*

Es wird dir bald leicht gelingen: Anspielen ... klingend abheben ... klingend versetzen.

An schrägen Körperstellen wie dem Weg von den Beinen hoch zum Gesäß ist das Abheben und Klingend-Versetzen eine ehrbare Vorgehensweise. Auf flachem Gelände, zum Beispiel dem Rücken, geht es raffinierter. Übe es auf einem stabilen Kissen oder einfach auf dem Teppichboden.

- Wieder führst du die Finger einer Hand wie beim Auf- und Abnehmen der Schale an die Stelle ihres Übergangs vom Schalenboden in die Schalenwandung.
- In der einfacheren Variante nutzt du einen physikalischen Vorteil: Deine Finger sind immer minimal feucht oder klebrig, sodass sie an Metall ein ganz wenig haften bleiben. Berührst du die Schale am Rand und ziehst oder schiebst die Hand nun mit einer drehenden Bewegung, so folgt die Schale dieser Bewegung. Gibst du ihr

Das Abnehmen der klingenden Schale von der Hand ist ein wenig schwieriger, weil man dazu neigt, die Schale zu hoch oder zu tief an der Seitenwand zu fassen.
Fasst du die Schale zu hoch, klingt sie nicht lange genug.
Fasst du sie zu tief, geraten deine Finger beim Absetzen zwischen Schale und Partner. Siehe auch die kleinen Fotos auf Seite 79.

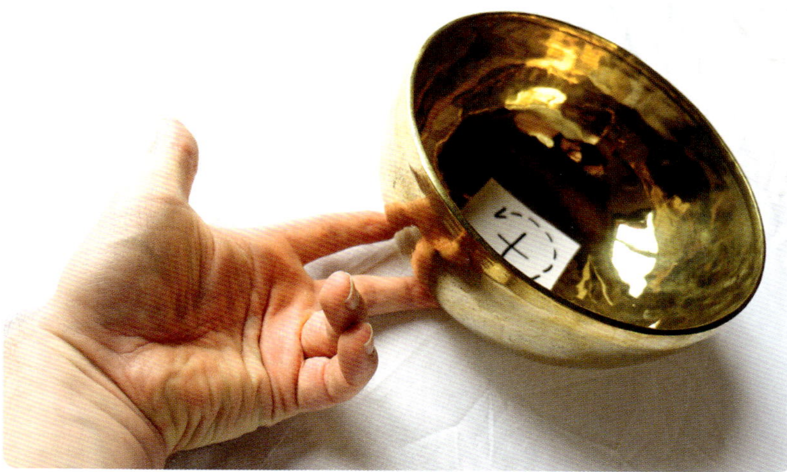

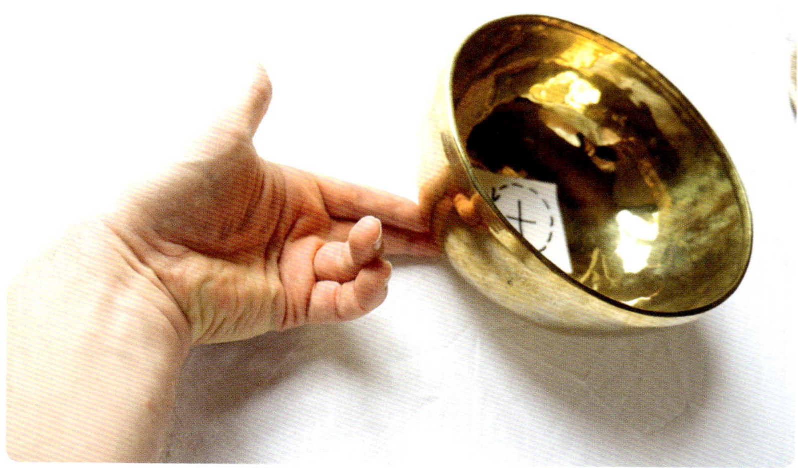

Mit den Fingern die Schale trippelnd bewegen fühlt sich für den Partner weit subtil-schöner an als sie schlicht zu drehen oder zu verschieben.

dabei ganz sacht ein bisschen Druck oder Zug in die Richtung, in der du sie bewegen möchtest, dann verändert sie ihre Position. Das ist eine gleichzeitig schiebende und drehende Bewegung, was sich für den Partner besser anfühlt, als wenn wir die Schale stumpf verschieben.

- Eine weit feinere Variante, die aber wieder ein bisschen Übung deiner Feinmoterik fordert, ist das Trippeln oder die Raupenbewegung. Hierbei bewegst du die Schale stets mit nur einem Finger, der die Bewegung an die folgenden Finger weitergibt. Der Zeigefinger zieht die Schale wenige Millimeter bis einen Zentimeter und gibt sie an den Mittelfinger weiter, der ebenso wenige Millimeter bewegt, derweil der Zeigefinger wieder oberhalb fasst und nachzieht. Leider ist das fotografisch schwerlich darzustellen.
- Die Bewegung wird dadurch fein und subtil. So subtil und fein, dass dein Partner wohl mitbekommt, dass sich da etwas tut, aber nicht genau was und auch nicht so richtig, in welche Richtung es geht – machst du es nur langsam genug. Das fühlt sich cool an, wenn man Empfänger sein darf.

Wichtig: Pro Anspiel solltest du die Schale kaum mehr als drei bis fünf Zentimeter bewegen. Sonst entsteht Unruhe oder die Frage, was der Ausgangs- und der Endpunkt der Bewegung miteinander zu tun haben.
Möchtest du mit dieser Raupen- oder Rotierbewegungung eine größere Strecke als drei bis fünf Zentimeter zurücklegen, zum Beispiel vom mittleren Rücken bis hin zum Nackenbereich, dann empfehle ich dir folgenden Trick:

- Nach jeder Dreh- oder Verschiebebewegung von drei bis fünf Zentimeter die Schale in Ruhe stehen lassen und erst zwei-, dreimal spielen. **Auf keinen Fall** spielen-verschieben-spielen-verschieben-spielen-verschieben, **sondern:**
- spielendverschieben – stehend spielen – spielendverschieben – stehend spielen – spielendverschieben ...

Natürlich benötigst du mit dieser Vorgehensweise eine Weile, um eine größere Strecke oder sogar den ganzen Körper mit einer Schale zu bespielen. Wenn du jedoch nur eine Schale hast, dann kannst du auf diesem Wege den gesamten Körper deines Partners spielend überwandern – ohne die Schale abzusetzen.

Versetzen der Schale an Schrägen

Ein Schale, die du in einer Schräge spielst – zum Beispiel seitlich am Brustkorb – lässt sich nicht mit einer sachten Drehbewegung wieder auf den Rücken befördern. Das Gewicht der Schale will nach unten und da kannst du drehen und tun so viel du willst, das klappt nicht. An so einer Stelle ist die

Schale anzuspielen, klingend anzuheben und so zwei, fünf oder maximal zehn Zentimeter zu versetzen. Du solltest die Klangschale jedoch nicht einfach größere Strecken so klingend umsetzen. Für größere Strecken gibt es eine wichtige Variation.

Umsetzen über größere Strecken

Hast du nicht die Zeit, eine Schale klingend zum Beispiel von der Herzgegend auf das Gesäß zu bewegen, kannst du sie auch klingend vom Po hochnehmen und klingend auf dem Herzen wieder absetzen. Hier gibt es wieder eine wichtige Verfeinerung:

- Die Schale wird, wie gehabt, klingend ab- bzw. hochgenommen.
- Auf der Hand spielst du die Schale nun vor dem Umsetzen *erneut an* und führst sie sachte und in bekannter Weise über das Schwingungsfeld deines Partners (kommt in Kapitel 8 + 9). Erst mit der Schwingung dieses zweiten oder sogar eines dritten Anspiels setzt du die Schale auf der neuen Stelle wieder ab. Denn:

Unser Gehirn versucht einen Sinnzusammenhang zwischen Abnehm- und Absetzstelle herzustellen, wenn der Wechsel zügig und ohne Zwischenspiel geschieht. So kommt es ohne Zwischenspiel regelmäßig dazu, dass ein körperliches oder seelisches Thema von Punkt A nach Punkt B transportiert wird. Frag mich nicht, was da in unserem Gehirn und Körper abgeht – es geschieht aber ab und an. Niemand mag die Rückenverspannung von zwischen den Schultern dann im unteren Rücken haben. Auch tückisch ist der Transport von lebensbedingten Problemen: Spielst du die Beckengegend an und hier hat dein Gegenüber zum Beispiel mit Monatsbeschwerden oder einem Prostataleiden zu tun, lupfst dann die Schale und setzt sie – schwupps – aufs Herz, dann kann das heilsame Ideen mit sich bringen – genausogut jedoch kann das Herz mit seiner emotionalen Kraft von der Last des Beckenproblems in Stress gebracht werden. Da sich das Herz aussuchen soll, was es braucht und womit es sich beschäftigt, achte auf ein Zwischenspiel.

Abschließende Bemerkung:

Die virtuose Bewegung einer klingenden Schale gehört neben dem leichter zu erlernenden sanften Anspiel zur einzigen wirklichen handwerklichen Herausforderung der Klangschalenmassage. Das ist ganz gewiss der Hauptgrund, warum viele Ausbildungen eine klingende Bewegung und das sanfte Anspiel nicht lehren, denn alleine hierfür benötigt man schon ein bis fünf Tage Übungszeit. Vielen Anwendern ist es unbequem. Klangschalenbodenvibrationsübertragungsmassage funktioniert eben auch ohne diese Spielereien. Auch so vermag sie zu entspannen und ihre Wirkung zu entfalten.

Im Grunde ist es wie mit Wein: Bei jedem Wein, auf dem zwölf Prozent draufsteht, wirken auch zwölf Prozent. Dennoch gibt es Weine, die eben wirken und den Kopf berauschen und Weine, die nicht nur den Kopf, sondern den Gaumen und das Herz berauschen. Doch die Unterschiede weiß nur zu schätzen, wer seinen Gaumen übt und seine Welt erweitert. Eines ist unumgänglich: Wer seine Welt verfeinern möchte, muss Zeit, Aufmerksamkeit, Geduld, Probieren und kritisches Hinterfragen investieren. Nicht jeder hat darauf Lust, was okay ist. Er sollte dann nur nicht auf die Idee kommen, er wisse einiges über Wein.

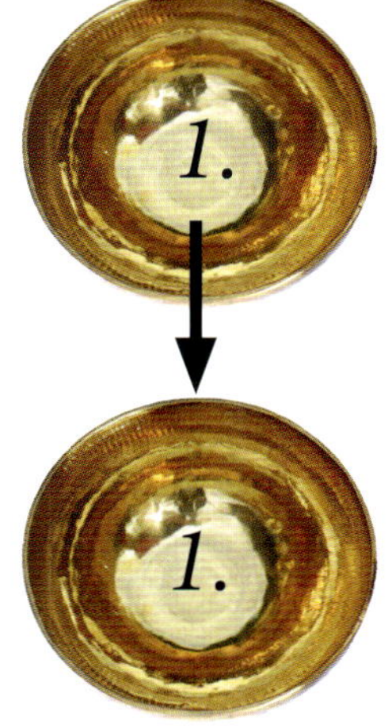

Versetzen über eine kleine Strecke, so auch an Steigungen: Anspiel, klingend anheben, versetzen. NICHT über den Körper schleifen!

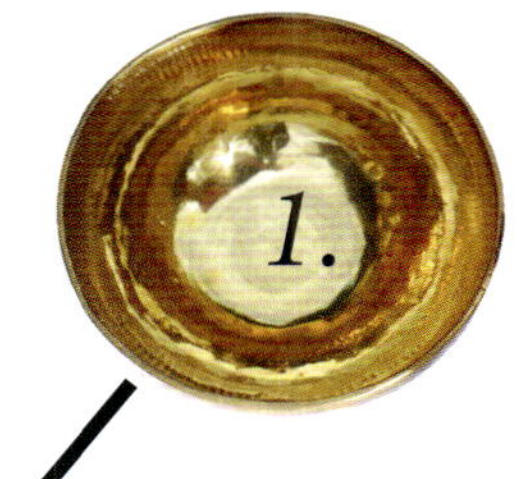

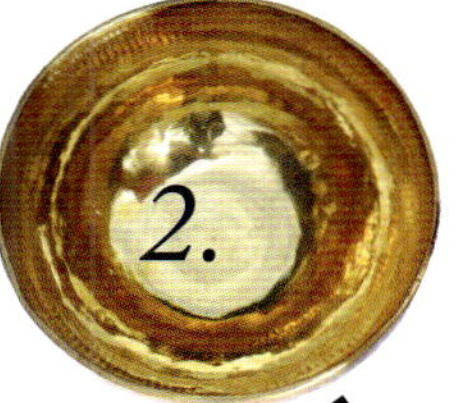

Versetzen über eine längere Strecke: Schale klingend abnehmen (1) – erneut anspielen und klingend über den Klienten führen {2} – klingend absetzen oder erneut anspielen und absetzen (2.1.).

Meine Empfehlung: Mach was draus! Ich jedenfalls orientiere mich in diesem Fall nicht an meinem ausgeprägten Hang zur Bequemlichkeit, sondern an meiner Neigung zu spielen. Und an den Feedbacks total berauschter Partner. Ein Hochgenuss.

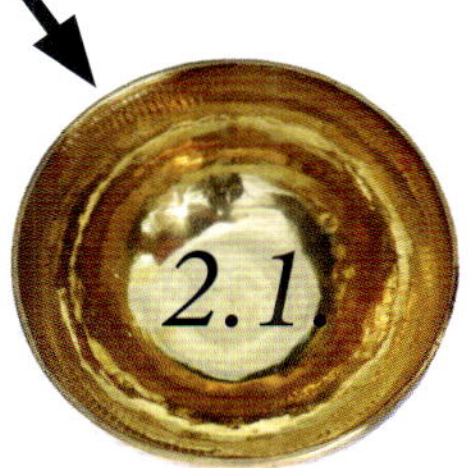

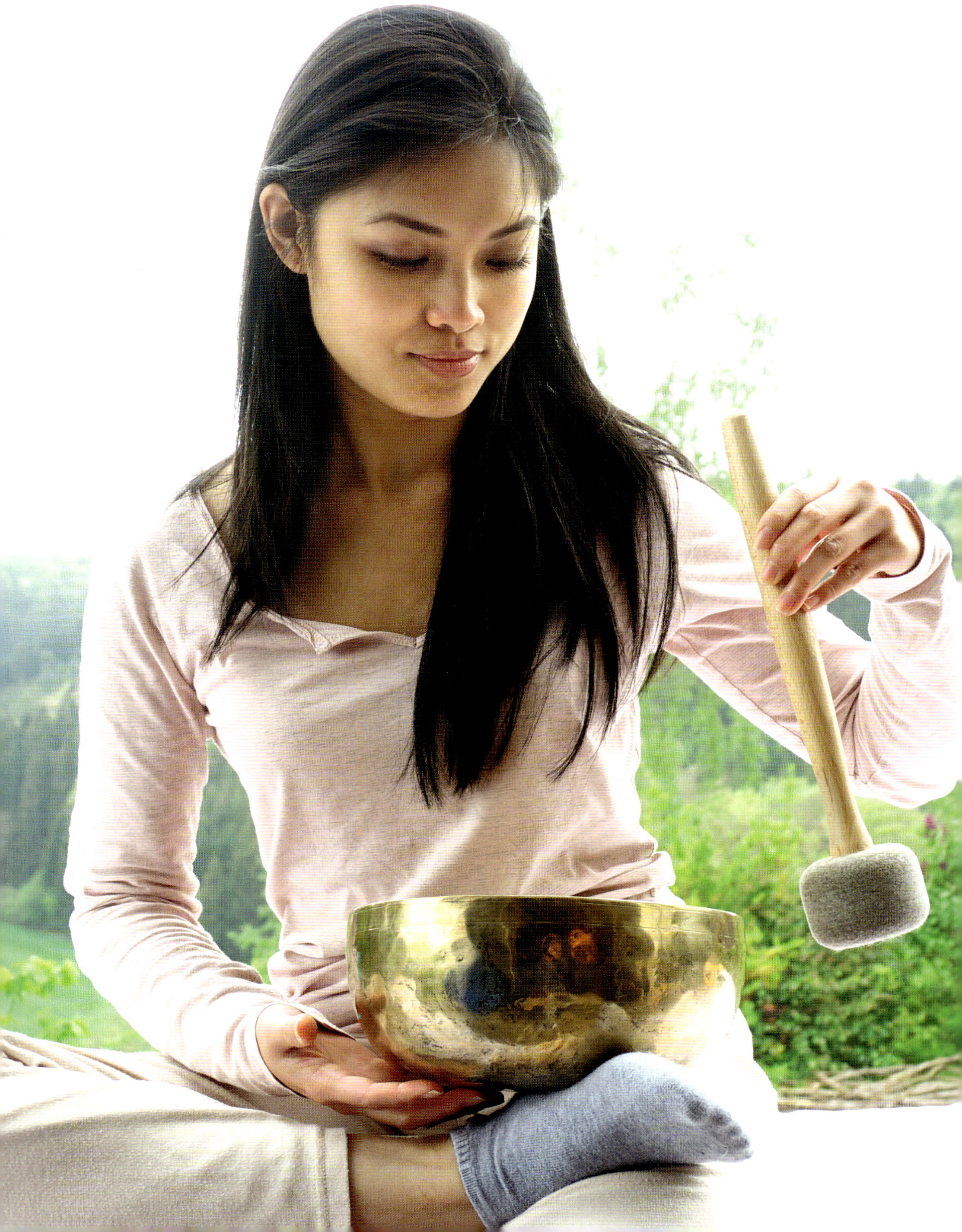

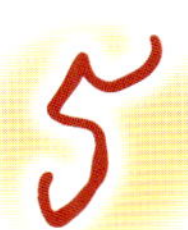

Klangschalen spielen lernen: Körperempfinden & Gefühl

Ich spüre nichts

Immer mal wieder hörst du von deinen Partnern beim Geben einer Klangmassage *»Ich spüre nichts«*, *»Da kommt nichts bei mir an«* oder *»Das ist ganz schön zart«* als Kommentar. Besonders wenn du sanft spielst. Als Reaktion auf diese Bemerkungen ist die Verlockung groß, deine Klangschalen kräftiger anzuspielen. So kräftig, dass der Partner etwas spürt.

Die Beobachtung deiner Partner ist natürlich korrekt. Wenn sie sagen, sie spüren nichts, dann spüren sie auch nichts. Der Umkehrschluss, dann doller draufzuhauen, ist jedoch nur ein Weg. Denn nichts spüren bedeutet nicht, dass nichts ankommt.

Zuerst Kontrolle

Spielst du die Schalen so sanft, dass sie kaum noch zu hören sind? Dann könnte es wirklich *zu* sanft sein (nur im Kopf und Nackenbereich soll sich dein Spiel der Hörgrenze nähern).

Im nächsten Schritt kontrolliere mit dem *Lauschenden Finger* die Vibration der Schalen am Schalenboden, während du spielst. Wenn da eine eindeutige Vibration ist, wird der Körper deines Partners auch von Vibrationen erreicht.

Die Wahrnehmungsgrenze

Die Klangschalenvibrationen liegen dann nur unterhalb der Wahrnehmungsgrenze deines Partners. Nun wäre es ein übler Trugschluss, auf jede Wahrnehmungsgrenze einzugehen und einfach die Spielkraft zu erhöhen. Denn mit wachsenden Erfahrungen wirst du feststellen, dass manche Menschen weniger spüren und andere mehr. Bei gleich starkem Anspiel. Ein Mensch mit Hörschädigung fordert möglicherweise unschön lautes Spiel ein, bevor er zufrieden ist. Besonders Menschen, die nicht so gerne Innenschau betreiben, in die Stille lauschen oder sich mit ihrer Gefühlswelt auseinandersetzen wollen, fordern ein kräftigeres Klangspiel ein. Diese Menschen reagieren in der Regel begeistert auf die Behandlungen »Klang-Massage-Exzess« und »Die Wucht in Schalen« in Kapitel 8.

Für die Eigenbehandlungen, die ich dir gleich empfehle, wie auch für dein Üben mit Partnern, die unschöne Lautstärken und Vibrationen ein-

Selbstbehandlung
Bild links: Fußsohle mit aufgestellter Schale

Bild hier: Je nach deiner Schuhgröße und den zur Verfügung stehenden Schalen kannst du deine Füße wie auf dem Foto in die Schale stellen. Aufgepasst: Schalenrand nicht berühren.

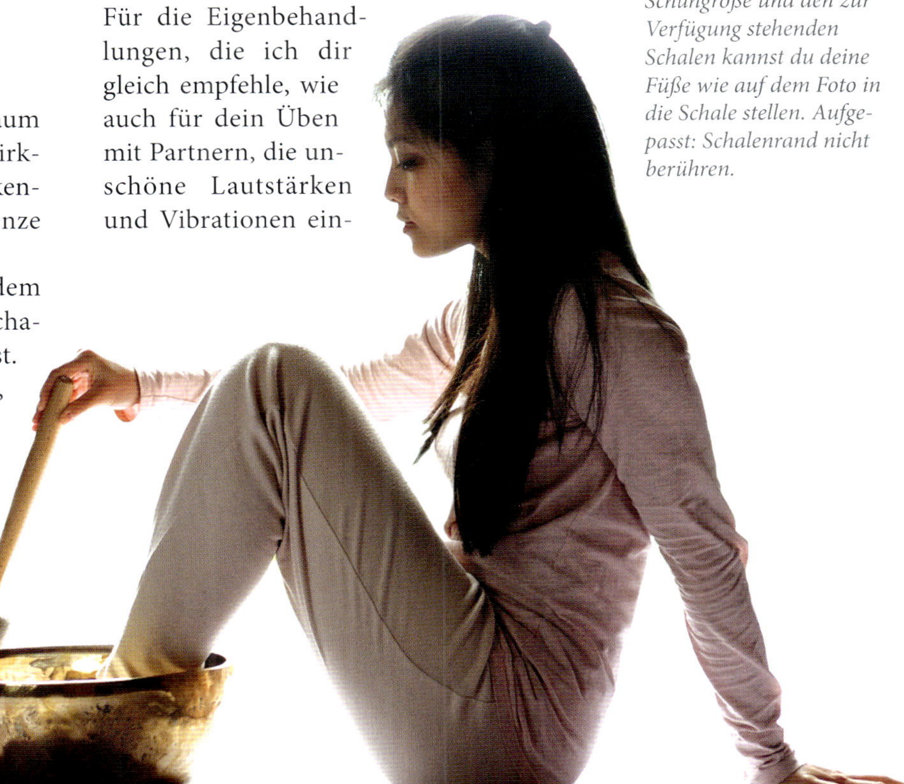

fordern, möchte ich dir einen weit gehaltvolleren Weg zeigen.
Viele Menschen fokussieren ihre Aufmerksamkeit beim Kontakt mit Klangschalen ausschließlich auf eindeutig und klar spürbare Vibrationsübertragungen der Klangschalen auf den Körper. Doch Klangschalen vermögen viel mehr. Ihre Schwingungen können ungewohnte, mal mehr, mal weniger angenehme Körperempfindungen und schließlich Gefühlsresonanzen auslösen. Diese Resonanzen entstehen auch (und gerade), wenn wir die Klangschalen an der Oberfläche gar nicht oder nicht sonderlich deutlich spüren. Richten wir unsere Aufmerksamkeit also nur auf den Vibrationseffekt, übersehen wir ganz leicht die zarten Resonanzen unterhalb der oberflächlichen Vibrationserfahrung.
Du kannst dich darauf verlassen: Solange die Klangschalen zu hören sind und eine Vibration an ihrem Schalenboden klar und nachhaltig festzustellen ist, so lange wirkt ihre Physik auf dich und deine Partner.

Selbstbehandlung Knie: So erreichst du nicht nur deine Knie, du praktizierst gleich noch eine Yogaübung, die den Beckenbereich öffnet.

Diese Tiefenempfindungen und Gefühle können zart, ängstlich, zerbrechlich, sehnsüchtig, wild, mutig, traurig, sorgenvoll, verwirrt oder bedrückend, liebevoll, verwegen oder einfach nur diffus und eigenartig sein.
Das sind Gefühle, die viele Menschen wie die Pest vermeiden wollen. Sobald dein Klangschalenspiel bei ihnen die unterbewusste Ahnung weckt, solche Gefühle könnten auftauchen, werden sie unruhig und fordern lautes, kräftiges Spiel und mehr Vibration ein.

Rangfolge von Spüren und Fühlen

Zwischen äußerem Spüren, Körperempfindungen und Gefühlen gibt es eine Rangfolge, die uns einen Überlebensvorteil verschafft. Stell dir vor, du bist schrecklich traurig, weil du einen lieben Menschen verloren hast. Der innere Schmerz ist in Worten nicht zu beschreiben. Beim Kochen nun packst du aus Unachtsamkeit auf eine heiße Herdplatte. Dein Organismus hat nun überhaupt keine Probleme, Prioritäten zu setzen: Er befindet in Sekundenbruchteilen, dass deine innere Trauer im Vergleich zur drohenden Verbrennung vollkommen belanglos ist. Deine gesamte Wahrnehmung wird wie ein Blitz in deine Hand gehen und dich zum Handeln bewegen. Das heißt nicht, dass die Evolution Trauer nicht wichtig findet. Sie hat nur entschieden, dass du durch einen äußeren Reiz Schaden nehmen könntest und so dein Überleben womöglich akut gefährdet ist. Reize von außen haben (fast) immer Priorität gegenüber inneren Wahrnehmungen.
Ein Reiz, der unsere Wahrnehmung unmittelbar von der Innenschau nach außen lockt, ist Lautstärke. Je lauter eine Klangquelle ist, desto eindeutiger sorgt sie für die Fokussierung auf den Außenreiz Klang. Lärm wird als Foltermethode eingesetzt. Unter dauerhafter lauter Klangbeschallung kann man nicht mehr nachdenken oder nach innen fühlen und wird verrückt.

Bedauerlicherweise funktioniert dieser Vorgang auch bei Klangmassagen. Wenn du eine kräftige Klangmassage gibst, die deine Kunden ordentlich durchrüttelt und die auch ordentlich Soundvolumen im Raum erzeugt, so lenkt diese Art der Klangmassage oft (nicht immer) die Körperwahrnehmungen eher auf die gröberen Schwingungen. Und damit weg vom Zarten oder Mutigen im Menschen. So sind nicht gerade wenige Klangmassagen raffiniert als wohltuende Ablenkungen konstruiert. Dagegen ist rein gar nichts einzuwenden. Sie schöpfen dann nur nicht alle Möglichkeiten aus, die Klangschalenerfahrungen anzubieten vermögen.

Angst vor mächtigen Gefühlen

Viele Menschen der Moderne haben eine unbewusste, jedoch existenzielle Angst vor der Begegnung mit ihren tiefsten Gefühlen, Sehnsüchten und Träumen. Sie fürchten nicht nur ihre Traurigkeit, ihre Wut und Hilflosigkeit. Sie fürchten auch die Konsequenzen ihrer ungeheuren Kraft, ihrer Sehnsucht, ihrer ungelebten Träume, ihrer Liebe zum Leben, zur Schönheit und zur Kreativität. Doch am meisten fürchten sie ihre Angst, mit diesen extremeren Gefühlen und ihren Folgen nicht umgehen zu können.

Viele Menschen haben Angst, wenn sie ihre Träume in die Welt lassen, dass die Welt sie zermalmt. Laut einer Studie des Amway Global Entrepreneurship Report machen sich viele Deutschen beim Gedanken an eine Selbstständigkeit nicht etwa Sorgen um die Auswirkungen einer Pleite. Vielmehr ist es die angebliche Blamage des Scheiterns, welche sie fürchten. Da Scheitern jedoch ein fester Bestandteil kreativer und sozialer wie auch biologischer Evolutionsprozesse ist, kann man nicht umhin, vielen Deutschen eine kollektive innere Verunsicherung oder Unreife zu diagnostizieren. Wer aus Angst vor dem Fallen gar nicht erst aufsteht und losläuft, leidet nicht unter Vorsicht, sondern unter einer seelischen Beschädigung, einer generellen Versagensangst.

Das Spiel mit Klangschalen, RASSELn im offenen Feld, vermag es, den Menschen ihre Angst zu nehmen. Ihre Gefühle zeigen sich. Während der Klangbehandlung schaut sich der Mensch seine Gefühle überraschend genau an. Für manche Psychotherapeuten klingt dieser Vorgang unglaublich, doch in unseren Seminaren sehen sie dann oft, wie es funktioniert. Der Mensch betrachtet gelassen, wovor er zwanzig Jahre geflohen ist. Nicht immer! Doch so regelmäßig, dass ich von einem Muster zu sprechen wage.

Das Dogma der »Positiven Gedanken«

Dieses Thema reicht viel tiefer. Zur Zeit läuft unter der Überschrift »Positiv Denken« ein gigantischer Kreuzzug der Gehirnwäsche durch unsere Kultur. Eine Technik, die man auch als Vogel-Strauß-Methode beschreiben könnte, löst kirchliche Methoden der Seelenunterdrückung ab – nur dieses Mal unter dem Applaus der Menschen. Mehr dazu im Kapitel 10.

Hier nur so viel für dein Üben und Wahrnehmen: Ein Gefühl ist erst einmal immer nur ein Gefühl, also ein Körperempfinden. Ein Gedanke ist ein Gedanke, also ein neurobiologischer Vorgang. Sie sind nie »positiv« oder »negativ«. Positiv und negativ, bezogen auf Gefühle und Gedanken, sind moralische Bewertungen. Gedanken und Körperempfindungen moralisch zu bewerten, birgt eine erhebliche Gefahr für die gesunde Evolution des menschlichen Bewusstseins.

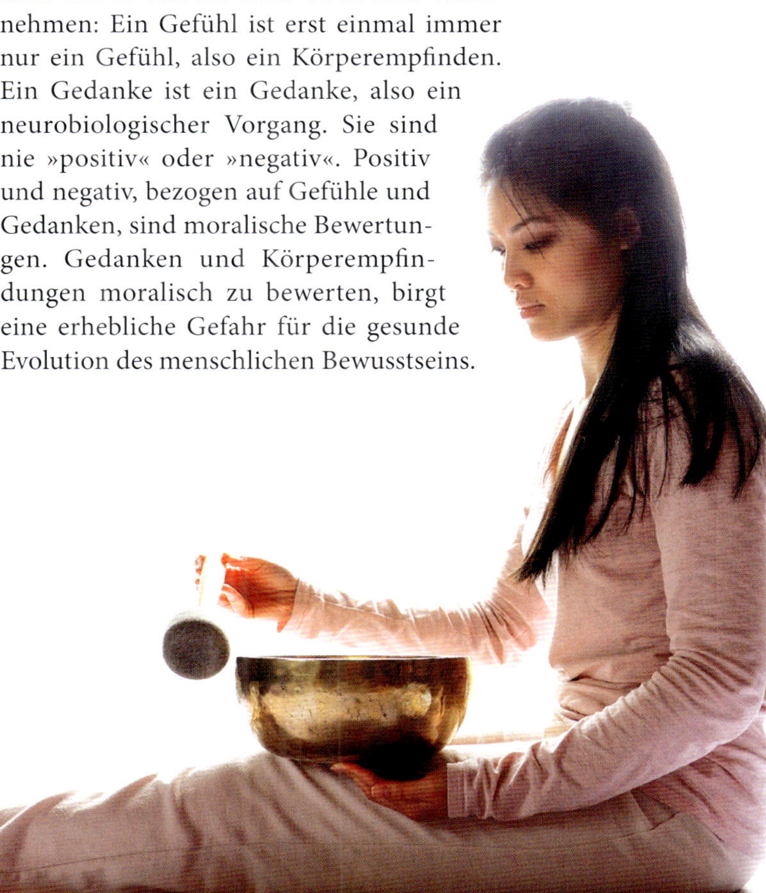

Behandlung von Oberschenkel und Knie in am Boden sitzender Position. Gerade am Knie muss die Schale mit einer Hand abgestützt werden, damit sie nicht runterfällt.

Resonanzen fühlen lernen

In dieser Übung geht es um Fokus und Unterscheidung. Wenn du eine Klangschale spielst, dann kannst du einen oder zwei physikalische Reize identifzieren. Klang und Vibration. Fast immer taucht alsbald eine Körperwahrnehmung und schließlich oft ein Gefühl auf. Wenn du nun deine Klangschale(n) für dich spielst, höre dir genau zu. Stell dir folgende Fragen: »*Wie genau fühle ich mich mit diesem Reiz? Gefällt er mir? Oder gefällt er mir eher nicht? Tut er ausgesprochen wohl, zwickt er, geht er durch Mark und Bein, kann ich ihn nicht genau beschreiben?*«
Gerade auch wenn du keinen nennenswerten physikalischen Reiz wahrnimmst (du hörst oder spürst die Schale kaum, kannst aber mit dem lauschenden Finger feststellen, dass sie schwingt), ist die Frage spannend: »*Wie fühle ich mich? Verändert sich etwas in meinem Fühlen?*« Solltest du ein Körperempfinden oder Gefühl wahrnehmen, frage dich (und später in der Praxis deinen Partner nach der Behandlung): »*Wo genau im Körper sitzt dieses Gefühl? Wie genau fühlt es sich an? Was sagt mir das Gefühl?*«
Das funktioniert nur, wenn du deinem ewig plapperndem und bewertenden Verstand nicht die Regie über deine Wahrnehmungen überlässt. Es funktioniert nur, wenn du innerlich still und gelassen bleibst.
Wenn du und dein Partner euch auf diese Fragen immer wieder einlasst, wird sich eure Weltwahrnehmung – und das heißt immer auch, euer neuronales Netzwerk, euer Gehirn – verändern.
In einer Gesellschaft und Kultur, die auf Leistung und Ablenkung allerhöchsten Wert legt, Müßiggang, Sanftheit, Zartheit, Sehnsucht und Visionssuche jedoch als unproduktiven Unsinn ablehnt, stellt die bewusste Hinwendung zur inneren Achtsamkeit ein gehöriges revolutionäres Potenzial da.
Es gibt zahllose tolle Methoden, um dieses Fühlen und Entfalten zu entwickeln und zu fördern. Doch keine hat mich in ihrer Effektivität so beeindruckt, wie der Weg der Klangschalenmassage, gespielt im offenen Feld.

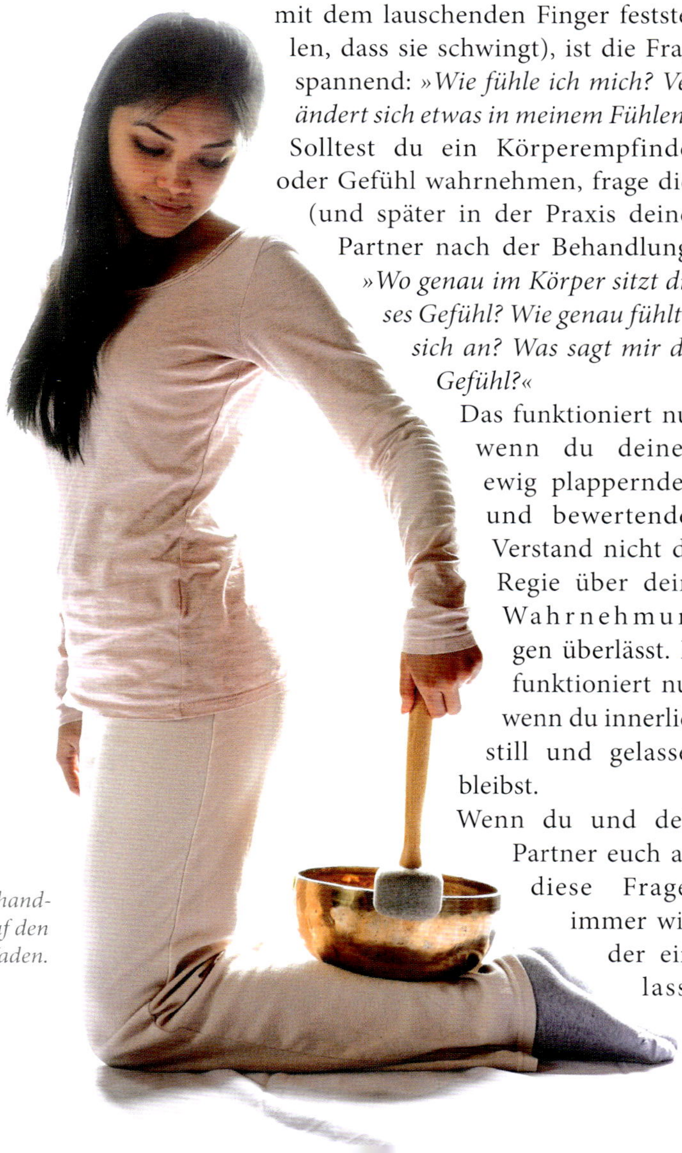

Selbstbehandlung: auf den Waden.

Ein Geheimnis der Klangschalenkunst

Wenn du den Klang der Seelen kennenlernen willst, musst du in die Stille gehen, empathisch sein und zuhören. Du musst achtsam sein, damit du diese feinen Gefühle überhaupt mitbekommst. Du solltest den zarten Regungen mit Respekt begegnen. Be- und verurteilen wir die Gefühle und Wahrnehmungen, werten sie das als Vertrauensbruch und werden sich nicht so leicht wieder zeigen.
Dies sind die charakterlichen Voraussetzungen, damit sich deine oder die Wahrnehmungen deines Partners zu zeigen wagen. Wenn du nun noch die Sanftheit und die Säulen der Klangkunst im offenen Feld spielst, wird dich das Leben mit aufregenden Erfahrungen belohnen.
Wenn wir unserem Mut begegnen wollen, müssen wir das Meer der Angst durchschwimmen. Wenn wir unserer Unsterblichkeit begegnen wollen, ist das leichter, indem wir uns von der Reizflutung abwenden und nach innen lauschen.
Gab es je einen Erleuchteten, einen Meister oder spirituellen Führer, der nicht die Stille suchte? Gab es je eine Heldin, die sich vor der Befreiung ihrer Familie oder ihres Volkes nicht den eigenen Dämonen stellen musste?
Das Klangmassage-RASSELn erhöht die Bereitschaft der Menschen, unter die Oberfläche des Offensichtlichen zu lauschen.

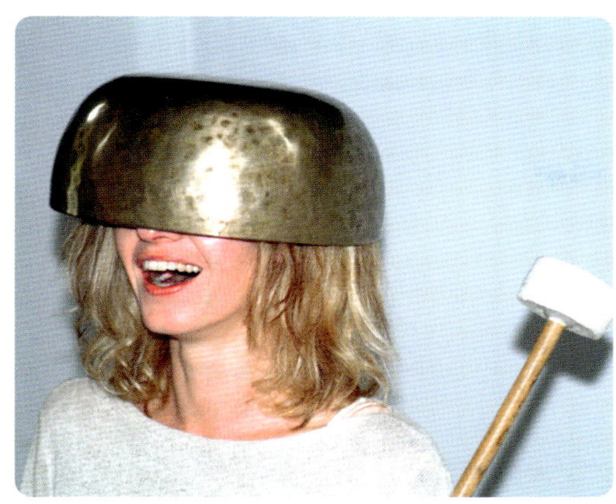

Das ist die Lektion. Achte auf die Unterschiede: Was spürst du auf der Oberfläche? Was in der Tiefe deiner Körperempfindungen? Wo werden sie Gefühl? Wie reagierst du auf die Gefühle? Bewertest du sie? Nennst du manche »gut« und »positiv«, andere »schlecht« und »negativ«? Versuche diese Ideen loszulassen.

Gefühle haben zuerst einmal einen einzigen Sinn und Zweck: Sie wollen wahrgenommen werden. Verurteile sie daher nicht. Höre ihnen genau zu. Schaue genau hin. Dann wirst du erstaunt feststellen, wie sie sich verändern.

Richte deine Achtsamkeit aus:

- Spüren: Es gibt Wahrnehmungen sensorischer Reize wie einen Klang, den du mit dem Ohr hörst oder die Vibration einer Klangschale, die du mit deiner Hautoberfläche und Rezeptoren unter der Haut wahrnimmst.
- Fühlen: Es gibt die verschiedensten Körperempfindungen. Sie können tiefer liegen, sind bisweilen diffus und entziehen sich einer klaren Beschreibung. Oft sind sie weiter von der eigentlichen Klang- oder Vibrationsquelle entfernt oder haben scheinbar gar nichts mit der Schwingungsquelle zu tun.
- Gefühle: Als Reaktion auf Klangerfahrungen können Gefühle entstehen oder auftauchen. Wenn du dich fröhlich oder bedrückt fühlst, sieh genau hin: Gibt es einen Ort, wo du diese Qualitäten fühlst?
- Be- und Verurteilen: Beobachte, ob du oder dein Partner dazu neigst, Gefühle bestimmter Qualität zu beurteilen. Wenn ja, dann versuche diese Angewohnheit loszulassen. Gefühle sind Botschaften deines Körpers. Dein Körper hat immer und ausschließlich dein Wohlsein, dein Überleben und deine Optimierung im Sinn. Schenke den Gefühlen Achtsamkeit, Respekt, Sanftheit und Liebe. Sie werden sich dann verändern. Frage sie nach ihrer Botschaft für dich. Du wirst staunen, was dann alles passieren kann.

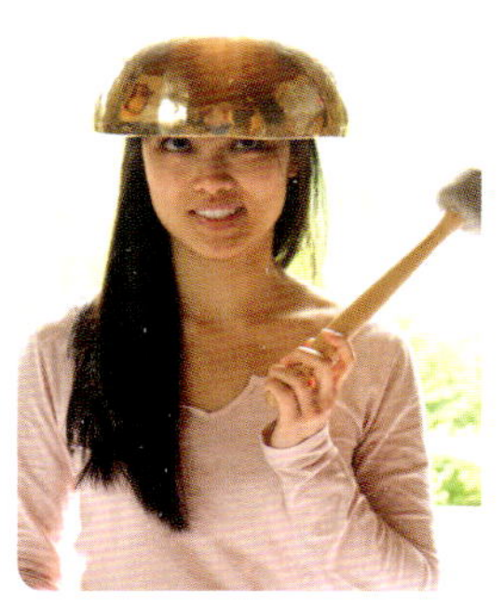

Warnung!
Die Schale auf den Kopf setzen und anspielen und staunen, was für eine Power Klangschalen haben. Eine intensive Erfahrung!

Diese Einladung haben doch tatsächlich Menschen genutzt, um bei anderen Menschen Schalen auf den Kopf zu setzen und mit voller Wucht anzuspielen. Mehrfach führte dieser »Spaß« direkt in die Psychiatrie!
Erst das ganze Buch lesen!
***R**espekt*
Achtsamkeit
***S**anftheit*
***S**piel*
***E**mpathie*
***L**iebe*

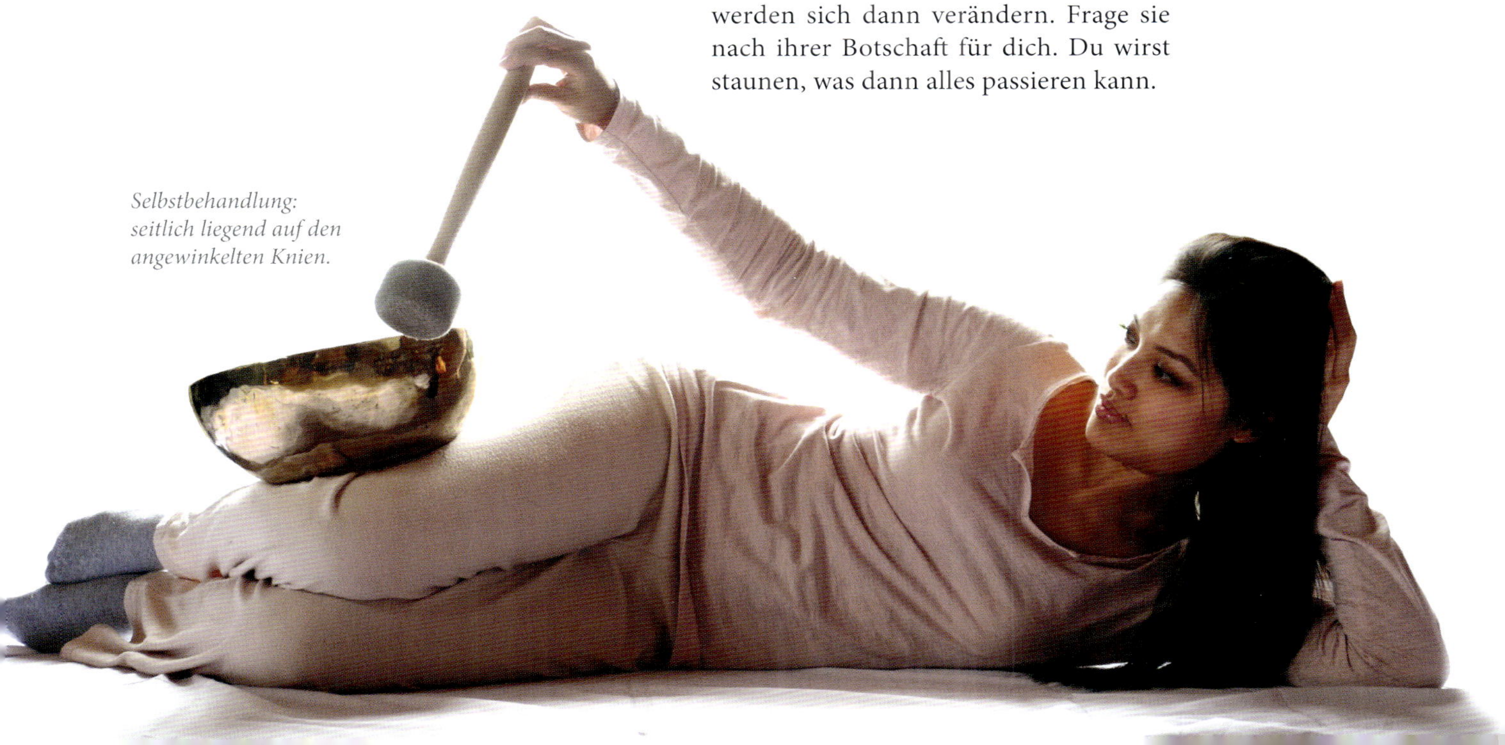

Selbstbehandlung: seitlich liegend auf den angewinkelten Knien.

Selbstbehandlung mit Klangschalen

Eine eigene Klangwelt

Nicht immer hast du Zeit oder Lust, dich mit einem Partner zum Üben und Praktizieren zu treffen. Davon abgesehen offenbart dir klangliche Selbstbefriedigung gelegentlich Bedürfnisse, die du beim Klingen zu zweit gar nicht entdeckt hättest.
Das Wichtigste aber: Klang-Eigenbehandlungen folgen ganz anderen Klang- und Wahrnehmungsgsgesetzen als Partnerbehandlungen. So habe ich dieses Kapitel, im *Praxisbuch Klangmassage* noch weit hinten, diesmal weit vorne im Buch platziert. Denn Eigenbehandlungen sind eines der besten Lernfelder. Hier liegt ein enormes Potenzial der Salutogenese – der Lehre und Anwendung der eigenen Gesundheitserhaltung.

Was ist anders bei Selbstbehandlungen?

Bei Selbstbehandlungen darfst du machen, worauf du Lust hast. Besonders in Bezug auf Lautstärken, Intensität des Anspiels, Rhythmiken, Spielpositionen der Klangschale(n) sowie Anspielpositionen kannst du nach Lust und Laune experimentieren, genießen, reduzieren und erweitern. In jedem lebendigen Augenblick kannst du deinen inneren Impulsen folgen und exakt so spielen, wie du gerade Lust hast.

Ein Balanceakt ist das Positionieren der Schale im Nacken-Schulter-Bereich. Wenn sie einmal steht, tut es dann aber auch gut ...

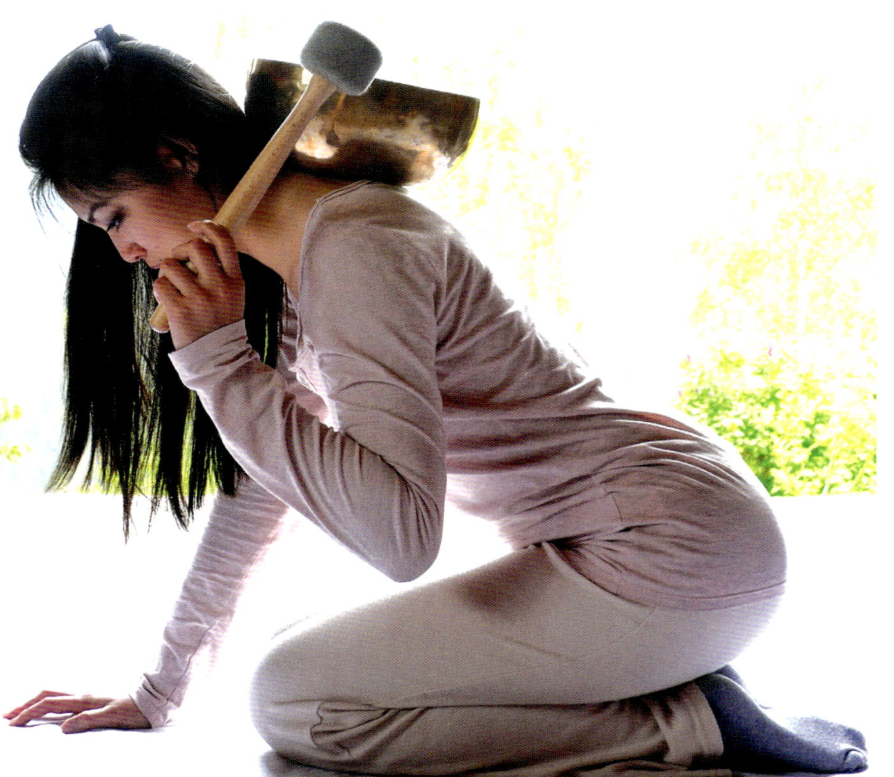

Ordentlich Gas geben

Was du in einer Eigenbehandlung gut ausprobieren kannst, das ist ein Anspiel, wie es dem schamanischen Spielen ähnelt, freilich mit der Schale auf dem Körper. Hierbei spielst du die Schale mehr oder weniger kräftig in einem schnellen bis sehr schnellen Rhythmus an. So trifft jedes neue Schalen-Anspiel voll in die sich gerade erst ausbreitende Schwingung des vorherigen Anspiels, wodurch sich die Schale klanglich aufzuschaukeln vermag. Dadurch wird der Klang je nach Gemüt und Lautstärke intensiv bis belastend, die Vibrationsübertragung gleichzeitig ganz enorm.
Lange würde ich so allerdings nicht spielen. Du wirst es bemerken: Man ist schneller gesättigt oder gar bald genervt. Intensiv ist mal nett, als Dauerfeuer freilich herzlich wenig in die emotionale Tiefe führend.

Der Quickie zwischendurch

Weiterhin kannst du dir bei Eigenbehandlungen schnell mal einen Quickie gönnen. Fünf Minuten auf den Boden geflätzt, Schale aufstellen, anspielen, genießen und erfrischt wieder aufstehen. Tut auch mal gut.

Nur für dich

Du kannst dir aber ebenso feste Auszeiten in deinen Tages- oder Wochenablauf einplanen. Nach Feierabend, vor dem Frühstück oder freitagsabends nach der Arbeitswoche eine halbe, eine Viertel- oder zwei Stunden in die Klangwelten eintauchen.

Der Nachteil

Der Nachteil von Eigenbehandlungen ist kein Nachteil, sondern einfach etwas, was nicht ist. Nachteil klingt so destruktiv. Tatsächlich ist der vermeintliche Nachteil von Eigenbehandlungen zu einem der Phänomene energetischer Arbeit, womöglich unseres Menschseins, geworden. Behandeln wir uns selbst, kann die Erfahrung wunderschön sein. Doch werden wir behandelt oder behandeln wir, dann eröffnet dies Erfahrungen und Gefühlsräume, die ein einzelnes Wesen nicht zu betreten vermag. Nicht umsonst gibt es Sprachen, in denen gleicht das Wort für Mensch dem Wort für zwei. Das japanische Schriftzeichen für Menschen sind zwei Striche, die sich gegenseitig stützen. Würde ein Strich weggehen, würde der andere umfallen. Der Mensch wird zum Menschen durch sein soziales Wesen.

In der Eigenbehandlung erreichen die wenigsten Menschen eine so tiefe Entspannung, noch erreichen sie ihren Rücken, noch werden sie auf eine Weise emotional berührt, wie wenn ein Partner oder Therapeut sie behandelt. Das ist eben kein Nachteil, es ist einfach anders.

Klang als Ritual

Ich empfehle dir, für Eigenbehandlungen folgende Dinge zu beachten – als würdest du einen Partner behandeln wollen: Achte darauf, dass du nicht gestört werden kannst. Das Telefon stumm schalten, der Familie klarmachen, dass Störungen nicht akzeptiert werden.

Ich habe festgestellt, dass Mütter und Väter Riesenprobleme damit haben können, ihre Kinder und/oder Ehepartner aus dem Behandlungszimmer auszuschließen. Ein echter Grund, es zu tun. Wenn vor der Tür *echte* Not entsteht, wirst du es mitbekommen.

Es kann auch für dich hilfreich sein, den Raum sanft abzudunkeln oder Kerzen aufzustellen. Ein schönes Räucherwerk oder ein ätherisches Öl inspirieren je nach Geschmack ebenfalls, die Seele baumeln zu lassen.

Gibt es eine besondere Freizeitkleidung, in der du dich wohlfühlst? Eine besondere Decke oder Unterlage, die nur du benutzt? Wäschst du dir vor der Eigenbehandlung mit einer besonderen Seife die Hände und das Gesicht? Kochst dir einen besonderen Tee?

Alles, was du ungefähr fünfmal wiederholst, bildet in deinem Gehirn eine stabile Vernetzung. Da werden dann mit dem Duft zum Beispiel von Lavendelöl sofort die Erfahrungen verknüpft: Wenn es so duftet, kommen gleich das Liegen und die Klänge. Das genügt dann, um eine Kaskade von physiologischen Reaktionen in deinem Organismus auszulösen – noch bevor du die erste Schale hast erklingen lassen. Gönnst du dir solche oder ähnliche Klangrituale, wirst du von mal zu mal zügiger und tiefer entspannen

Position auf dem Ellenbogen. Wahlweise kannst du den Arm auch auf einem Tisch oder einem erhöhten Regal ablegen.

Position auf der Hüfte – mit der Hand abgestützt. Auf der Hüfte liegt die Schale nahe dem Hüftknochen, der für eine gute Klangleitung sorgt.

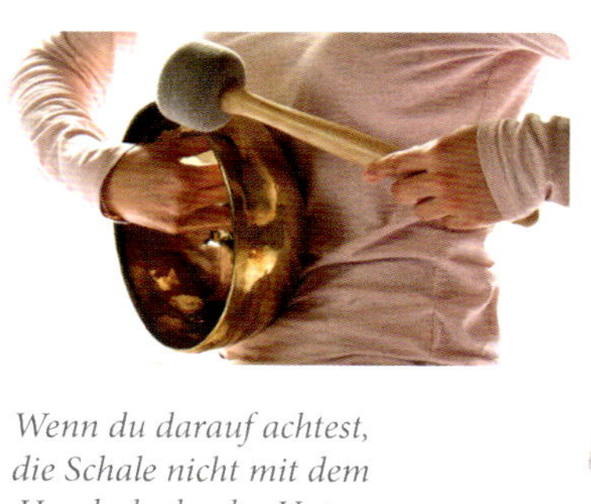

Wenn du darauf achtest, die Schale nicht mit dem Handgelenk oder Unterarm am Rand zu berühren, kannst du sie auch in sitzender Position auf dem Brustbein oder dem Bauch spielen – mit der Hand abgestützt bzw. gegen den Körper gedrückt.

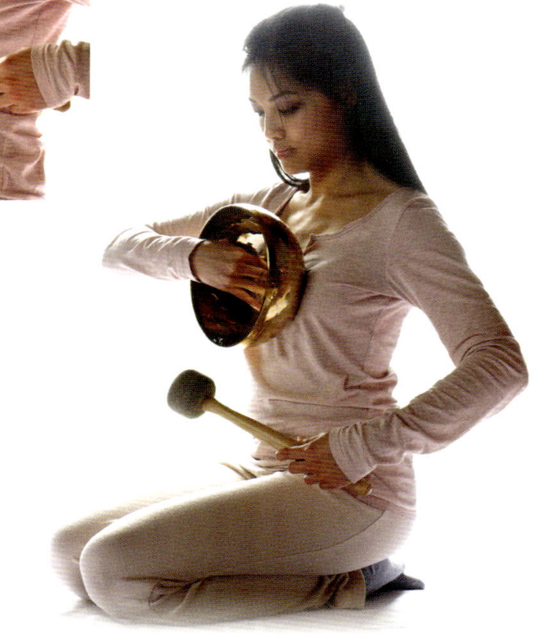

können. Das musst du dir nicht denken, es geschieht einfach aufgrund unserer inneren Strukturen. Der Mensch ist ein Ritualwesen.

Auf den vorherigen und folgenden Seiten zeige ich dir eine ganze Reihe von Spielpositionen für deine Klangschalen. Natürlich musst du die Eigenbehandlung deinen eigenen körperlichen Gegebenheiten anpassen. Ein gelenkiger Yogamensch wird Stellen spielerisch erreichen, die man als Coachpotato nicht einmal unter Lebensgefahr zu beklingen vermag.
Besondere Vorsicht gilt auch in der Eigenbehandlung des Kopfbereiches. Hier halten wir in der Regel Aktionen aus, die durch einen Partner ausgeführt nicht akzeptabel wären. Dennoch kann man sich selbst überfordern, klanglich wie energetisch. Bedenke immer: Die Wirkung setzt oft stark zeitversetzt ein.

Die Stirn bespielen (Foto unten rechts): Hier bitte ganz achtsam sein, denn das sogenannte dritte Auge, der Bereich zwischen Augenbrauen und Stirn, reagiert oft zeitversetzt auf die Klangschwingungen. Die Übung geht, je nach Gefühl, auch mit einer großen Schale von zwei oder mehr Kilo.

Auf den Punkt kommen

Eine herrlich meditative Selbstbehandlung: Du legst dich bequem auf den Rücken und platzierst eine größere Schale auf deinem Brustbein, deinem Bauch oder im Beckenbereich. Hier kannst du sie in aller Ruhe und in der Intensität spielen, die dir gefällt. Von dort, wo sie steht, kannst du die Schale versetzen oder verschieben und auf dem nächsten Punkt eine Weile spielen. Im Spielen fühlst du hin: Was spüre ich körperlich, bewegt sich etwas unterhalb der Oberfläche? Vielleicht magst du dich zwischendurch aufsetzen, weil es die Schale nach unten auf die Beine oder die Füße ruft. Folge dem Impuls. So erkunde ganz gemächlich deinen Körper. Erlebe, wie die Schale an verschiedenen Orten verschieden gut bei dir ankommt. Schließlich frage dich, wo genau du die Schale am liebsten noch einmal stehen hättest. Dort platziere sie.
Die Stelle sollte allerdings ohne große Verrenkungen erreichbar sein.
Nur spüre genau hin. Da wo die Schale steht, ist das der optimale Punkt? Oder vielleicht doch drei Zentimeter mehr nach oben, unten oder zur Seite hin?
Wir sind es nicht gewohnt, auf diese drei Zentimeter Wert zu legen. Eine Stimme in uns mag sagen: *»Ist doch gar nicht so wichtig, wo genau die Schale steht, der Klang sucht sich seinen Weg. Schreibt der Lindner auch so.«*
Der Lindner hat da auch recht, aber was er auch sagt, ist: Folge deinen Gefühlen, deinen Wahrnehmungen, deinen Ahnungen, deiner Intuition. Nicht selten ist es nämlich so, dass eine Schale, durchaus wunderbar am aktuellen Ort, durch eine Verschiebung von nur we-

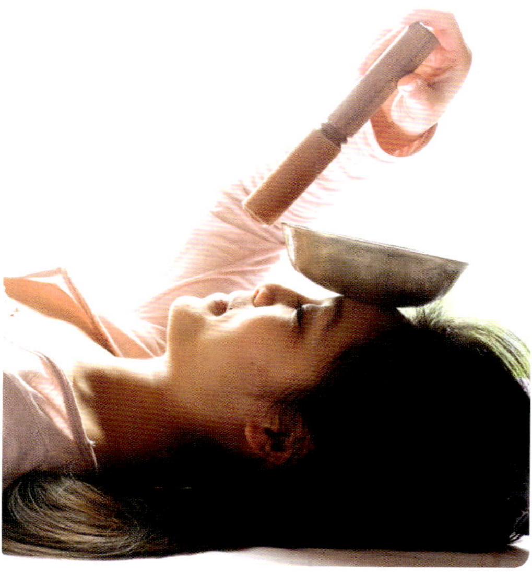

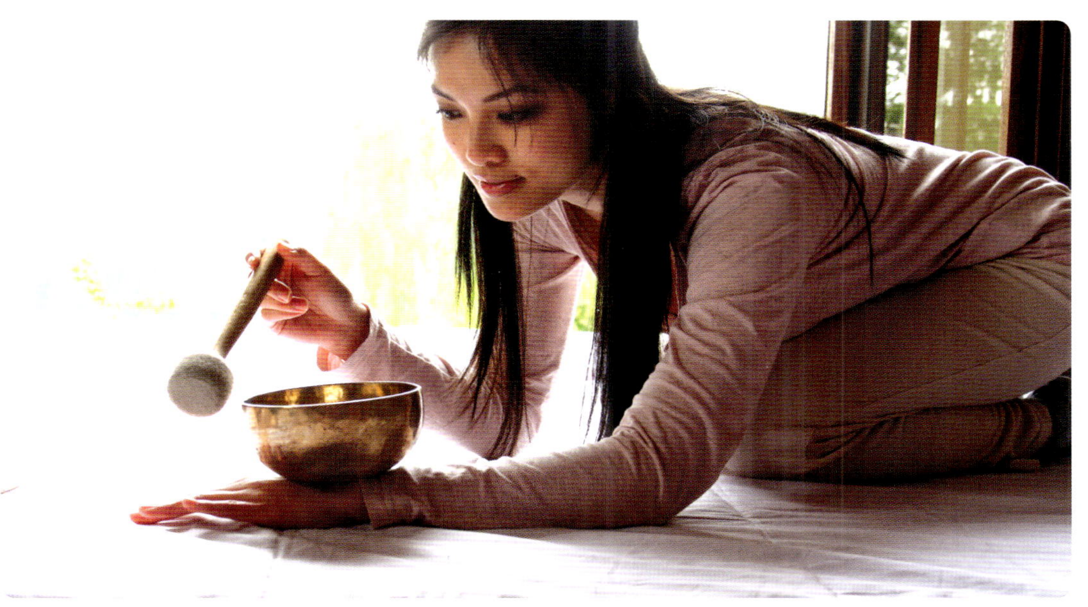

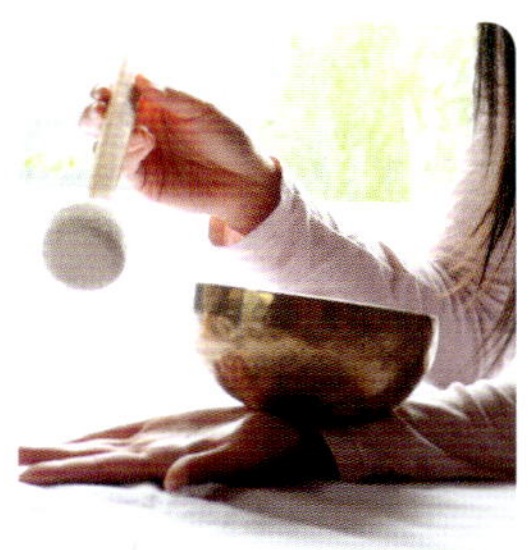

Die Hand bespielen: Wer nicht gut am Boden hocken kann, legt die Hand einfach auf einen Tisch oder ein Sofa. Auf dem Tisch bitte auf eine Unterlage unter Hand und Arm achten, damit deine Schale beim Runterrutschen keine Schäden bekommt oder verursacht.

nigen Zentimetern, sich nicht nur erheblich besser anfühlt – es sind oftmals genau diese kleinen Zentimeter, die den Unterschied zwischen Gut und Evolution ausmachen.
Gelernt habe ich das von den Menschen, die ich behandelt habe. Immer meinem Gefühl folgend, versetzte ich oftmals eine Schale, die eigentlich gut platziert war, oder aber wenn ich sie eigentlich woanders hinsetzen oder abnehmen wollte. Nach der Behandlung hörte ich dann Feedbacks wie hier von Martin (43): »*Die Behandlung war wirklich schön. Ich war echt voll weg, also so tief, ganz weit weg. Aber ich habe nicht geschlafen, ich habe alles hier mitbekommen, war gleichzeitig ganz wach. Aber als du die Schale, die große Schale da auf meinem Rücken oben, die hast du dann einmal ein Stückchen nach links verschoben. Genau da habe ich gedacht, ich müsste vielleicht mal wieder meinen Vater besuchen. Ich habe mich vor über zwanzig Jahren im Streit von ihm getrennt. Als die Schale auf den Punkt kam, da dachte ich, dass seine Zeit bald gekommen ist und dass ich die Chance nutzen sollte, mich mit ihm auszusöhnen.*«

Berichte wie diesen höre ich in jedem Seminar. Nicht selten ist die ausgelöste seelische Bewegung von solch bedeutsamer Dimension. Ein Standard jedoch ist, um hier Mela-

Behandlungen des eigenen unteren Rückens und Pos sind bedingt möglich, wenngleich nicht gerade eine Ausgeburt an Bequemlichkeit. Verfügst du über eine Liege mit Kopfteil, wird es bequemer. Von Komfort bleibt es dennoch weit entfernt. Doch ein ordentlich vibrierendes Gesäß vermag dennoch eine gute Erfahrung zu liefern.

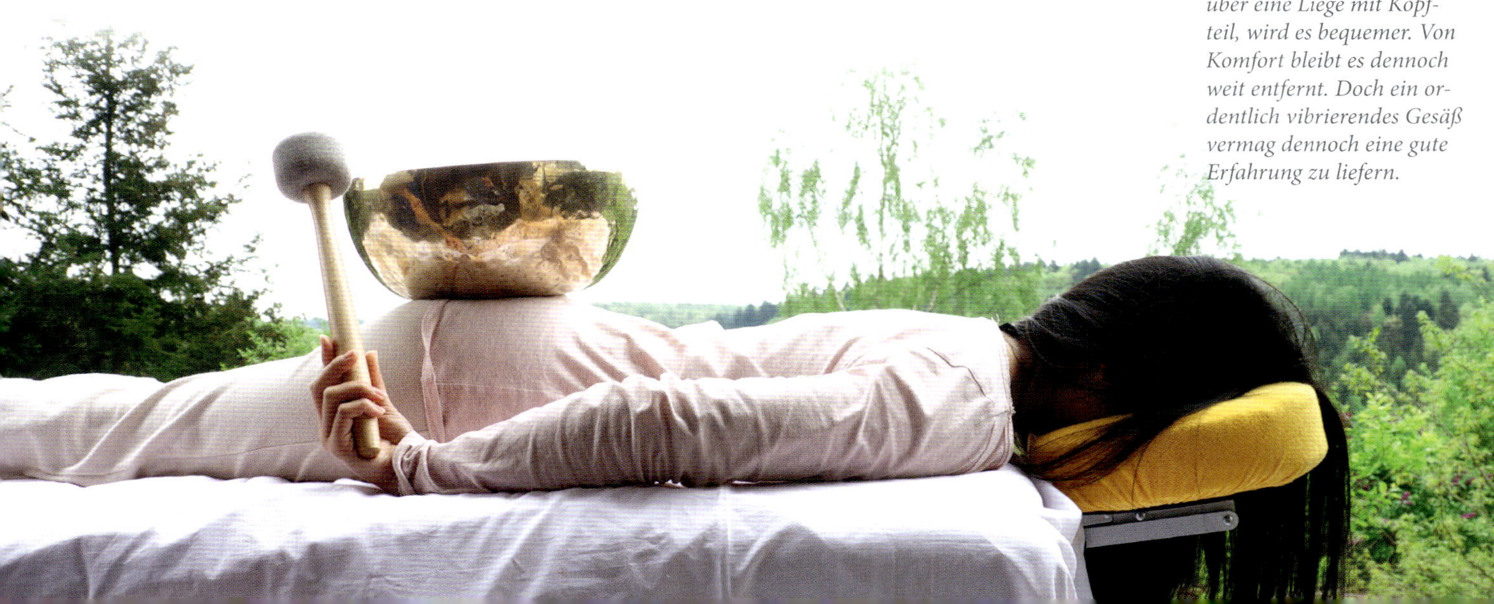

nie (28) zu zitieren: »*War alles super. Aber der Hammer war: Ich dachte noch, hoffentlich setzt sie die Schale nochmal ein Stückchen höher, und was macht Sibylle? Setzt doch tatsächlich die Schale höher. Genau auf den Punkt, wo ich noch Zuwendung brauchte.*«

Und wie hat Sibylle diesen Punkt bei Melanie gefunden? Unterhalten oder Zeichen gegeben haben die beiden sich nicht. Sibylle ist genauso vorgegangen wie in der eben beschriebenen Eigenanwendung. Sie folgte ihrem Gefühl.

Es fällt einfacher, so etwas mit einem Lehrer zu lernen, der seinen Schülern einiges zutraut. Hier bin ich: Unser Gehirn und unsere Intuition sind bedeutend mächtiger, als wir gestern noch auch nur zu träumen wagten. Mir ist noch kein Mensch begegnet, der die Fähigkeit, den richtigen Punkt zu finden, nicht hätte. Manchmal dauert es ein paar Tage, manchmal auch länger. Doch meistens geht es einfach. Ich meine auch zu wissen, warum. Doch das ist eine andere Geschichte in einem anderen Buch.

Fußinnenseiten bespielen: Die Füße werden im halben Schneidersitz aneinandergestellt, die Knie klappen nach außen weg. Ein mittlere bis große Schale passt nur auf beide Fußinnenseiten. Da die Schale auch hier wieder unmittelbar an knöcherne Strukturen heranreicht, eine ausgesprochen angenehme Fühlposition.

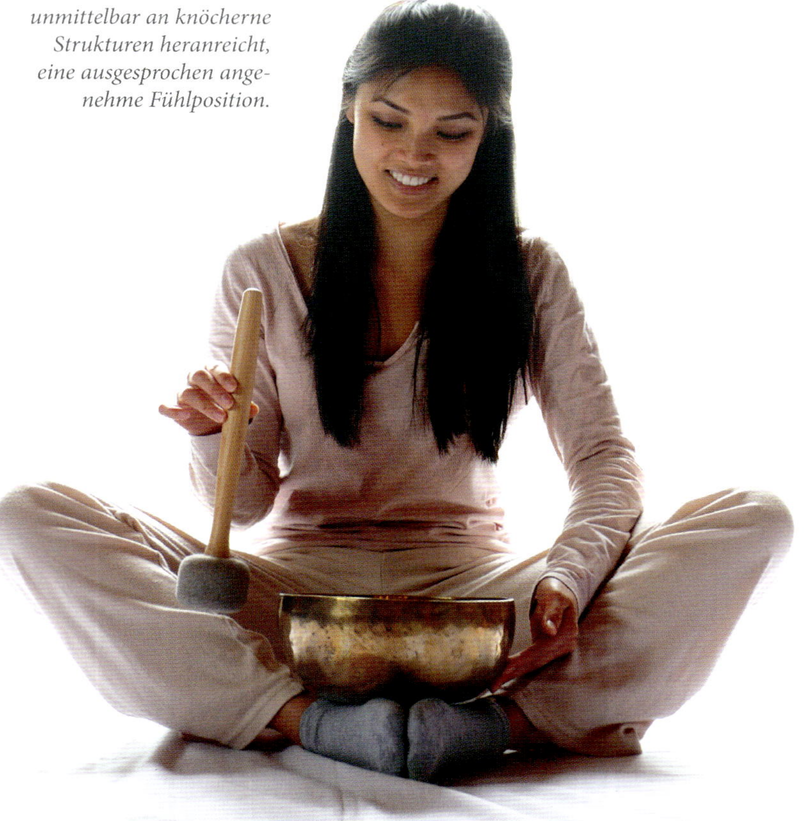

Das Klang-Vollbad

Zum sinnlichen Reich der Selbstbehandlungen gehört die Verwendung einer dicken Klangschale in der Badewanne.

Klangschalen gehen so wenig unter wie Schiffe – außer es schwappt zu viel Wasser rein. Du kannst jede Klangschale, die mit dir zusammen in deine Badewanne passt, nehmen. Je größer, desto intensiver. Damit die Schale nicht auf dem Wasser hin und her hüpft, empfehle ich, ein wenig Wasser in die Schale zu tun. Das stabilisiert sie.

Bei einem großen Kerl wie mir und einer kleinen Wanne wie der unseren bleibt nicht viel Platz für eine Schale. Hier schwimmt sie zwischen Brustkorb und angewinkelten Beinen. Wer eine große Wanne hat, hat mehr Möglichkeiten.

Meiner Erfahrung nach halten die Filzsummel Wasser aus, aber ich übernehme keine Haftung. Versuche deine Schale so anzuspielen, dass der Summel nicht nass wird. Sofort spürst du: Das ganze Wasser in der Wanne wird von Wellen durchwoben. Toll ist es auch, wenn man mit dem Kopf untertaucht und die Schale dann anspielt. Dabei allerdings den Summel trocken zu halten ist nicht einfach. Meine Empfehlung: Den Summel vorher mit einem Präservativ überziehen oder mit Frischhaltefolie vor Wasser schützen.

Klangsymphonie – Übungen mit mehreren Klangschalen

Schon mit einer größeren Qualitätsklangschale von eineinhalb bis zweieinhalb Kilo kannst du mit ein wenig Übung und Feingefühl hervorragende Klangmassagen geben. Masse ist hier nicht gleich Klasse. Da ich weiß, dass viele Menschen nicht gerade ein üppiges Budget zur Verfügung haben, dennoch aber mit der heilsamen Kraft der Klangschalen arbeiten möchten, zeige ich in meinen Kursen und so auch hier im Buch, wie wunderbar das auch mit *einer* Schale funktioniert. Zudem liegt in der Reduzierung des Klangsets auf eine oder zwei Klangschalen manchmal sogar die wahre Kunst. Viel bringt nicht immer viel.

Diese Erfahrungen sollen nicht darüber hinwegtäuschen: Mit einer größeren Zahl von Klangschalen stehen dir sowohl klanglich als auch therapeutisch weit mehr Optionen zur Verfügung.
Mit umfangreicheren Klangschalensets ist es recht einfach, beeindruckende Klangsymphonien zu inszenieren. Ebenso einfach ist es, eine Behandlung klanglich total zu überladen. In diesem Kapitel findest du daher einige Übungsinspirationen, die dir helfen dürfen, dein Feeling für den richtigen Ton auf komplexere Klangsets zu erweitern.
Wenn du ein Lebensschalenset (oder ein zu diesem ähnliches) dein Eigen nennst, so benötigst du für die folgenden Übungen einen Standard- sowie einen kleinen Summel.

Klangschalen unterscheiden lernen

Die Unterschiede zwischen zwei oder mehreren Klangschalen hörst du selbstverständlich – mit deinen Ohren. Es macht den Charme dieser Klangkörper mit aus, dass sie so verschieden zu klingen vermögen. Jede Schale hat ihren eigenen Charakter.
In dieser Wahrnehmungsübung geht es jedoch wieder um das Dahinter. Die interessanten Fragen sind: *»Was spürst und was fühlst du, wenn du die verschiedenen Klangschalen spielst?«*

Wenn du herausfinden möchtest, was die Klangschalen in dir berühren und bewegen, solltest du sie einzeln spielen. Also nicht mehrere gleichzeitig klingen lassen. Die addieren sich nämlich gegenseitig und ergeben noch einmal neue Wirkungen. Am einfachsten geht es, wenn du deine Schalen vor dich stellst und jeweils eine Schale auf die Hand nimmst, um sie dann anzuspielen. Führe sie vor deinen Bauch, deinen Solar-Plexus-Bereich, deine Brust, deinen Halsbereich und vor dein Gesicht. Bitte gemächlich. Wenn du das »WuschWusch!« in einer schnellen Bewegung machst, bekommst du nichts mit. Also die Schale anspielen und *langsam* bewegen. Halte sie auf den einzelnen Positionen.
Stell dir dabei Fragen wie: *»Wie fühle ich mich? Was bewegt der Klang für Bilder und Gedanken in mir? Kommen Körperwahrnehmungen? Emotionen?«* Es lohnt sich wirklich, hier ein Klangtagebuch einzusetzen.
Bist du mit einer Schale fertig, atme eine Weile Stille. Genieße deine Selbstwahrnehmung. Wenn du deinen Gemütszustand vor der Übung notierst, wirst du womöglich nachher feststellen: *»Ups! Jetzt geht es mir anders.«*
Nach einer Weile nimm deine nächste Schale auf die Hand und spiele mit ihr, erfühle ihre Schwingungen und führe sie durch dein Feld. So verfahre mit jeder Schale einzeln.

Noch einmal der Hinweis: So eine Übung wird nur verwertbare Wahrnehmungen hervorbringen, wenn du sie ungestört machen kannst. Auch ungestört von deiner eigenen inneren Hektik.
Es gibt keine Übung hier im Buch, die ich nicht auch immer mal wieder machen würde – nach zwanzig Jahren als Klangsschalenprofi gibt es da immer wieder schöne Beobachtungen und manch eine feine Überraschung.

Wieder andere Ergebnisse ergibt diese Übung, wenn du dieselben Schalen abwechselnd *auf* deinen Körper stellst und sie dort in Ruhe spielst. Bewege sie, wohin immer sie dich ziehen. Beobachte, wie du hier stärker vom Spüren, also vom Vibrationsreiz angesprochen wirst. Beobachte, wie du dich auf das Körperempfinden und Fühlen konzentrieren oder einlassen musst. Beobachte, wie du auf verschiedene Schalen verschieden resonierst.

Solo für Drei

Bei Selbstbehandlungen kann man sich auch einmal richtig die Dröhnung geben. Gerade das Full-Power-Spiel führt unweigerlich dazu, dass du nach einer Weile des Hämmerns ganz von selbst ruhiger spielst.

Du kannst auf dir selbst ausprobieren, wie verschieden sich der Einsatz von drei Klangschalen anfühlt. Positionierst du die Schalen ähnlich wie Mary unten auf dem Foto, dann kannst du sie noch alle recht bequem erreichen, um dich selbst zu beklingen. Das hat sowohl klanglich wie auch im Körpergefühl fraglos seinen Reiz. Ist es jetzt unbedingt dreimal besser als mit einer Schale? Probiere es an verschiedenen Tagen und in verschiedenen emotionalen Stimmungen aus und du wirst erleben: Mal ist die volle Klangsalve super, mal kann eine kleine Schale alleine der ultimative Kick sein.

Variiere.

- Versetze alle drei Schalen so richtig in deftige Schwingung – so, wie du es auf einem Partner besser nicht machen solltest. Spiele sie mit starkem Anspiel, durchaus Anschlag.
- Spiele sie stark und lasse jede Schale fast ausklingen, bevor du die nächste spielst.
- Spiele sie stark und schnell hintereinander, sodass die erste Schale noch voll am Schwingen ist, wenn du schon wieder bei ihr bist. So schaukeln sie sich auf.
- Spiele sie sanft und langsam. Spiele sie sanft, jedoch schnell hintereinander. Das ist schwieriger als du denkst, denn sie schwingen sich bei jedem neuen Anspiel auf und es ist gar nicht mal so einfach, schnell hintereinander zu spielen und trotzdem eher leise zu bleiben.
- Wechsle die Positionen der Schalen untereinander. Bei Mary zum Beispiel die kleinere Schale von der Brust auf den Bauch, die mittlere auf die Beine und die große Schale auf die Brust.
- Probiere die Variationen abhängig von deiner Stimmungslage. Von der Tageszeit. Von der Jahreszeit. Erlebe so ein Phänomen der Klangschalen: Sie machen deine Befindlichkeiten und Bedürfnisse sichtbar. Nur selten bevorzugt eine Spielerin immerzu die gleichen Spielweisen und Konstellationen.

KlangRaum-Bad & Meditation pur

Positioniere deine Klangschalen in einer Art Halbkreis rund um dich herum (zum Beispiel wie auf dem Foto auf Seite 104). Wenn du nicht auf dem Boden hocken kannst, dann kannst du die Schalen auf eine Liege oder auf einen Tisch stellen. Du könntest auch in die Küche gehen und einen Teil der Schalen auf Tisch, Stühlen oder den Arbeitsflächen positionieren, sodass sie mehr oder weniger um dich herum stehen. Du musst sie alle erreichen können, ohne dich verrenken zu müssen. Unter den Schalen sollten sich, so sie auf einer Holz- oder Fliesenfläche stehen, Schalenkisschen befinden.

Anspielhilfen im Wechsel

Gegen diese folgende Übung oder Art des Spielens protestieren manche Praktiker und

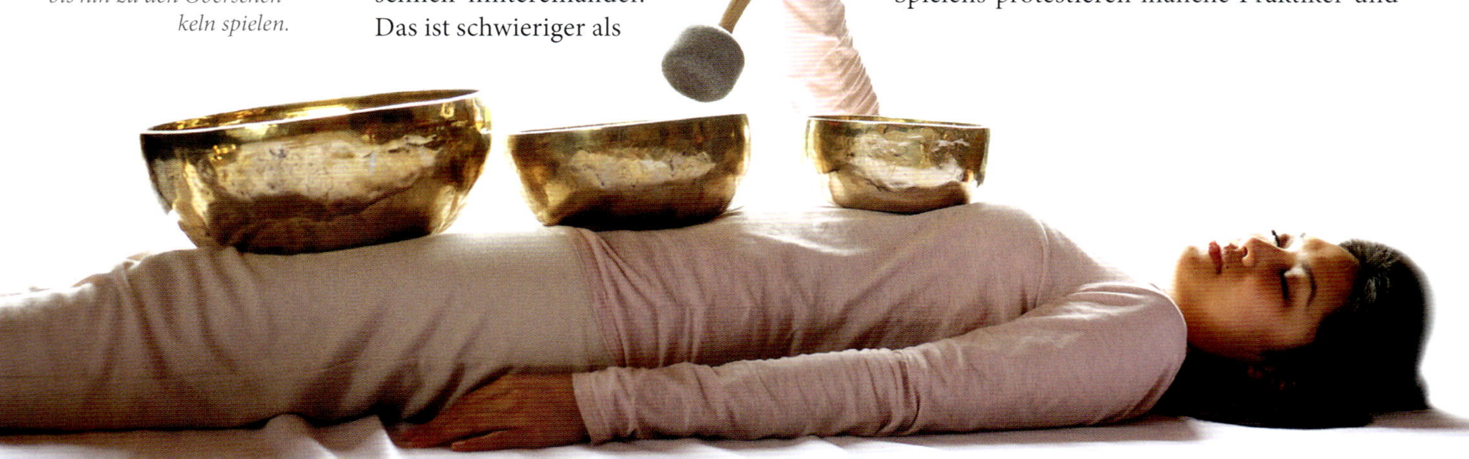

Die angenehmste Selbstbehandlungsposition: Auf dem Rücken liegend kannst du Klangschalen auf deinem Oberkörper bis hin zu den Oberschenkeln spielen.

Lehrer: Wenn man sie die ersten Male umsetzt, empfindet man sie bisweilen als anstrengend. Sie erfordert ein immenses Maß an Achtsamkeit und Wachheit.
Wendest du diese Art der Spielens an, führt sie dich in die vollkommende Zentriertheit. Nach Aussage vieler Profimeditierer, die unsere Seminare besucht haben, in einer Qualität, die sich mit Meditationstechniken nur unter jahrelangem Üben und auch dann nur temporär erreichen lässt. Mehr darüber auch im Kapitel über das RASSELn.

Im ersten Teil der Übung stelle drei bis fünf Schalen vor dir in einer Linie oder einem Halbbogen auf. An deiner Seite hast du zwei Summel liegen.
Nun spiele die erste Schale in der Reihe. Verfahre wie folgt: Den Summel vor dem Schalenrand in Spielposition bringen. Innerlich vor der Schale verneigen. Sanftes Anspiel.
Mit dem Summel zur Spielposition der nächsten Schale wechseln. Maß nehmen. Innerlich verneigen. Anspielen. Zur nächsten Schale wechseln ... und so weiter ... Nach der letzten Schale fängst du wieder bei der ersten Schale an.
Wenn du ein Lebensschalen-Set benutzt, dann wird irgendwann die Kreativitätsschale oder die Erlösungsschale an der Reihe sein. Die sind zu klein, um sie mit dem Standardsummel zu spielen. Da solltest zum kleinen Summel wechseln.
Ablauf: Gleich nach dem Anspiel mit dem großen Summel legst du mit einer ruhigen und zügigen Bewegung den Summel neben dich. Nun greifst du den kleineren Summel. Beziehe Position an der kleineren Schale. Maßnehmen. Verneigen. Anspielen. Zur nächsten Schale wechseln.
Hast du alle Schalen gespielt, wandere zurück zur ersten Schale und beginne von Neuem.
Beachte: Die Schalen müssen nicht alle gleichzeitig am Klingen sein. Es sollte jedoch mindestens eine Schale im Raum klingen.
Dieses Umgreifen gelingt dir ohne Verhaspeln nur, wenn du dich ausgesprochen konzentriert und präzise bewegst. Da die Bewegung eine andere Achtsamkeit und Dynamik erfordert als das sanfte Anspielen, musst du dich komplett auf den Prozess einlassen. Zwischendurch verneigst du dich innerlich, eine Geste des Respektes und des Dienens.
Dieser Ablauf wird deinen ständig plappernden Geist davon abhalten, allzu viel zu denken. Sorry, wenn du innerlich voller Ruhe bist. Du gehörst dann zur einen Promille einer Promille von Menschen, bei denen das so ist. Auch um Absichten oder Intentionen brauchst du dich nicht mehr kümmern. In diesem Spiel sind Achtsamkeit, Stille, Zentrierung, Respekt und Sanftheit kodiert.

Es ist nicht nur eine Übung. Es ist eine der effektivsten Selbstbehandlungen, die du erleben kannst.

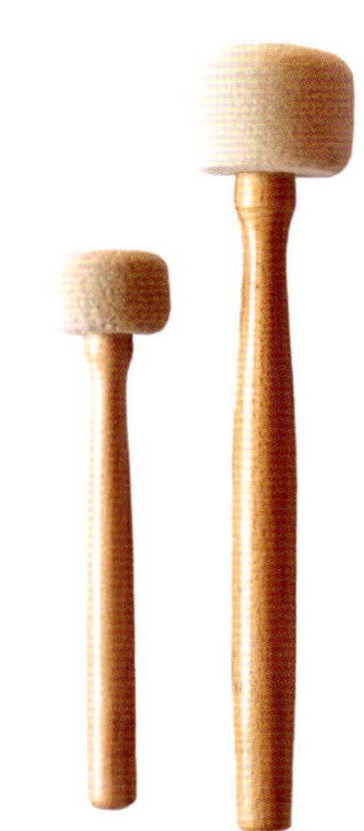

Summel und kleinen Summel im Wechsel zu spielen empfinden viele Klangpraktiker als zu starke Ablenkung. Ich nutze es als ein Mittel zur perfekten Meditation.

Immer feiner

Du spielst die Schalen weiterhin so an, wie du es in den vorherigen Übungen gelernt hast. Doch nun legst du jedesmal, wenn du deinen Summel vor dem Schalenrand in Anspielposition bringst, einen Finger deiner freien Hand an den Übergang vom Schalenrand zum Schalenboden. So wie du es in der Übung *»Der lauschende Finger«* gelernt hast. Wenn du die Schale nun anspielst, wirst du bemerken, wie ein winziger Augenblick zwischen deinem Anspiel und dem Moment, bis du die Vibration in deiner Fingerspitze fühlst, vergeht. Sobald du die Vibration spürst, darfst du zur nächsten Schale wechseln. Dort erneut deinen Finger anlegen, während du mit dem Summel Position beziehst, dann anspielst, fühlst und so weiter ...

Was bringt diese Übung?
Es bindet deine Fingernervenrezeptoren, also eine weitere Sinnesverarbeitungsebene, in das Spiel ein. Dein Gehirn muss nun nicht nur das Anspiel, das Handling und die Klangwahrnehmung analysieren. Es verarbeitet zudem noch den zarten Vibrationsreiz in deinem Finger.
Weiterhin kannst du erst zur nächsten Schale wechseln, wenn du den Reiz der Vibration identifiziert und neuronal verarbeitet hast.

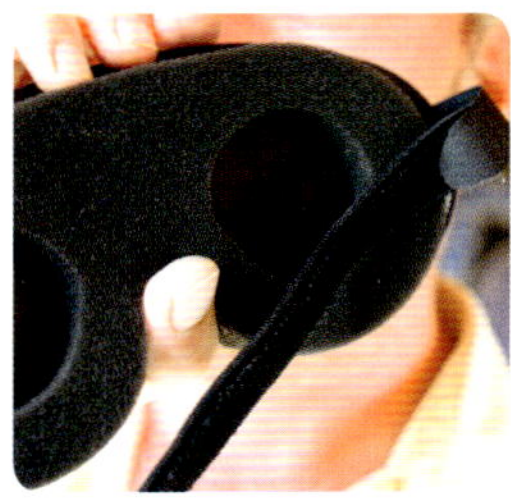

Praktische Dunkelbrillen: Dank der Aussparung für die Augen kannst du mit offenen Augen totale Dunkelheit erleben. Erhältlich bei www.traumzeit-verlag.de

Das geschieht einen Augenblick nach der Klangverarbeitung im Finger. Alle Analysen (Klang, Hautreiz, Verarbeitung) werden in anderen Ebenen des Gehirns geleistet. Deine Einbindung in die Spielmeditation wird noch tiefer. Du wirst Meditation. Du wirst Spiel. Sonst funktioniert es nicht ...

Das Summen der Engel

Variieren wir die Übung. Wie beim lauschenden Finger sollst du nun versuchen, alle Schalen so sanft zu spielen, dass der Klang für deine Ohren nicht mehr wahrnehmbar ist, du ihn aber mit deinem lauschenden Finger spürst.
Es geht hier einzig um den Versuch, nicht darum, alle Schalen zum Schwingen zu bringen, ohne dass du sie hörst. Alleine, wenn du es versuchst, wird dein Anspiel automatisch sagenhaft sanft, achtsam, weich, spielerisch, empathisch, fühlend – nennen wir es: *liebevoll.*

Beachte nun mit deinem dritten Ohr den Sound, der möglicherweise durch dein Sanftspiel im Raum entsteht. Denn wenn du alle deine Schalen so sanft spielst, entstehen im Raum nach einer Weile zarte singend-schwebende Obertöne. Wahrlich eine Reise in das Herz des Universums.
Mit dieser Spielweise kannst du beliebig viele Schalen zum Schwingen bringen.

Sehendes Spiel

Für diese Übung musst du dir die Augen verdunkeln. Das geht einfach mit einem Schal. Es gibt auch vielerlei Schlafbrillen. Leider aus Kunststoff, aber der Hit sind die »Dunkelbrillen«. So nenne ich eine Spezialbrille, die Aussparungen für den Augenbereich hat, sodass du beim Üben die Augen offen lassen kannst – und dich trotzdem in totaler Dunkelheit bewegst. Natürlich kann man auch in finsterer Nacht üben.
Positioniere all deine Klangschalen rund um dich herum, sodass du sie gut erreichen kannst. Lasse dich in ihrer Mitte nieder und dann verdunkle deine Augen.
Je länger du in der Dunkelheit übst, desto mehr wird sich deine Sinnlichkeit auf das Hören und Fühlen verlagern, wo es zuvor die Welt mit dem Blick gemessen hat. Übst du konsequent immer mal wieder im Dunkeln, kann es deine Fähigkeiten des Fühlens und Wahrnehmens erstaunlich verfeinern.

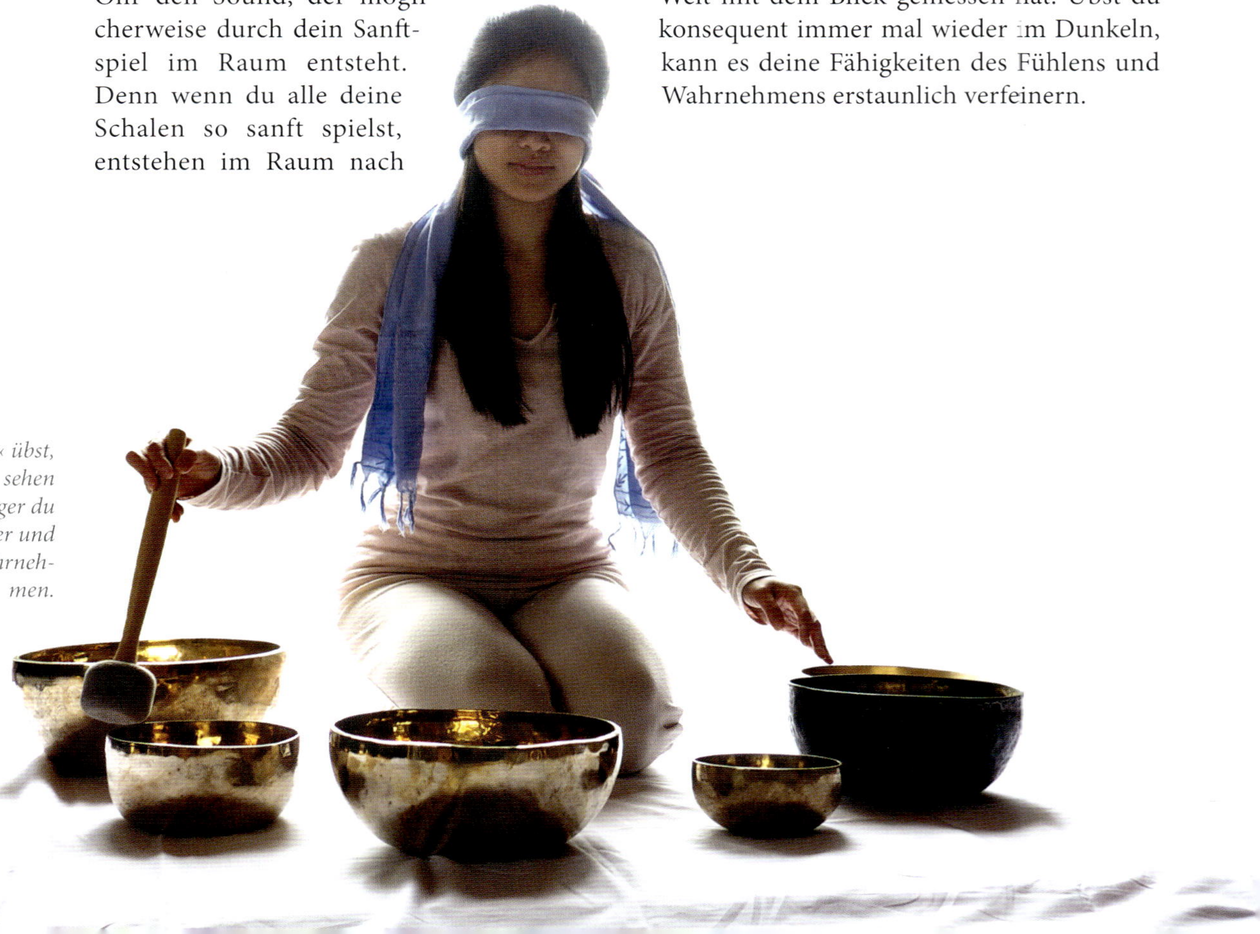

Je länger du »blind« übst, desto besser wirst du sehen und fühlen. Je häufiger du es übst, desto tiefer und weiter wirst du wahrnehmen.

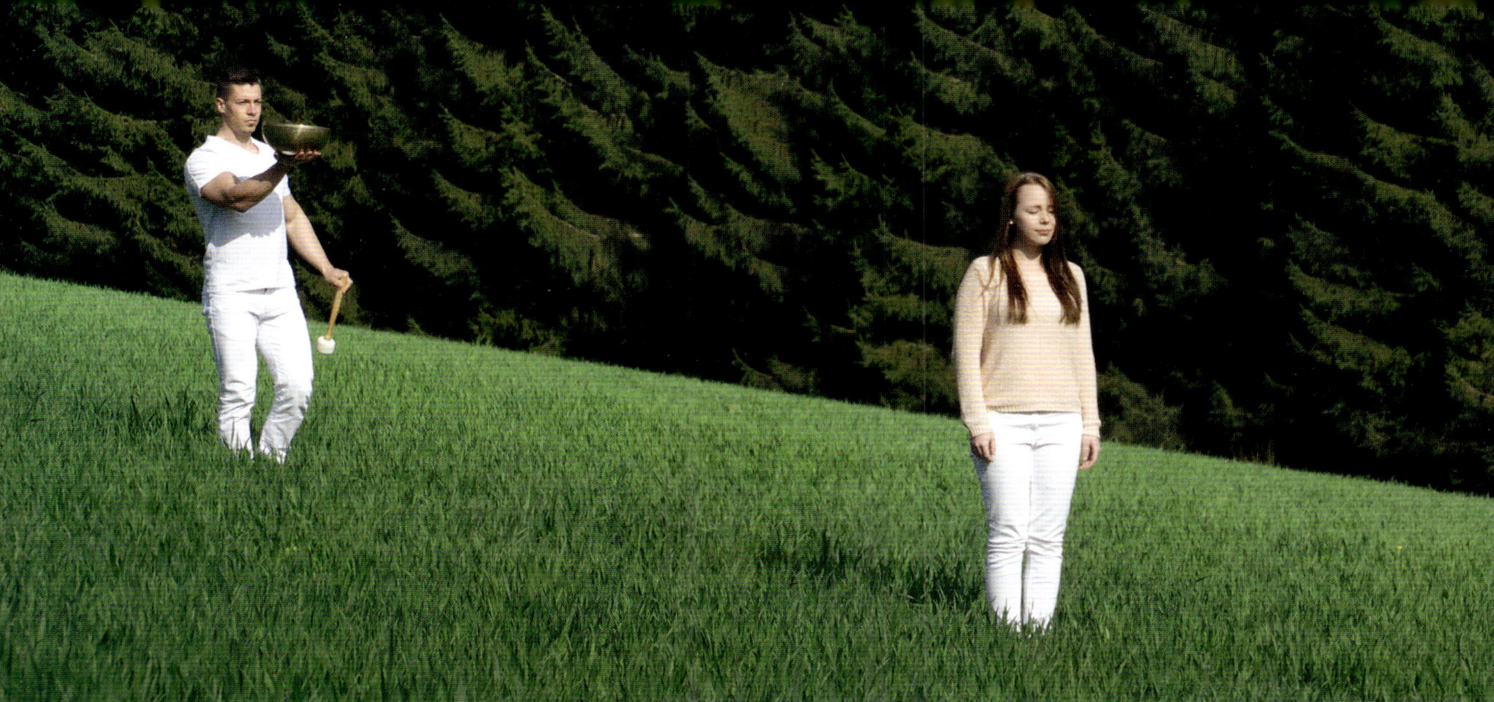

- Nimm die Schalen auf deine Hände. Spüre ihr Gewicht, taste ihre Form. Rieche einmal an ihnen.
- Vergleiche sie, indem du die Justitia spielst und mit jeder Hand eine Schale hältst.
- Spiele sie klingend auf deiner flachen Hand. Dazu musst du mit deinem Summel und Singel immer erst Maß nehmen, damit du nicht daneben oder aber zu wuchtig spielst.
- Wie fühlen sich die Schalen schwingend auf der flachen Hand an? Wie auf den Fingerspitzen klingend?
- Stelle eine Reihe von Schalen im Halbrund vor dich auf den Boden. Erspüre ihre Position. Versuche dir die Position zu merken und sie nacheinander zu spielen – das erfordert einige Übung. Probiere genau diesselbe Position der Schalen an verschiedenen Tagen, dein Unterbewusstes wird sie sich nach einer Weile immer besser merken.
- Spiele die Schalen auf deinem liegenden Körper, da, wo du sie gut erreichen kannst.
- Spiele erst eine Schale an einer Position, zum Beispiel liegend mit der Schale auf deinem Brustbein. Dann wechsle die Schalen aus. Vergleiche ihre Qualitäten.

Wie weit kann ich fühlen?

Eine schöne Partnerübung für sonnige Sommertage ist »Wie weit kann ich fühlen?« Sie stellt die Frage: »Wo höre ich denn eigentlich auf? Wie weit um mich herum reichen denn meine Schwingungsfelder?« Ich habe diese Übung entwickelt, als ich eine Feng-Shui-Ausbildung absolvierte. Dort durfte ich lernen, dass wir Menschen in der Lage sind, auf Gegenstände, Gebäude, Lebewesen und Bewegungen zu reagieren, die sich weit von uns entfernt befinden. Im Feng Shui spricht man zum Beispiel vom Chi eines Gebäudes. Ein für dich ungünstiges Chi eines Gebäudes ist durchaus in der Lage, deine seelische und körperliche Befindlichkeit zu beeinträchtigen – sogar wenn es einige Hundert Meter weit von dir entfernt steht. Sogar, wenn du es gar nicht sehen kannst. Meiner Erfahrung nach handelt es sich bei diesem Chi am ehesten um elektromagnetische oder einfach um komplexe physikalische Informationsfelder.

Die Schale bewegt Luftmoleküle. Sie bewegt auch Dinge, die wir nicht benennen können.

Was fühlst du, wenn du genau lauschst?

Nehmt eine oder zwei Klangschalen, die sich vom Gewicht her gut auf der Hand führen lassen, mit auf einen Spaziergang und sucht euch ein offenes Feld oder eine Stelle im Wald, wo ihr ordentlich Platz habt. Es sollten, wenn möglich, ruhig dreißig bis fünfzig Meter Abstand zwischen euch möglich sein, am besten sogar im Radius, sodass der Behandler den Fühler umkreisen kann.

Bei dieser Übung geht es um die Frage: Ab wann kann ich (heute, hier, mit dieser Schale, diesem Partner) eine Schale fühlen? Und das geht so:

- Ihr solltet eine Stelle in der Natur finden, an der ihr nicht gestört werdet. Wenn Spaziergänger euren Radius schneiden, dann verfälschen diese das Ergebnis oder machen die Übung hinfällig.
- Der Fühler steht in der Mitte einer Wiese, auf einer großen Waldlichtung oder, wenn ein Platz nicht zu haben ist, weit entfernt auf einem breiteren Weg.
- Er dreht sich langsam im Kreise und fragt sich, in welche Richtung er am liebsten stehen würde. Hat er sie gefunden, bleibt er stehen.
- Erlaubt die räumliche Situation es (weites Feld), beginnt der Spieler die Annäherung von vorne, also Gesicht zu Gesicht. Ist dies nicht möglich (Waldweg und weil der Fühler sich in Richtung Wald ausgerichtet hat), eben von da, wo es der Weg zulässt.
- Schließt beide die Augen. Entspannt euch. Genießt die Luft, den Klang der Welt. Genießt es, die Freiheit und Sicherheit zu haben, diese Übung machen zu können. Frei sind eure Herzen. Keine marodierenden Banden sind eine Gefahr. Keine Hexenverbrenner bedrohen eure Entwicklung. Freiheit ist kostbar und sie ist nicht umsonst. Ihr dürft frei sein.
- Es ist wichtig, dass ihr in euch hineinfühlt und beobachtet: Wie fühle ich mich gerade? Nur wenn ihr das Vorher kennt, bemerkt ihr den Unterschied bei einer Annäherung.
- Irgendwann beginnt der Spieler, die Schale auf seiner Hand zu heben und anzuspielen. Das muss nun nicht so sanft sein, wie wir es gelernt haben, sollte jedoch den klangästhetischen Bereich auch nicht verlassen. Also nicht etwa versuchen, den Fühler mittels Lautstärke zu erreichen.
- Umspiele nun das Schwingungsfeld des Fühlers. Wichtig: Du spielst nicht mit der Intention, Klang zum Fühler zu schicken – denn diese Intention könnte er spüren. Du spielst und versuchst das Feld des Fühlers zu fühlen.
- Langsam schreitend und die Schalen nicht verklingen lassend, umkreist du nun den Fühler einmal. Oder, wenn ein Umkreisen nicht möglich ist, bewegst du dich super langsam auf ihn zu. Du spielst die Schale, erfreust dich an ihrem Klingen, bewegst sie auf Körperhöhe sanft schwebend auf und ab und näherst dich, so klingend und fühlend, langsam deinem Partner.
- Der Fühler konzentriert sich nun nicht

Wenn ihr diese Übung häufiger macht, werdet ihr vielleicht feststellen, wie sich die Grenze, wann ihr die Schale fühlt und wann ihr sie spürt, nicht immer klar erkennen lässt. Die Übung ist eine einzige sinnliche Selbsterkundung.

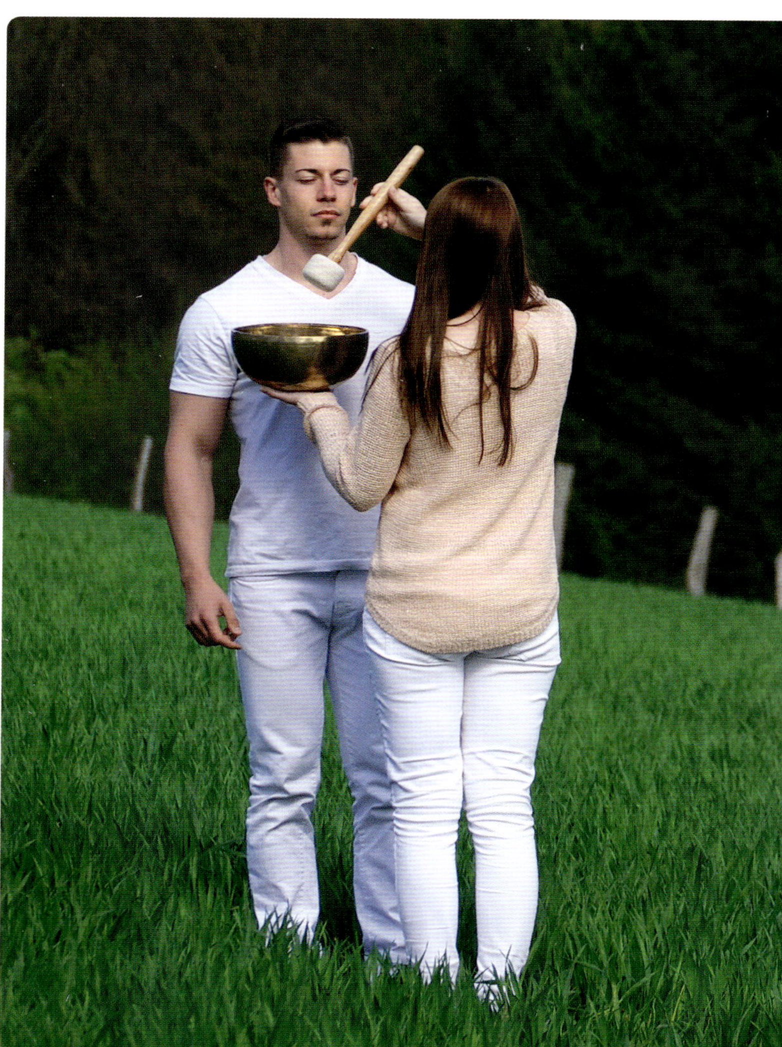

etwa darauf, die Schale mit den Ohren zu hören. Das Hör-Ergebnis ist sehr von den Nebengeräuschen, ganz besonders aber auch von der Windrichtung abhängig. Es geht vielmehr darum, nach innen zu fühlen. Zu spüren, wann es zu einer feinen und/oder auffälligen Verschiebung der inneren Wahrnehmung kommt, die du mit deinem Partner und dem Klang in Berührung bringst.

- Es kann sein, dass der Fühlende sofort etwas bemerkt, wenn die Schale angespielt wird – sogar ohne sie zu hören. Es kann auch sein, dass es beim Umkreisen an einer bestimmten Stelle passiert. Vielleicht muss der Partner auch bis auf wenige Meter an den Bespielten herankommen, bis er eine Veränderung in sich spürt.
- Geübte fühlen gleichzeitig in sich hinein wie auch in ihr Feld, den Raum um sich herum.
- Egal wann und ob ihr wie etwas fühlt, die Übung ist eine herrliche Freiluftmeditation, die euch auf intimste Weise mit euch selbst und vielleicht miteinander in Berührung bringt.
- Es kommt oft vor, dass man den Partner spürt, nicht aber die Klangschale. Übst du mit einem Energetiker, einem Kampfkünstler, geübten Yogi oder sportlichen Menschen – die haben oft ein vitales Feld um sich.
- Bei der Annäherung darf der Fühler, wenn er das Gefühl hat, da kommt ihm etwas zu nahe, die Hand heben. Das ist das Zeichen für den Spieler, den Abstand nicht zu verringern. In diesem Abstand darf er spielen oder kreisen.
- Möchte der Fühler eine weitere Annäherung, kann er mit einer freundlichen Winkbewegung den Spieler einladen ...
- Der Spieler wiederum spürt die gesamte Zeit hinein, was er selbst fühlt und was er rund um den Fühler fühlt. Es ist nicht unwahrscheinlich, dass du auf Schichten oder leichte Widerstände triffst. Die fühlst du eventuell fast wie eine energetische Wand, vielleicht aber auch in dir selbst. Du kannst dir diese Positionen merken oder sogar ein kleines Zeichen an diesen Stellen auf den Boden legen.
- Irgendwann geht die Annäherung in eine Schwingungsfeldmassage über, wie ich sie dir im Kapitel 9 zeige.
- Danach dürft ihr ruhen und euch austauschen oder euch austauschen und ruhen.
- Rollenwechsel.

Fernbehandlungen

Ein kleiner Tipp: Wie bei jeder energetischen Technik kannst du auch mit Klangschalen jemanden behandeln, der nicht da ist. Er sollte daheim liegen und spüren. Du spielst bei dir. Ihr dürft euch über das Leben wundern ...

Jahreszeiten-Übung

In der Klangschalenklangmassage können zwei Phänomene zusammentreffen. Zum einen können manche Schalen je nach Wetterlage, Tages- wie Jahreszeit in verschiedenen Räumen verschieden schwingen und klingen, zum anderen reagieren wir Menschen abhängig von unseren Biorhythmen wie auch abhängig von Jahreszeiten verschieden auf Klänge, Töne und Tonarten. Alle Übungen in diesem Buch kannst du also im Frühjahr, Sommer, Herbst und Winter ausprobieren und kommst dann möglicherweise zu verschiedenen Ergebnissen. Ausgesprochen hilfreich wird hier das Führen eines Klangtagebuches sein, wie ich es vorne im Buch vorgestellt habe.

Je geübter du in der Innenschau wirst, desto überraschender können die Regungen sein, die weit entfernte Klangschwingungen in dir auslösen.

Je vertrauter dir deine Schalen werden, desto sensibler wirst du Abweichungen in ihrem Klangverhalten oder aber in deinem Resonanzverhalten wahrzunehmen vermögen. Es ist dann schon aufregend und überraschend, wenn die eigene Schale plötzlich anders tönt oder auf einen wirkt, als man es von ihr kennt.

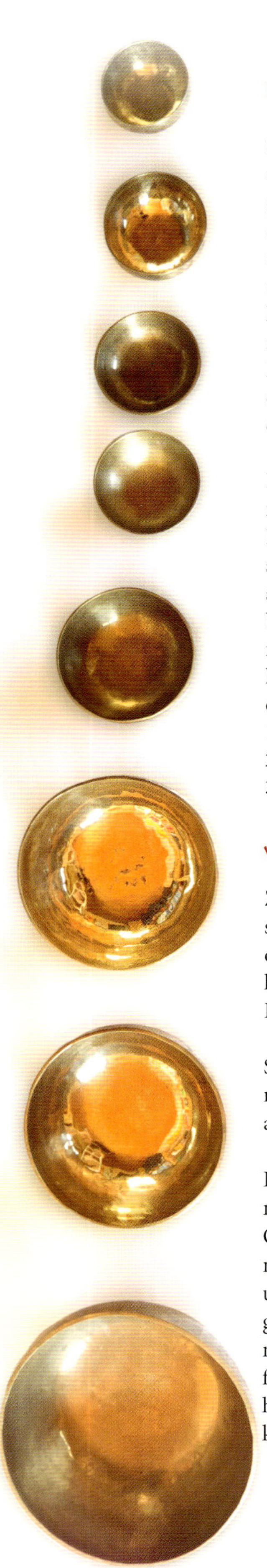

Klang als langer, ruhiger Fluss

Schon im Kapitel »Spielen lernen« habe ich dich in die Kunst, mehrere Klangschalen gemeinsam zu arrangieren und zu spielen, eingeführt. Nun möchte ich gerade hier, zwischen den Kapiteln von »Körperempfinden« und »Intuition«, ausführlicher auf diese Säule der Klangmassagekunst eingehen. Spielt man nämlich Klangschalen mithilfe eines Metronoms, also exakt im Takt, dann kann dies eine gewisse Magie entfalten. Es kann ebenso irgendwie tot klingen.

Ich selbst habe kein sonderlich gutes Rhythmusgefühl: Wenn ich beim Trommeln einen Rhythmus halten soll, so fällt mir das ausgesprochen schwer. Doch beim Klangschalenspiel vermag ich es, Menschen zu verzaubern. Das soll dir Mut machen, falls du dich nicht so als der Rhyhtmustyp empfindest. Ich habe mich beim Klangschalenspiel immer eher auf drei Regeln konzentriert:

1. Spiele den immerwährenden Klang und
2. Spiele das RASSEL-Spiel.
3. Spiele mit Körperempfinden & Intuition.

Verlässliche Klangfolge

Zwei der Säulen der Klangkunst ergeben sich aus scheinbarer Monotonie. So sollten die Klangschalen in immer der gleichen Reihenfolge angespielt werden. Nicht bei jedem Partner, sondern während jeder Behandlung.

Spielst du also 1–2–3–4–5, solltest du auf keinen Fall später auf 1–2–4–3–5 oder beliebige andere Klangfolgen wechseln.

Der Grund hierfür ist so einfach wie fundamental: Wir sehnen uns nach Sicherheit und Orientierung. Selbst wenn wir tief entspannen und sogar wenn wir einschlafen, bleiben unsere Ohren wach. Sie scannen die Umgebung beständig nach Klangreizen ab, um mitzubekommen, wenn eine potenziell gefährliche Quelle hörbar wird. Hört unser Gehirn jedoch immer dieselben Klänge, dann kann es einen Teil der Aufmerksamkeit von der Interpretation dieser Klänge abziehen und anderen Seinsbereichen zukommen lassen. Schon ab der dritten Tonfolge sagt unser Gehirn *»Oh, das kenne ich. Ist angenehm!«* und schaltet eine Überwachungsstufe runter. Die stete Wiederholung der Klangfolge vermittelt uns erstaunlich zügig Sicherheit und Orientierung.
Da die Klangschalenphysik selbst ein Maximum an Dynamik und Chaos in unseren Organismus speist, hilft es sehr, wenn wir einen Teil der Reize »ordentlich« halten.
Das zweite Ordnungsprinzip ist der Rhythmus. Der ist nicht ganz so wichtig wie die Tonfolge. Wird er jedoch arg wechselhaft und schief gespielt, stört er umfassend. Das heißt, es ist wünschenswert, eine gewisse Rhythmik zu spielen – es ist jedoch nicht notwendig, dies auch nur annähernd in der Qualität eines Percussionprofis zu schaffen.

Der immerwährende Klang.

Wenn du auf deinen Klangschalen so spielst, wie ich es dir vor einigen Seiten gezeigt habe (Klangsymphonie), findest du vermutlich von selbst in einen ruhigen Fluss. Du spielst deine drei oder fünf oder sieben oder mehr Schalen. Nach der letzten Schale fängst du mit der ersten Schale wieder an. So gibt es keinen Anfang und kein Ende.

Folgende Punkte beachte:

- Es sollte ab dem ersten Anspiel immer ein Klang im Raum sein. Das heißt, es dürfen nie alle Klangschalen ausschwingen.
- Es müssen nicht alle Schalen immer klingen. Bei einem Lebensschalenset geht das auch gar nicht, denn eine Schale mit 300 Gramm schwingt nicht so lange hörbar wie eine Schale mit 2700 Gramm.
- Das gleichzeitige Schwingen aller Schalen ist als Effekt und für eine Weile womöglich imponierend. Als Dauersound kann es (d)ein Innenohr überlasten.
- Höre deinen Schalen genau zu. Höre der Schale, die du als Nächstes anspielen möchtest, genau zu, während du den

Summel in Spielpositon bringst und du dich vor ihr verneigst. Mit einiger Übung wirst du hören, wann sie wieder angespielt werden möchte – wann es »passt«.

Der immerwährende Klang verhilft unserem Geist und dem unserer Partner, auf die Reise zu gehen und auch auf der Reise zu bleiben. Die Entspannung oder innere Wahrnehmung wird maßgeblich vom Vorhandensein und Fließen des Klanges getragen.
Merke: Wenn die Schalen ganz verklingen, schaltet unser Gehirn in eine andere Ebene der Wahrnehmung, als wenn der Klang lebendig bleibt und fließt. Die Verarbeitung von Klang und Stille findet in verschiedenen Bereichen unseres Gehirns statt.
Im Klang fällt es uns leichter, sowohl im Körperempfinden und im Gefühl zu sein, sowie uns mit den Bildern zu beschäftigen, die uns begegnen. Tritt Klangstille auf, wendet sich die Aktivität unseres Gehirns wieder der Außenwahrnehmung zu – hier gewinnt das Denken schnell Überhand über das Empfinden und Fühlen.

Rhythmik im Klangschalenspiel

Ich lege keinen großen Wert auf das Lehren eines rhythmischen Spiels, da es sich bei 90–95 von 100 Menschen aus dem, was ich in diesem Buch lehre, von selbst ergibt. Spielst du achtsam, lauschend, fühlend und respektvoll, dann beginnen sich deine Körperschwingungen und Rhythmen in der Regel von selbst mit den Klangschalen zu synchronisieren.

Doch es gibt zwei Abweichungen von dieser Norm. Manche Menschen haben in dieser Situation kein Rhythmusgefühl.

Das Funktionieren der menschlichen Physiologie, auf Dauer auch seiner Psyche, ist entscheidend abhängig von Rhythmen. Die Chronobiologie ist die Wissenschaft, die in den letzten Jahrzehnten beweisen konnte, wie zum Beispiel ein unsteter Tagesablauf (Schichtdienste im häufigen Wechsel von Tag- und Nachtdiensten) krank machen kann. Sie hat nachgewiesen, dass es Kinder gibt, die aufgrund ihrer Chronobiologie vom Stundenplan der Schulen massiv benachteiligt werden (weil sie morgens noch keine Leistung erbringen können). In vielen Chemotherapien wird heute ganz genau darauf geachtet, wann die Therapie verabreicht wird. Der Zeitpunkt kann über Tod und Leben mit entscheiden.
Alle unsere körperlichen, seelischen und geistigen Prozesse verlaufen in Rhythmen. Nun werden diese Rhythmen durch unsere moderne Lebensweise irritiert, verwirrt und nicht selten aus dem Takt gebracht. Manche Menschen sind beim Klangschalenüben so aufgeregt oder angespannt, dass ihr Feeling für ihre ureigenen Rhythmen aus den Fugen gerät. Hierfür ein einfacher Tipp.
Manchen Einsteigern hilft es, zwischen den Anspielern mitzuzählen. Ich würde dir empfehlen auf acht zu zählen und bei eins anzuspielen.
Also: **EinsSpiel**_zwei_drei_vier_fünf_sechs_sieben-acht_**EinsSpiel**_zwei_drei_ ... und so weiter.
Spielst du stattdessen auf vier an, wird es in der Regel zu zügig.

Rhythmen in der Klangschalenmassage sollten so einfach wie möglich sein und während einer Behandlung nicht allzu sehr variieren.

Ich finde es jedoch wichtiger, nicht stark arrhythmisch zu spielen, statt exakt rhythmisch. Das exakte Halten eines Rhythmus' führt meiner Beobachtung nach direkt zum intentionalen Arbeiten. Du wirst mit zunehmender Erfahrung feststellen: Je präziser dein Spielrhythmus, desto chancenloser dein Klient: Er geht dann auf jeden Fall in eine Tiefenentspannung.
Wir Menschen reagieren stark auf Rhythmen und schwingen gerne mit ihnen mit. Man kann fast jeden beliebigen monotonen Rhythmus über seinen Partner stülpen. Er muss da einfach mitschwingen, ob er nun will oder nicht. Das ist schwer manipulativ. Erlebt man diese Art der Klangmassage und kennt die Heilsame KlangKunst nicht, dann empfinden viele Menschen sie als inspirierend. Auch das liegt in unserer Natur. Wir mögen es, wenn etwas mit uns gemacht wird.

Wenn wir vom Behandler dahin geführt werden, wo er es für richtig hält.
So ein Spiel kann auch gut und schön sein, keine Frage. Doch fällt der Behandler die Entscheidung. Er setzt das Ziel und arbeitet seine Klienten genau dahin, wo er es will. Damit entspricht die Klangmassage den üblichen sozialen Gepflogenheiten. Jeder will was von dir. Jeder hat eine Idee, was gut für dich sein kann (meint aber eigentlich, was gut für ihn ist). Diesen Klangweg lehre ich nicht. So wie wir spielen, können es sich die Menschen aussuchen, ob sie in die Tiefe gehen wollen oder nicht.

Verlässliches Spiel

Bei Monotonie denken wir zuerst an etwas Langweiliges. Da jedoch innerhalb der einzelnen Schalen eine ungeheure klangliche Dynamik schwingt, ist Monotonie nur die andere Seite der Klangmassagekunst: Sie steht für Verlässlichkeit.

Die Lebendigkeit in der Klangmassage ergibt sich durch die Klangphysik und beim klangenergetischen Spiel durch das gezielte Obertonspiel. Dynamische Takt- oder Rhythmuswechsel vermögen es, Unruhe im Partner zu erzeugen.
Das Spiel der Klangmassagekunst darf immer wieder verlässlich sein. Es kommt auf die stete Wiederholung an. Du darfst spielen: 1--2--3--4--5----1--2--3--4--5----1--2--3-- ... und so weiter

Keine starken Arrhythmien spielen

Ganz ohne Rhythmus geht es jedoch auch nicht. Regelrecht störend wirkt denn auch ein stark arrhythmisches Spiel. Wenn du also eine Schale spielst, sie klingt 30 Sekunden, dann spielst du drei Schalen in den nächsten dreißig Sekunden, um eineinhalb Minuten zu warten, bis du die nächsten spielst. Der dann die nächsten fünf in zwanzig Sekunden folgen. Da sind wir im Reich der Klangreisen unterwegs, wo so eine Spielweise hier und dort ihren Charme entfalten kann.

Doch schon ein Spiel
1-2-3---4---5---1-2-3---4---5---
1-2-3 ... oder Ähnliches hat wieder stark entspannende Effekte. Also: Welchen Rhythmus du spielst, ist egal. Du musst ihn nur durchziehen.

Einen Rhythmus finden

Das Zählen, um einen Rhythmus zu halten, ist für Einsteiger völlig in Ordnung und bisweilen die Methode der Wahl.
Klangschalen schwingen in Eigenrhythmen. Wenn du eine oder mehrere größere Schalen anspielst, wirst du bemerken, dass sie pulsieren, pochen oder Schwebungen produzieren. Diese verlaufen in der Regel ausgesprochen regelmäßig.
Ich lausche mich in diese Schwingungen und Rhythmen der Klangschalen ein und spiele manchmal passend dazu. Das bekomme ich nur über das Zuhören und Fühlen hin.

Diese rhythmischen Schwebungen verändern sich oft, wenn du die Abstände der Schalen zueinander veränderst oder neue Schalen in das Gesamtspiel einbringst.
Höre deinen Klangschalen genau zu. Spiele sie dort, wo dein Gefühl, dein Körperempfinden »*Ja!*« oder »*Jetzt!*« sagt.
Übe mit Partnerin.

Rhythmusänderungen

Innerhalb der Klangmassage kommt es zwangsläufig zu Situationen, in denen du einen einmal begonnenen Rhythmus nicht halten kannst. Zum Beispiel wenn du die Positionen der Schalen veränderst. Wichtig ist hier:

- Der Rhythmus darf sich nicht alle naselang ändern. wenn du ihn also änderst, solltest du ihn eine Weile spielen, bevor du ein weiteres Mal etwas änderst.
- Eine Klangmassage verkraftet nur eine gewisse Anzahl von Rhythmusänderungen. Werden es zu viele, dann wird dein Partner möglicherweise so hibbelig wie du spielst.

Anspiel auf der Atmung

Es kommt manchmal vor, dass sich beim RASSEL-Spiel die Atmung von Behandler, Behandeltem und/oder das Spiel stellenweise synchronisieren. Du kannst das auch gezielt anstreben: Zum Beispiel immer zur Ausatembewegung deines Partners (oder zur Einatembewegung) anspielen. Da geht dann eine Menge Energie für drauf, das zu beobachten. Strebst du es als Ziel an, immer bei Ein- oder Ausatmung zu spielen, dann hast du eine Idee im Kopf, wofür das gut sein soll. Diese Idee beruht womöglich auf einem Modell. Es gibt viele Modelle und viele sind oft auch gut. Aber nie immer. Wie das mit allen Modellen ist. Die moderne Menschheit scheitert gerade mit so ziemlich allen bisherigen Modellen, die sie vom Wirtschaften, von der Ökologie und dem sozialen Miteinander hatte. Und nirgends verspüre ich eine größere Sehnsucht nach Modellen, Regeln und Kontrolle als in der Esoterik und den komplementären Heilmethoden. Da stimmt was nicht, nicht nur im Großen, sondern gerade auch im Kleinen.

Atmung ist ständige Bewegung

Die menschliche Atmung läuft jedoch, wie überhaupt jeder natürliche Prozess, in komplexen Rhythmen und Zyklen ab. Das heißt, sie unterliegt natürlichen und reizbedingten Schwankungen. So wirst du bald erleben, wie die Atmung deiner Partner sich während einer und verschiedener Klangehandlungen immer wieder verändern kann, teilweise regelrecht dramatisch, teilweise ganz sanft.

Ich halte es mit dem Spielen auf dem Atmen wie mit allem Spiel. Manchmal bemerke ich zum Beispiel, wie mein Partner gerade erheblich tiefer und passend zu meinem Schalenspiel atmet. Das macht er oft, weil der Klang in ihm arbeitet. Dann spiele ich die Schalen manchmal ein-, zwei-, fünf- oder zehnmal auf der Atemspitze. Das ist da, wo er ganz tief einatmet und bevor die Ausatmung erfolgt. Fast immer führt dies zu einer weiteren Synchronisierung. Das heißt, nun atmet mein Partner noch tiefer ein und hält die Atmung, bis wir synchron anspielen und ausatmen. Das ist ein bisschen so wie richtig guter Sex, nur ohne die ganze Aufregung. Doch schon kurz darauf verändert sich die Atmung wieder oder ich verlasse dieses Spiel. Würde ich nämlich fortan immer auf der Atemspitze anspielen, so würde sich bald eine Manipulation ergeben. Der Partner würde tiefer einatmen, als er jetzt von sich aus noch wollen würde. So wie man sich beim Sex gegenseitig in die Extase schunkeln kann.
Spiele leben davon, dass sich Rhythmen verändern und zwei oder mehrere Spieler sich umeinander bewegen, sich synchronisieren, sich wieder auseinanderschwingen und neue Muster bilden. Wenn ich etwas durchziehen oder durchhalten will, ist das kein Spiel. Das ist mein Gehirn auf steter Suche nach Kontrolle.

Hinweis für die Praxis

Du wirst immer mal wieder auf Partner treffen, die sich über einen zu langsamen Takt oder Rhythmus, die mangelnde Lautstärke und Vibration, die vielen oder wenigen Schalen beschweren. Manchmal beschwert sich jemand, weil keine Pausen zwischen den Klangschalentönen sind. Eigentlich fast immer fühlen sich die Menschen nicht wohl, weil sie nicht bekommen, was sie erwarten. Wie überall im Leben ist es frustierend, wenn man feste Vorstellungen davon hat, wie die Dinge laufen sollten und diese Vorstellungen werden dann nicht befriedigt. Du kannst diese Menschen nur dazu ermuntern, sich auf etwas Neues einzulassen. Manchmal benötigen sie eine zweite Behandlung, damit sie das können.

Es ist wichtig, die Meinung deiner Partner anzuhören. Doch nicht jede Meinung liefert eine wichtige Korrektur. Die Mehrzahl der Menschen wird zum Beispiel gerne mit Rhythmus und Lautstärke verführt. Fragen wir vor einer Behandlung, ob sie Tiefgang oder Wellness wünschen, wählen viele die Ablenkung. Begegnen sie jedoch der Tiefe, sind sie ganz gerührt. Manche so, dass sie etwas in ihrem Leben verändern.

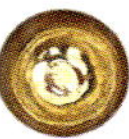

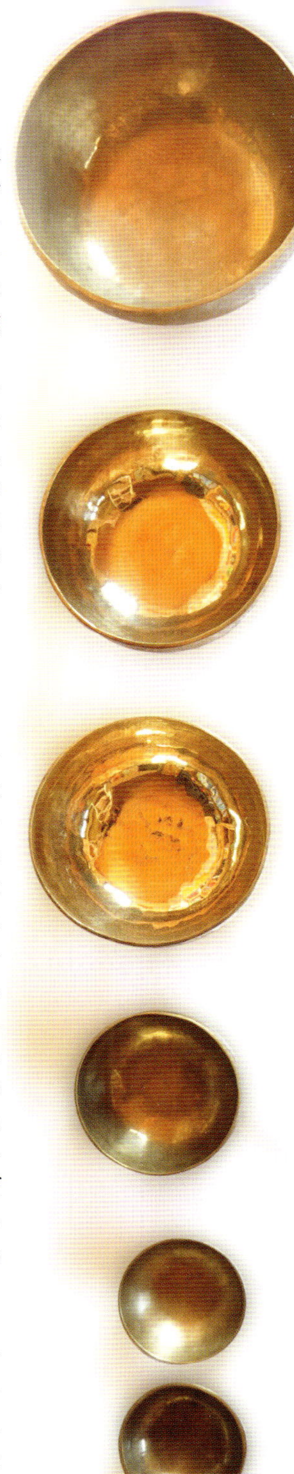

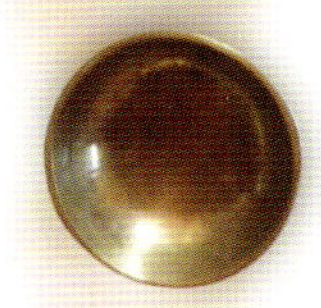

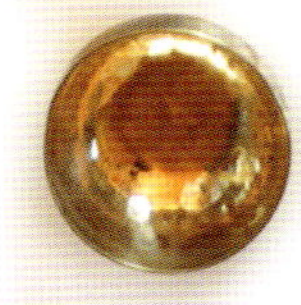

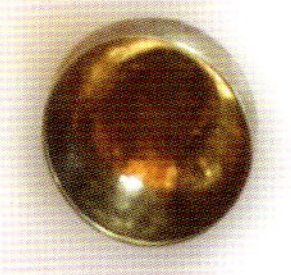

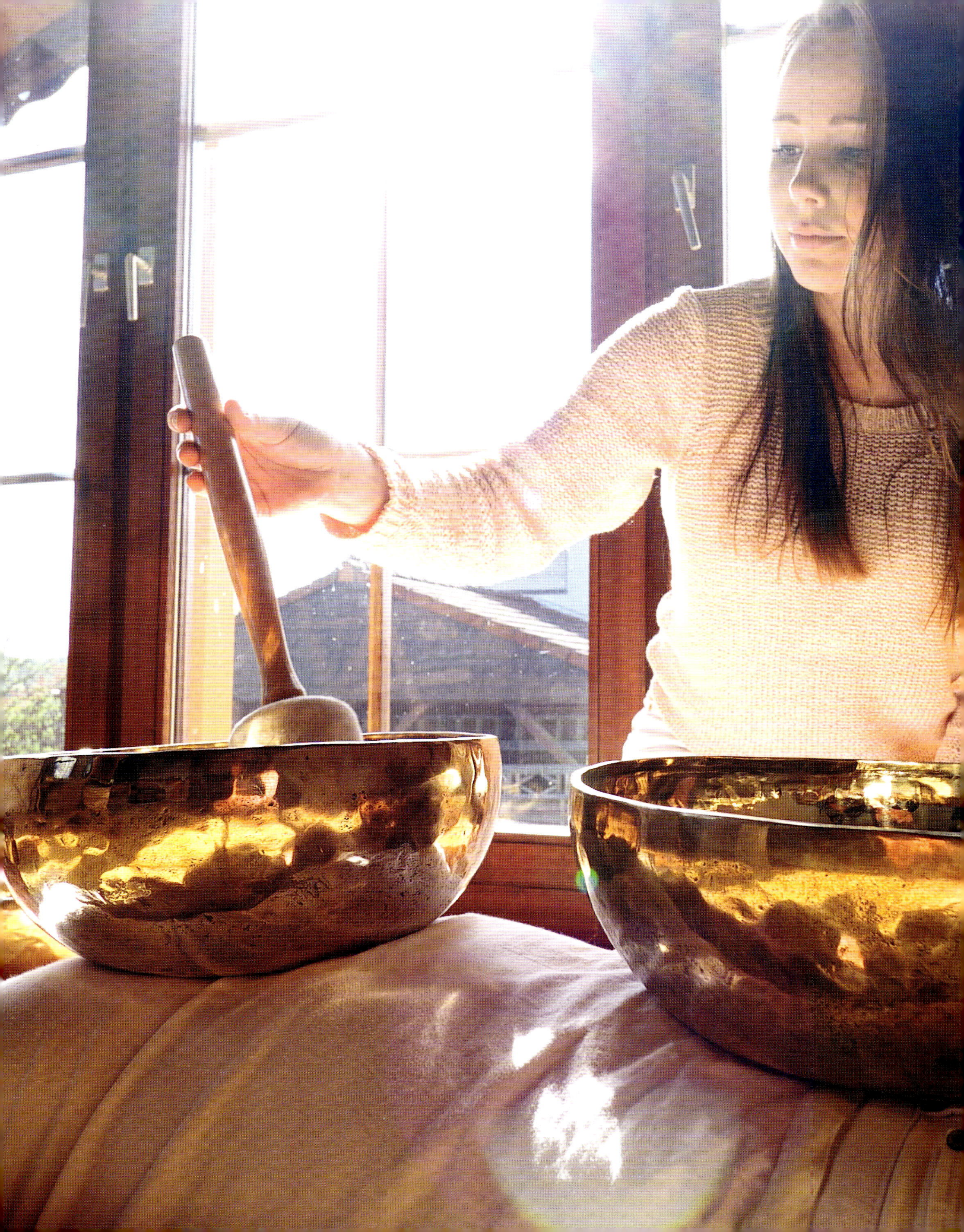

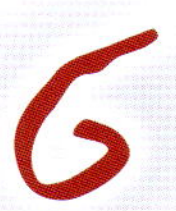

Klangmassage lernen: Die Intuition

Was ist Intuition?

Es gibt verschiedene Modelle und Erklärungen, was genau Intuition ist und wie sie funktioniert. Diese weichen zum Teil stark von dem ab, wie ich arbeite. Der wichtigste Unterschied zu gängigen Intuitionsmodellen ist die Tatsache, dass meine Schüler die von mir gelehrte Methodik binnen zwei bis fünf Tagen erfolgreich in einem Wissensgebiet umsetzen können, in dem sie noch gar keine Erfahrungen haben. Auf eben diese Erfahrungen greift aber die »übliche« Intuition zu. Ich benutze daher statt »Intuition« häufiger den Begriff »der lebendige Augenblick«. Das, was ich anleite, ist eher ein hochdynamisches Reagieren auf informelle Schwingungsfelder. Es funktioniert ohne Hintergrundwissen.
In diesem Buch sind Hunderte kleine und große Hinweise, Tipps und Tricks verborgen, die deine Wahrnehmung und deine Arbeit mit dem lebendigen Augenblick fördern und anleiten.

Warum intuitives Spielen?

Alle Versuche, Klangschalen und Klangmassage in Methoden und Modellen anzuwenden, die auf scheinbar rational-logischen Gründen basierten, empfand ich als zu anfällig für Fehler. Insbesondere die Mechanismen der kognitiven Dissonanz (ein Mensch nimmt sich und sein Handlungen anders wahr als seine Umwelt dies tut) oder der Fehlattributionen (zwei Informationen oder Vorgänge werden ursächlich miteinander in einen sinnhaften Zusammenhang gebracht, obwohl da gar kein Zusammenhang ist) führen zu Wahrnehmungsfehlern. Diese werden noch allesamt genährt von der das kolletive Wissen(-sempfinden) verzerrenden Publication Bias: Von einer Beobachtung oder Forschung bis zur Veröffentlichung derselben werde Details und Abweichungen vom gewünschten Publikationsziel/Forschungsergebnis nicht mehr erwähnt. So ergibt sich ein teilweise oder vollständig verzerrtes Bild der tatsächlichen Forschung in der Publikation.

Modelle sind immer nur der Versuch, Wirklichkeit zu erklären. Unter den therapeutisch-energetischen Klangschalenanwendern herrscht oftmals eine unbewusste Angst, nicht das Richtige zu tun, beziehungsweise nicht über genügende therapeutische Kompetenz zu verfügen. So werden gerne Methoden und Techniken benutzt, die die Illusion von Kompetenz, Kontrolle und Sicherheit vermitteln, sie jedoch nicht wirklich bieten.

Intuition ist ein Vorgang, für den es verschiedene Definitionen und Betrachtungsweisen gibt. In diesem Buch geht es um das Wahrnehmen und Entscheiden im lebendigen Augenblick.

Das Spielen im lebendigen Augenblick umschifft diese Unsicherheiten raffiniert mit Weisheit, Lebendigkeit, Mut und ungeheurer Achtsamkeit. Der lebendige Augenblick gibt sich nicht der Illusion der Sicherheit hin. Die Ergebnisse dieser dynamischen Arbeitsweise sind von immer wieder überraschender Präzision und Effektivität. Sie unterstützt den Behandelten in einer Weise, die sich weder Behandler noch Behandelter vorher erdenken konnten.

Wie lerne ich intuitives Spielen?

Vertraue deinen Klangschalen. Höre ihnen genau zu. Ich weiß, das klingt schwammig.

Spielen im lebendigen Augenblick ist eine Erweckungstechnik.

Das klingt aber nur schwammig, weil wir über dreihundert Jahre unseren Fokus auf die absolute Überlegenheit intellektuell-rationaler Prozesse und Entscheidungen gelegt haben. Das bin wahrlich nicht nur ich, der das so sieht. Es sind bedeutend klügere und renommiertere Fachleute zahlloser wissenschaftlicher Fachbereiche, die seit einigen Jahr(zehnt)en darauf hinweisen: Die Dominanz des linearen Denkens führt uns in genau die Katastrophe, in die wir gerade reingleiten. Wir versuchen unsere Krisen mit genau der Denkweise zu lösen, die sie verursacht hat. Das funktioniert nicht mehr.

In deinen Klangschalen ist bereits fast alles enthalten, was dir helfen kann, mit deinen und den Krisen anderer Menschen auf neue Weise umzugehen. Freilich musst du loslassen. Loslassen können aber ist die höchste menschliche Kunst und ganz sicher eine Vorstufe zu Weisheit und Erleuchtung.
Nutze meine Übungen und Inspirationen. Sie sind nicht da, um dich von irgendetwas zu überzeugen, sondern damit du dir begegnen und dich selbst tiefer erfahren kannst. Meine Erfahrung lehrte mich, dass da sehr viel Schönheit, Kraft, Kreativität und Liebe in den meisten Menschen schlummert.

Wo genau du eine Klangschale auf deinem Partner platzierst, entscheidest du im lebendigen Augenblick, indem du deinen Gefühlen und inneren Bildern – nicht indem du bereits vorhandenen Vorstellungen oder Modellen – folgst.

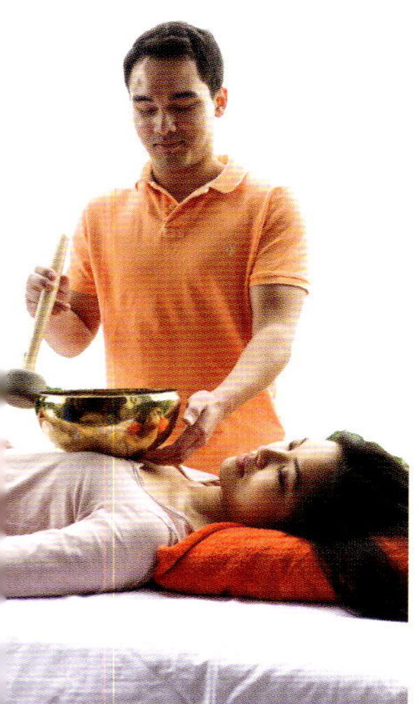

Spielen im lebendigen Augenblick ist eine Erweckungstechnik. Versuche nicht mit der Kraft deiner Gedanken eine Lösung zu finden – beobachte.
Beurteile nicht – nimm wahr. Auch, wie du zum Beurteilen neigst. Beobachte, was du warum wie beurteilen willst. Trete zurück und frage dich: Warum? Woher habe ich das? Hilft es mir wirklich weiter?

Spielen im lebendigen Augenblick funktioniert nur, wenn du nicht bewertest, sondern beobachtest (siehe das Kapitel 5). Es funktioniert nur, wenn du die Heilsabsichten weglässt beziehungsweise auf die Säulen und das RASSELn beschränkst. Es funktioniert nur, wenn du die Illusion der Kontrolle loslässt. Es erfordert Mut.
Um den lebendigen Augenblick nutzen zu lernen, musst du ihn erleben. Den Zusammenhang zwischen einer intuitiven Handlung und einer dadurch erzeugten Wirkung erfährst du nur, wenn du deinem Partner nach der Behandlung genau zuhörst. Genau zuhören bedeutet: Nicht bewerten, was er sagt.

Am besten lernst du deine Intuition kennen, einzuschätzen und einzusetzen in Präsenz eines Lehrers, der Intuition nicht predigt, sondern sie lebt. Mit seinem Buch zu lernen, hilft dir hoffentlich auch schon weiter.

Beobachten ohne zu verurteilen

Auch ich ertappe mich immer wieder dabei, dass ich eine Klangschale so bewegen will, wie ich sie bewege, weil ich es schon fünfzig Mal genau so erfolgreich gemacht habe. Dann frage ich mich immer: *»Entscheide ich gerade aus dem lebendigen Augenblick oder ist es ein Muster?«*
Dieser schmale Grat zwischen Musterhandlung und intuitiver Handlung wird immer schwerer zu identifzieren, je mehr Erfahrungen du mit einem Muster hast. Wenn man noch keine Muster hat, dann kann die Entscheidung keinem Muster folgen. Spielen im lebendigen Augenblick ist also für Profis, die schon jahrelange Praxis mit einem bestimmten Stil oder einer bestimmten Methode haben, viel schwerer als für totale Neulinge.

Betrachten wir das an einem konkreten Klangmassage-Beispiel: In welche Richtung solltest du die Klangschalen anspielen? Nach oben, unten, links, rechts oder immer anders? Ich habe von vielen Mustern gehört. Einige sagten, spiele nach unten, das erdet. Andere spielen immer durcheinander, das soll Bewegung ins System bringen. Doch eines haben diese Muster dann alle gemeinsam: Sie bringen schon bald eine feste Erwartung mit sich, wie der Partner auf das Spiel reagiert.
Dabei vermag sich Klangschwingung ihren Weg unabhängig von Modellen und Überzeugungen zu wählen. Also verzichte ich auf Erwartungsmuster und schaffe so ein offenes

Feld. Wenn ich so intentionslos spiele, muss ich feststellen: Die Anspielrichtung ständig oder auch nur ein-, zweimal während einer Behandlung zu ändern, verursacht bei vielen Bespielten Verwirrung. Wenn ich dagegen konsequent nach unten oder oben spiele, führt es zu *verschiedenen* Ergebnissen bei verschiedenen Menschen und/oder an verschiedenen Tagen und/oder mit verschiedenen Schalen. Verwirrung ist allerdings fast gar nicht mehr dabei.

Es ist wichtig, diese Vorgehensweise zu verstehen: Wenn aus einem Spielmuster regelmäßig Verwirrung entsteht, dann meide ich diese Spielweise. Wenn »Verwirrung« eine unter zahllosen individuellen Reaktionen ist, die nicht aus der Spielweise resultiert, dann ist Verwirrung ein Teil des Prozesses im lebendigen Augenblick. Das ist ein Zustand, den ich nicht gezielt herbeigespielt habe, sondern den mein Partner gewählt hat, um bestimmte Erfahrungen zu machen. Das eine Mal ist Verwirrung eine leicht reproduzierbare lineare Reaktion. Das andere Mal die unbewusste Wahl des Behandelten.

Wenn du im lebendigen Augenblick spielst, werden sich deine Wahrnehmungen zart und zaghaft zeigen. Am Anfang ist es fast unmöglich, sie genau zu benennen. Sie ziehen sich blitzartig wieder zurück, wenn du sie zu arg anzweifelst, scharf verurteilst. Wenn du einmal danebenliegst mit einer Entscheidung und dann deinen Fehler als Versagen oder Ähnliches empfindest, werden sich deine Wahrnehmungen fragen, ob sie sich noch einmal zeigen sollen.
Zum Tanz mit dem lebendigen Augenblick gehört eine spielerische Grundhaltung.
Entscheidungen im lebendigen Augenblick erfordern das Verzichten auf Ziele und Muster. Gleichzeitig musst du deine Wahrnehmungen, Gefühle, Gedanken und inneren Bilder sowie körperliche Reaktionen ganz genau beobachten. Sie sind der Weg, über den der lebendige Augenblick mit dir kommuniziert.
Weiterhin brauchst du wahrhaftes Interesse an und Offenheit für die Reaktionen deines Partners. Offenheit darfst du nicht passiv leben – du musst sie kommunizieren. Viele Menschen reflektieren nicht von sich aus umfassend über ihre Wahrnehmungen. Du musst sie einladen, auffordern und unterstützen und so für ihr Vertrauen sorgen. Wendest du alle diese Prinzipien an, wirst du schon bald entdecken, wie du in der Klangschalenkunst Entscheidungen fällst, die durch und durch überraschende Ergebnisse mit sich bringen.
Kennst du die Jedi-Ritter der Weltraumsaga *Star Wars*? Sie kämpfen und leben im lebendigen Augenblick. Wenn du sie kennst, wirst du mit diesem Satz etwas anfangen können: »*Vertrauen auf die Macht du musst!*«

Wir nehmen Klang verschieden wahr

Intuitives Entscheiden im lebendigen Augenblick ist am leichtesten, wenn du einen Lehrer siehst, der es nicht als »Konstrukt« lehrt, sondern der es (vor-)lebt.

Eine der einfacheren Übungen, unterschiedliche Wahrnehmungen und unser intuitives Verständnis von der passenden Lautstärke zu beobachten, sind Lauschübungen im Umgang mit deinen Klangschalen. Es gibt eine Reihe von bisweilen tückischen Wahrnehmungsunterschieden von Lautstärken, abhängig von vielen Faktoren.

Das Maß der Klänge

Unser intuitives Gefühl für die richtige Lautstärke einer Klangschale führt zu allerlei Überraschungen. Denn wie dein Partner oder du Klang wahrnehmen, wird unter anderem vom kulturellen Hintergrund bestimmt. Ein Inder aus einer indischen Metropole hat ein gänzlich anderes Verhältns zu Lautstärken als die meisten Europäer. Italiener und Spanier sind nicht selten ein ganz anderes Volumen als Engländer, Deutsche oder Schweizer gewohnt. Was für den einen (fürchterlicher) Lärm ist, erscheint einem anderen ganz normal oder geradezu heimelig.
Doch nicht nur unser Gespür für die »richtige« Lautstärke, auch unser Feeling für Rhythmik und Fluss des Klangspiels wird aus unserem Erfahrungsschatz genährt. Sobald unsere Erfahrungen kleinste Erweiterungen

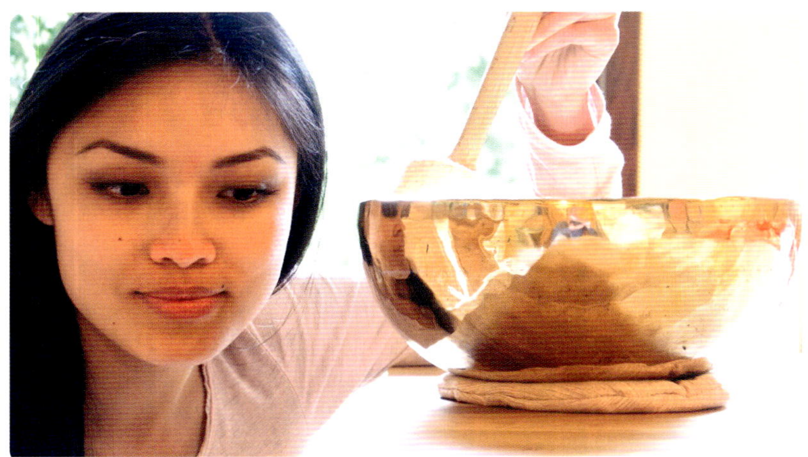

Tauchst du unmittelbar nach einem Anspiel mit deinem Ohr in die Nähe des Schalenrandes (oder hast deine Ohröffnung schon dort), bekommst du eine erste Idee dafür, wie laut ein im Raum sanft klingendes Anspiel dort sein kann.

und Korrekturen erfahren, verändert sich unser Klanggefühl umfassend.

So ist es leicht erklärbar, warum der Spielstil mancher Schulen bei meinen Studentinnen Übelkeit hervorruft, während unser Spiel für diese Menschen manchmal arg langweilig erscheint. Wir wurden durch unsere Ersterfahrungen entscheidend geprägt.

Bei wem und wie du Klangschalen gelernt hast, bestimmt dein Lautstärken- und Rhythmus*empfinden* mit.

Rezeptive & aktive Klangerfahrungen

Doch nicht nur unsere kulturelle Prägung wirkt auf unsere Klangwahrnehmung, sondern auch, ob wir selbst beklungen werden oder ob wir selbst klingen.

Besonders heikel ist der Einsatz von Klangschalen in Ohrnähe. Spielen wir Schalen hier bei einem hörsensiblen Menschen und geben uns große Mühe, sanft und achtsam zu spielen, so kann der Partner, obwohl wir unserem Gefühl gefolgt sind, es dennoch als zu laut empfinden. Zu laut ist störend und führt zu Adrenalinausschüttung und Stress. Das gilt es zu vermeiden.

Das RASSELn und der lauschende Finger liefern dir schon die optimalen Grundlagen für ein sanftes Spiel. Hier noch einige Partnerübungen zur Verfeinerung deines Klangschalenspiels und zum Training deiner Intuition und Empathie.

Die Wucht der Zartheit

- Stell eine etwas größere deiner Klangschalen auf einen Tisch (natürlich mit Unterlage). Nun hocke dich neben den Tisch, sodass sich eines deiner Ohren nicht mehr als fünf Zentimeter von der Schale befindet. Dein Ohr sollte sich in etwa auf Höhe des Schalenrandes befinden (siehe Foto links).
- Mit der Spielhand näherst du dich nun vorsichtig der dem Ohr gegenüberliegenden Seite der Schale.
- Nun spiele die Schale sanft an. Intensiv, nicht wahr?!
- Variation: Vor dem Anspiel atmest du tief durch, schließt beide Augen, entspannst ganz bewusst – und Anspiel!
- Variation: Du spielst die Schale am Innenrand, also an der Stelle, nur wenige Zentimeter vom Ohr entfernt.
- Erweiterung: Nach dem sanften Anspiel – du wirst die Schale trotz aller Sanftheit vermutlich dennoch als mächtig wahrnehmen – entferne deinen Kopf mit einer raschen Bewegung von der Schale und höre sie mit vierzig bis sechzig Zentimenter Abstand an. Klingt eigentlich total harmlos, hm?!
- Variation: Spiele die Schale sanft an, während du sie anschaust und so vierzig bis sechzig Zentimenter von ihr entfernt bist. Husche direkt nach dem Anspiel ganz schnell mit einem Ohr hinunter zum Schalenrand. Na?!

Dezibel des Grauens

Spielst du eine Schale sanft an, so klingt sie, je nach Größe, mit vielleicht 40–70 Dezibel. Ein Dezibel ist eine Maßeinheit, mit der Lautstärken gemessen werden. Spielst du dieselbe Schale kräftiger an, steigt der Dezibelwert auf 80–85 zum Zeitpunkt des Anspiels. Die Zunahme des Wertes um den Faktor 10 entspricht einer Verdopplung der Lautstärke. Eine kräftig angespielte Klangschale erreicht für den Bruchteil einer Sekunde einen Wert von 90, 95 und 100 Dezibel. Das ist laut. Als

Dauerschall wäre es ohrenbetäubend und gefährlich für die Ohrgesundheit.
Der Abstand, den du für die Wucht der Zartheit-Übung für dich gewählt hast, darfst du niemals bei Partnern in der Klangbehandlung anwenden. Schalen jeglicher Größe empfehle ich dringlich mehr als 40 Zentimeter vom Ohr entfernt zu positionieren und/oder das Ohr beim Anspiel zu schützen.

(Zu-)Hörgestörte Gesellschaft

Rund 14 Millionen Menschen in Deutschland weisen eine Beeinträchtigung des Hörvermögens, eine Hörstörung auf (Quelle: http://www.kbv.de/media/sp/120811_studie_ifg_executive_summary.pdf).
Menschen mit einem gestörten oder kranken Hörorgan wissen oft nichts davon. Sie passen einfach die Lautstärken ihrer Radios, Fernseher und ihres Sprechens den eigenen Wahrnehmungen an.
Der Hörforscher und Arzt Tomatis war mit einer der ersten, die nachgewiesen haben, dass Hörstörungen erhebliche Auswirkungen auf kognitive Fähigkeiten, unser Weltbild und unsere soziale Kompetenz haben können. Er heilte Legastheniker, indem er ihre Ohren heilte.
Hörpionier Joachim-Ernst Berendt wies darauf hin, dass wir eine Gesellschaft sind, in der sich die Menschen immer weniger und immer schlechter zuhören. Ich habe vorhin geschrieben, dass wir Menschen die Welt verschieden wahrnehmen. Wenn wir nun den anderen Menschen nicht zuhören – und ich meine echtes Zuhören, nicht dieses ständige Suchen nach einer Lücke in der Rede des Gegenüber, in der man seine eigene Meinung platzieren kann – wie sollen wir dann voneinander lernen? Wie sollen wir erfahren, wie die Weltwahrnehmung der Anderen gestrickt ist?
Der Schlüssel zur Evolution des eigenen Lebens kann die Entwicklung des eigenen Hörvermögens und der eigenen Zuhörfähigkeit sein. Du als Leser eines dicken fetten Buches unterscheidest dich da schon vom Durchschnitt der Menschen. Die Fachbücher und Ratgeber werden immer dünner, immer oberflächlicher. Wer liest noch längere Zeitungsartikel? Viele wähnen sich mit Twitter- und Facebook-Meldungen vollauf befriedigt. Klangmassage, wie ich sie lehre, ist ein Weg, um dein Dich-selbst-Hören zu vertiefen. Es ist ein Weg, das Hören der Welt zu erweitern.

Das eigene Hören zu erweitern und zu vertiefen birgt die Chance zu seelischem Wachstum. Wenn der Einzelne wächst, wächst die Menschheit. Willkommen auf der Reise.

Partnerübung zur Hörsensibilität

Für diese zweiteilige Übung brauchst du einen Partner. Der sollte sich bequem auf den Boden, eine Matratze oder Liege betten und die Augen schließen. Mit einigem Abstand zum Partner spielst du nun deine Klangschale. Dabei achte auf einen langsamen, sphärischen Rhythmus, der der Klangschale genügend SchwingungsRaumZeit gibt. Bevor du sie anspielst, sollte sich der Klang des vorherigen Anspiels schon langsam in Richtung des Entschwindens bewegen.
Dein Spiel darf deinen Partner schön entspannen. Dieses »Abschalten« ist wichtig, denn in dieser Phase erhöht sich in der Regel unsere Hörsensibilität. Dein Partner ist in der Entspannung offener.

Über die Hälfte unserer Seminarteilnehmer nehmen eine Veränderung ihres Hörempfindens nach fünf Tagen Seminar wahr. Besonders die Fähigkeit, Obertöne zu hören, verbessert sich erheblich.

So nach fünf bis zehn Minuten, dein Partner ist richtig schön relaxt – aber noch wach! – positioniere die Schale in ungefähr dreißig bis vierzig Zentimeter Abstand zum Ohr des liegenden Partners, so wie du es auf dem Foto auf der nächsten Seite siehst. Dieser lässt die Augen geschlossen.
Nun spielst du die Schale, und zwar nach oben, unten oder vom Ohr weg. Auf keinen Fall in Richtung Ohr oder Kopf spielen. Warum nicht, steht weiter hinten in diesem Buch.
Der Empfangende kann nun lauschen und darf das Anspiel des Behandlers regulieren, indem er »sanfter« oder »intensiver« sagt.
Mit dieser Übung bekommt ihr ein gewisses Gefühl dafür, was ihr heute, in Ohrnähe, so an Intensität mögt. Andere Menschen müs-

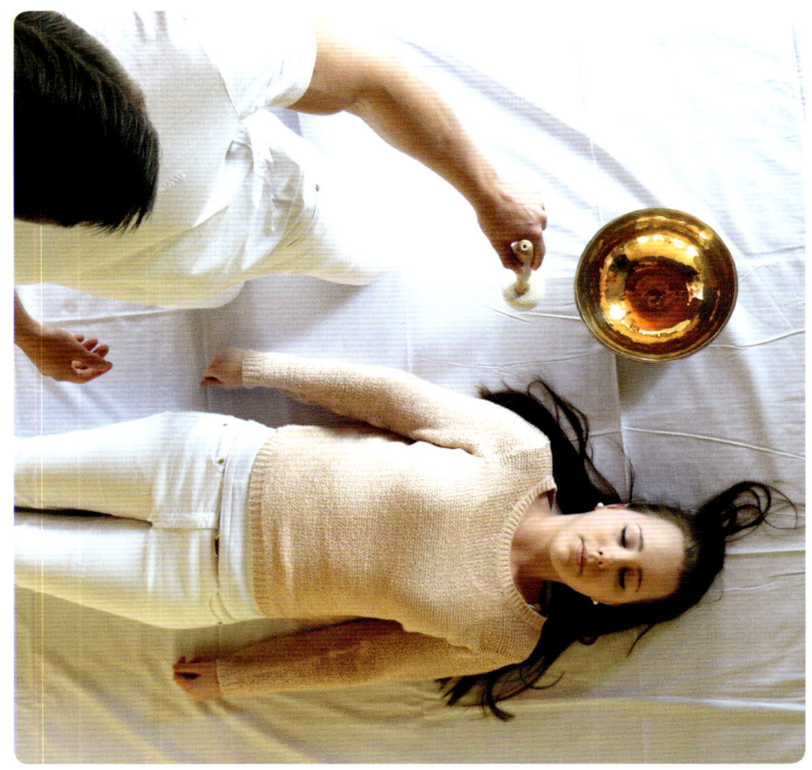

Unsere Sinne nehmen in jeder Sekunde zwanzig Millionen Bits an Informationen auf. Unser Unterbewusstsein vermag hiervon mehr zu nutzen, als die meisten Menschen glauben wollen.

sen das nicht genauso empfinden. Andere Menschen und auch ihr, an anderen Tagen, reagieren verschieden auf diesselbe Anspielstärke.
Wenn du gerade deinen besten Freund verloren hast oder vor wenigen Stunden den Job deiner Träume bekommen – das kann dein Klangbedürfnis in Richtung Stille oder Stärke variieren. Ebenso kann eine Wetterlage das Hörempfinden eines Menschen verändern.
Verwechsle nie deine eigene Erfahrung und dein Weltbild mit der Wirklichkeit. Mit einiger Behandlungsroutine wirst du feststellen: Es gibt keine Regeln ohne Ausnahme. Das hätten wir zwar gerne: absolute Sicherheit. Die Natur tut uns diesen Gefallen aber nicht. Sie ist Bewegung.

Partnerübungen zur Anspielrichtung

Je nachdem, wie sensitiv du auf Klangschalenschwingungen reagierst, wirst du die Qualitäten dieser Übung vielleicht gar nicht bewusst unterscheiden können. Bitte, das hat nichts damit zu tun, dass andere »weiter« sind oder du »zurück«. Wir sind hier nicht beim Wettlaufen. Für manche Wahrnehmungen hat man einfach keinen Draht, für andere schon. Nicht immer muss das ein Mangel sein. Hohe Sensibilität für energetische Phänomene macht einem das Leben nicht unbedingt immer angenehmer. In einer lauten, hier und dort ganz schön groben Gesellschaft kann es hilfreich sein, nicht jedes bisschen Schwingung mitzubekommen.

Dein Partner sitzt dir gegenüber. Er hält eine Klangschale auf seiner Hand, schließt die Augen und entspannt sich mit ein oder zwei tiefen Atemzügen.
Nun spielst du die Schale viermal sachte an und zwar jedes Mal aus einer anderen Richtung:

1. zu deinem Partner hin,
2. zu dir hin,
3. nach links und
4. nach rechts.

Nach jedem Anspiel der Schale diese bitte verklingen lassen, bevor du die Richtung wechselst und erneut anspielst.
Nach dem Anspiel darfst auch du jeweils die Augen schließen, lauschen und nachspüren.
Nach der ersten Runde darfst du die Anspielrichtungen mischen, sodass deine bespielte Partnerin zuvor nicht weiß, in welche Richtung du spielst.
Sie darf dann ansagen, was sie für ein Gefühl hat, in welche Richtung du gespielt hast.
Es geht nicht darum, eine Quote zu erreichen, sondern einfach zu schauen, was passiert. Bedenke, dass die Wahrscheinlichkeit, rein zufällig die Richtung passend anzusagen, schon bei fünfundzwanzig Prozent liegt.

Spüren, wohin die Energie geht

Man darf nämlich nicht behaupten, dass dein Partner, der immer eine andere Richtung wahrnimmt als du tatsächlich spielst, hier falsch liegt. Er soll seinem Gefühl folgen. Wenn sein Gefühl sagt »*Da fließt was nach links*«, du aber nach rechts gespielt hast,

hat er selbstverständlich in Bezug auf seine Wahrnehmung recht.
Denn wir spüren oftmals, wie sich unsere Wahrnehmung für oder durch oder mit dem Klang in eine andere Richtung bewegt, als er tatsächlich gespielt wird.

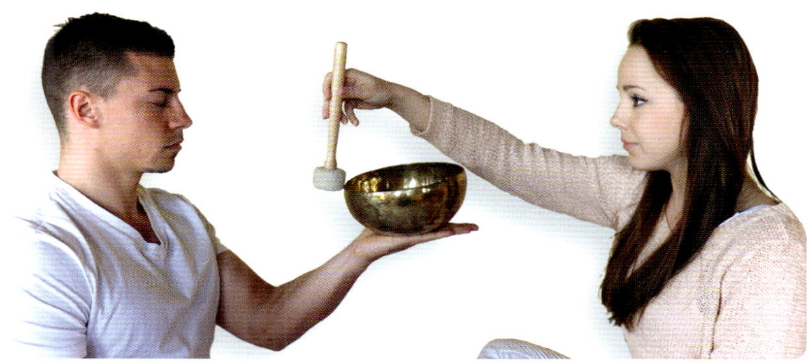

Partnerübung: Intuition

Zu einer der schönen Übungen hat mich mein Klangschalenkollege Frank Plate inspiriert. Ich habe sie für die Bedürfnisse meiner Schüler angepasst und weiterentwickelt:

1. Dein Partner darf sich entspannt hinlegen. Ob Rücken- oder Bauchlage ist egal.
2. Du wählst aus deinen Schalen ganz nach Gefühl eine Schale für die Behandlung aus. Bei der Auswahl musst du dich nur auf den Verwendungszweck fokussieren. Der ist: »Eine Schale für die gleich stattfindende Übungs-Behandlung meines Partners aussuchen.«
3. Führe die Schale klingend durch das Feld deines Partners. Lausche ihr. Sei ganz beim Klang, ganz bei der Bewegung, ganz beim Fühlen. Bleib ganz entspannt – du kannst, wenn du sanft und achtsam vorgehst, rein gar nichts falsch machen.
4. Es gibt nur dich, deinen Partner, den Klang, den Raum und die Zeit, die fließende. Nichts existiert außerhalb von euch Fünfen, die ihr Eins seid im Fluss der Klänge. Gib dich dem Klang und deinen Wahrnehmungen hin und du öffnest das Tor zu einer größeren Wirklichkeit.
5. Wenn du das Gefühl hast, die Schale irgendwohin, an einen speziellen Punkt des Körpers platzieren zu wollen, dann folge diesem Impuls. Solange du keine Modelle im Kopf hast, die dir sagen, wohin deine Schale zu gehören hat – woher soll die Information kommen, dass es nun gerade dieser Punkt sein soll?
6. Bringe die Schale klingend herab auf diese Stelle und spiele sie dort in aller Ruhe und mit Genuss.
7. Reagiere rasch und ohne zu grübeln, wenn du den Impuls verspürst, die Schale abzusetzen. Vertraue darauf, dass du keine Fehler machen kannst – egal, wo sie landet, sie wirkt!
8. Wenn du denkst, ob das nun wirklich der richtige Punkt ist, dann begrüße dieses Denken kurz. Es ist wichtig, dass wir denken und uns infrage stellen. Die Dinge kritisch zu hinterfragen ist eine Errungenschaft des menschlichen Geistes und der wissenschaftlichen Tradition. Nur sollen die Fragerei und die Zweifel eben nicht unser Handeln dominieren.
9. Also folge dem Impuls und spiele die Schale. Ruhig. Sanft. Respektvoll. Lasse ihren Schwingungen den Raum und die Zeit, sich zu entfalten.
10. Während du so vor dich hinspielst, frage in die Schale, in den Klang und/oder in dich hinein: Steht sie da, wo sie stehen will? Oder möchte sie ein Stückchen nach oben, nach unten, links oder rechts?
11. Wenn du so einen Impuls verspürst, verschiebe die Schale – klingend und nach den Regeln der Kunst. In sich drehend und nicht zackzack von A nach B.
12. Dann spiele die Schale dort noch eine Weile.
13. Nun kannst du die Schale wieder klingend abheben, durch das Feld führen, neben deinem Partner absetzen.
14. Dösen. Macht wach.
15. Dann besprecht, wie es euch ergangen ist.
16. Anschließend tauscht ihr die Rollen.

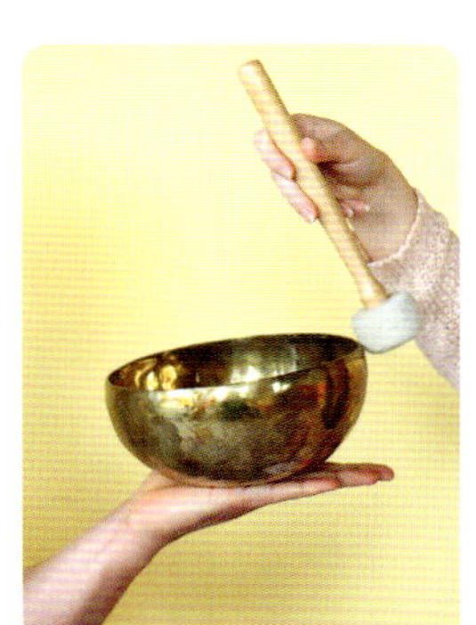

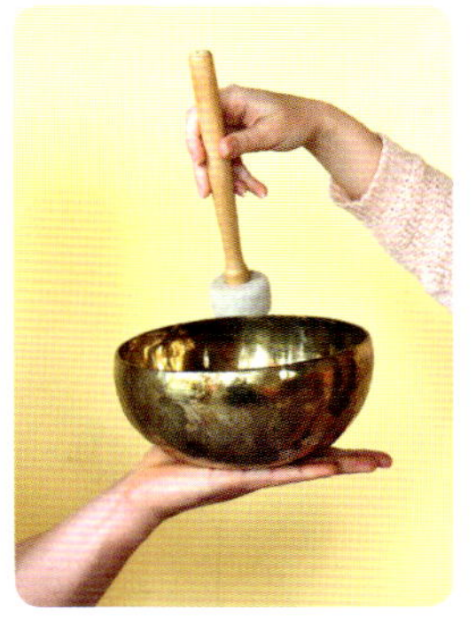

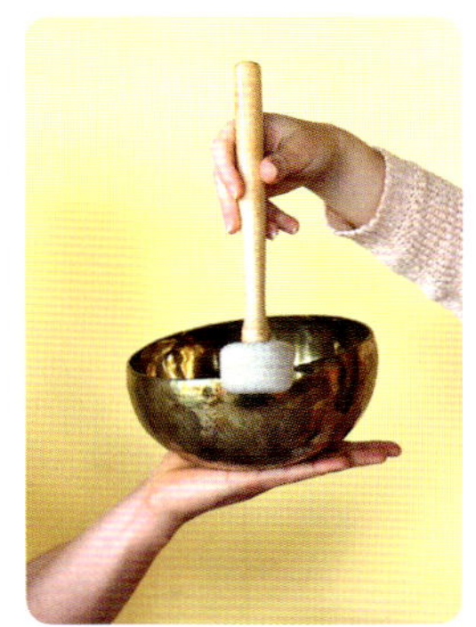

Variation der Intuitionsübung

Irgendwo zwischen Punkt 11 und 13 kannst du den Impuls bekommen, die Schale noch einmal ganz woanders abzusetzen. Das sollte dich nicht verwirren. Durch dein Spiel der Schale hat sich das Feld deines Partners womöglich komplett verändert. Es ist gut möglich, dass du die Schale auf genau dem richtigen Punkt abgesetzt hast – doch nun ist der richtige Punkt ein anderer, neuer Punkt.
Folge diesem Impuls und fahre fort wie in der Übung zuvor.

Variation mit Ansage

Falsch angeleitet ist es überraschend, wie viele Menschen diese Übung als Stress wahrnehmen: Da muss ich selbst entscheiden, was mit mir gemacht wird. Korrekt angeleitet wird sie zu einer Art seelischen Liebesspiels: Ich wünsche und werde befriedigt.

Auf Basis dieser Übung habe ich eine Variation mit vertauschten Rollen ausprobiert. Zwar führst du als Behandler wie gehabt die Schale durch das Feld deines Partners, jedoch sagt dein Partner nun an, wo er die Schale nun gerne hätte.
Dort stellst du sie klingend ab und spielst sie. Sollte sich die Stelle ändern oder ist sie noch nicht genau genug getroffen, dann ist es Aufgabe des Empfangenden, dich als Geber zu leiten und zu korrigieren.

Diese Variation kann je nach Stimmung und Erwartung unterschiedlich wahrgenommen werden. Manche Menschen wollen, dass einfach etwas mit ihnen gemacht wird. Sie empfinden es als anstrengend, gar als Zumutung, wenn sie selbst sich kümmern sollen, wo sie gerne Klang bekommen würden. Tatsächlich gibt es auch Menschen, die das gar nicht genau wissen.

Die häufigste Fehlerquelle ist jedoch, wenn der Empfangende meint, er müsse nun ständig korrigieren oder neue Punkte finden. Es ist durchaus möglich, dass du als Liegender die Schale auf dem Brustbein haben möchtest und für zehn oder fünfzehn Minuten keinerlei Korrektur wünschst oder gar seelig einschlummerst.
Andere Menschen finden diese Variante edel. Ansagen zu dürfen, was man haben will, und diese Punkte versorgt zu bekommen, ist wahrlich ein großer Luxus. Der gebende Partner ist sozusagen der Klangdiener des Empfangenden.
Hier ist der anschließende Rollentausch wichtig. Jeder soll empfangen und dienen.
Besonders auch erfahrene Klangpraktiker empfinden dieses Dienen als heilige Arbeit. In Vollendung können sie sich nun aus dem Spüren und Wollen total raushalten. Sie dürfen, ja müssen sich voll und ganz nach den Wünschen des Empfangenden richten. Der darf sogar die Lautstärke und Anspielhäufigkeit regulieren, wenn er mag. Hier gilt die Regel des sanften Anspiels nur, wenn der Empfangende es so wünscht. Will er ordentlich Kawumm! – dann bekommt er ordentlich Kawumm! Will sie es viel zarter als du es magst, dann streichel die Schale in die Stille.

Klang-Telepathie?

Es ist nicht wirklich geklärt, wie unser Gehirn letztendlich funktioniert. Wir wissen jedoch eindeutig, dass unsere sinnliche und intellektuelle Wahrnehmung von Raum und Zeit und von uns selbst nicht der tatsächlichen physikalischen Realität entsprechen.
Führst du die obigen Behandlungen oder Übungen häufiger durch und lauschst auch anderen, die diese durchführen, dann triffst du mit schöner Regelmäßigkeit auf folgende Kommentare:
Simon (54, Elektrotechniker) Empfangender: *»Ich habe nur immer gedacht: Hoffentlich setzt sie die Schale auf den und den Punkt – und dann setzt sie die Schale doch tatsächlich da hin!«*
Annette (47, Zahnärztin), Gebende: *»Ich führe also die Schale über das Feld und warte auf eine Ansage, wo ich sie hinstellen soll. Aber irgendwie musste ich immer wieder auf die Unterschenkel gucken. Weiß nicht, es zog meinen Blick immer dahin. Und dann sagt sie (die Empfangende): Unten auf die Waden, da hätte ich die Schale gerne.«*

Nach zwanzig Jahren Schwingungsforschung kann ich nur so viel sagen: Wir kommunizieren miteinander. Vielleicht ist es Tele-

pathie. Ich persönlich glaube aber, dass wir Schwingungsfelder abfragen, also letztlich millionenfache kleinste Informationseinheiten, die wir intuitiv auswerten. Auffällig ist: Je mehr ein Behandler denkt, desto schwerer fällt es ihm, im Fluss des Fühlens zu spielen. Die intuitiven Impulse äußern sich still und zart in uns, während unser Denken es auf eine beträchtliche Lautstärke zu bringen vermag. Witzigerweise verhindert das Denken so nicht selten die Wachheit des Geistes in Raum und Zeit. Es ist, als führe auf den intellektuellen Prozess reduziertes Denken direkt in eine Art Blindheit. Es gibt aber ein wahrnehmendes, achtsames Denken. Das führt unweigerlich in die Klarheit und genau dort empfängt man – von woher auch immer das letztlich sein mag – den Impuls, die Schalen hierhin oder dorthin zu bewegen.
Spannend finde ich auch – aus Sicht des Forschers, für die Praxis scheint es mir nicht sonderlich wichtig – die Frage, ob wir tatsächlich selbst entscheiden, wo wir gerne eine Klangschale spüren würden. Kommt der Wunsch von uns oder wurde er vom Partner verursacht? Dem Stand der Wissenschaft nach kann man diese Fragen jedenfalls nicht eindeutig beantworten. Gehirn, Bewusstsein, Sinne, Unterbewusstsein, Raum, Zeit und Klang – wir tappen eigentlich in allen Bereichen noch ganz schön im Dunkeln herum. Das wundert mich kaum. Es sind Fragen des Lebens. Ein System vermag sich nicht selbst zu erklären.

Wähle im lebendigen Augenblick

Eine schöne Übung für das Wahrnehmen des lebendigen Augenblickes ist die Wahl der Klangreihenfolge sowie der Positierung von mehreren Klangschalen in einer Klangmassage.
Nicht selten geben sich Klangschalenneulinge, getrieben von ihrem Bedürfnis nach Sicherheit, Orientierung, Kontrolle und Kompentenz der Illusion hin, es gäbe für jede Schale oder jede Frequenz einen definierten Punkt, wo sie auf dem Körper hin müsse. Doch wie kann eine Schale für sieben Milliarden Menschen *eine* Bedeutung oder Definition haben?

Probierst du unvoreingenommen aus,
erstens, wohin die Schale tatsächlich will,
zweitens, ob sie da auch hin kann und
drittens, ob sie da wirkt,
so bekommst du drei Antworten:

1. Überall hin, abhängig von Partner und Situation;
2. sie kann hin, wohin immer dein Gefühl, dein Spiel im lebendigen Augenblick sie haben möchte;
3. wirst schon sehen ...

Konkret übst du dieses Vorgehen in den Variationen zu den Übungen mit drei und fünf Klangschalen in Kapitel 8. Bei deinen ersten Versuchen kannst du die Klangschalen in genau der Reihenfolge stellen, die ich zeige. Hast du die Durchführung trainiert, kannst du hineinspüren, ob du die Größen und Positionen nicht variieren willst. Wenn du keine Vor-Meinung hast, dann teilt dir der lebendige Augenblick schon mit, welche Schale an welche Position der Klangwelle beziehungsweise Klangachse soll.

Öffne das Feld deines Wunsches nach Kontrolle und du wirst sehen: Klangschalen wirken immer. Sie wirken überall. Ihre Physik durchdringt uns. Die Kunst ist, die Resonanzen auf diese Schwingungsphysik zu hören.

Der Trick ist dann »nur«: Versuche alles an Erfahrung, Wissen und Meinung über die »richtige« Position deiner Schalen loszulassen. Ertrage die Unsicherheit und den Zweifel. Gib dich hin. Du musst mir nicht vertrauen, doch ich sage dir: Wir alle sind von einem schöpferischen und interaktiven Feld umgeben und durchdrungen. Wir bringen es selbst immerzu hervor. Spielen im lebendigen Augenblick bedeutet die Macht dieses Feldes zu nutzen. Nicht um Macht auszuüben, sondern um Liebe zu schenken.

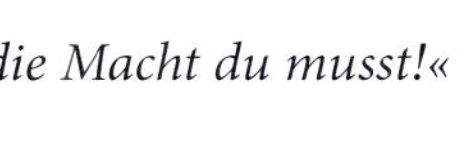

»Vertrauen auf die Macht du musst!«

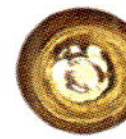

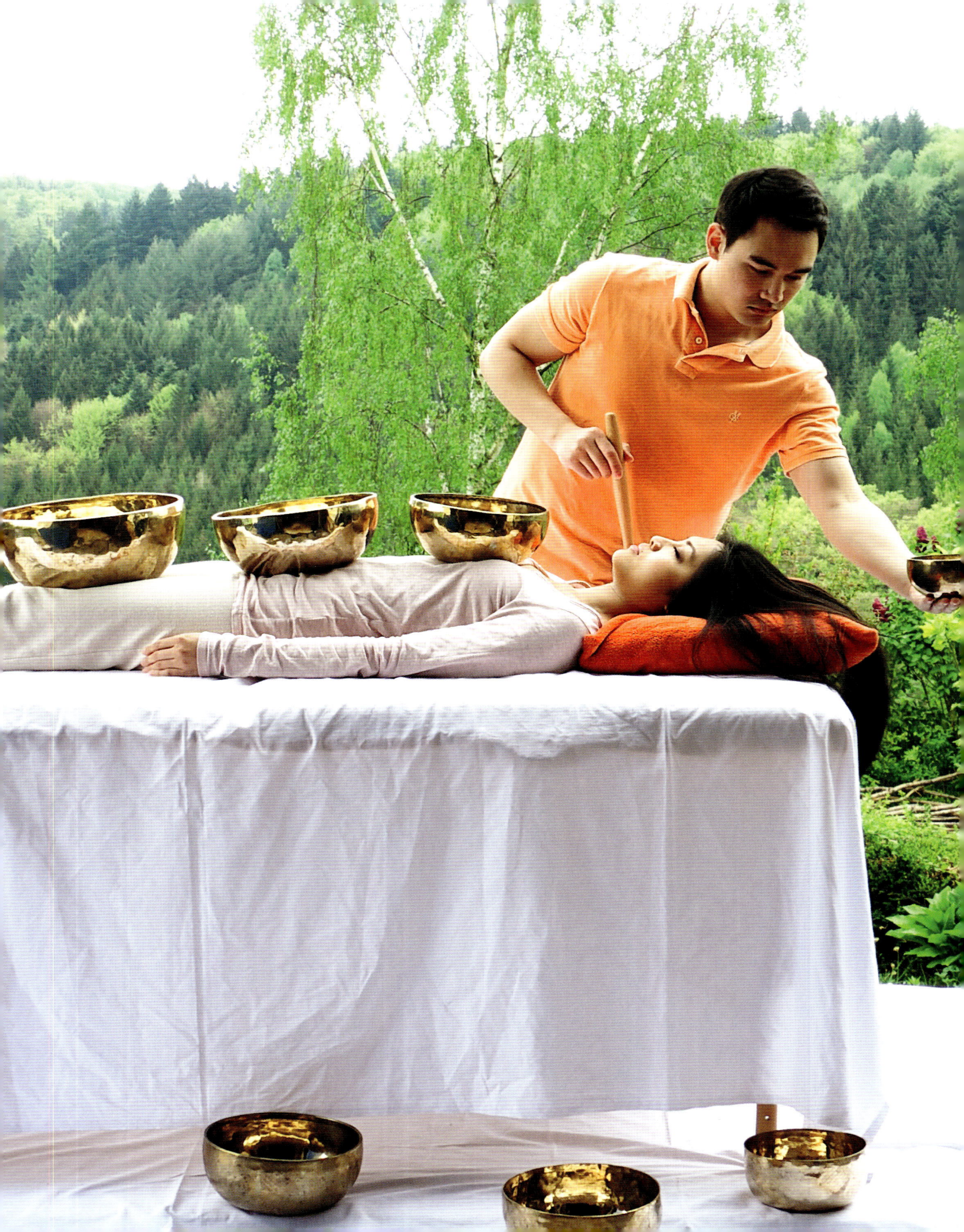

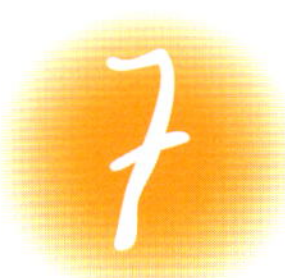

Klangmassage lernen: Das Herz

Die Prinzipien, die ich dir gleich vorstelle, lernte ich von meinen Studentinnen. Ich zeigte ihnen, wie man handwerklich-musikalisch und therapeutisch stimmige Klangschalenmassagen gibt. Nach den Vorführungen fragte ich sie, was sie wahrgenommen haben. Dies sind die Worte, die ich am häufigsten zu hören bekam: Respekt, Achtsamkeit, Sanftheit, Spiel, Einfühlungsvermögen und Liebe.

Schon bald entdeckte ich eines der Wunder der Lehrkunst: Beschreibe einen technischen Ablauf wie das Anspiel einer Klangschale nicht nur technisch, sondern auch moralisch, ethisch, seelisch, emotional – dann lernen die Menschen den technischen Vorgang bedeutend schneller und besser.
Natürlich muss ein Lehrer vorleben, was er da erzählt und tut. Er soll authentisch sein, sonst langweilt er die Klugen. Sonst bleiben seine Worte leere Hülsen.
Lebt ein Lehrer seine Kunst, inspiriert er seine Schüler. Dann brauchen auch Sechzigjährige kaum mehr als eine unaufdringliche Mischung von Begeisterung und liebevoller Anleitung. Schon kommen ihre Kinderseelen hervor, lernen wieder herumzuprobieren, zu staunen, mit roten Wangen, vor Aufregung zitternden Herzen und vor Neugier durstigen Ohren. Sagen dann Worte wie »*Was habe ich die letzten vierzig Jahre nur gemacht?*« und weinen, weil sie noch ein anderes Leben anfangen können. Ein Leben mit Klang. Ein Leben für die Liebe.
Diese Prinzipien durch ein Buch zu lehren ist nicht ganz so einfach. Papier ist geduldig. Wenngleich schwerlich zu überlesen ist, wes Geistes Kind ich bin, ist die Distanz zwischen Leserin und Autor eine andere, als wenn du im Kreis mit anderen sitzt und wahrnehmen kannst, was ich meine.

Es ist unser Charakter, unsere Persönlichkeit, es sind unsere Ideale, unsere moralischen und ethischen Vorstellungen, die in der Praxis darüber entscheiden, wie eine Klangmassage in ihrer Gesamtheit wirkt. In allen Bereichen des Lebens müssen wir das gerade lernen: Es ist unmöglich, nur so zu tun als ob.

Du musst es fühlen. Wenn du keine Begeisterung für die Klangschalen empfindest, nicht zu staunen vermagst ob dem, was sie auslösen, wenn du nicht weich in deinem Herzen wirst, wenn ein Mensch seine Freuden und seine Sorgen mit dir teilt, wenn du nicht annimmst, dass durch dich etwas geschieht, was nicht deiner Kontrolle unterliegt, dann kannst du mit dem Handwerk in diesem Buch nahezu perfekte Klangmassagen spielen lernen. Nie aber Klangkunst.

Es gibt kein Handwerk, keine Handlung, keine Wissenschaft und keine Therapie, die durch diese Prinzipien nicht gewinnen würde.

Kunst ist etwas, was sich der exakten wissenschaftlichen Betrachtung entzieht. So wie Liebe. So wie das Vertrauen in eine übergeordnete Kraft – nicht den Glauben an sie! – das Vertrauen, geboren aus der Erfahrung.
Wenn Systeme so komplex werden, dass sie nur noch erfasst werden können, wenn man nicht ihre Details beschreibt, sondern den Blick auf das große Ganze wagt, dann wird Wissenschaft zu Kunst. Und Kunst zur Wissenschaft.

Ich gehe in diesem Buch mit dem Klangschalenhandwerk ungemein ins Detail. Gleichzeitig zoome ich weit hinaus und nehme dich mit auf diese Reise. Von ganz weit weg ist eine vollendete Klangmassage eine Reise der Lebenskunst. Sie vereint Können und Charakter. Handwerk und Liebe. Übe eifrig, Suchender. Dann wirst du es fühlen ...

RESPEKTVOLL

Wie spiele ich Klangmassagen?

Wandlungsphase: Respekt

Wandlungsphasen: Jedes Prinzip ist in allen anderen Prinzipien enthalten. Aus jedem Prinzip gehen die anderen hervor. Sie sind miteinander verwoben und bedingen sich gegenseitig.

Ich habe Respekt vor meinem Gegenüber, meinem Partner, Klienten, Patienten. Ich respektiere ihn und seine Weltsicht – auch und gerade, wenn ich sie nicht verstehe oder teile. Auch und gerade, wenn ich ihn spontan nicht sympathisch finde. Wie tief können meine Augen schon blicken? Welche Erfahrung, welches Schicksal oder Leid hat sein Erscheinen und Verhalten geformt? Vielleicht musste er Dinge ertragen, deren bloße Vorstellung mich verzweifeln lässt.
Respekt bedeutet für mich: In jedem Gegenüber existieren Erfahrungen, Wissen und Weisheiten, die ich nicht habe.
Wenn ich den Menschen Respekt entgegenbringe, erzählen sie mir von ihrem Leben, ihrem Leiden. Ihren Träumen.

Ich habe Respekt vor meinen Klangschalen. Sogar einen ganz enormen Respekt. Ich traue diesen Schalen viel zu. Freilich ohne immer genau zu verstehen, wie exakt sie ihre Wirkung, gerade heute, hier, bei diesem Partner, entfalten. Erfahrung hat mich zu diesem Respekt geführt.

Respekt heißt auch: Es unterliegt nur bedingt meiner Kontrolle, wie sie wirken. Es gibt Resonanzen, die mich überraschen. Mich, mit meiner beträchtlichen Erfahrung. Meine Klienten überraschen mich. Wenn unter dem Einfluss von Klangschalen ganz einfache Menschen mit einfachem Wortschatz plötzlich mit so einer Präzision und Tiefe von ihren Körperwahrnehmungen oder psychologischen Erkenntnissen sprechen, dass ich am liebsten losheulen möchte. Vor Überraschung, Begeisterung und dem Gefühl der Gnade, so etwas miterleben zu dürfen.

Mein Respekt gegenüber meinen Werkzeugen (die auch meine Partner sind) führt automatisch zu den Qualitäten Achtsamkeit, Sanftheit und Respekt im Umgang mit ihnen.

Respekt vor mir selbst und meinen Grenzen. Ich neige dazu, mich selbst auszubeuten. Zu denken, ich sei nicht gut genug. Über meine Kräfte zu gehen. Mir Fehler nachzutragen. Ich respektiere nur widerwillig meine Endlichkeit. Mein Bedürfnis nach Stille und Müßiggang. Meine Sehnsucht nach Frieden, die es so schwer hat in dieser durchgedrehten Welt.
Kommt dir das bekannt vor? Wirklich viele Menschen leiden an mangelndem Respekt gegenüber sich selbst. Gerade Menschen in Heil- und Heilhilfsberufen, die viel Respekt gegenüber anderen Menschen zeigen, treiben sich selbst zielstrebig in Burnout, Depression, Herzinfakt und Abstumpfung.

Respekt gegenüber meinem Gegenüber, Respekt gegenüber den Dingen, die ich benutze, Respekt gegenüber meinen Möglichkeiten und meinen Grenzen führt zu Respekt gegenüber dem Leben.

Respektvolle Menschen sind angenehme Zeitgenossen. Wer Respekt anbietet, darf Respekt erwarten.

Respekt ist ein lebendiges Feld. Geben wir unsere Klangmassagen respektvoll, verändert sich unser Leben und manchmal das unserer Partner.
Leben wir mit Respekt, werden wir zu Menschen mit einem Rückgrat. Mit Mut.
Mit Achtung vor dem Leben.

Achtsam

Wie spiele ich Klangmassagen?

Wandlungsphase: Achtsamkeit

Achtsam sein. Das ist leichter gesagt als getan. Buddha wurde gefragt, was er sei: *»Ein Gott, ein Erleuchteter, ein Prophet?«*
Er antwortete: *»Ich bin wach.«*

Achtsam sein kann ich nur, wenn ich wach bin. In der Klangmassage kann jeder zum Buddha werden. RASSELst du, bist du wach.

Achtsam sein kann ich nur, wenn ich ganz im Hier und Jetzt bin. Wenn ich genau beobachte, was ich wie tue.

Wenn ich achtsam bin, bemerke ich: Viel von dem, was ich tue, wahrnehme, höre, sehe, fühle – das verstehe ich gar nicht so richtig. Es entsteht und vergeht und ich bin irgendwie beteiligt. Aber wie genau – ich meine ganz ganz *ganz* genau – das ist oft ein ziemliches Rätsel. Warum habe ich mich gerade gekratzt? Warum halte ich das Buch so, wie ich es halte? Warum stelle ich die Schale hin, wo ich sie hinstelle?

Wenn ich achtsam bin, ganz im Hier und Jetzt, kann ich keine Klangmassage geben, die einer anderen Klangmassage gleicht. Denn der Mensch, seine Geschichte, der Atem dieses Tages – sie sind andere als sie gestern waren. Wenn ich gänzlich achtsam werde, bemerke ich: Sie verändern sich immerzu – während einer Behandlung. In jeder Sekunde. Ich muss achtsam sein. Dann sehe ich, dann fühle ich es: das lebendige Feld.

Achtsamkeit führt mich zu einer gewissen Vorsicht. Denn ich lerne schnell, wie mich Unachtsamkeit Fehler machen lässt. Handwerkliche und menschliche. Wenn ich nicht achtsam bin, agiere ich durch alte Muster, erlernte Mechanismen, Ängste, Verhaltensweisen, Überzeugungen. Ich mache dann, was ich irgendwann einmal gelernt habe von irgendjemandem, der das irgendwann einmal gelernt hat von irgendjemandem, der …

Achtsamkeit als Behandler bedeutet, dass ich achtsam mit dem Partner umgehe. Nur wenn ich gut aufpasse, bewusst zuhöre und entspannt beobachte, bekomme ich möglichst viel mit.

Wenn ich achtsam mit meinen Mitmenschen, meinen Klangschalen und mir umgehe, gewinne ich an Lebensqualität, an Tiefe, kurz, an gefühlter Lebenszeit hinzu.

Wenn du dir bei jedem Anspiel, jeder Bewegung, jedem Gedanken die Frage stellst: Spiele ich diese Prinzipien? – dann wird sich dein Spiel revolutionieren.

Will ich die stillen Gefühle, die geträumten Sehnsüchte, die verloren geglaubte Liebe in einem Menschen hörbar mache, dann muss ich ihm achtsam mit meinen Klangschalen, meinen Gedanken und Worten begegnen.

Achtsamkeit im Spielen ist Zeremonie im Tun. Es ist der Same der Achtung, den ich säe. In meinem Gegenüber und in mir wird das Leben aufgehen, säe ich diesen Samen.

Will ich achtsam sein, muss ich die Dinge bewusst tun. Bewusst zuhören. Bewusst anspielen. Bewusst bewegen. Ich muss beobachten, was ich mache. Nur so bemerke ich es, wenn ich etwas spiele, weil ich es so gewohnt bin, anstatt auf den lebendigen Augenblick und das Feld des Lebens zu reagieren.

Lebe ich respektvoll und achtsam, lebe ich sanft. Und unweigerlich wird die Liebe in mir wach. Werde ich ein Buddha.

Sanft

Wie spiele ich Klangmassagen?

Wandlungsphase: Sanftheit

Sanftheit ist die unmittelbare handwerkliche Auswirkung von Respekt und Achtsamkeit.

Nur wenn ich eine Klangschale sanft anspiele, mit dem nötigen Respekt und achtsam an genau der Stelle, an der sie es am liebsten hat, nur dann klingt sie rund, schwingt in einem vollkommenen Zusammenspiel von Grund- und Obertönen.

Wenn ich sanft spiele, nehme ich achtsam wahr, wie das Sanfte im Hörer und Spieler ins Schwingen gerät. Ich kann auch achtsam kräftig anspielen, regelrecht draufkloppen. Dann merke ich, dass allerlei passiert, doch die sanften Seiten im Leben werden laut überklungen.

Der Supertrick: Die Prinzipien nicht nur in deinem Herzen bewegen, sondern sie in jeder Bewegung und Handlung konkret umsetzen.

Sanftheit vermittelt Geborgenheit. Fürsorge. Sanftheit erzeugt ganz enorm mutige und kraftvolle Resonanzen.
Bin ich sanft mit einem Instrument, klingt es weicher, entspannter, leiser. Bin ich sanft zu einem Mitmenschen, vermag er sich zu öffnen.

Nähere ich mich auf sanfte Weise einem Wesen – dann werde ich bei einem Behinderten, einem Sterbenden, einem Säugling, einem Hund, Pferd oder Schmetterling fast immer dieselbe Reaktion ernten: Ich werde herangelassen. Oftmals sogar: willkommen geheißen. Eingeladen.
Sanftheit führt dazu, dass mein Gegenüber mich nicht bewusst oder unterbewusst als Bedrohung seiner Eigentümlichkeit empfindet.
Denn meine Sanftheit signalisiert meinem Gegenüber: Der hat Respekt vor mir. Er möchte mir nichts aufdrängen.

Frisch Verliebte gehen sanft miteinander um, sogar wenn sie es ganz dolle treiben. Alte Ehepaare, die sich lieben, ebenfalls. Bei Paaren, die sich nicht lieben, findet man drei Dinge nicht: Sanftheit, Achtsamkeit und Respekt.

Das Sanfte besiegt das Starke. Das Weiche das Harte. Das Wasser höhlt den Stein. Liebe (schon wieder eine Verbindung) war schon immer stärker als Hass, Wut und Vernichtung. Sonst wäre sie schon lange ausgerottet, so wie sich die Finsternis darum bemüht.

Das Sanfte *besiegt* das Starke nicht. Das hat Mahatma Ghandi bewiesen, der die RASSEL-Prinzipien in eine taktische und effektive Politik umgesetzt hat. Er hat die Inder seiner Zeit angestiftet, so unfassbar, so nachhaltig und jede Vorstellung sprengend sanft zu sein, dass ihnen irgendwann nicht mehr mit Gewalt begegnet werden konnte. Sie haben nicht nur ihre andere Wange hingehalten, sie haben ihr ganzes Leben hingegeben, millionenfach. Sie haben der Gewalt ihre Grundlagen entzogen. Mit ihrer Sanftheit haben sie sich zuerst die Achtsamkeit und schließlich den Respekt ihrer Besatzer verdient. Die Gewalt wurde nicht besiegt. Sie hat sich transformiert.

In der Klangpraxis, da kannst du dir sicher sein, wirst du mit Sanftheit Musik spielen statt Klangschalen zum Vibrieren zu bringen. Du wirst die Lebenskraft der Menschen ins Schwingen bringen mit Sanftheit im Klangschalenspiel. Dann werden sie sich erinnern, wer sie sein könnten. Manche werden eine ungeheure Kraft erblicken. Und einige werden sie entfesseln.

Wie spiele ich Klangmassagen?

Spielerisch

Wandlungsphase: Spiel

Spielerisch heißt mit dem Herzen eines Kindes. Spielerisch heißt mit dem Herzen eines Gottes.

Im Spiel ist alles wichtig, doch nichts ist Ernst. Alles ist freudvoll, lustvoll, ja lustig, voller Humor. Das Spiel hat ein Ziel: das Spielen. Für das Spielen gibt es kein Erreichen, kein Gewinnen. Spielen heißt lebendig sein.
Wenn ich Klangmassagen spiele, dann um sie zu genießen, mich an und mit ihnen zu erleben. Wenn mir ein Mensch so vertraut, dass ich auf ihm Klangschalen spielen darf, ist das eine Einladung zum Spiel des Lebens.

Warum wird Musik gespielt? Warum nicht gearbeitet? Warum gibt es keine Musiker, die sich Musikarbeiter – in den Klangtherapien aber viele Leute, die sich Klangarbeiter – nennen? Wenn man mit Klang arbeitet, wie fühlt sich das an, wie klingt das?

Spiel steht für Leichtigkeit. Virtuosität.

Spiele haben Regeln. Doch ist es noch ein Spiel, wenn ich mit dem Klang nur nach Regeln spiele? Unterscheidet sich hier vielleicht die Musik von der Klangkunst? Die Klangkunst gestattet es, ja fordert die oberste Regel: Überwinde die Regeln immer wieder – um des Spielens willen. Wenn ich in der Musik den Regeln nicht folge, hört sie dann nicht auf, Musik zu sein – wird zur Klangkunst?
Delfine spielen den größten Teil ihrer Lebenszeit. Einige behaupten, Delfine seien womöglich die intelligentesten Wesen auf dem Planeten.

In »Spielerisch« ist Loslassen enthalten. Spielerisch bedeutet, dass ich nie genau abschätzen kann, wie das Spiel endet. Ich will es auch gar nicht. Das ist der Sinn und Zweck von Spielen. Man weiß nicht, wie es ausgeht. Es geht nicht ums Gewinnen. Nicht darum, unbedingt ein Ziel zu erreichen, unbedingt zu gewinnen. Beim Spielen geht es ums Spielen. Nicht darum, unbedingt Bester zu sein.

Das Spiel der Klangkunst ist ein so vollendet offenes Spiel, weil seine Grenzen mit unserem normalen Denken nicht erfassbar sind. Es ist ein Spiel, welches sich immerzu verändert. In dem Augenblick, in dem ich zu spielen beginne, beginnt sich das Spiel zu verändern. Damit hört es dann niemals auf – nicht einmal, wenn ich aufhöre zu spielen. Weil es in meinem Partner weiterspielt, auch dann, wenn er meine Praxis längst verlassen hat.
Wenn ich spiele, nehme ich jedes Ergebnis an und spiele freudig weiter. Ein Klangmassagespiel kann so oder so ausgehen – wie ist egal, denn solange ich respektvoll, achtsam, sanft und spielerisch vorgehe, ist das Ergebnis immer interessant.

Wir spielen immer mit dem, was man Persönlichkeit, Charakter oder Indiviualität nennen kann. Wenn wir einen Körper durchschwingen, dann bewegen sich auch die Gehirnzellen, die seine Geschichte abgespeichert haben.

Das Spielerische begreift, dass es seinen Reiz verliert, wenn man sich selbst zu wichtig nimmt.

Die Natur des Spiels ist das Teilen.
Das Miteinander. Die Liebe.

Nur im Spiel lerne ich, Wege zu gehen, die ich mich sonst nicht zu gehen traue. Es sind genau diese Wege, die die Menschheit bald beschreiten muss, will sie sich weiter in Richtung Freiheit und Frieden entwickeln. Sie muss wieder spielen lernen.

Wie spiele ich Klangmassagen?

Empathisch

Wandlungsphase: Empathie

Die deutsche Bezeichnung für Empathie ist Einfühlungsvermögen. Empathisch = einfühlsam. Erneut ein Same. Wenn ich gegenüber meinem Partner achtsam und sanft bin und ihn respektiere, dann wird er sich mir öffnen. Er wird mir von seinen Bedürfnissen erzählen, seinen Sorgen, Träumen und Hoffnungen, Ängsten und Verwirrungen.

Emphatisch sein bedeutet, ich fühle mich ein in sein Erzählen, sein Fühlen. Die Wissenschaft sagt, mein Gehirn benutzt Spiegelneuronen, um nachzufühlen, wie mein Gegenüber sich fühlt. Gelingt mir das, führt dies in unserer Begegnung automatisch zu Respekt, denn ich fühle, dass er leidet, sich freut oder was er dringend benötigt.

Wir spielen immer mit dem, was wir Seele nennen. Man kann einen Körper nicht mit Klang durchschwingen und die Seele bleibt unberührt.

Wenn ich mein Einfühlungsvermögen trainiere – was Mut und Freude am Spiel und den Mut zu scheitern voraussetzt – dann werde ich immer besser darin, mich in meinen Mitmenschen hineinzufühlen. Nach einiger Übung entwickle ich die Fähigkeit, seine Gefühle und Gedanken wahrzunehmen, bevor er sie artikuliert. An seiner Mimik und Gestik kann ich nachvollziehen, was er vielleicht braucht und sich nicht zu sagen traut.

Manche Menschen erzählen traurige Geschichten über ihr Leben. So traurig, dass ich weinen muss. Sie sehen mein Weinen und ihre Spiegelneuronen reagieren – und dann können sie auch weinen.

Manchmal fühle ich Wut in mir aufsteigen, weil ihnen großes Unrecht zuteil wurde und noch wird. Dann sage ich, dass mich die Ungerechtigkeit wütend macht. Respektvolle, achtsame, sanfte und ehrbare Menschen wie ich – und wie sie also auch – können und dürfen wütend werden. Manche entdecken so, dass Wut die Kraft ist, die den Mut der Wandlung hervorzubringen vermag.

Empathisch sein gelingt mir umso besser, je mehr ich meine Absichten, Ziele, Muster und Erwartungen loslasse. Bin ich mit Absichten und Mustern beschäftigt, verhindern sie, mich fühlen zu lassen, wie meine Umwelt schwingt. Unablässig suchen sie nur nach Bestätigung für sich selbst.

Empathie hilft mir, bewusst zu hören und zu sehen und zu fühlen. Oft sagt ein Mensch »*Eigentlich geht es mir gut*«, doch ich fühle und sehe und höre: Da stimmt etwas nicht – auch wenn er nicht »eigentlich« sagt. Dann frage ich noch einmal. Dann merkt der Mensch: sein Gegenüber ist achtsam. Sanft. Es hat ehrliches Interesse an ihm und akzeptiert die Floskeln des täglichen Umgangs nicht.

Ich kann mich auch in Klangschalen einfühlen. Als Schamane weiß ich: Alles hat eine Seele. Die Klangschale. Sogar der Klang. Wie sollte die Schöpfung mich beseelt haben, nicht aber die Tiere, die Pflanzen, die Mineralien und alle Dimensionen des Daseins? Entweder Gott ist in uns allen, oder er ist nicht.

Wenn ich die Seele des Klanges frage, wie es ihr geht und wo sie gerne spielen möchte, dann wird sie mir über Kurz oder Lang antworten. Was aber ist die Seele anderes als die schöpferische Urkraft, nenne sie nun die Physik der kleinsten Teile und Bewegungsenergie?! Oder Gott.

Wie spiele ich Klangmassagen?

Wandlungsphase: Liebe

Liebe ist immer respektvoll, ist achtsam, spielerisch und sanft. Das ist ihre Natur. Wenn ich Klangmassagen mit Achtsamkeit, Respekt, spielerisch und sanft gebe, dann sagen meine Studenten, es sieht nach Liebe aus. So, als würde ich mit meinem Behandlungspartner tanzen.
Liebe hat etwas Dienendes. In der Kunst der Klangmassage diene ich den Klangschalen und meinem Partner. Dienen bedeutet: Ich tue es nicht in erster Linie um meiner selbst willen, sondern für ihn.
Liebe heißt: Ich nehme meinen Partner so an, wie er ist. Das ist das Wesen der Liebe. Sie will nicht verändern.
Es heißt, Liebe macht blind. Dabei ist die Liebe die Kraft schlechthin, die uns ins Sehen führt. Wir erkennen den Kern des Wesens, das Wundervolle in den Menschen, den Dingen und im Leben.
Die großen Führer des letzten Jahrhunderts, Ghandi, Martin Luther King, Nelson Mandela – mein Gott, wie schön haben sie von der Liebe zu reden gewusst. Wie wundervoll inspirierend haben sie sie gelebt. Und wahrlich: Diese Pioniere von Herz und Verstand haben ihre Mitmenschen und das Leben klar erkannt.
Das Christentum basiert auf den Idealen von Liebe, Nächstenliebe, Verzeihen und Toleranz. Was manche Menschen aus Jesu Botschaft gemacht haben, ist die eine Sache – aber unsere Freiheit und unsere Art miteinander umzugehen, sind einzigartig in der Welt. Es sind auch die Ideale der Liebe, die den Westen, die Menschenrechte, dein Recht, dieses Buch zu lesen, wie meines, es zu schreiben und zu veröffentlichen, hervorgebracht haben.
Das ist noch immer nicht an allen Orten auf der Welt selbstverständlich: Liebe so frei leben zu dürfen.
Mit Liebe zu spielen ist keine philosophische Frage, sondern eine Frage des Handwerkes, der Spieltechnik.
Die Liebe baut auf. Sie gibt Halt und ist Vorbild, wenn man mit ihr spielt. Erfährt mein Partner das weite Herz meiner Liebe im Klangspiel, erkennt er die Liebe in sich. Seine Liebe wird ihm zurufen: Auch ich will gelebt werden.
Wenn ich liebe, dann habe ich den Mut, mein Gegenüber zu spiegeln. Selbst da, wo ich spüre, dass ihm das Spiegelbild vielleicht nicht gefallen wird. Doch sage ich ihm nicht, wie er sein soll. Das kann nur er selbst wissen. Die Liebe lehrt mich, dass ich nicht für andere entscheiden kann, was gut und was schlecht ist. Nicht einmal für meine Kinder kann ich es entscheiden. Ich muss ihnen die Liebe vorleben. Nur so werden sie sich entscheiden können, ob sie sich inspiriert fühlen.

Wie kann denn Liebe eine praktisch-handwerkliche Handlungsanleitung sein? Weil man Liebe nur unter bestimmten biochemischen und bioelektrischen Folgen spielen kann. Diese führen zur Verfeinerung handwerklichen Tuns …

Wenn ich liebe, muss ich loslassen. Loslassen, ein Ziel erreichen zu müssen, zu wollen oder zu können. Die Idee loslassen, ich wüsste, was gut für meinen Klienten ist. Als Liebender bin ich total hilflos. Mein Verstand kann keine Antworten geben. Doch ich bin da. Ich höre zu. Ich spiegele mein Gegenüber. Die Liebe findet alles, was ich bin, unwichtig. Doch was wir sind, mein Gegenüber und ich, findet die Liebe ungemein wichtig.
Sie ist ein warmer Mantel, den ich trage. Er ist weit und offen. In der Klangbehandlung lasse ich meinen Klienten mit darunter schlüpfen. Es ist genug für uns beide da.

Wenn ich eine Klangschale mit Liebe anspiele, dann höre ich Gott lachen. Sie freut sich.

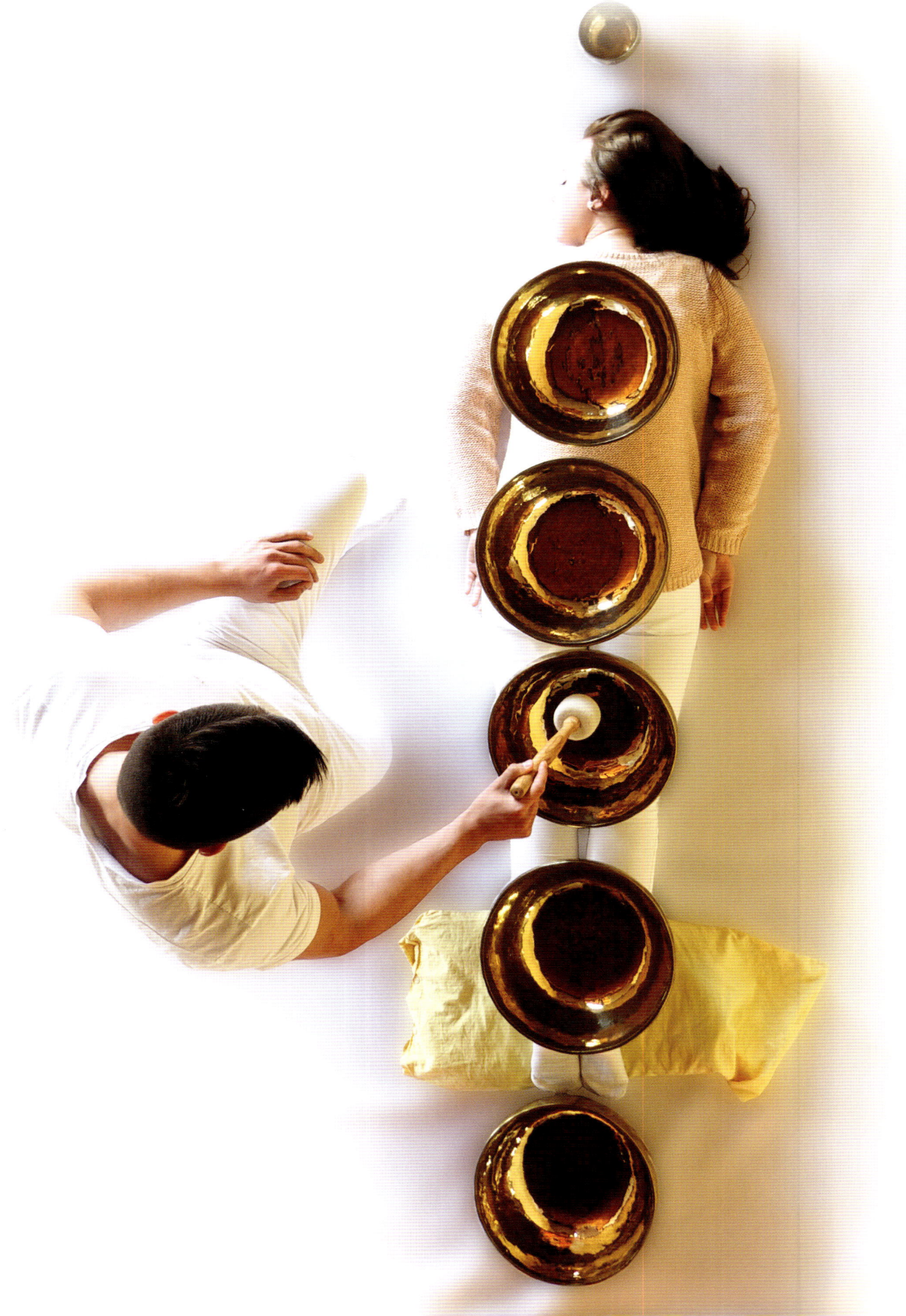

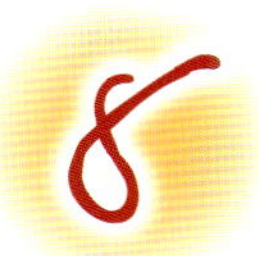

Klangmassage Schritt für Schritt erlernen: Die Praxis

Sanfte Annäherung – Organischer Ausklang

Vor der Klangmassage

Vor Beginn der eigentlichen Behandlung empfehle ich dir, den Ablauf kurz mit deinem Klienten durchzusprechen. Insbesondere weise ihn auf folgende Punkte hin:

- Wenn dir etwas unangenehm wird – unbedingt melden.
- Wenn es dir zu viel oder zu laut wird – bitte melden.
- Wenn dich so starke Gefühle oder innere Bilder bewegen, dass du das Gefühl hast, es nicht auszuhalten – bitte melden.
- Alles darf geschehen (das musst du natürlich ehrlich meinen): Wenn dir die Tränen kommen oder du lachen oder schnurren musst – tu, was du tun musst.

Dann erkläre deinem Klienten kurz, auf welche Weise du die Behandlung beendest und was danach passiert.
Ich habe mich früher zum Ende der Klangmassage zu seinem Ohr hin gebeugt und ganz leise gesagt »*Ich bin jetzt mit der Behandlung fertig. Ich gehe nach nebenan und koche uns einen Tee. Du kannst noch in Ruhe zu dir kommen und dann sprechen wir über deine Erfahrung.*«
Heute ziehe ich das Prinzip »Gemeinsam dösen« vor, da es gesundheitliche Vorteile mit sich bringt.

Annäherung

Eine ebenso einfache wie zauberhafte Methode, um die Kunst der Klangmassage vollendet zu inszenieren, sind die sanfte Annäherung und der organische Ausklang. Bei diesen Techniken werden die Klangschalen nicht einfach auf oder neben dem Partner angespielt, sondern erst einmal vorgestellt. Ihr Schwingungsfeld wird dem Partner vertraut gemacht. Gekonnt eingesetzt bekommt die Klangmassage dadurch epische Qualitäten, denn du näherst dich dem energetischen Intimbereich deines Partners mit gebührlichem Charme und berührender Zartheit. Und hier der Ablauf:

1. Du nimmst die Schale, die du gleich auf oder neben deinem Partner platzieren willst, auf deine flache Hand und spielst

Die Schale außerhalb des unmittelbaren Körperfeldes anspielen und dann klingend über den Körper führen.

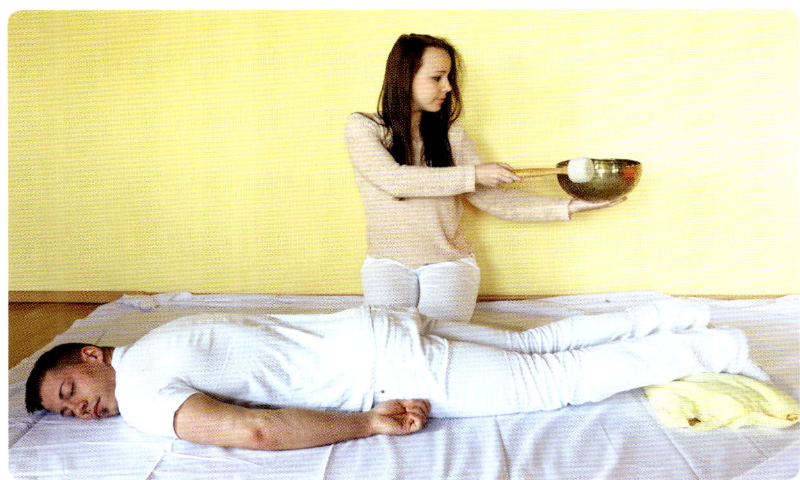

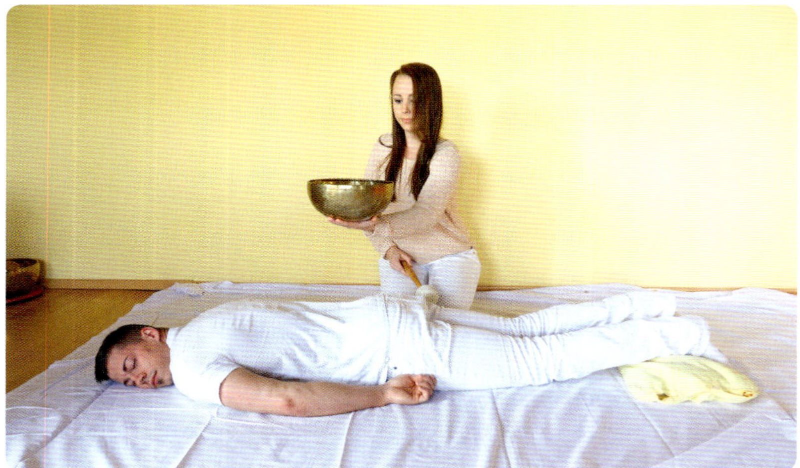

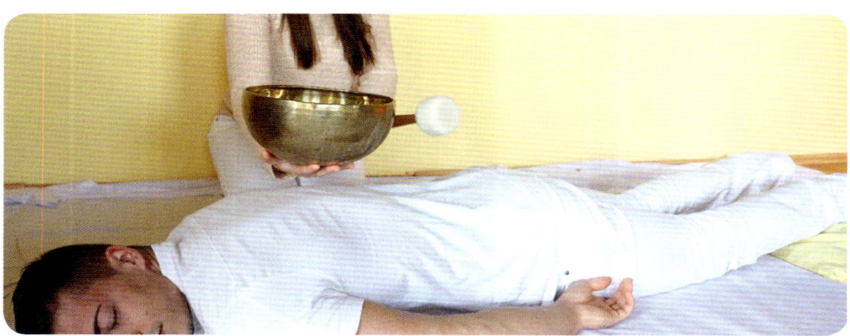

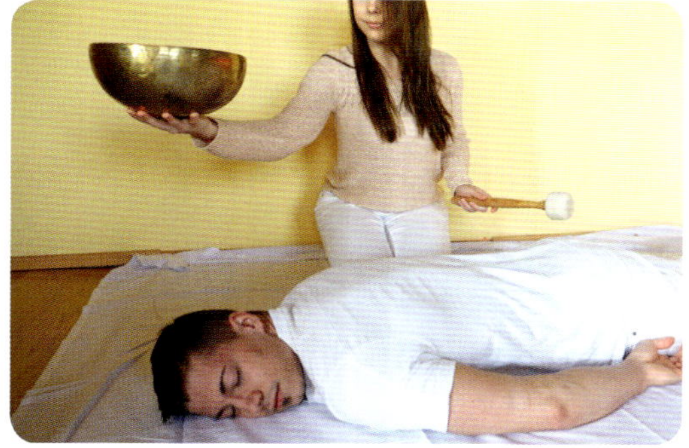

Die Schale wird in sanften Bewegungen über den Körper geführt (1). Der Abstand zum Körper darf variieren, jedoch nicht hin und her und nicht abrupt die Höhen wechseln (2). Über dem Kopfbereich mehr Abstand halten als am übrigen Körper (3).

sie, etwas vom Körper des Partner abgewandt, sanft an (Bild Seite 131). Sie sollte gut im Raum hörbar sein, also schon RASSEL-Spiel, aber nicht zu zart.

2. Nun führst du die klingende Schale auf deiner Hand mit einer langsam schwebenden Bewegung über den Körper deines Partners, irgendwo zwischen Gesäß- und Herzhöhe (Foto rechts oben).
3. Von hier aus bewegst du die klingende Schale über den ganzen Körper. Es ist nicht notwendig, hierbei irgendwelche Figuren oder energetische Muster zu malen. Folge in weich fließenden Bewegungen deinem Gefühl. Hast du eine Idee, wie eine Bewegung oder Figur wirkt, wirkt (auch) die Idee. Wir wollen den Klang wirken lassen.
4. Die Schale wird von nun an am Klingen gehalten. Also ab dem ersten Anspiel lässt du sie nicht mehr »ausgehen«. Sobald eine zweite Schale ins Spiel kommt, genügt es, wenn *ein* Klang im Raum ist, du musst dann nicht mehr alle Schalen am Klingen halten.
5. Bei weiterem Anspiel brauchst du die Schale beim liegenden Partner nicht jedes Mal aus dem Feld entfernen, um anzuspielen, so wie du es bei der sitzenden Massage machen solltest. Nur der Kopfbereich ist beim Anspiel zu meiden.
6. Die Höhe zum Körper, auf der du die Schale bewegst, bestimmst du mit deinem Gefühl. Sobald du mit einer Aura-Schule vertraut bist, die zum Beispiel auf einer bestimmten Höhe eine bestimmte Auraschicht mit einer bestimmten Bedeutung lokalisiert, wird es für dich erheblich schwerer, unbefangen zu spielen. Jeden Abstand, den du spielen kannst, darfst du auch spielen. Mit einiger Übung und Erfahrungen mit verschiedenen Menschen wirst du feststellen, dass sich eine Schale, weit über dem Körper geführt, viel intensiver anfühlen kann als eine, die man nur zehn Zentimeter über dem Körper führt.
7. Führt dich deine Bewegung über den Kopf und du befindest dich eher näher am Körper, so erweitere den Abstand hier in einer langsamen, weichen Bewegung (kleines Bild links). Dieser Bereich ist verletzlich.
8. Führe keine rotierenden Bewegungen, keine arg abrupten Richtungswechsel aus und wechsle auch nicht sprunghaft immer wieder den Abstand zum Partner.
9. Die Annäherung ist ein Tanz der Liebe. Oftmals passiert in diesem Teil der Behandlung mehr im Schwingungsfeld deiner Klienten, als beim üblichen Hauptteil. Weshalb es bei uns auch keinen Hauptteil gibt.

10. Nie auf Kopfhöhe *an*spielen. Die Klangschale wird hier nur nach Anspiel außerhalb des Kopfbereiches ins Feld geführt.
11. Mit ein wenig Routine benötigst du für die Annäherung zwanzig Sekunden bis eine Minute pro Schale.
12. Hast du die Schale vorgestellt, setzt du sie – wie du es in Kapitel 4 gelernt hast – klingend dort ab, wo du sie gerne absetzen möchtest. Dort spielst du sie erneut an und fährst nun mit deiner Behandlung fort. Auf diese Weise verfährst du mit jeder Klangschale, bevor du sie an ihre Position auf dem Körper bewegst.

Vollendetes Finale: Ausklang

Willst du eine Schale endgültig aus dem Klangmassagespiel entfernen, verfährst du genauso wie bei der Annäherung.

1. Die Schale wird noch einmal auf dem Klienten angespielt.
2. Erst etwas klingen lassen.
3. Nun in gelernter Weise klingend aufnehmen und auf der Hand über deinen Klienten führen.
4. Hier auf der Hand gleich wieder anspielen und die Schale genau wie bei der Annäherung mit weichen, streichelnden Bewegungen durch das Feld des Empfangenden führen. Wenn es passt, ruhig etwas weniger lang als bei der Annäherung.
5. Schließlich stellst du die Schale wieder neben dem Klienten oder auf deiner Unterlage ab und fährst in der Behandlung fort beziehungsweise beendest sie, wenn es die letzte (oder einzige) Schale war.

Eine Klangmassage beenden

Eine stilvoll durchgeführte Klangmassage, zumal mit mehreren Schalen und einer Klangwelle, führt nicht selten zu einer tief schlafenden Klientin. Da musst du dir keine Sorgen machen, das ist nicht ungesund.

Kleiner Scherz. Natürlich ist es wunderbar, wenn die Massage so schön entspannt, dass deine Partnerin schlafen kann. Der Nachteil ist: Sie bekommt von der Klangmassage nur noch unbewusst etwas mit. Das mindert zwar nicht die physiologischen Resonanzen (im Gegenteil, in der tiefen Entspannung des Schlafes kann der Organismus die physikalischen Vibrationen ungehemmt und vom Geist unbeschwert »verstoffwechseln«). Die Resonanzen der Physiologie in der Psychologie allerdings kann die Klientin schon verpassen – so zum Beispiel die Bewegung der Körperwahrnehmung oder das Auftreten von Gefühlen und Erinnerungen.

Doch würde ich mir da keine Sorge machen. Wenn du gelassen bleibst, dann finden deine Klienten immer zu der Resonanz, die sie gerade brauchen. Der eine muss eine Runde schnarchen, die andere will ihr träumendes Herz erleben.

Immer daran denken: Nach der Behandlung erst eine Runde dösen!

Das »Problem«, wie sie ihre Behandlungspartner sanft wecken sollen, haben viele Klangmassagepraktiker. Hier zwei angenehme Lösungen:

1. Vor Beginn der Behandlung stellst du deiner Partnerin eine Rin-Klangschale

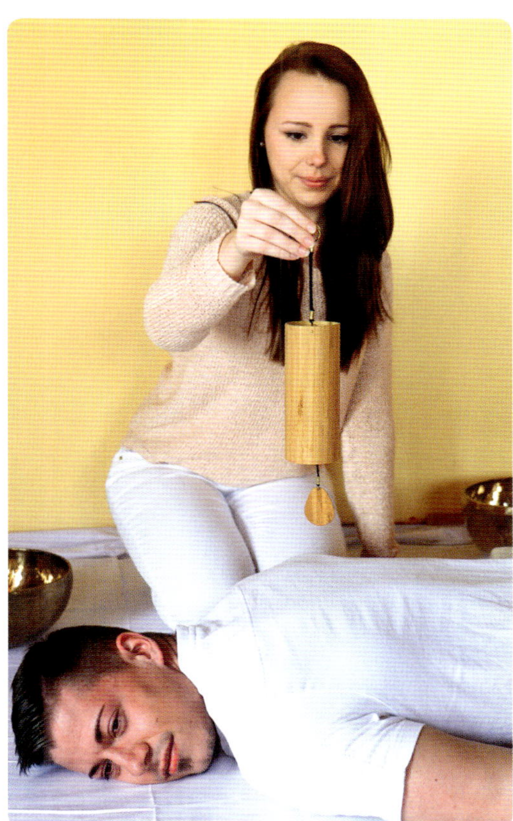

Die Koshi im Raum oder auch über dem Körper deines Partners spielen (nicht im Kopfbereich).

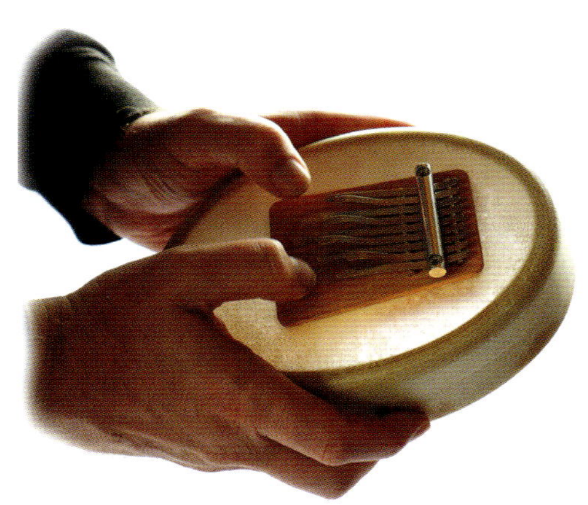

Kalimba und mehr noch die Sansula zaubern uns zurück in frühe Kindheitsgefühle. Gleichzeitig geben ihre musikalischen Tonfolgen unseren von den Klangschalen weiten Wahrnehmungen Halt und Ordnung.

vor. Du sagst ihr: »*Zum Ende der Behandlung spiele ich dieses Schale dreimal hintereinander*«. Dann spielst du diese dreimal hintereinander vor. Das wirkt fast wie eine Hypnose. Taucht dann der Klang der Rin-Schale in genau dieser Weise auf, bemerkt das Unterbewusstsein, dass nun Schluss ist.

2. Eine betörend klingende Variante, die viele Klangpraktiker einsetzen, sind kleine Klangspiele, Koshis genannt. Es handelt sich um kleine Röhrchen, in denen noch kleinere Klangstäbe im Kreis arrangiert sind. In der Mitte hängt eine Schnur mit der Anspielscheibe. Bewegt man die Koshi in der Hand, gibt es ein zartmelodisches Geklimper, gar lieblich anzuhören.
3. Ein ebenfalls intuitiv leicht zu spielendes und zauberhaftes Instrument ist die Sansula. Ihr Schwingen erinnert an vergangene Kindertage. Ähnlich wie Rin-Schale und Koshi gehört die Sansula (eine Weiterentwicklung der günstigeren, aber auch schön klingenden Kalimba) zur Grundausstattung toller Klangreisen. Sie ist immer eine gute Investition

Wenn das Rückholsignal mit Koshi, Rin-Schale oder Sansula vor der Behandlung miteinander besprochen wurde, wirkt es auf jeden Fall. Die virtuose Erweckung ist jedoch fließend-organischer.

Sowohl eine Rin-Klangschale, die Koshi wie auch die Sansula sprechen andere Ebenen als die getriebenen Klangschalen in unserem klangverarbeitenden Gehirn an. Die Zenschalen sind klarer, reiner und reduzieren mögliche Unruhen im Gehirnstoffwechsel. Sansulas und Koshis spielen Melodien beziehungsweise Tonfolgen. Nach dem sphärischen und eher undefinierten Schwingen der Schalen (außer du spielst Schalen nach Noten) erfreut sich unser Gehirn stets daran, wieder etwas »Handfestes« zu hören zu bekommen.

Natürlich kannst du auch jedes andere klassische Instrument wählen. Eine Klangfolge auf einem Klavier, einer Gitarre, Harfe oder einem Glockenspiel haben eine ähnliche Wirkung.

Wenn du mehr Zeit hast, finde ich das Ausklingenlassen jedoch eine integralere Methode. Setzt du nämlich ein »Ende!«-Signal, so hat dies auch oft eine »Ende!«-Wirkung: Das Gefühl, hier ist etwas vorbei.

Die Behandlung ist aber noch nicht vorbei und ganz gewiss die Wirkung nicht. Ich habe festgestellt, dass die meisten Partner es mitbekommen, wenn es nicht mehr klingt. Sie wachen ganz natürlich von selbst innerhalb einiger Minuten nach dem letzten Klang auf.

Leider genießen nur die wenigsten Menschen den Luxus des natürlichen Erwachens. Die meisten von uns werden morgens von einem Wecker geweckt, weil sie zur Arbeit müssen oder andere terminliche Verpflichtungen haben. Das ist Gewalt am Schlaf. Als passionierter Ausschläfer und Langsamerwacher kann ich nur sagen: Es ist Gewalt am Leben. Dein Organismus will nicht geweckt werden, er will aufwachen, wenn er mit dem Schlafen fertig ist. Wohl sehe ich den Sinn von Weckern ein, doch in einer Welt der Selbstständigen und der Lässigkeit würde es diese Einrichtung nicht geben.

Die virtuose Erweckung

Es gibt eine ungleich virtuosere Art, deinen Schützling aus der Tiefenentspannung herauszuführen.

Wenn du drei oder fünf Schalen einsetzt und sie wie in der Behandlung mit drei oder fünf Schalen beschrieben (folgt in diesem Kapitel) für deine Klientin gespielt hast, dann baust du die Schalentonfolge in umgekehrter Reihenfolge zurück.

Aufbau
1
1–2
1–2–3
1–2–3–4
Abbau
1–2–3–4
1–2–3
1–2
1

Das Unterbewusstsein der Behandelten zählt genau mit. Es merkt sich die gespielte Tonfolge gut – aber nur, wenn du die verlässliche Klangwelle spielst, die ich hier im Buch lehre. Spielst du Chaos, kann das Unterbewusste natürlich nichts erkennen. Lach nicht, es gibt Schulen, die geben sich Mühe, bloß keine wiedererkennbaren Tonfolgen zu spielen. Nähert sich das Spiel klanglich wieder dem Anfangspunkt, dann bekommt es das mit: *»Oh, jetzt ist es fast wie am Anfang! ... Ah, jetzt ist es wie am Anfang!«*
Du bringst die Schalen langsam in die Klangfülle und führst sie wieder aus der Fülle in das Spiel der ersten und dann letzten Schale. Das genügt in der Regel, um deine Partnerin in den nächsten Minuten nach Klangende von selbst aufwachen zu lassen.

Ein weiterer musikalisch-ästhetischer Trick ist es, die Schalen zu Beginn der Behandlung sanft klingend zu spielen. Sind dann alle Schalen im Einsatz, spielst du sie etwas dynamischer und kräftiger (aber natürlich *nicht* schnell und laut). Gegen Ende der Behandlung wirst du dann wieder langsamer und leiser, bis du nur noch engelsgleiche Anspieler setzt. Das wirkt und ist ein klanglicher Hochgenuss.

Scotty, beam me up!

Der Begriff »beamen« ist zu einem Teil unserer Alltagskultur geworden und geht auf die TV-Serie Raumschiff Enterprise zurück. Beamen war hier eine technische Möglichkeit, den Körper von Menschen in einem Energiefeld aufzulösen, um ihn an einen anderen Ort zu transportieren. Scotty war der legendäre Chefingenieur der ersten Staffeln dieser Kultserie. Gerade auch jüngere Klangmassagepartner können durchaus so ein Feedback geben: *»Wow, die Behandlung hat mich voll krass weggebeamt.«* Übersetzt heißt das ungefähr: Ich war nicht ganz hier.
Nun kommt es trotz virtuoser Signalsetzung oder hübscher Klangspiele zum Ende einer Klangbehandlung immer mal wieder vor, dass deine Partner nach der Behandlung seltsam jenseitig wirken. Am häufigsten kommt das vor, wenn wir sie per Signal zurückholen, denn so schön die Koshi klingt, wenn der Partner sie als Wecker verstehen soll, wirkt sie wie ein (zauberhaft klingender) Wecker und beendet eine Traumreise womöglich doch abrupt. Erwischen wir ihn in einer REM-Phase (Traumphase, benannt nach den zuckenden Augenbewegung **R**apid **E**ye **M**ovement), ist ein zähes Aufwachen vorprogrammiert.
So oder so kann die Tiefenentspannung, auch ohne Schlaf, den Partner so weit fortführen (nämlich in die *nichtalltägliche Wirklichkeit*, siehe Kapitel 11), dass ein Teil von ihm noch immer dort unterwegs ist. Das ist nicht gut. Wenn ein Teil unserer Seele noch unterwegs ist, sind wir womöglich nicht optimal reaktionsfähig. Eine Autofahrt nach der Behandlung oder das Hantieren mit gefährlichen Werkzeugen birgt in solch einem Zustand eine ernst zu nehmende Verletzungsgefahr.
Du musst, wenn du Anzeichen mangelnder Präsenz im Hier und Jetzt wahrnimmst, deinen Partner unbedingt sauber zurückholen, bevor du ihn entlässt.

Das korrekte Erwachen ist wirklich sehr wichtig. Ein nicht ganz zurückgekommener Partner stellt eine Gefahr für sich und andere da.

Anzeichen für einen Mangel an Präsenz:
- Verlangsamte Antworten im Gespräch.
- Zäh wirkende Artikulation.
- Wegdriften des Blickes nach innen oder in die Ferne (Träumerblick).
- Auffällig verlangsamte Körper- oder Kopfbewegungen.
- Unsicherer Gang, Schwanken.

Oft formulieren deine Partner von selbst *»Ich bin noch total weg«*, oder *»Ich bin noch nicht wieder wach/ganz da/zurück.«*

Gegenmaßnahmen ohne Scotty

Scotty ist nach vielfachem Einsatz in wohlverdientem Ruhestand. Deine eigene Beamvorrichtung ist gerade in der Wartung. Was du dann tun kannst:

- Im Verlauf eines Nachgesprächs kommt der Behandlungspartner meist von selbst zu sich, es hilft:
- ein heißer Tee (wirkt Wunder) oder
- ein Glas Wasser.

Genügt dies nicht, fordere deinen Partner auf, dir nachzutun, während du ein Fenster nach draußen öffnest und frische Luft ins Zimmer lässt:

- Dehnen und strecken mit den Armen zur Zimmerdecke.
- Nach unten beugen und versuchen, die Zehen mit den Fingerspitzen zu berühren (bei gestreckten Beinen).
- Hopsen und trappeln auf der Stelle.
- Kniebeugen sind gut.

Hilft das alles nichts und der Zustand deines Partners bessert sich nicht, gibt es eine rüde Methode. Du holst etwas kaltes Wasser in einer Klangschale. Tauchst die Fingerspitzen hinein. Gleichzeitig sagst du deinem Partner *»Da es gefährlich sein kann, wenn du nicht ganz zurückkommst, werde ich dir jetzt ein paar Tröpfchen Wasser ins Gesicht werfen.«* Hand aus dem Wasser holen, alle vier Finger hinter den Daumen bringen und gegen ihn spannen und Daumen wegschnellen lassen. Ganz feine Tröpfchen erfrischen dein Gegenüber und es ist dann wieder ganz im Hier und Jetzt. Der Königsweg ist das nicht, jedoch besser als Klangmassage mit Unfallfolge.

Nach einer Klangmassage musst du auf die sichere Rückkehr deines Partners achtgeben. Er muss voll und ganz im Hier und Jetzt ankommen, bevor er deine Praxis verlässt.

Bist du mit schamanischen Techniken nach Michael Harner vertraut: Dein Partner ist noch in der Anderswelt unterwegs. Führe eine Rückführung durch oder leite ihn an, noch einmal in die geistige Welt zu tauchen und sich von dort ganz bewusst zurückzubewegen und hier im Raum anzukommen.
Der Rückbau der Klangwelle ist auch an schamanische Techniken angelehnt und funktioniert deshalb so gut – auch bei Behandlern, die sich nicht mit Schamanismus auskennen. Man muss nicht wissen, wie ein Computer funktioniert, um ihn benutzen zu können.

Der Partner wacht nicht auf

Ausnahmen gibt es natürlich immer und so kann es sein, dass der Rückbau der Klangwelle den Klienten nicht zurückholt und er auch nach drei, vier Minuten munter vor sich hinschnarcht.

- Koshi oder Zenschale, sanft über dem Scheitelpunkt gespielt.
- Hilft nichts? Partner mit leiser Stimme ansprechen und fragen *»Wie geht es dir?«*
- Hilft nichts? Mit lauterer Stimme!
- Hilft nichts? Größere Schale am Fußende etwas temperamentvoller spielen.
- Hilft nichts? Patienten sanft am großen Zeh fassen und diesen rütteln.
- Hilft nichts? Bitte die Atmung kontrollieren.

Du solltest sowieso die ganze Behandlungszeit immer mal wieder schaun, wie dein Partner atmet. Natürlich kann es zu Herzinfakten oder Hirnschlag auf der Klangliege kommen. Aller Erfahrung nach haben die Klangschalen damit so wenig zu tun, wie das Fernsehprogramm beim Infarkt vor dem TV – es kann eben überall passieren.

Ganz im Ernst: Helfen alle genannten Maßnahmen nicht, musst du zügig grob werden, um festzustellen, ob alles in Ordnung ist. Letzte Variation: Deinen Partner grober rütteln, liegt er auf dem Bauch, bring ihn in die Steitenlage. Wasser ins Gesicht. Backpfeifen. Bleibt das ohne Reaktion, sofort Notarzt 112 anrufen, Puls feststellen, gegebenenfalls mit Herzmassage und Beatmung beginnen. Rein statistisch gesehen wird dir so etwas eher nie passieren. Aber es kann, und dann ist rasches und entschlossenes Handeln lebensrettend.

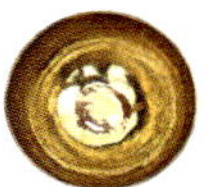

Klangmassage mit einer Klangschale: Ein-Klang

Du kannst mit *einer* Klangschale eine Klangmassage geben. Wenn du irgendwo liest, man müsste mindestens drei Schalen haben, bleib gelassen. Man muss vielleicht atmen, wenn man nicht ersticken will – ganz viel mehr muss man nicht.
Natürlich gibt es erhebliche Unterschiede zwischen einer, drei, fünf oder zwölf Schalen. Doch tatsächlich ist es so: Es gibt Menschen, die spielen ihre eine Schale so schön und es gibt Menschen, die spielen ihre zehn Schalen so schrecklich.
Ich bin der Meinung, du solltest anfangen. Nicht jeder kann sich gleich Sets leisten – soll der etwa nicht in den Genuss kommen, geben zu dürfen? Also: Ran und – viel Spaß!

Wenn du mit nur einer Schale spielen willst, empfehle ich eine Verwöhn- oder Loslassenschale (1500–3000 Gramm).

Ablauf: Klangmassage einfach

Dauer: Ungefähr fünfzehn bis fünfundzwanzig Minuten.

1. Wie gelernt bringst du die Schale außerhalb des direkten Körperfeldes zum Erklingen. Wähle eine Anspielrichtung. Also entweder in Richtung Scheitelpunkt oder in Richtung Füße. Hast du einmal eine Richtung gewählt, behalte diese bei.
2. Schwingend führst du sie nun über den liegenden Körper deines Partners. Lass dir Zeit. Die Schale sollte nun nicht mehr »ausgehen«, ebenso wenig sollte dein Anspiel hektisch wirken.
3. Während du das Feld mit Klängen streichelst, fühlt du hinein, wohin auf dem Oberkörper es dich oder die Schale zieht. Nicht notwendig, darüber nachzudenken, wie du zu deinem Gefühl oder deiner Einschätzung kommst. Folge ihnen einfach.
4. Den Oberkörper als Ort für den ersten Kontakt kann ich nur empfehlen, da sich hier leichter ein Gefühl der Mittigkeit und Stabilität einstellt, als wenn du als Erstes auf den linken Unterschenkel oder ähnlich platzierst.
5. Klingend setzt du die Schale auf deinem Partner ab. Auf dem Gesäß, dem mittleren oder oberen Rücken.
6. An dieser Stelle spielst du die Schale nun eine Weile. Bloß nicht gleich anfangen sie zu bewegen – das bringt Unruhe mit sich. Du kannst die Schale ganz gelassen acht-, neun-, zehnmal oder öfters sanft anspielen und schwingen lassen.
7. Erst nachdem die Schale »angekommen« ist, bringst du erneut Bewegung ins Spiel. Klingend kannst du die Schale abnehmen und auf einen anderen Punkt versetzen, so wie du es im Kapitel 4 gelernt hast: Kurze Strecke – einfach versetzen. Lange Strecken – mit Zwischenspiel versetzen.
8. Du musst *nicht* grundsätzlich die ganze Zeit fragen *»Was will meine Intuition als Nächstes?«*. Wenn du eine Behandlung mit einer Schale gibst, dann kannst du folgende Positionen anspielen:
   - Mittlerer Rücken
   - Mittlerer Rücken links und rechts
   - Oberer Rücken (Vorsicht Ohr)
   - Schulter links
   - Schulter rechts
   - Unterer Rücken
   - Gesäß/Kreuzbein
   - Linke und rechte Seite Gesäß
   - Zum Abschluss wieder Körpermitte, Höhe Solarplexus oder Herz.
9. Nun die Schale wieder klingend abnehmen, klingend verabschieden und zum Abschluss unter die Füße stellen. Hier spielst du die Schale noch ein paar Mal sanft an.

Verstehen wir den Einklang und die Verabschiedung als Position, so sind das vierzehn Spielpositionen. Wenn du jeder Position nur eine Minute gönnen würdest – plus organische Übergänge – dann hast du schon locker fünfzehn bis zwanzig Minuten gespielt.

Die Behandlung mit nur einer Schale kann genau das sein, was ein gestresster und überreizter Partner brauchen kann. So toll wie viele Schalen sein mögen, manchmal nervt ihre Fülle einfach.

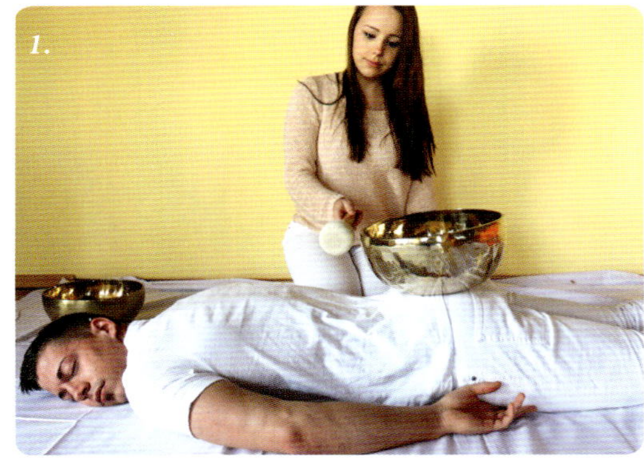

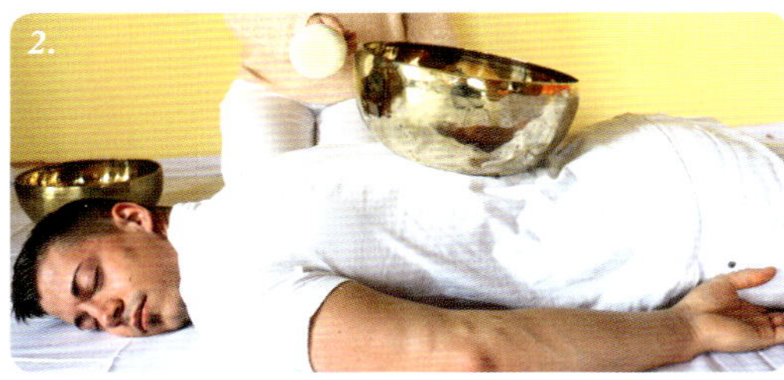

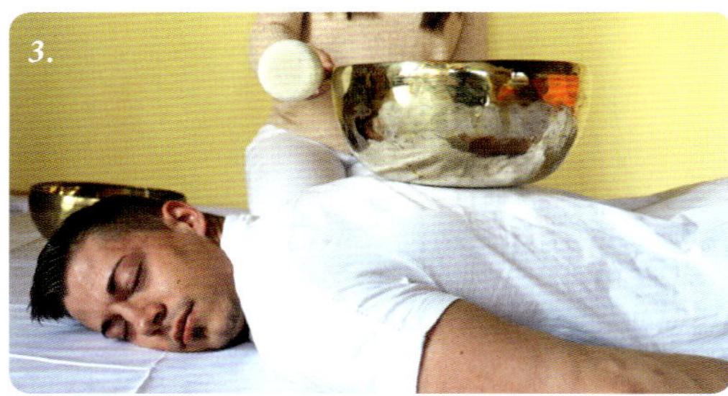

Anspielpositionen Gesäß mittig (1) Unterer Rücken (2) Mittlerer Rücken (3) Schulter rechts (4) Oberer Rücken, Hand sichert Schale gegen das Abrutschen und schützt gleichzeitig das Ohr (5) Gesäßmuskel rechts (6)

Nach der Klangbehandlung würde ich 5–10 Minuten mit meinem Partner dösen. Danach besprecht ihr, wie es euch ergangen ist.

Erweiterung: Klangmassage einfach

Beim einfachen Ablauf zuvor waren die Beine nicht beteiligt. Für das Erreichen einer Tiefenentspannung müssen die Beine nicht behandelt werden.
Schön ist es trotzdem. Deshalb hier die erweiterte Variante. Du verfährst wie in Punkt 1. bis 5.
Nun kannst du dich entscheiden, ob du erst auf dem Rücken spielen möchtest oder es dich sogleich zu den Beinen zieht. Zieht es dich zu den Beinen, gibt es wieder verschiedene Varianten:

1. Du bewegst die Schale über den unteren Rücken und eine Gesäßseite zum Oberschenkel, von dort über das Knie zum Unterschenkel.
2. Seitenwechsel entweder über die Ferse und Fußsohlen oder von unterem Unterschenkel zu unterem Unterschenkel.
3. Von hier dann das andere Bein hinaufspielen, über das Gesäß schließlich wie-

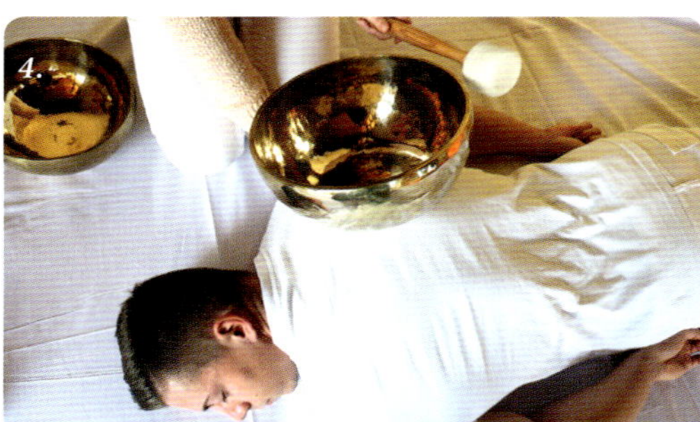

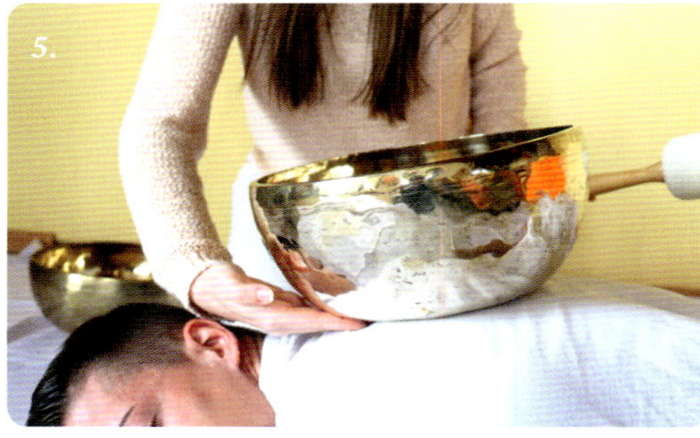

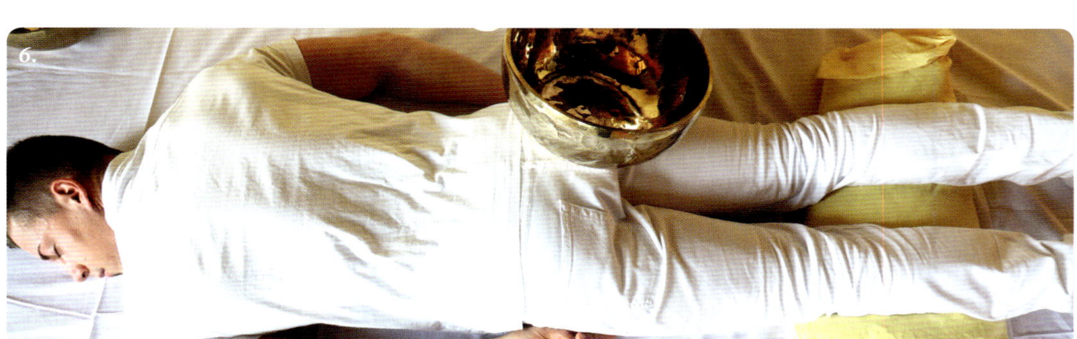

Seite gegenüber: Oberschenkel (7) Unterschenkel (8)

der zum Rücken, wo du nach Zeit und Bedürfnis fortfährst.

4. Ebenfalls möglich: Ein Bein bis zum Fuß hinab beklingen. Dann Wechsel auf das Gesäß. Von hier aus nun das andere Bein hinab bis zum Fuß beklingen. Wieder hoch zum Gesäß und von hier zum Rücken.

Zum Abschluss wieder den Ausklang und die Schale unterhalb der Füße platzieren. Dort noch dreimal spielen.
Dösen. Feedback.

Variationen Klangmassage einfach

Die verschiedenen Körperstellen, die du mit der Schale ansteuerst, kannst du erreichen, indem du die Schale immer im sanften Verklingen abhebst und zum nächsten Punkt beförderst oder aber, indem du möglichst viele der Strecken sogar auf dem Körper zurücklegst. Die Schale wird also klingend bewegt, wie in den Übungen von Kapitel 4 beschrieben. Bei der bewegten Klangmassage musst du darauf achtgeben, immer wieder Ruhepunkte zu schaffen. Das sind Stellen, wo du die Schale dann nicht bewegst, sondern mehrmals spielst, während sie stillsteht.
Bewegst du die Schale mit jedem Anspiel, vermittelt dies schnell Unruhe.

Ich kombiniere die Techniken hier fast immer: Manchmal versetze ich die Schale durch Bewegung auf dem Körper (zum Beispiel, wenn sie auf Herz oder Schulterhöhe steht und ich sie links und rechts auf die Seiten bewegen möchte). Manchmal versetze ich sie kurze Stücke (zum Beispiel vom Po hinunter zum Oberschenkel). Manchmal längere Strecken (zum Beispiel: Gesäß, Oberschenkelmitte, Wade, Füße).

Ergänzung: Handbehandlung

Wie auch Fußbehandlungen, so können Handbehandlungen stets eine schöne Ergänzung zur Hauptbehandlung sein. Anders als die Fußbehandlung lässt sich die Handbehandlung jedoch nicht immer organisch in die Klangmassage integrieren, da die Hände deines Partners doch meist unter der Decke oder in einer schlecht bespielbaren Position liegen. Verfahre wie weiter hinten im Unterkapitel »Klangmassage für die Hände« beschrieben.

Eine einzelne größere Klangschale mit schönem Sound und guter Bodenschwingung kann eine angenehme und ruhige Klangbehandlung ergeben. Tatsächlich ist es so, dass immer mehr Menschen den Einsatz vieler Klangschalen nicht mehr so gut finden, da sie sich schnell »overloaded« fühlen. Andere fühlen sich von einem einzelnen Ton, der immer wieder erklingt, belästigt. Tatsächlich erzeugt die Behandlung mit einer einzelnen Schale einen schönen Effekt, den du mit drei, fünf oder mehr Schalen nicht hinbekommst: den der Körperwanderung.

Beim Bespielen des anderen Beines bitte die Seite wechseln, nicht hinüberlehnen!

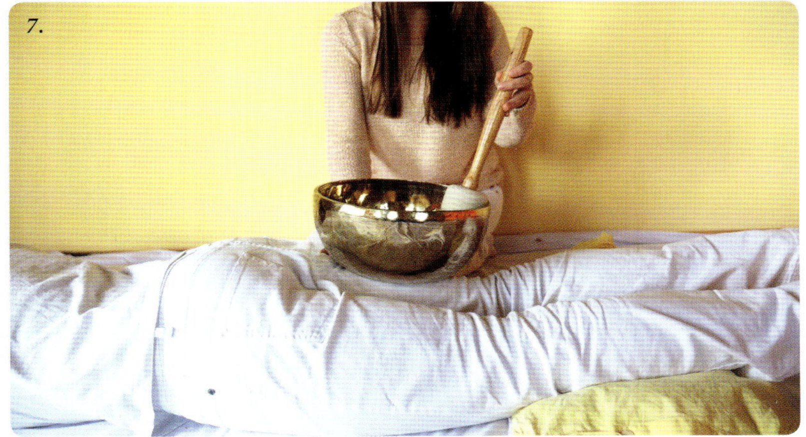
7.

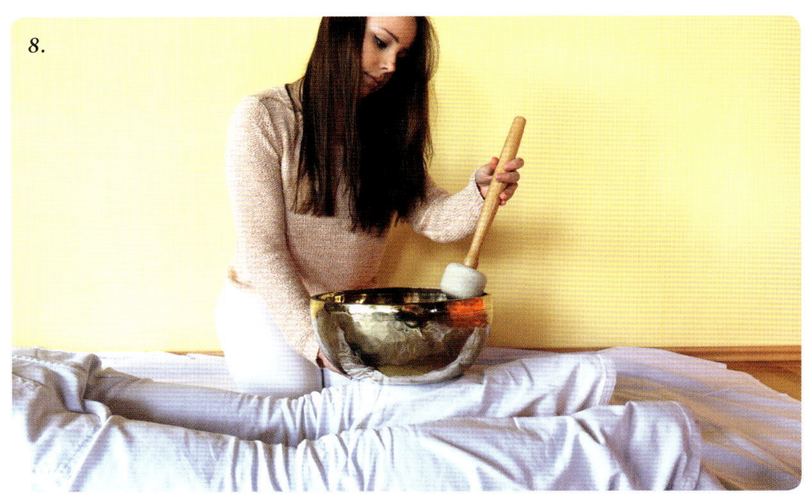
8.

Die Klang-Körperwanderung

Einer der grandiosen Effekte einer Behandlung mit einer einzelnen Klangschale ergibt sich aus folgendem physiologisch-psychologischen Vorgang: Die Wahrnehmung eines bespielten Menschen wandert ganz selbstverständlich mit der Schale durch den ganzen Körper. Immer aber an die Körperstellen, an denen du die Schale gerade spielst.

Dieser Vorgang kann eine immens günstige Wirkung auf das Gesamtbefinden, ebenso auf Heilprozesse haben.

Dazu darfst du dir bewusst machen: Wann fühlen wir schon einmal in unsere Wade hinein? In unsere Schulter? Die linke Pobacke? Die rechte Pobacke? Die Füße? ...

Wir spüren diese Stellen dann, wenn wir sie berühren, sie berührt werden oder schmerzen. Im normalen Tagesablauf ist diese Berührung jedoch von gänzlich untergeordneter Qualität. Meinen Po spüre ich eventuell kurz, wenn ich mich draufsetze. Meine Wade, wenn ich gegen ein Stuhlbein stoße. Wir sind es nicht gewohnt, uns bewusst auf Körperteile und -regionen zu konzentrieren und uns bewusst mit diesen zu beschäftigen. Letztlich benutzen wir unsere Körper und dann spüren wir sie noch, wenn irgendwo etwas *nicht* stimmt. Wenn wir uns stoßen, verletzen oder gar wenn wir erkranken und sich an einer bestimmten Körperstelle Beschwerden, Symptome äußern. Dein »Gehirn« zum Beispiel spürst du vermutlich nur bei Kopfschmerzen oder wenn du einen Kater hast. Vielleicht noch bei einem heftigen grippalen Effekt oder wenn du unter starkem Schwindel leidest. Das ist normal so.

Wir spielen immer mit allem, was wir sind. Es ist unmöglich, nur mit einem Teil seiner selbst zu handeln. Auf irgendeine Weise ist immer der ganze Mensch beteiligt.

Wenn wir unsere Wahrnehmung nur auf eine zum Beispiel von einem Unwohlsein betroffene Stelle ausrichten, dann kann das schon bewirken, dass sich etwas in diesem Gefühl verändert. Wird diese Fokussierung auf eine Körperstelle jedoch durch das fast immer als angenehm empfundene Vibrieren einer Klangschale erzeugt, dann treffen Fokussierung und angenehme Reaktion in einem physiologischen Vorgang zusammen. Immer wieder sind wir erstaunt, wie stark die Wirkung auf »Problemstellen« hier sein kann. Hinzuaddiert wird dann noch, RASSEL-Spiel vorausgesetzt, dass eine wundervoll klingende Schale ihre ebenso einfache wie subtile Klangphysik freisetzt. Auf diese Klänge reagiert unser Gehirn fast immer mit einer Veränderung seiner Schwingungszustände. Da kommt einiges zusammen. Ich habe zahllose Heilreaktionen dokumentieren können – ausgelöst *von Anfängern* mit *einer* Klangschale.

In jedem Fall ist eine Klang-Körperwanderung eine wundervolle Übung zur Salutogenese, zur Gesunderhaltung. Wenn uns modernen Menschen eines abhanden gekommen ist, dann ein Bewusstsein für und ein Bezug zur Körperlichkeit – zum Hineinspüren. Zum Beispiel sanftes Yoga oder bewusste Körpergymastik sind ein toller Weg. Klangschalenklangmassage schließlich kombiniert die Anregung des Stoffwechsels auf zellulärer Ebene (dem dann in der Regel die Anregung auf Organ- und Systemebene folgt) mit der bewussten Hinwendung unserer Aufmerksamkeit zu Körperstellen, denen wir sonst gar zu wenig Beachtung schenken.

Ausrichtendes Spiel: Körperachse und Klangwelle

Eine weitere Säule der Klangmassage-Kunst ist das ausrichtende Spiel oder auch das Spiel mit der Klangachse. Was ist das? Beim Achsenspiel werden alle Schalen in der Behandlung in eine Richtung gespielt: Entweder nach oben, zum Kopf hin, oder nach unten, zu den Füßen hin.

Es fließt dahin, wo du es erwartest

Es gilt in der Klangbewegung als »Regel«, dass sich die Energie dahin bewegt, wo man hinspielt. Spiele ich die Klangschalen in Richtung Kopf, geht die Energie nach oben. Spiele ich sie in Richtung Füße, geht die Energie nach unten. Wenn deine Erwartung als Behandler eine formgebende Kraft ist, du also denkst, es geht nach oben mit der Energie, dann geht die Energie und Wahrnehmung deines Partners auch nach oben. Die Regel ist also schräg: Auf der einen Seite predigen, dass der Geist die Wirklichkeit formt und auf der anderen so tun, als würden sich Klangenergien unabhängig von dieser Beobachtung verhalten.

Ich habe den Menschen zugehört und siehe da: Auch wenn gezielt in eine bestimmte Richtung gespielt wird, gibt es immer einen gewissen Anteil Behandelte, die die Bewegung der Energie oder Wahrnehmung *entgegen* der Spielrichtung wahrnahmen. Wird nach oben gespielt, haben sie das Gefühl, die Energie fließt nach unten und umgekehrt. Ein ebenfalls großer Anteil nimmt alles Mögliche oder die Bewegung in beliebige Richtungen oder auch Wechsel wahr. Mit einer Ausnahme: Wenn ich die Schalen in beliebige Richtungen spiele, berichten mir viele Menschen, dass sie das Spiel als unruhig, chaotisch, zerlegend, verwirrend und desorientierend wahrgenommen haben. Wenn ich jedoch das ausrichtende Spiel in der Körperachse nehme, liegt der Anteil nur noch bei unter zehn Prozent.
Also: Wenn du die Achse spielst, denke nicht, dass die Energie nach oben oder unten geht oder gehen soll. Einfach nach oben oder unten spielen. Dein Partner entscheidet, wohin seine Wahrnehmung will. Die Klangschalen und der Körper entscheiden, wie sich die biochemischen und biophysikalischen Felder ausrichten.
Menschen, die schon eine Behandlung mit durcheinander gespielten Klangschalen bekommen haben, empfinden eine subtil angenehmere Wirkung bei der Achsen-Klangmassage.
Hat ein Partner schon mehrfach eine Klangmassage mit energetischer Ausrichtung erlebt, empfindet er abweichende Behandlungen, je nach Intensität der Abweichung, in hohem Maße als unangenehm bis verwirrend.

Die Menschen kommen zerlegt, desorientiert, verwirrt, frustriert und in Unordnung vom Leben zu uns in die Praxis. Innerhalb der Klangschalenschwingungen bauen sich ganz enorm bewegende physikalische und klangliche Dynamiken auf. Gerade im Kontrast zu dieser Dynamik ist der Ruhepool des Achsenspiels und der (verlässlichen) Klangfolge eine wertvolle Hilfe zur Regeneration.

Zu guter Letzt noch: Es sieht besser aus. Siehst du einen Spieler, der virtuos eine energetische Achse spielt, wirst du den Unterschied erkennen. Es hat seine Gründe, warum wir das Empfinden haben, dass diese Art des Spiels ruhiger, zentrierter, fließender und aufgeräumter aussieht.

Die Klangwelle

Eine Klangwelle spielen bedeutet, die Schalen nacheinander entlang der Körperachse zu spielen. Du spielst also zum Beispiel:
Unter den Füßen – Waden – Gesäß – Mittlerer Rücken – Scheitelpunkt. Also die Welle von den Füßen zum Scheitelpunkt.
Oder umgekehrt: Da spielst du vom Scheitelpunkt zu den Füßen. Sehr einfach.
Du spielst ***nicht*** zum Beispiel: Unter den Füßen – Mittlerer Rücken – Waden – Scheitelpunkt – Gesäß.
Wenn du durcheinander spielst, gerät auch immer mal wieder allerlei durcheinander beim Partner. Wenn du eine langsame Welle spielst, wird dies als neutral wahrgenommen. Du kennst die La-Ola-Welle aus dem Fußballstadion? Die Klangwelle funktioniert nach diesem ebenso simplen wie effektiven System: Eine Schale nach der anderen in die eine Richtung spielen.

Die Klangwelle muss langsam gespielt werden. So wie wir es gelernt haben. Spielst du sie sehr zügig, dann manipulierst du den Fluss der Energien und Wahrnehmungen.

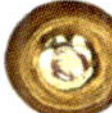

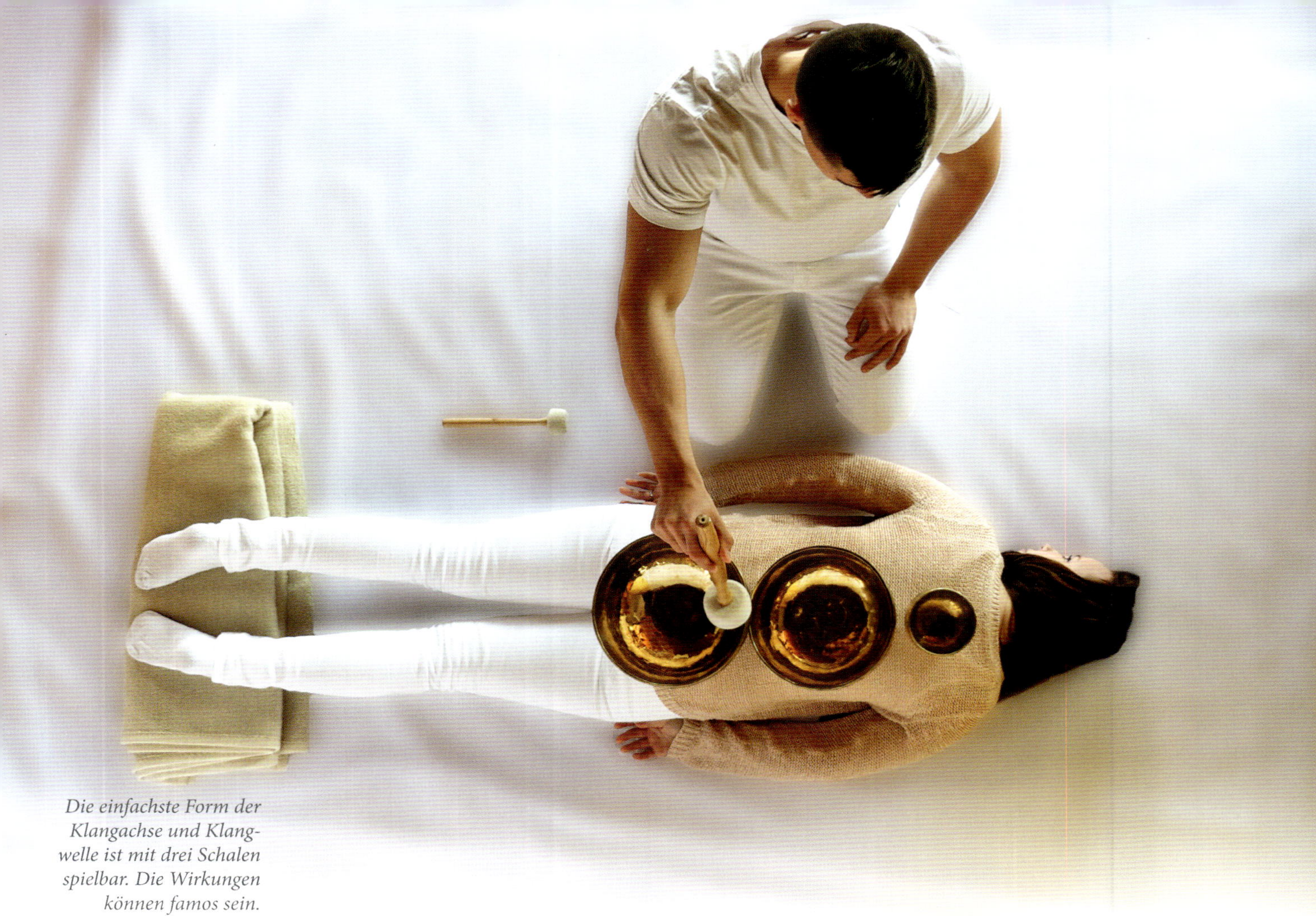

Die einfachste Form der Klangachse und Klangwelle ist mit drei Schalen spielbar. Die Wirkungen können famos sein.

Klangmassage mit drei Klangschalen

Drei-Klang

Mit drei Klangschalen kannst du klangenergetische Klangmassagen geben, die mit zum Feinsten gehören, was überhaupt geht. Zu Beginn meiner Klangmassage-Laufbahn war ich darauf erpicht, viele Schalen auf raffinierte Weise auf und dann um den Körper zum Einsatz zu bringen – mit vielen Klangschalen kannst du schon tolle Effekte erzielen. Jeder Ausbilder verkauft lieber viele statt weniger Klangschalen. Weshalb auch immer mehr Klangmassagen entwickelt werden, bei denen eine große Instrumentenausstattung unerlässlich ist. Ich mag auch viele und große Instrumente. Doch wer es kann, dem gelingt es auch mit kleiner Ausstattung – wie überall im Leben.

Obwohl von enorm fülligen Klangsets fasziniert, forschte ich immer weiter. Mich trieb die Frage um: Was *genau* in der Klangschalenanwendung vermag die tiefsten Bewegungen und inneren Prozesse anzuregen? Wie wenig muss ich tun, um den größtmöglichen Effekt zu erzielen? Nach und nach entwickelte ich Behandlungen für fünf, vier, drei und manchmal sogar nur noch zwei Klangschalen. Inzwischen mögen viele Menschen die Behandlungen mit den wenigen Schalen lieber als die mit riesigem Klangset. Allerdings musst du ein wenig mehr Gefühl für Anspiel und Timing entwickeln, da zum Beispiel zwei Schalen auch schnell langweilig oder dengelig klingen können.

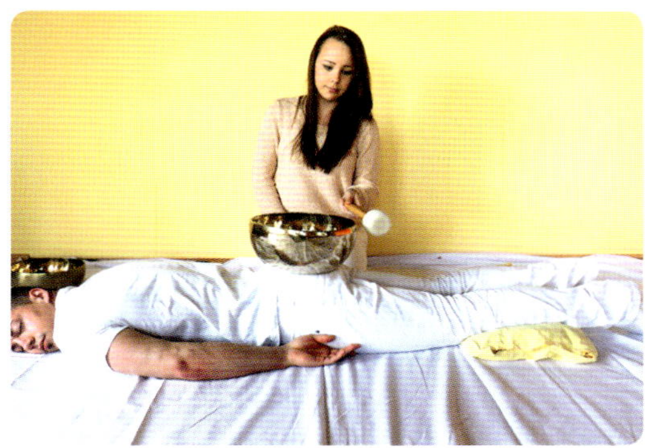

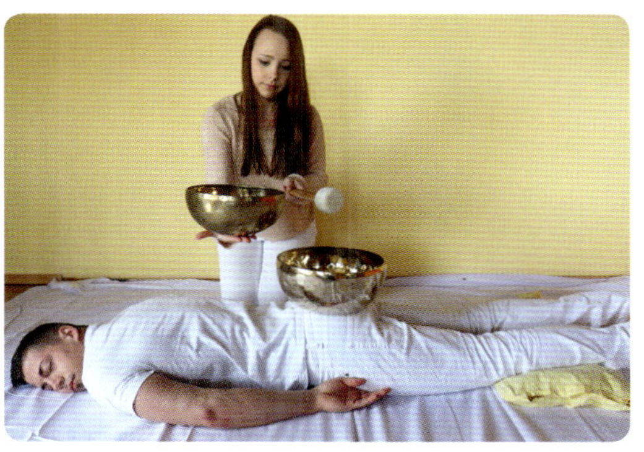

Erste Schale nach der Annäherung auf das Gesäß.

Die zweite Schale im Wechsel mit Schale eins anspielen und klingend durch die Aura führen.

Ausstattung für den Drei-Klang:

- Loslassenschale 2000–3000 Gramm,
- Verwöhnschale (1500–2000) oder Liebesschale (1000–1500),
- Kreativitäts- oder Erlösungsschale (250–750),
- Großer und kleiner Summel.

Ausnahme im ausrichtenden Spiel

Du spielst alle drei Klangschalen wie auf Seite 140/141 erklärt in eine Richtung. Also entweder zu den Füßen hin oder zum Kopf hin. Nicht während der Klangbehandlung die Richtung wechseln.
Eine Ausnahme von der Spielrichtung bilden nur Klangschalen, die du oberhalb der Schulter-Nackenlinie spielst. Ab hier spielst du immer nach oben, also vom Kopf weg. Auch dann, wenn du alle anderen Schalen nach unten spielst.

Ablauf: Klangmassage Dreifaltigkeit

Innerhalb der Behandlung mit drei Schalen gibt es schon ein Dutzend Variationen. Ich stelle dir hier erst einmal die einfachste Variante vor.
Dauer: Zwischen fünfzehn und fünfundvierzig Minuten.

1. Du beginnst mit der größten Schale. Wie schon mehrfach ausprobiert, spielst du sie erst auf deiner Hand an und führst sie dann über deinen liegenden Partner. Ruhige, fließende Bewegungen. In dieser Phase entscheidest du, in welche Richtung du spielst: zum Scheitelpunkt oder zu den Füßen hin.
2. Setze die Schale nun klingend auf dem Gesäß ab und spiele sie klingend weiter. Nach dem Absetzen darfst du ruhig zwei, drei Minuten oder länger mit der einen Schale spielen.
3. Nach ein paar angenehm ruhigen Minuten spielst du die Schale auf dem Gesäß an und nimmst, während sie fein schwingt, die nächste Schale auf die freie Hand – fürs Erste empfehle ich die zweitgrößte Schale. Wieder die Schale auf dem Gesäß anspielen und dann – ohne hektisch zu werden – die zweite Schale auf deiner Hand. Nun gib gut acht. Beide Schalen sollten in die selbe Richtung gespielt werden und zwar in die, die du mit der ersten Schale begonnen hast.
4. Spiele die Schale auf dem Gesäß, dann die Schale auf deiner Hand und bewege sie wie zuvor die erste Schale durch das Feld deines Partners. Nicht hektisch werden. Du wirst sehen, es funktioniert, je ruhiger du bist, desto besser.
5. Die zweite Schale stelle nun klingend auf dem mittleren Rücken ab. Nun spielst du die Schalen nacheinander. Schale eins. Schale zwei.
6. Der Anspielabstand zwischen den beiden Anspielern sollte ruhig und gemächlich gewählt sein. Lerne deinen Schalen zuzuhören. Das ergibt jetzt schon eine fortgeschrittene Spielqualität, die du längst nicht überall erleben darfst: Die Schalen haben Schwingungen und Schwebungen in sich, die einem rhythmischen Pulsen gleichen. Nach dem Anspiel der Schale eins kannst du sie zwei- oder viermal

Klangschalenmassage führt meistens zur tiefen Entspannung. Das macht sie zu einem mächtigen Werkzeug der Heilunterstützung.

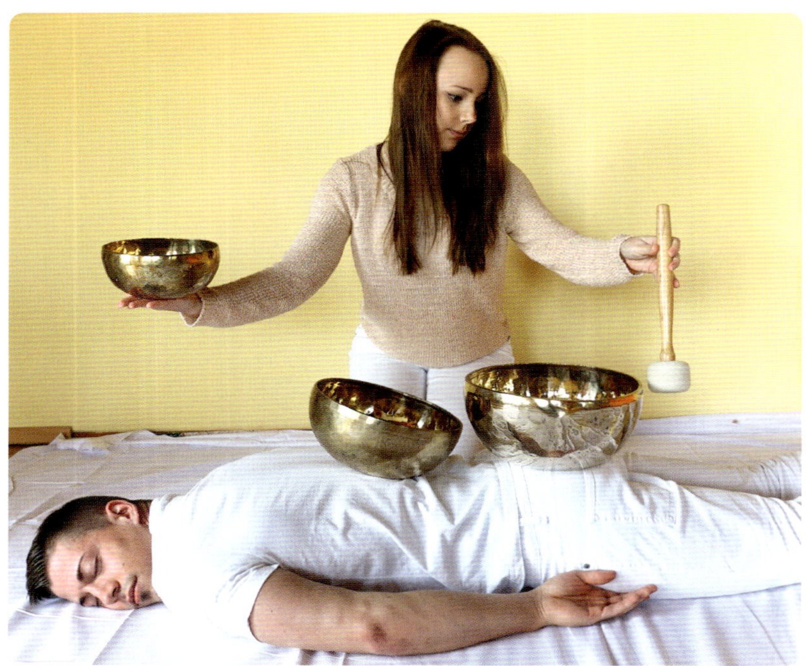

Die dritte Schale klingend annähern und mit Schale eins und zwei im Wechsel spielen.

pulsen lassen, bevor du Schale zwei anspielst. Auch diese lässt du pulsen und bewegst dich zur Schale eins und so fort.

7. Gemeinsam gespielt entwickeln die beiden Schalen meist neue Schwebungen und Pulse. Klanglich spannend – in seiner Wirkung auf unser Gehirn noch viel interessanter.
8. Obacht: Es ist wichtig, dass der Klang im Raum nicht ausgeht. Das heißt, ab dem ersten Anspiel der ersten Schale soll es im Raum klingen, bis die Behandlung vorüber ist. ABER es müssen nicht immer alle Schalen klingen. Bei zwei Schalen und auch bei drei ist das noch immer ganz gut zu spielen, sodass alle Schalen immer schwingen.
9. Wenn du nun als dritte und kleinste Schale eine Erlösungsschale einsetzt, dann macht ihr Anspiel nur mit einem kleineren Summel Sinn. Mit dem großen Summel die beiden größeren Schalen, mit dem kleinen Summel die mittlere und/oder die kleine Schale. Der kleine Summel lässt auch ein Spiel der großen Schalen zu, allerdings solltest du dich nicht aus Bequemlichkeit nur mit ihm beschäftigen. Er holt die tieferen Frequenzen nicht optimal aus den großen Schalen.
10. Nun schwingen und pulsen zwei Schalen und dürfen dies wieder mindestens drei, vier, fünf Minuten tun, bevor du die dritte Schale einsetzt. Die dritte Schale, genau wie Schale eins und zwei zuvor, erst im Feld führen und klingend aufsetzen. Positioniere sie auf dem oberen Rücken.
11. Anspielrichtung beachten. Entweder alle zum Scheitelpunkt hin oder alle zu den Füßen hin.
12. Bis alle drei Schalen auf dem Körper stehen, dürfen so acht bis zehn Minuten vergangen sein. Nun spiele die Klangwelle in einem ruhigen und fließenden Rhythmus. Wenn du Sorge hast, dass du kein Rhythmusgefühl hast, kannst du auch zwischen den Anspielern zählen: Anspiel Schale eins – 21 – 22 – 23 – 24 – Anspiel Schale zwei – 21 – 22 – 23 – 24 – Anspiel Schale drei – 21 – 22 – 23 – 24 ...
13. Ich finde es allerdings klanglich eleganter, nach Schale drei eine längere Weile nicht zu spielen. Zum Beispiel 21 bis 26 (statt bis 24) zählend – und dann wieder mit Schale eins zu beginnen.
14. Noch eleganter ist es, die Pulsationen der Schalen als Rhythmusgeber zu nehmen. Das ist aber eine Variation und am Anfang deiner Versuche würde ich mich eher auf das sanfte Anspiel und einen schönen Gesamtklang konzentrieren.
15. Es liegt in der Natur der Sache, dass eine 300-Gramm-Schale schon mal schnel-

Der häufigste Einsteigerfehler ist die eigene innere Unruhe, resultierend aus dem Gefühl, man müsse doch etwas tun.

Einen Partner in ein Feld der Ruhe zu tauchen, ist ein Geschenk – es fällt aus dem Zeitgeist.

Was du tun musst, ist die Schale optimal dabei zu unterstützen, ihre Wirkung zu entfalten – und das heißt: dich und deinen unruhigen Geist zurücknehmen.

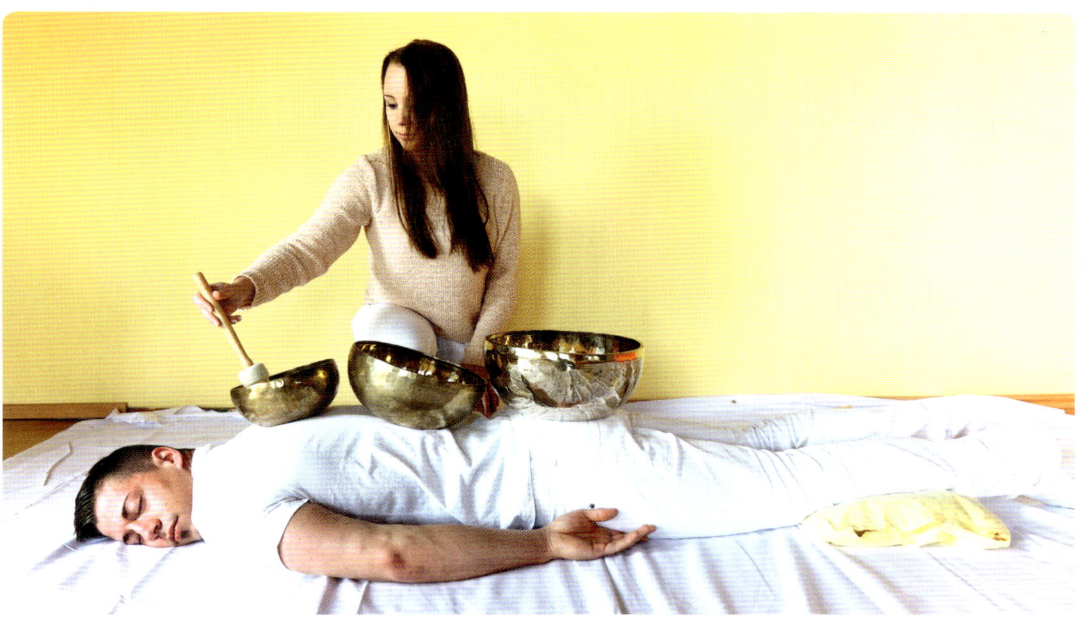

Alle drei Schalen sind positioniert und können nun in einer sanften Welle gespielt werden.

ler ausschwingt als eine Schale mit 3000 Gramm. Denk dran: Es müssen *nicht* alle Schalen immer schwingen.

16. Wenn die Schalen nach acht bis zehn Minuten alle stehen, kannst du sie in Ruhe fünf bis fünfzehn Minuten spielen.
17. Dann nimmst du die Schale drei wieder klingend auf deine Hand und führst sie, immer schön die Klangfolge spielend, wieder über das Feld deines Partners.
18. Schließlich stellst du die Schale klingend neben ihm ab. Spielst sie hier noch einmal an.
19. Nun spielst du nur noch die zwei Schalen auf dem Körper. Du hast jetzt Platz, wenn du das Gefühl hast, die mittlere Schale könnte noch etwas nach oben, zu den Schultern hin, so wäre das ein guter Zeitpunkt, sie klingend zu bewegen. Aber bitte: immer die Klangfolge eins-zwei beibehalten. Änderst du die Klangfolge, irritiert das viele mehr oder weniger bewusst.
20. Ebenso kannst du mit der großen Schale auf dem Gesäß nun die Beine bespielen. Beachte: Seitenwechsel Beine, indem *du* die Seiten wechselst. Nicht über den Partner lehnen.
21. Schließlich nimm auch die Schale zwei klingend auf und führe sie klingend über das Feld des Partners (aber stets im Wechsel mit Schale eins spielen). Schließlich setzt du sie neben euch ab und spielst noch einmal an.
22. Nun spielst du nur noch Schale eins. Wenn du die Schalen noch nicht bewegt hast: Jetzt bist du komplett frei, die Schale eins vielleicht noch einmal woanders hin zu versetzen, sie klingend zu bewegen, wenn es dich irgendwo hinzieht.
23. Zum Abschluss nimmst du Schale eins klingend auf, führst sie klingend über das Feld und setzt sie klingend ab, spielst sie noch einmal an und lässt euch zur Ruhe kommen.
24. Pause: Dösen macht schön.
25. Besprechung.

Das war die einfachste und unkomplizierteste Form. Für den Einstieg überschaubar schwierig, da alle Schalen nahe beieinander auf dem Rücken stehen und du ohne größere Körperbewegungen spielen kannst.

Auf der nächsten Seite eine auf dem Boden einfach durchführbare, aber klangenergetisch ganz enorm viel effektivere Variation:

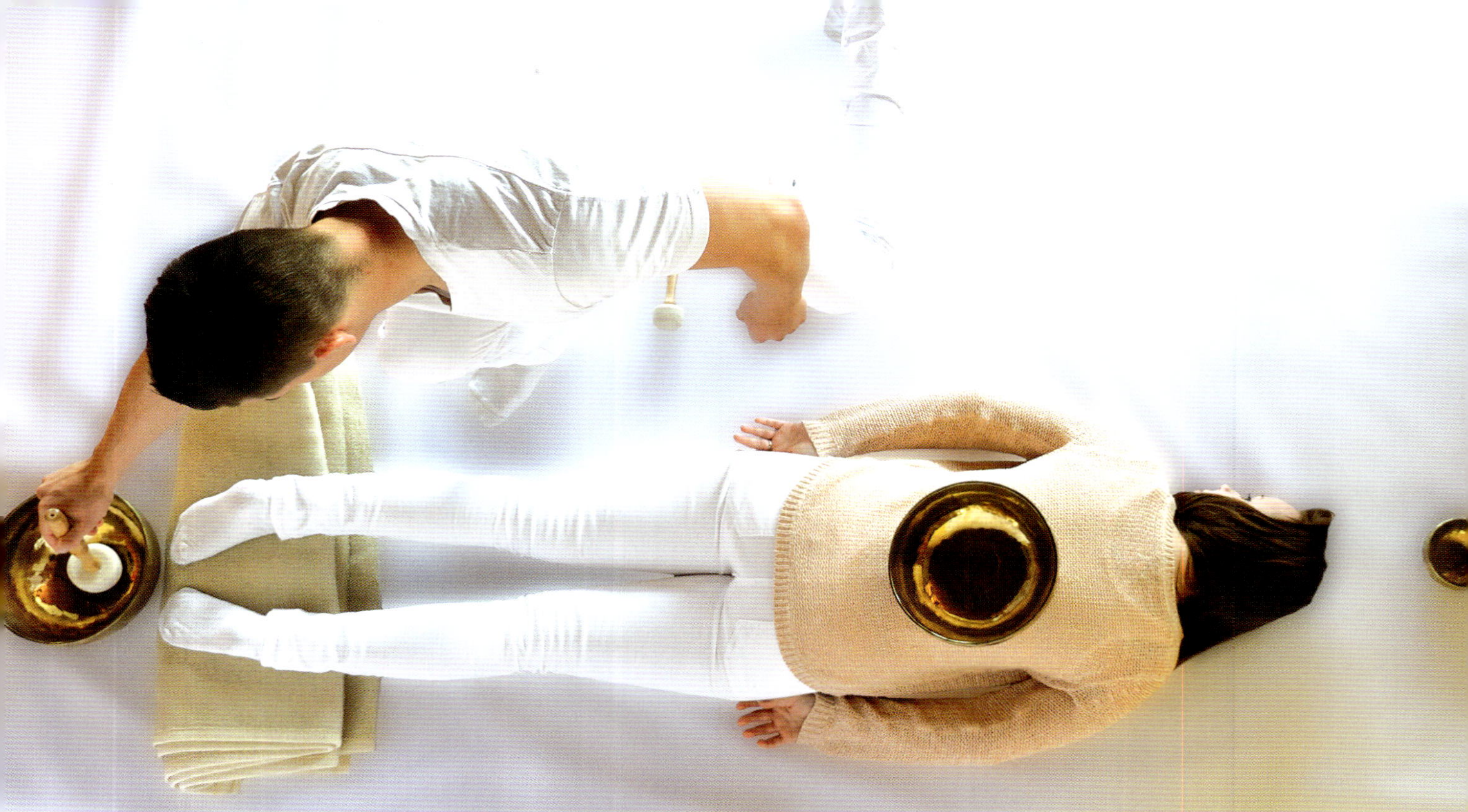

Zwei Schalen wurden vom Körper herunter bewegt (dabei klingend!) und oberhalb des Scheitelpunktes und unterhalb der Füße platziert. Liegen die Beine nahe genug beieinander, ist auch die Position auf den Waden nahe der Achillessehne sehr angenehm.

Drei Schalen: Verfeinerter Abgang

Ganz immens verfeinern kannst du diese Behandlung mit drei Schalen, wenn du dich nicht auf den Körper fixierst.

Die folgenden Punkte stehen als Alternativen für die Behandlung auf der vorherigen Seite,. Du ersetzt also ab Punkt 16 durch die folgenden Abläufe:

16. Nachdem du Schale drei eine Weile auf dem oberen Rücken gespielt hast, nimmst du sie auf und führst sie klingend über den Scheitelpunkt. Setze die Schale klingend oberhalb des Scheitels ab, mindestens fünfundzwanzig bis dreißig Zentimeter über dem Kopf.

17. Wichtig: Auch wenn du bisher alle Schalen nach unten gespielt hast: Die Schale über dem Scheitelpunkt wird von nun an nach oben, also vom Kopf weg gespielt. Auf den Kopf zu verursacht selbst bei aufmerksamem Spiel immer wieder unangenehme Wahrnehmungen bei manchen Klienten. Den Kommentar *»Ich hatte das Gefühl, jemand haut mir mit einer Axt Löcher in die Aura«*, sammelte ich so häufig – und das selbst bei sanftestem Anspiel –, dass ich vom Bespielen in Richtung Kopf inzwischen generell absehe.

18. Nun kannst du die große Schale klingend aufnehmen, über das Feld bewegen und klingend unterhalb der Füße anspielen.

19. Jetzt spielst du
Schale eins – unterhalb der Füße
Schale zwei – auf dem Körper
Schale drei – oberhalb des Scheitelpunktes.
Das bringt dich automatisch in Bewegung – was nur funktioniert, wenn du achtsam und ruhig bleibst. Du darfst ins Schwitzen geraten.

20. Willst du auf diese Weise auf einer Liege arbeiten, müsste sie lang genug sein, damit du eine Schale unterhalb der Füße auf der Liege abstellen kannst. Bei einem Hünen wie mir ist das auch mit einer großen Liege nicht mehr möglich.

Kein Platz auf der Liege

Alternativ und auch für die kleinere Schale gilt: Schalen auf Hockern platzieren. Haben

diese in etwa die Höhe der Liege – super! Sind sie etwas niedriger oder höher: Kein Drama. Stühle tun es zu Not auch, ebenso eine Fensterbank, die sich zum Beispiel einen halben Meter oberhalb des Kopfes oder der Füße befindet.
Die Positionierung einer Schale oberhalb und unterhalb des Körpers stellt einen echten Quantensprung für die klassische Klangmassage da. Sie sorgt dafür, dass du immer wieder solche oder so ähnliche Feedbacks erhältst:
»Ich hatte das Gefühl, meine Verspannungen sind über die Schale da oben aus dem Körper rausgezogen worden« (Anne, 56, Sekretärin).
»Irgendwie fühlt es sich an, als würde meine Müdigkeit in die Erde fließen. Über die Füße raus in die Erde. Die Schale hat mich mit der Erde verbunden. Die Erde hat das, was mich belastet, aufgenommen« (Robert, 38, Netzwerkadminstrator).
Wenn die Schalen oben, Mitte, unten stehen, dann spielst du sie dort noch vier bis zehn Minuten (die Phase auf dem Rücken kannst du ruhig verkürzen).
Beim Zurücknehmen fällt das Durch-die-Aura-Führen der Schalen, die nicht mehr auf dem Körper stehen, aus.
Das heißt, du spielst die Schale drei über dem Scheitelpunkt einfach ein letztes Mal an, gehst zur Schale eins unterhalb der Füße und spielst dann nur noch eins-zwei-eins-zwei.

Die Schale zwei kannst du wie gehabt klingend aufnehmen, über und durch das Feld führen, seitlich absetzen, anspielen.
Schließlich spielst du noch die Schale eins unterhalb der Füße.
Werde nach einer Weile immer leiser und spiele sie immer seltener an.
Zum Schluss spielst du sie noch einmal ein bisschen kräftiger an – aber nicht draufhauen – nur ein Standardspiel. Du bist zuvor richtig leise geworden und dies ist sozusagen ein Schlusslaut.
Pause: Dösen macht klug.
Besprechung.

Eine kraftvolle Behandlung. Allerdings nicht mehr mit dem Hauptfokus auf Vibrationsübertragung vom Schalenboden auf den Körper, sondern schön gemischt: Erst alle Schalen auf dem Körper, schließlich nur noch eine Schale und zwei außerkörperlich. Schließlich noch eine Schale außerhalb.

Spielst du auf einer Liege und willst Klangschalen oberhalb und/oder unterhalb deines Partners positionieren, dann kann mit Hockern, Beistelltischchen oder anderem Abhilfe geschaffen werden.

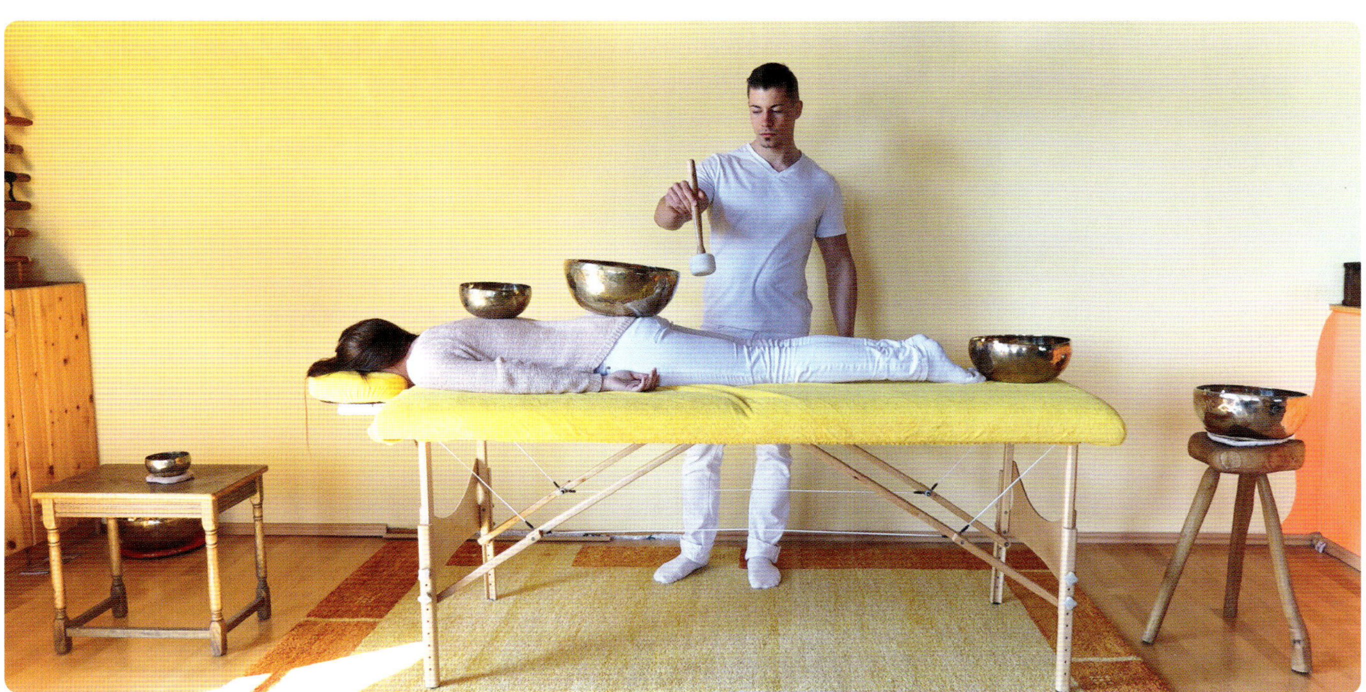

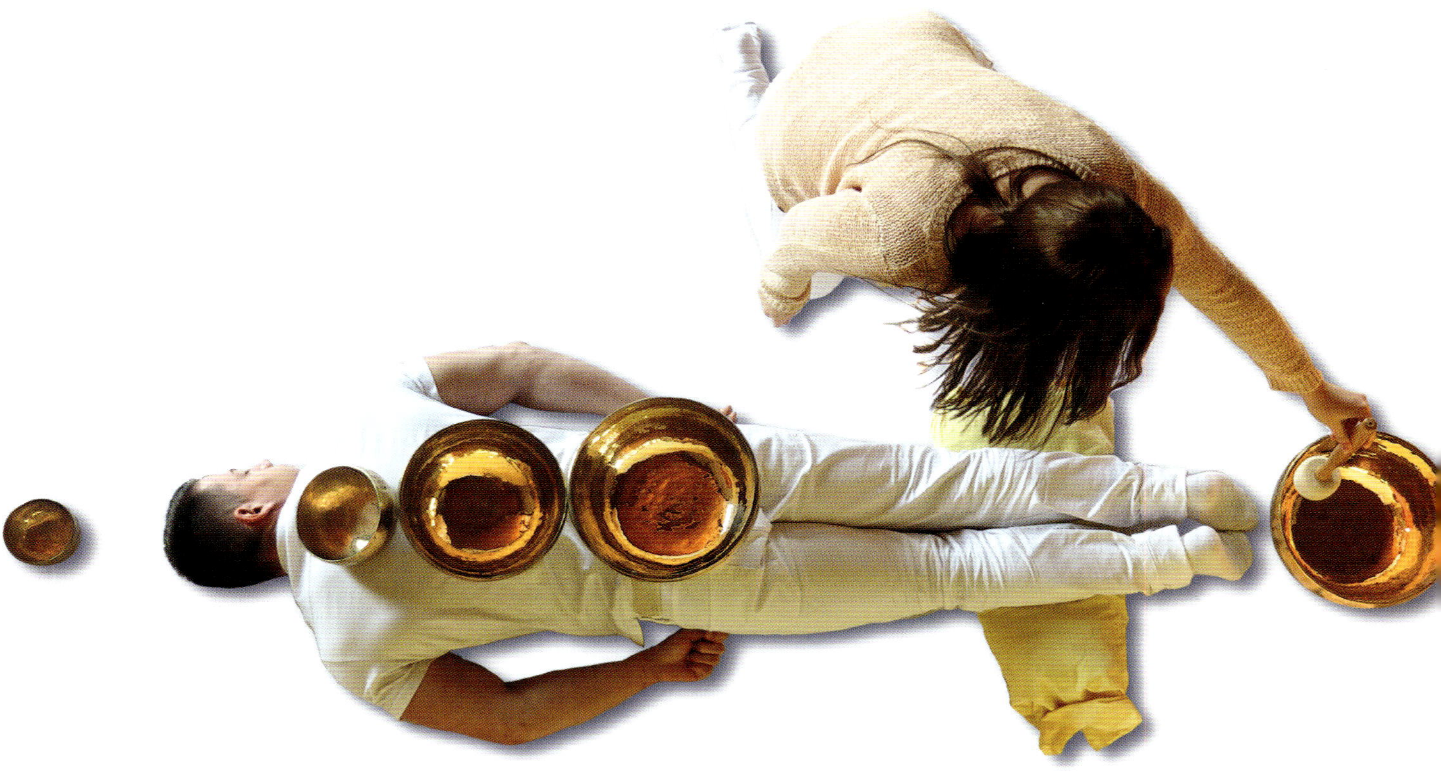

Die perfekten Fünf: Klangmassage des Lebens

Frequenztherapie und Vibration

Erweiterbar, so viel ist dir längst klar, sind Klangschalenausstattungen theoretisch endlos.

Die fünf Lebensschalen stellen für den ambitionierten Einsteiger eine optimale Kombination der Qualitäten Frequenzspektrum, Vibration, musikalische Weite und therapeutische Option da.

Ich gehe davon aus, dass du zuerst die Behandlungen mit einer, dann mit drei Klangschalen durchgeführt hast. Das ist sinnvoll, weil der Einsatz von fünf oder mehr Schalen eine Menge mehr Achtsamkeit, Konzentration und handwerkliche Übung voraussetzt. Es wird dir einfach besser mit fünf Schalen gelingen, wenn du zuerst die »kleineren« Behandlungen machst. Auch, weil ich nun viel zügiger in meinen Beschreibungen vorgehe und Details weglasse, die in den Behandlungen vorher geübt wurden. Die kennst du, die kannst du, dafür (ver)brauche ich keine Buchseiten.

Dauer der Behandlung: 20 bis 60 Minuten

Diese Behandlung kann stark manipulierenden Charakter entwickeln, wenn du sie zu schnell spielst. Die Schalen spielen eine aufsteigende Frequenz, dass heißt von der Schale zu den Füßen bis zum Scheitelpunkt erhöht sich die Anzahl der Schwingungen erheblich. Spielst du die Schalen in schneller Folge, kombiniert unser Hörverständnis sie als aufsteigende Energie – und zwar bindend. Das heißt, selbst wenn aufsteigende Energien gar nicht für deinen Partner passen, werden sie mit einer gewissen Wahrscheinlichkeit aufsteigen.

Spielst du dagegen im gemächlichen, langsamen Rhythmus und lässt jeder Schale Raum und Zeit, um sich zu entfalten und zu schwingen, dann erschaffst du den Raum, in dem sich der Organismus und der Geist deines Partners entscheiden kann, wohin er sich bewegen möchte.

In der Heilsamen KlangKunst nach David Lindner lassen wir die jedem Menschen innewohnende Weisheit entscheiden, wie er eine Klangbehandlung wahrnehmen und interpretieren möchte. Für dich reicht das Wissen: Du musst und solltest gar nichts für deinen Partner entscheiden. Siehe auch das Kapitel 10. Den Einwand vieler lehrender Kollegen, die Menschen wüssten gar nicht, was für sie gut ist, kann ich nicht bestätigen. Ich weiß aber, dass man als Lehrer und Praktiker die Schüler und Klienten bekommt, die zur eigenen Überzeugung passen.

Einfache Klangmassage mit fünf Schalen

1. Loslassenschale klingend über den Körper und durch das Feld führen und klingend unterhalb der Füße positionieren. Bei Personen, die ihre Beine nahe beieinanderliegen haben, auch auf den Bereich Unterschenkel/Achillessehne.
2. Hier eine Weile spielen. Nein, länger! Anfänger spielen *immer* zu schnell. 10–15 mal anspielen und fast verklingen lassen oder 2–4 Minuten ...

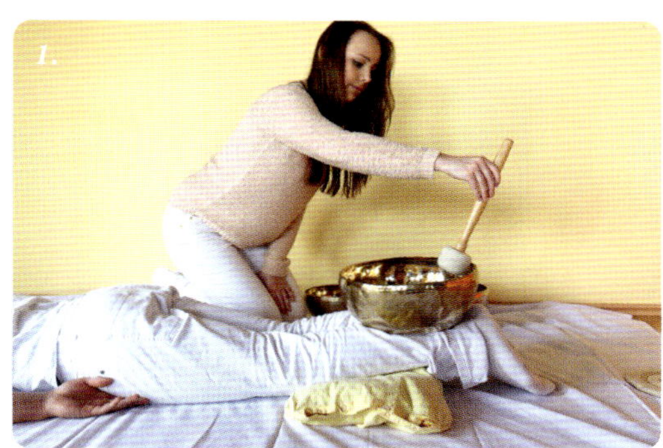
1.

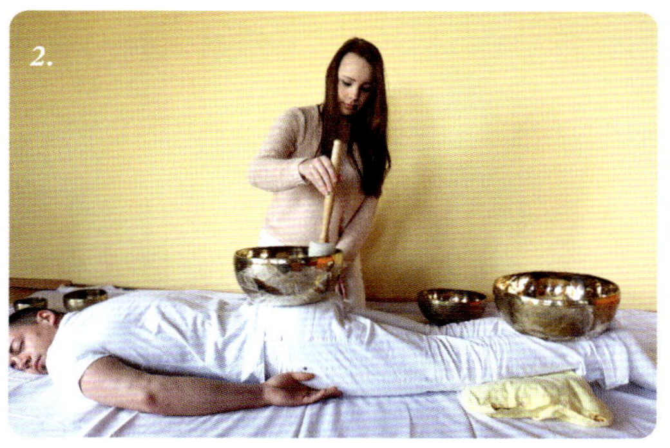
2.

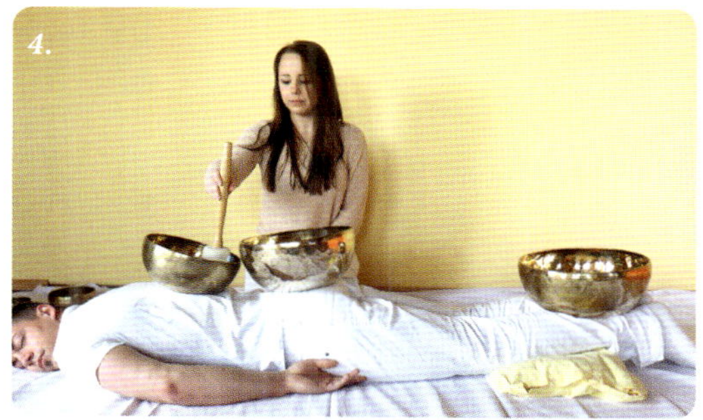
4.

3. Zweitgrößte Verwöhnschale klingend einführen, klingend auf das Gesäß bringen, gemeinsam mit Schale eins spielen.
4. Ebenso mit der dritten Liebesschale – Position mittlerer Rücken – verfahren.
5. Schale vier: Kreativität. Oberer Rücken.
6. Schale fünf: Erlösung. Oberhalb des Scheitelpunktes. Diese Schale immer nach oben spielen, nie auf den Kopf zu. Hast du für die klangliche Integration der Schalen genug Zeit fließen lassen, dauert der Aufbau der fünf Schalen nicht unter zehn Minuten.

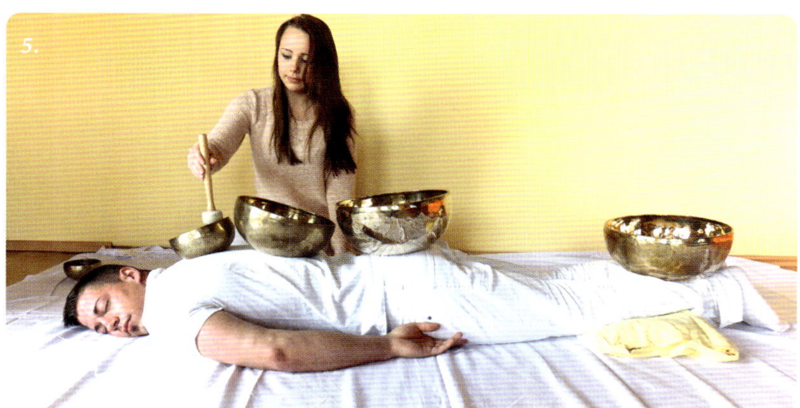
5.

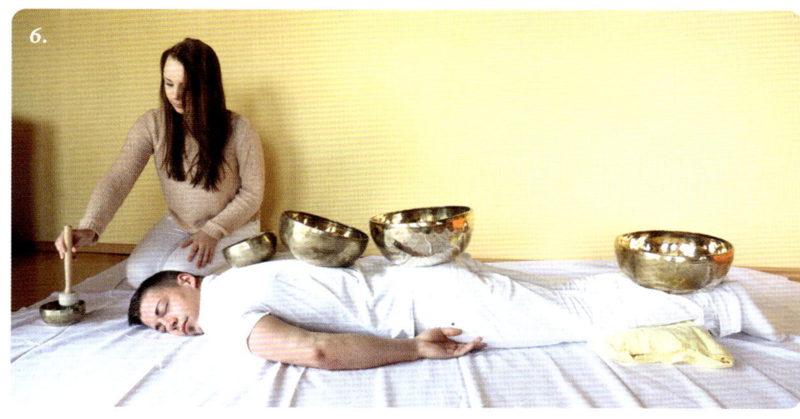
6.

Verzwickte Spielkonstellationen

Sobald du mit vier oder mehreren Klangschalen spielst, taucht die Frage auf: Aber wie soll ich denn die weiter entfernten Schalen spielen, wenn ich eine Schale mit der Hand unterstützen muss? Die Antwort lautet:
Gar nicht.
Wenn wir eine Schale stützen oder bewegen wollen, können wir immer nur die Schalen spielen, die wir erreichen können, ohne uns Zerrungen zuzuziehen. Der Behandler sollte immer im Gleichgewicht bleiben können. Verliert er sein Gleichgewicht, verliert das Spiel seine Ruhe. Die oberste(n) und/oder unterste(n) Schale(n) können in so einem Fall einfach für ein oder mehrere Klangwellen ausgelassen werden.

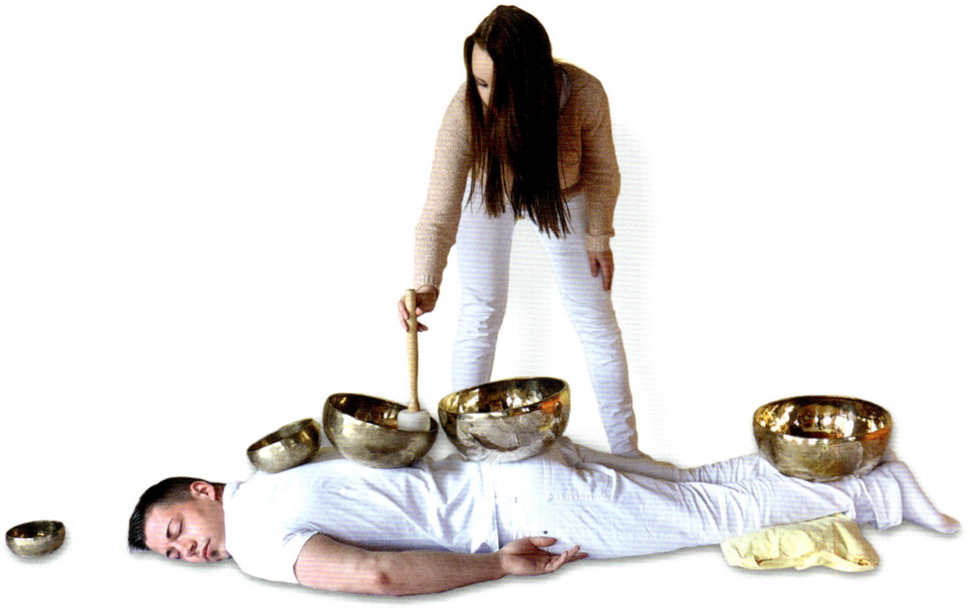

7. Unter Beachtung von Spielrichtung, sanftem Spielrhythmus und Klangwelle die fünf Schalen nun ruhig eine Weile spielen.
8. Die Loslassenschale darf nach einer Weile unter die Füße versetzt werden. Besser: Sie sollte unter die Füße versetzt werden.
9. Rückbau wie gelernt:
   1-
   1-2-
   1-2-3-
   1-2-3-4-
   1-2-3-4-5 ...
   1-2-3-4 -
   1-2-3-
   1-2-
   1-
10. Pause: Dösen verbessert dein Denken.
11. Besprechung.

Fünf Schalen erfordern deutlich mehr Bewegung vom Behandler. Würdest du gleich mit fünf Schalen zu üben beginnen und kein Genie der Kontemplation sein, würde deine Behandlung wohl mächtig unruhig rüberkommen. Folgst du der Reihenfolge in diesem Buch, klappt es. Beim zweiten Mal noch besser. Beim dritten und vierten Mal wirst du schon ganz gelassen sein.
Die Besprechungen werden dir signalisieren: Es kommt gut an, was du da tust.

Fünf Schalen mit Bewegung

Erweitern wir deine Fähigkeiten im Umgang mit fünf Klangschalen und verlassen wir die relative Statik der Klangwelle. Dies wird zum Beispiel notwendig, wenn du das Gefühl hast, dass die Schalen auf dem Rücken in Schrägpositionen sollten, zum Beispiel, um die Körperseiten oder die Beine zu bespielen.

Wie bereits trainiert, baust du die fünf Schalen auf. Es steht also:
eine Schale unter den Füßen,
eine Schale auf dem Gesäß,
eine Schale auf dem mittleren Rücken,
eine Schale auf dem oberem Rücken und
eine Schale über dem Scheitelpunkt.

Wenn du nun mit einer der Schalen auf dem Rücken in Bewegung kommen willst, wird das in zweifacher Hinsicht ein Drama. Erstens musst du alle Schalen am Spielen halten – wie soll das gehen, wenn du zur Unterstützung und Bewegung einer Schale in der Körpermitte gebunden bist?
Zum Zweiten: Wie sollst du eine der Schalen auf dem Rücken bewegen – da stehen insgesamt drei Schalen. Die Chance, dass es hier einfach zu eng wird, liegt bei einhundert Prozent.

Hier darfst du die Magie der Klangwelle und der immergleichen Tonfolge zugunsten der Behandlungsqualität eine Weile unterbrechen. Und das läuft so ab:

1. Du spielst die Schalen eins bis fünf schon eine Weile und merkst: Mensch, ich will mit Schale drei vom mittleren zum oberen Rücken.
2. Bei der nächsten Welle spielst du nur die Schale eins bis vier und lässt die Erlösungsschale (fünf) einfach weg. Gleichzeitig
3. nimmst du die Kreativitätsschale vier klingend auf und versetzt sie – ruhig nach einem Zwischenspiel – ungefähr dort *neben* den Körper, wo sie zuvor auf dem Körper gestanden hat.
4. Du spielst immer noch eins bis vier. Nun kannst du die Schale drei klingend nach oben bewegen. Entweder langsam und mit Drehbewegungen oder indem du sie klingend aufnimmst, einmal zwischenspielst (aber immer in der Klangfolge eins bis vier) und sie klingend am neuen Bestimmungsort absetzt.
5. Jetzt spielst du wieder die komplette Welle oder Achse, indem du die Fünf wieder einbindest.
6. Obacht: Wenn du die nun seitlich positionierte Schale vier länger als drei bis vier Minuten spielst, dann macht es Sinn, sie vor Beginn des Rückbaus noch einmal auf die andere Seite deines Partners zu transportieren und dort ebenfalls noch einmal ein bis drei Minuten die Klangwelle zu spielen.
7. Obacht, die zweite: Die Schale sollte klingen, wenn du sie hinüberträgst, damit das Unterbewusstsein die Aktion beobachten und verarbeiten kann. Das geht so: Du spielst Schale eins, zwei, drei und vier und fünf, gehst zurück zur vier und nimmst sie klingend auf. Du spielst wieder eins bis fünf (vier nun auf deiner Hand) und bringst vier direkt nach dem Anspiel von fünf auf die andere Seite. Nun kannst du auf dieser Seite die Klang-

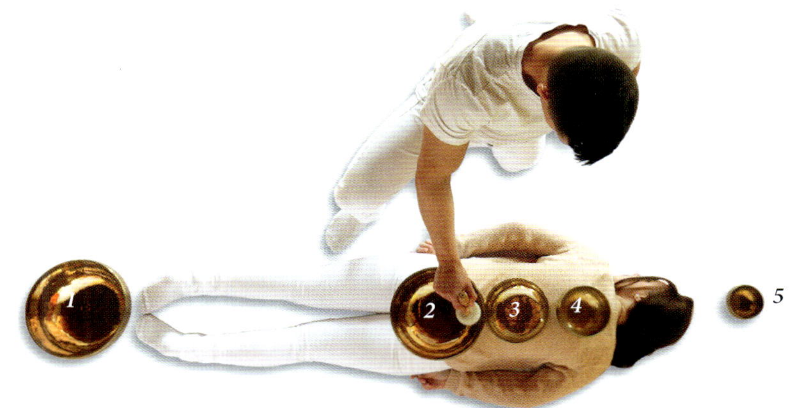

Klangachse und Klangwellen von den Füßen zum Scheitelpunkt.

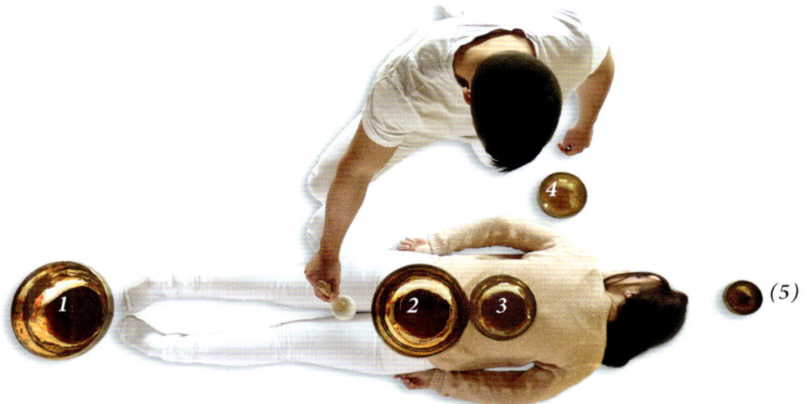

Du willst zum Beispiel Schale drei auf den oberen Rücken bewegen? Zuerst Schale vier klingend abnehmen …

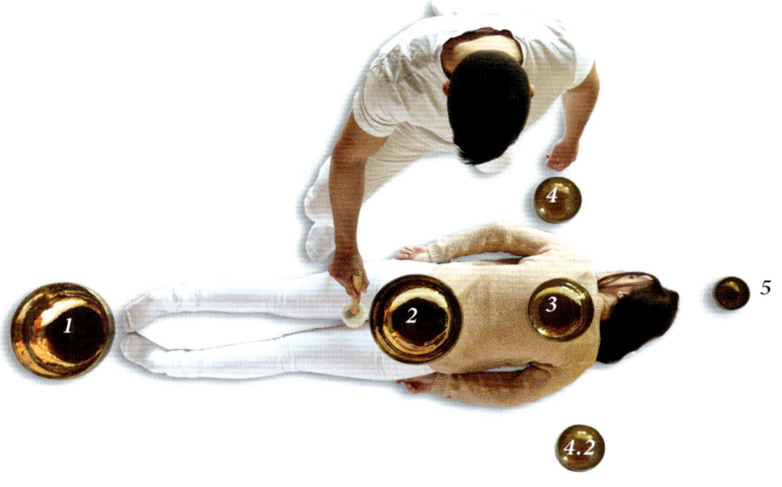

… dann die Schale drei hoch bewegen. Spielst du eine Weile so, solltest du die Schale vier zum Ausgleich noch auf der anderen Seite spielen. Nicht hinüberlehnen. Laufen!

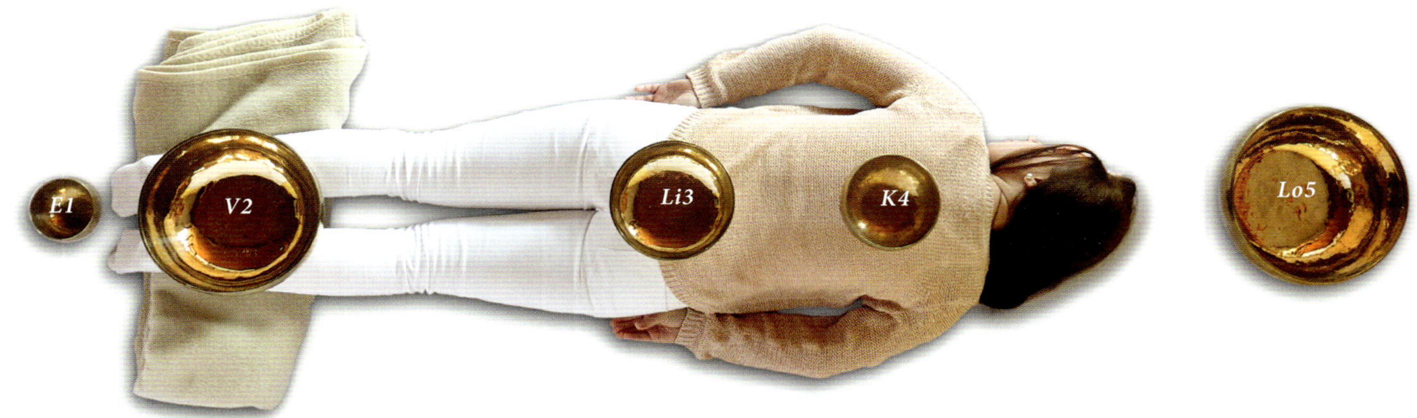

Auf dem Bild stehen die Schalen Erlösungschale (1), Verwöhnschale (2), Liebesschale (3), Kreativitätsschale (4) und Loslassenschale (5). Klangschalen müssen ***nicht*** *nach Größen oder Frequenzen auf dem Körper arrangiert werden.*

welle fortführen. Auf die Anspielrichtung achten. Nach einem Seitenwechsel verwechselt man die gerne.

8. Rückbau und Ende wie gelernt.

Intuitive Klangwelle mit fünf Schalen

Die Zuordnung von Klangschalen zu bestimmten Körperregionen oder Zonen aufgrund ihrer Größe ist zwar aus didaktisch-pädagogischer Sicht praktisch, weil der Lehrer nicht so viel erklären muss und unsichere Menschen auswendig lernen können: »dicke Schale auf dicke Körperstelle«. So eine Einfachheit hat aber nichts mit spielerischer oder energetischer Logik zu tun.

Auch mit der Positionierung nach Chakren, Planeten oder Frequenzsystemen schaffst du dir keine Vorteile. Es ist nur die Bequemlichkeit, nicht bei jeder Schale und jedem Partner erneut entscheiden zu müssen, wohin die Schalen wollen. Das ist keine Kritik an anderen Systemen, nur lässt sich, wenn man ohne Glauben und Absichten spielt, darüber hinaus kein Vorteil durch vorgeschriebene Positionierungen feststellen. Sie bringen jedoch oft Einschränkungen mit sich, da Abweichungen von der Vorschrift nicht geplant sind. Doch wo verläuft das Leben schon mal so, wie wir es geplant haben?

Die Idee, dass tiefe Frequenzen auf untere Körperregionen gehören, höhere Frequenzen auf obere, ist liebenswert, hält aber keiner kritischen Prüfung im offenen Feld stand. Alle Frequenzen wirken überall. Sie wirken immer. Sie wirken immer verschieden. Abhängig von Tag, Jahreszeit, bespieltem Partner, Spieler und ganz wesentlich: von den Absichten des Behandlers. Lässt du deine Absichten bis auf das RASSEL-Spiel weg, ist alles möglich und ich kann dir sagen: Dann ist auch alles möglich. Wodurch alles Mögliche, also weit mehr als wir für möglich gehalten haben, passieren kann.

Intuition konkret: Das offene Feld

Du verfährst genauso wie bei den Klangmassagen zuvor. Allerdings ordnest du die Schalen nicht den Größen nach von groß auf die unteren Körperebenen hin zu klein auf die oberen Körperebenen, sondern lässt dich von deinem Gefühl leiten, welche Schalengröße wohin will.

Vielleicht lässt du, für das erste Üben, die kleinste Schale erst einmal über dem Scheitelpunkt – alle anderen dürfen hin, wo sie hinwollen. Sobald du ein, zwei Behandlungen gemacht hast, lass auch die Inspiration der höchsten Schale auf dem höchsten Punkt los. Du kannst tatsächlich auch zum Beispiel so stellen: Erlösungsschale, Liebesschale, Kreativitätsschale, Verwöhnschale und Loslassenschale.

Steht die größte Schale über dem Scheitelpunkt, achte auf reichlichen Abstand. Mindestens vierzig bis fünfzig Zentimeter finde ich hier empfehlenswert.

Spiele die oberste Schale auch immer mal wieder einfühlsam mit dem Singel an.

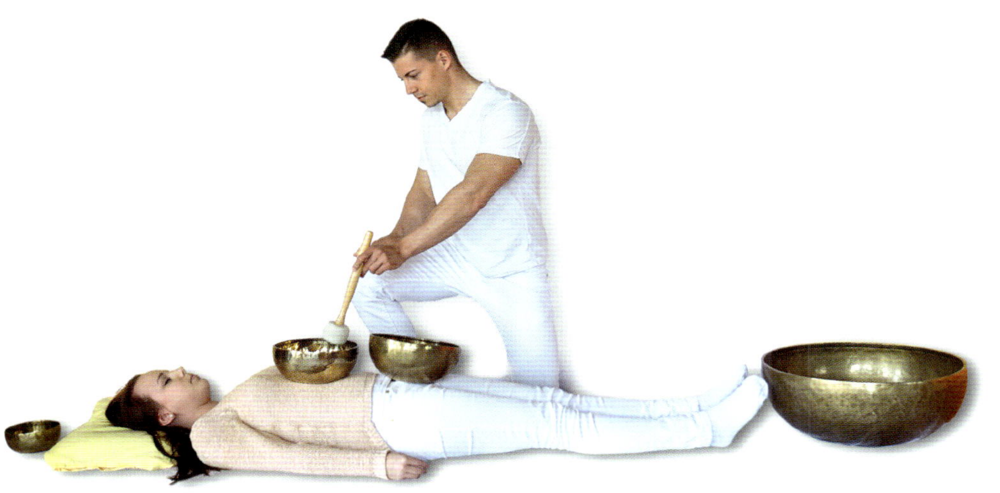

Zwei Schalen auf dem Körper, eine Erlösungsschale über dem Scheitelpunkt und eine Mutschale unterhalb der Füße.

Die Mutschale kannst du gegebenenfalls nur jede zweite oder dritte Klangwelle mitspielen. Sie schwingt so lange …

Mit fünf Klangschalen, die du nach Belieben positionieren kannst, hast du eine tolle Fülle an möglichen Klangkonstellationen.
Variierst du zwischen Behandlungen mit einer, drei, vier, fünf Schalen, wird das Spektrum noch einmal größer.

Erweiterung mit Mut- & Minischale

Das ist eine Ein- bis Dreitausend-Euro-Erweiterung, aber die hat es in sich. Setzt man eine Riesenschale ein, dann macht ihre Platzierung im Normalfall eigentlich nur unterhalb der Füße Sinn. Hier bringt sie natürlich eine Erweiterung des Frequenzspektrums mit sich, die es in sich hat. Riesenschalen enthalten nicht nur als tiefste messbare Schwingungen 40 bis 60 Hertz, sondern eine wahre Fülle mächtiger weiterer Teiltöne, die das Lebensschalenset extrem beeindruckend erweitern.

Eine zusätzliche oder alternative Erweiterung ergibt sich durch eine oder zwei weitere Erlösungsschalen, die du neben dem Kopf und über dem Scheitelpunkt arrangieren kannst – auch etwas ganz Feines für diesmal viel weniger Investition.

Position Beine offen

Eine Behandlungsvariation für alle Klangmassagen: Dein Partner legt sich mit weit geöffneten Beinen auf seine Behandlungsunterlage. Das geht beim Liegen auf dem Rücken ein klein wenig einfacher als beim Liegen auf dem Bauch.
Nun kann oder können eine oder zwei Schalen zwischen den Beinen platziert und dort, einzeln oder in die Klangarrangements eingebunden, gespielt werden.

Ich bitte zu beachten: Kräftiges Anspiel zwischen den Beinen, zumal in Schrittnähe, verstärkt durch die Anspielrichtung in Richtung Schritt, kann bei traumatisierten Personen heikel sein.
Auf der anderen Seite kann das Spielen großer Schalen in Schrittnähe durchaus aktivierend auf längst totgeglaubte oder zumindestens ohnmächtig betäubte Energien stark vitalisierend wirken (im Sinne einer Potenzanregung oder Libido-Aktivierung).

Schalen zwischen den Beinen. ***Warnung!*** *Nur bei dir sehr vertrauten Partnern und Klienten.*

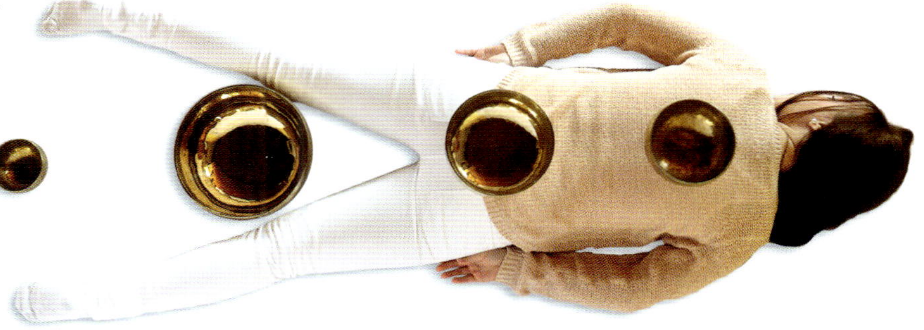

Das Geheimnis der Quantenschwingungen

Eine 2.000.000 Jahre alte Kunst

Die Quantenreflexzonenmassage ist eine therapeutische Technik mit beeindruckender Wirksamkeit.

In diesem Kapitel widmen wir uns einem ganz besonderen Genuss: der vollendeten Quantenschwingung. Seit vielen Jahren betreibe ich Quantenforschung mit Klangschalen und kann nur sagen: Wer sich hier nicht auskennt, der weiß nicht, was gut ist.
Quante ist ein uralter Begriff für Fuß. Gemeint ist der Teil unseres Körpers, der, am weitesten von unserem Kopf entfernt, denselben mit dem ganzen Rest unseres Menschseins durch das Leben transportiert. Im Allgemeinen schenken wir den Füßen für ihre Dienste nicht nur keinen besonderen Dank, wir ignorieren sie oftmals völlig. Das ist bedauerlich, bergen sie doch ungewöhnlich viel Sensibilität, deren Stimulierung zu beträchtlichem Wohlsein führen kann. Zudem liegen in unseren Füßen die sogenannten Fußreflexzonen wie auch die Endpunkte von mehr als der Hälfte der aus der traditionellen chinesischen Medizin bekannten Meridiane. Auf jeden Fall jedoch viele Nervenendungen. Es lohnt sich also, sich eingehend mit der gehobenen Quantenklangtheorie zu beschäftigen. Die Quantenheilkunst reicht mindestens 2.000.000 Jahren zurück, womöglich gar bis zu fünf Millionen Jahre. Quantologen fanden Hinweise, dass unsere Vorfahren zu diesem Zeitpunkt begannen, aufrecht zu gehen. Durch den aufrechten Gang ergab sich ein erhöhter physikalischer wie seelischer Druck auf die menschlichen Quanten – was alsbald zur Entwicklung der Quantenheilkunde führte.

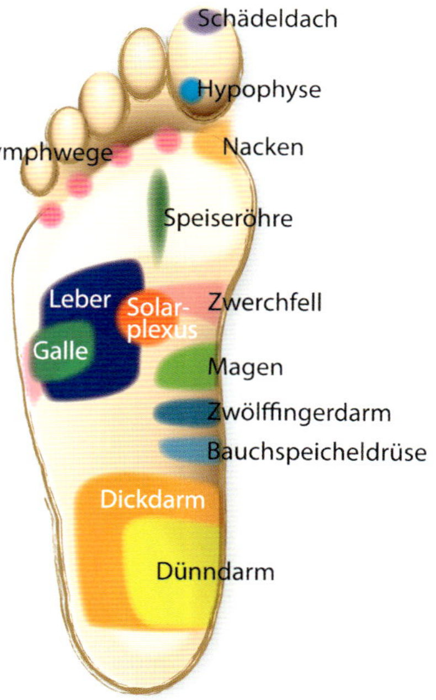

Hand-, Bauch- und Fußreflexzonen

Fußreflexzonentherapien gehen von der Beobachtung aus, dass unsere Organsysteme in unseren Füßen gespiegelt werden. Hast du zum Beispiel eine chronische Verspannung, so ist ein geübter Reflexzonentherapeut in der Lage, über die Untersuchung deines Fußes herauszufinden, wo genau die Verspannung in deinem Körper liegt. Bei der exakten Verortung der Reflexzonen weichen die verschiedenen Schulen mal mehr, mal weniger voneinander ab. Jedoch ist die Therapie in jedem Fall verblüffend effektiv. Während man vielleicht total damit beschäftigt ist, nicht an die Wirksamkeit dieser Therapie zu glauben, quält einen der Fußreflexzonentherapeut mit der Massage der passenden Reflexzone. Dabei kann es ganz schön zur Sache gehen. Irgendwann sagt der Therapeut so etwas wie *»da tut sich was!«* – er meint im Fuß. Im gleichen Augenblick bemerkst du, wie sich die Verspannung im Körper löst. Nicht selten geschieht das schon bereits innerhalb einer Sitzung. Die Ähnlichkeit zu Klangschalenmassagen ist frappierend.

Nicht so bekannt sind die Reflexzonen der Hand oder des Bauches. Wenn ich es richtig in Erinnerung habe, stehen die Handzonen eher für die seelischen Aspekte der entsprechenden Organsysteme und Körperstellen, die Füße eher für die körperlichen. Doch jede Trennung ist stets auch Idee und so immer nur ein Modell der Wirklichkeit. Im Shiatsu, einer Akupressurschule, kennt man dann noch das Hara, den Bauchraum. Auch in ihm sind Organsysteme gespiegelt.

Egal, ob du nun die Füße oder die Hände bespielst, du erreichst immer alle Reflexzonen. Auch die, auf denen der Schalenboden nicht unmittelbar steht. Die Schwingungen der Schale setzen sich doch durch das Gewebe und die Knochen fort. Bespielst du also die Hände und die Füße, dann regst du immer den gesamten Organismus an. Die Klangschalenbehandlung stellt daher auch eine optimale Ergänzung zu klassischen Reflexzonenbehandlungen dar. Sie massiert auf einer komplett anderen Schwingungsebene, als ein Behandler es mit seinen Händen tut.
Auf dem Bauch gilt Ähnliches. Zwar könntest du hier mit einer kleinen bis mittleren Schale relativ genau einzelne Reflexzonen gezielt bespielen – doch wozu? Das würde Diagnose und Therapie erfordern – was du ohne Heilerlaubnis gar nicht darfst. Die Schale schwingt so oder so in den gesamten Bauchraum, die Schwingungen finden genau da hin, wo sie gebraucht werden. Übst du deine Intuition, dein Lauschen und Beobachten, wie ich es beschrieben habe, hast du das schon längst in deinen Erfahrungsschatz integriert.
Zu guter Letzt: Spielst du im lebendigen Augenblick, dann führen dich die Schalen und dein Gefühl an die Orte, wo dein Klient Zuwendung braucht. Diese Führung ist weder gedacht, noch abgeleitet, noch konstruiert. Überlassen wir eine gezieltere Reflexzonenbehandlung den Reflexzonenprofis in dem sicheren Wissen: Eine Klangschale auf oder an Fuß oder Hand gespielt, erreicht die Reflexzonen. Die Reflexzonenprofis wiederum können Klangschalen herrlich nutzen, um hinauszuzoomen. Die Reflexzonenmassagekunst widmet sich oft auffälligen Details in den Reflexzonen. Ihr Denken und Wirken ist zielgerichtet. Mit der Klangschale zum Abschluss kann man herrlich alle Schwingungsbereiche von Fuß und/oder Hand miteinander in Bewegung versetzen, was die Kundschaft meistens als stimmig empfindet.

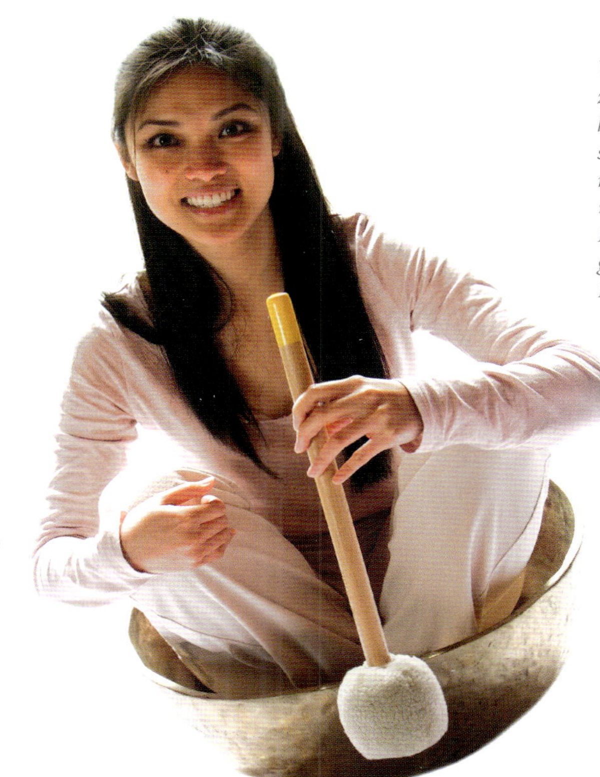

Wären alle Menschen so zierlich wie Mary und hätten in den Riesenschalen Platz, dann hätte man diese sogenannten »Fußschalen« bestimmt Basis-Chakra-Schalen genannt. Leider werden Klangschalen von vielen Anwender ausschließlich entsprechend ihres Namens eingesetzt. Was für eine Verschwendung!

Der Schmu mit den Fußschalen

Im Allgemeinen setzen die meisten Anwender an den Füßen eine große Klangschale ein. Will man in den Genuss einer starken Vibration kommen, dann eine möglichst große Schale. In unserem Set ist dies die Loslassen-Schale mit 2500–3000 Gramm. Leider hat die Fixierung auf Vibrationen dazu geführt, dass nun viele Praktiker denken, man könne an den Füßen keine kleineren oder ganz kleine Schalen einsetzen. Das ist ein Irrtum. Natürlich wirkt die Schwingungsphysik einer kleinen Klangschale auch an den Füßen.
Wer sich den Mut gönnt, zu experimentieren, wird sogar feststellen: Bei einigen Menschen wirkt eine kleine Schale auf den Füßen intensiver als eine große. Oder sie erzeugt Fernwirkungen. Ist man auf Vibration fixiert, bekommt man davon nichts mit.
Ein weiterer Grund für die Idee, an die Füße gehörten nur große Schalen, ist die Tatsache, dass sich (hier) mit großen Schalen leichter arbeiten lässt. Theorien entstehen durchaus aus Bequemlichkeit und nicht aus therapeutischer Relevanz.

Riesenschalen sind ausgesprochen teuer. Sie klingen eher wie Glocken als dass sie an Klangschalen erinnern. Doch ihr Klangspektrum vermag es, fast jede Klangmassage enorm zu erweitern.

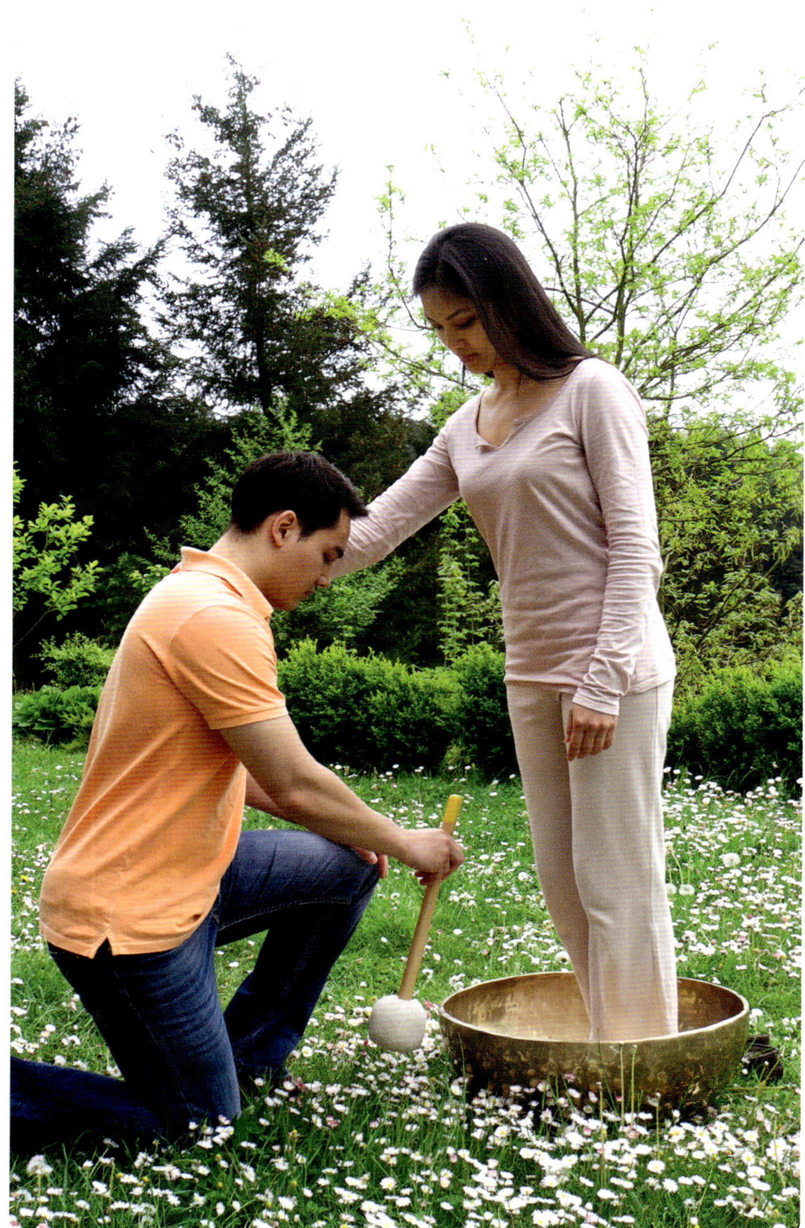

Lade deinen Partner ein, sich beim ersten Anspiel auf deiner Schulter aufzustützen. Manche bringt die Klangwucht ins Schwanken.

Die »Fuß«schale

Zu einigem Ruhm haben es berechtigterweise die gerne als »Fußschalen« bezeichneten Riesenschalen gebracht. Das sind Klangschalen, die genug Durchmesser haben, damit man zwei Füße hineinstellen kann. Diese Schalen haben mindestens acht, besser zehn bis zwölf Kilo Gewicht. Sie sind daher schon wegen ihres Preises legendär. Wir an der Akademie nennen sie »Mutschalen«, gehört doch eine gehörige Portion unternehmerischer und/oder kreativer Mut dazu, sich so eine Schale zu leisten.

Mutschalen sollten mit einem so großen Fellsummel gespielt werden, dass wir ihn und die Resonanzen, die er der Schale entlockt, eher *Grummel* nennen. Ein Grummel darf, muss sogar schwer sein, denn um die volle Vibration der Schale zu nutzen, braucht sie ordentlich Input.

Auch Mutschalen klingen jede anders und es empfiehlt sich, zumal sie zwischen 1000 und 3000 Euro kosten können, nur dort Schalen zu erwerben, wo du eine ordentliche Auswahl zum Vergleichen hast.

Das Besondere an Mutschalen ist unter anderem ihr Grundton, der vierzig bis fünfzig Hertz tief sein kann. Mit vierzig Hertz nähert sich diese Schwingung schon dem Bereich, den wir mehr als eine Art Wummern, Blubbern oder eben Grummeln wahrnehmen.

Wie bei allen Klangschalen solltest du Mutschalen nicht auf glatten Böden ohne Stoffunterlage spielen. Es besteht die Gefahr von Beschädigungen an Boden und/oder Schale.

Schuh- und Schalengrößen

Der Durchmesser einer Schale am Schalenboden ist dafür verantwortlich, mit welcher Schuh- oder Fußgröße man in ihr stehen kann. Das »Problem« dabei ist: Liegen Fersen oder Zehen in der aufsteigenden Schalenwandung, so drückt diese Berührung die Vibration schnell weg. Eine Schale mit acht oder neun Kilo genügt so oftmals nicht mehr für Schuhgrößen von über 42 bis 44, während eine Schale mit 12–13 Kilo auch für die größten Füße noch genügend Erfahrungsspielraum lässt. Da diese großen Schwingungskörper so oder so teuer sind, würde ich auf die letzten drei bis vier Kilo dann auch nicht mehr verzichten.

Bei den Riesenschalen ist der Unterschied zwischen dünnwandigeren und dickwandigeren Schalen noch größer. Wirklich beeindruckende Obertöne erhalten wir in vielen dünner geschmiedeten Schalen nicht, sie grummeln dann nur noch.

In der Schale stehen

Für diese Klangerfahrung sollte dein Partner die Schuhe ausziehen. Ich empfehle, Socken zu tragen, da Schweiß auf dem Metall Spuren hinterlassen kann.
Beim Einsteigen und Stehen in der Schale biete deinem Partner deine Schulter zum Abstützen an. Je nach Größe der Schale beziehungsweise Gleichgewichtsempfinden deines Partners kann es schon mal ein bisschen wackelig werden.
Achte darauf, die Schale zentral, also mittig zu den Beinen deines Partners anzuspielen. Seitlich geht auch, aber dann gibt es gelegentlich Störungen. Von hinten würde ich nie anspielen. Das erste Anspiel kann bei einer gewissen Zahl Menschen den Gleichgewichtssinn überfordern und sie kippen dir um.

- Die Schale verträgt mehr an Anspielenergie als eine Lebensschale.
- Je nach Größe der Füße schwingen Klangvibration und der Grundton nicht so lange wie ohne »In-der-Schale-Steher«.
- Immer ist darauf zu achten, dass die Waden oder die Hose nicht den Schalenrand berühren, da dies sonst die freie Klangentfaltung reduziert.

Optimal für Kurzbehandlungen

Die Vibrationen dieser Riesenschalen werden in der Regel als intensiv und inspirierend empfunden. Allerdings sättigen diese Schalen auch schnell, sodass dein Partner nach fünf bis fünfzehn Minuten Völlegefühle bekommen kann. Insbesondere beim Experimentieren mit mehreren Schalen haben viele Menschen schnell genug. In diesem Sinne eignen sich Mutschalen gut für therapeutische Bereiche, in denen man schnell eine Wirkung der Klangerfahrung wünscht, sei es nun als Abschluss oder zur Einleitung einer Wellnessbehandlung oder innerhalb einer psychotherapeutischen Sitzung.
Als Behandler gib besonders acht: Die ersten Anspieler werden in der Regel mit großer Begeisterung gefeiert. Der Punkt, wo es dann zur Übersättigung hin kippt, kann schneller erfolgen, als man erwartet. Weiterhin lässt sich an Riesenschalen gut beobachten, wie der Klang Körperenergien nach oben hin bewegt und einen Druck auf dem Kopf oder Schwindel erzeugen *kann*. Die ebenso tiefen wie massiven Vibrationen nähern sich zudem oft unserem Muskeltonus – manche Menschen bekommen weiche Beine bei Mutschalenbehandlungen im Stehen.

In Fußschalen ist dein Partner oft in zehn bis fünfzehn Minuten »satt« mit Klang. Dann noch länger zu spielen, würde bereits erreichte Effekte wieder auflösen.

Mutschale als Fußbad

Wenn wir uns hinsetzen, ist die Klangerfahrung nicht unbedingt angenehmer, da wir nicht mehr in der dynamisch schwingenden Klangsäule stehen, sondern nur noch unsere Füße und Unterschenkel. Wirklich berühmt wurden diese Schalen auch eher durch die Möglichkeit, sie mit Wasser zu befüllen und erst dann zu spielen (nun unbedingt im Sitzen), wenn die Füße im Wasser der Schale stehen und der Partner gemütlich sitzen darf. Bitte beachte dabei Folgendes:

- im Winter warmes Wasser verwenden; Ellenbogentest, damit das Wasser nicht zu heiß ist;
- im Sommer, wenn es richtig heiß ist, ist die Übung mit kaltem Wasser der Hit schlechthin;
- die Schale in geschlossenen Räumen am besten mit Handtüchern unterlegen, da es gerne mal spritzt;
- Zum An- und Abtransport die mit Wasser befüllte Schale nicht versuchen hochzuheben. Sie ist unhandlich und kann gefüllt mehr als dreißig Kilo wiegen. Lieber mit einer kleineren Schale das Wasser rausschöpfen.

Dein Partner setzt sich auf einen bereitgestellten Stuhl und kann seine nackten Füße mit hochgekrempelten Hosen in die Wasserklangschalen stellen. Spiele zentral an, Anspielposition ungefähr zwischen den beiden Beinen.
Die Schale schwingt aufgrund der Wasserbefüllung vergleichsweise kurz. Du darfst hier

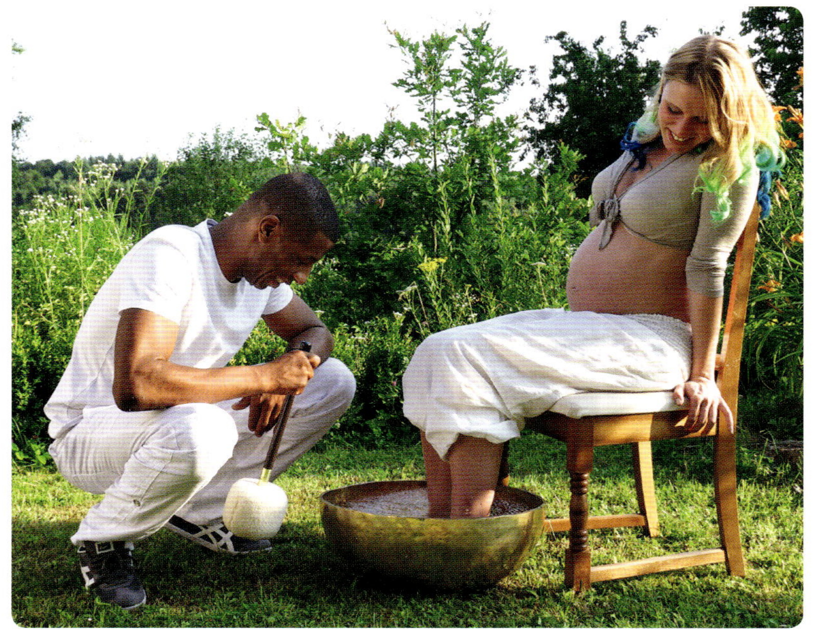

Armin und Cristina (aus dem Buch ***Der Klang der Liebe****) spielen und genießen eine mit Wasser gefüllte Riesenschale im Garten. Das Klangfußbad im Sitz ermöglicht dem Partner, die Füße im Wasser anzuheben. So schwingt es schön unter den Fußsohlen.*

Riesenschalen eignen sich hervorragend zum Einsatz im Wellness- und SPA-Bereich. Hierzu gibt es ein eigenes Praxisbuch von David Lindner und Uta Karen Mempel. Natürlich im Traumzeit-Verlag.

häufiger hintereinander spielen. Der Klang hört sich hier meist nicht so gut an, aber in diesem Fall geht es ganz klar um die Vibration und nicht um das Sounderlebnis.
Mir ist noch kein Mensch begegnet, der diese Fußklangbäder nicht toll fände. Trotzdem empfehle ich, nach ungefähr zehn Minuten (bei einem Klangschalenneuling) und maximal fünfzehn Minuten bei einem klangerfahrenen Partner mit dem Bespielen aufzuhören. Mehr führt leicht zur Übersättigung, die oft erst bemerkt wird, wenn es zu spät ist.

Diene deinem Partner

Eine der schönsten und kraftvollsten Gesten, die man sich überhaupt vorstellen kann, ist es, wenn du die Füße deines Partner, wenn er sie aus der Schale wieder herausnimmt, mit einem trockenen Handtuch umfasst und sorgsam abtrocknest. Das erinnert viele Menschen, bewusst oder unbewusst, an ihre Kindheit, denn da wurden viele von uns das letzte Mal abgetrocknet. Weiterhin kommt es oft zu archetypischen Assoziationen mit einem der großen spirituellen Führer der Menschheit, Jesus von Nazareth. Der wusch den Menschen zwar die Füße, doch das Abtrocknen erinnert viele an das Bild dieses liebenden Menschen und die große Kraft dieser dienenden Geste.

Eine Fußbehandlung in die Klangmassage integrieren

Es gibt verschiedene methodische Ansätze, bei denen wir den Füßen unseres Partners Klang widmen, zum Beispiel:

- während einer laufenden Behandlung,
- zu Beginn einer Behandlung,
- als Einzelbehandlung,
- als Teil einer Klangwellenbehandlung.

Tatsächlich erreichen wir über die Fußreflexzonen, über Akupunkturpunkte, Triggerpunkte und Meridiane bei einer Fußbehandlung immer den ganzen Menschen, weshalb schon eine ruhig durchgeführte Fußbehandlung als Einzelbehandlung befriedigend sein kann. Zum Beispiel, wenn gerade nicht genug Zeit für eine größere Behandlung zur Verfügung steht. Nach einer Fußbehandlung nie die Erlösung mit der Erlösungsschale über dem Scheitelpunkt vergessen.

Fußbehandlung als Einzelbehandlung

Ich stelle dir hier drei verschiedene Behandlungen vor, die sich als Einzelbehandlungen für die Füße wunderbar eignen. Wie bei allen Übungen in diesem Buch lassen sie sich auch gut mit anderen Behandlungen kombinieren.

Fußmassage: Von Wade zur Wade

1. Du startest die Behandlung auf der einen Seite deines Partners. Nach der Annäherung (die auch schon eine kleine Behandlung darstellen kann) setzt du die Schale klingend in die Mitte auf die linke oder rechte Wade deines Partners. Hier lässt du den Klang ankommen.
2. Nun bewegst du die Schale klingend in Richtung Ferse. Wie gelernt: nicht eilig, sondern gut.
3. Die Schale klingend auf die Ferse heben und hier mit Halte-Unterstützung spielen. Angenehm!

4. Verändere mit der klingenden Schale deine Spielposition von seitlich deines Partners so, dass du unterhalb der Füße stehst oder hockst. Die Schale wandert hierbei auf beide Fersen. Hier wird sie wieder eine Weile gespielt.
5. Nun ziehe die Schale sanft in deine Richtung, sodass sie weit übersteht. Aus dieser Position kannst du sie auf deine Fingerkuppen absenken. Nun schmiegt sich die Schale mit ihrem runden Boden sanft an die Wölbung der Füße. Hier kannst du sie stabil halten und eine Weile spielen. Ebenso kannst du die Schale ein wenig absenken und wieder hochschieben – immer schwingend.
6. Schließlich hebst du die Schale wieder auf die Fersen und spielst sie dort eine Weile, während du deine Sitzposition veränderst. Nun hin zur anderen, noch nicht bespielten Wade.
7. Klingend hebe die Schale auf die Wade und spiele sie hier, beziehungsweise führe sie klingend auf die Höhe, bei der du auf der anderen Seite begonnen hast.
8. Schließlich wird die Schale klingend abgenommen und wie gelernt zur Verabschiedung durch das Schwingungsfeld geführt.
9. Schale klingend neben dem Klienten absetzen und hier noch einmal anspielen.
10. Ausklingen lassen.
11. Dösen. Macht kreativ.

Fußmassage: Nur die Fußsohle

1. Du legst die Stützhand passend unter die Füße deines Partners.
2. Die Schale wird von oben auf die Stützhand gelegt und dann angespielt.
3. Zum Ausklingen kannst du die Schale klingend abheben und noch einmal über und um die Füße und Waden führen. Oder
4. du hebst sie auf die Fersen (siehe vorherige Seite), spielst hier eine Weile und leitest erst dann aus.

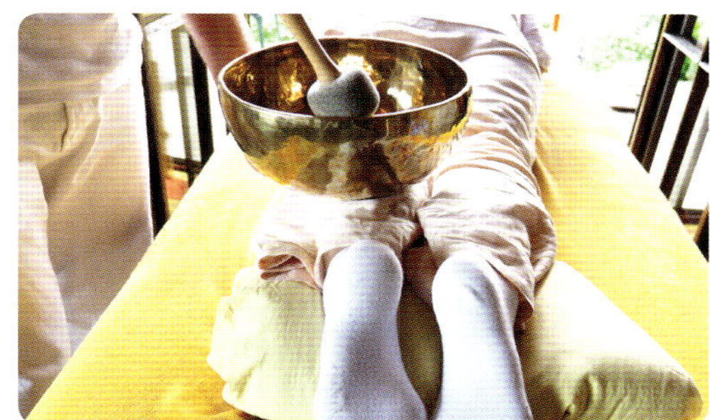

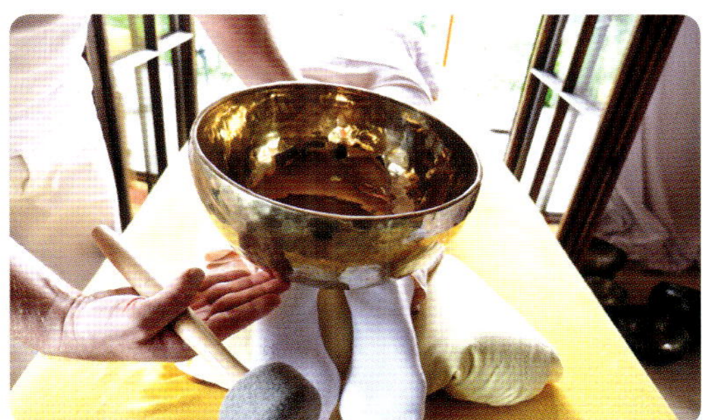

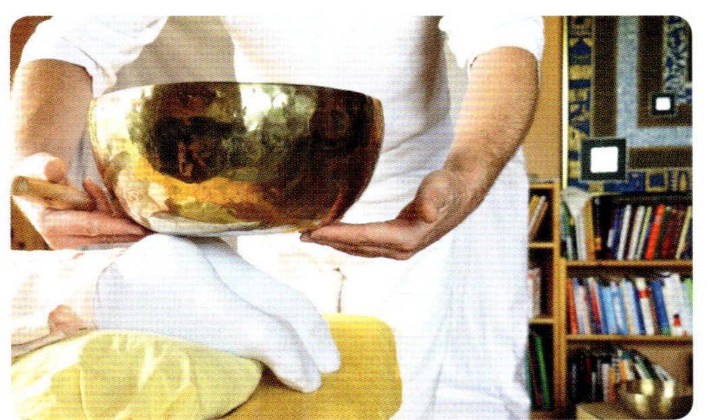

Die Schale wird auf der Wade gespielt. Klingend hebst du sie auf die Fersen und spielst sie dort, dabei kannst du deinen Partner umwandern. Schließlich auf der anderen Seite die Schalen wieder klingend auf die andere Wade setzen und weiterspielen.

Diesen Ablauf kannst du auch gut in die Klangmassage mit einer Schale integrieren – wie überhaupt in jeden Ablauf.

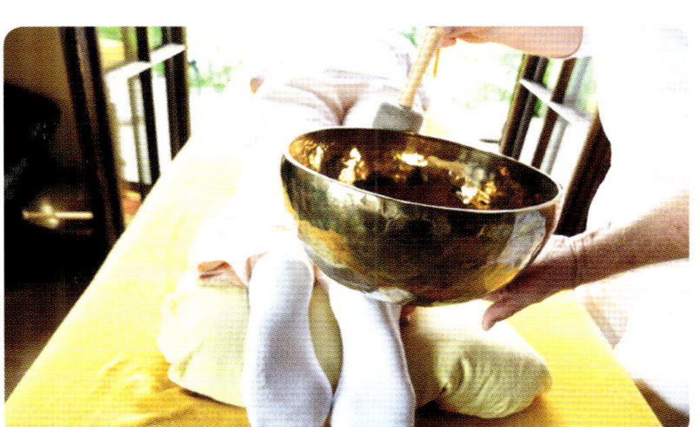

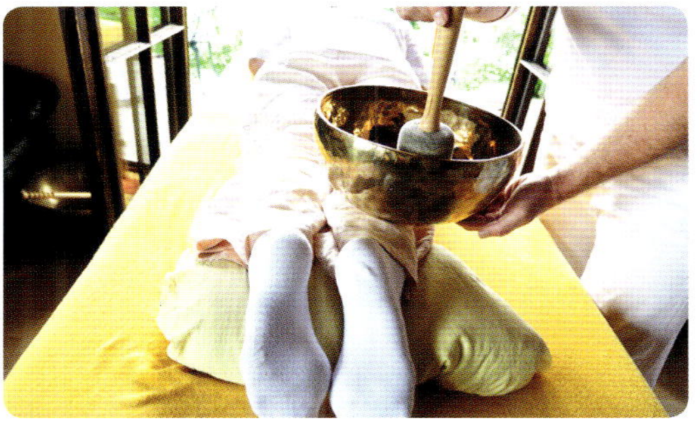

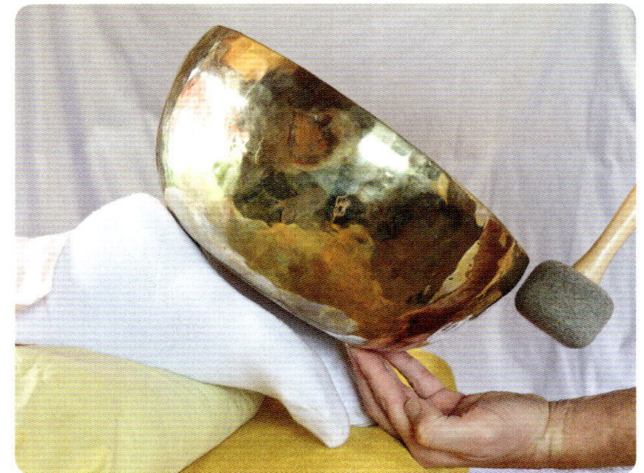

Fußklangmassage ist immer Ganzmenschmassage.

Fünf Minuten am Abend und die Welt geht wieder weicher.

Fußmassage ohne Fußberührung

1. Eine große Klangschale oder gar eine Mutschale wird unterhalb der liegenden Füße platziert. Mutschalen benötigen oft keine Erhöhung, um sich perfekt der Form der liegenden Füße anzupassen.
2. Die Schale soll die Füße nicht berühren, sondern ein bis zwei Zentimeter vor den Fußsohlen schweben. Eine kleinere Schale benötigt meist eine Unterlage, damit sie eine gute Höhe erreicht und du sie in passende Position bringen kannst.

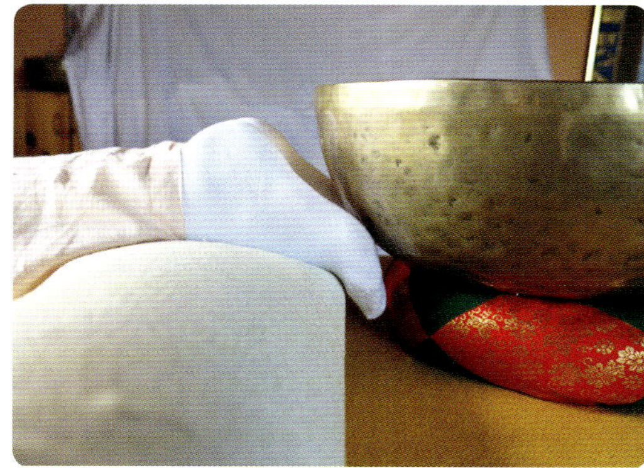

Verwöhnschale (gut), Loslassenschale (besser) oder Mutschale direkt unter die Füße platzieren. Auf einen Zentimeter Abstand achten. Spielen.

Gegebenenfalls muss die Schale mit einem Kissen erhöht werden, damit sie vor die Füße passt.

3. Hier wird die Schale in Richtung der Körperachse *(nach oben oder unten)* gespielt. Fünf, fünfzehn und bis zu zwanzig Minuten lang – wenn es gefällt.
4. Je hibbeliger dein Geist, desto schwerer diese Übung. Viele Menschen meinen, sie müssten immerzu etwas tun. Tun weglassen ist etwas Wertvolles.
5. Beenden würde ich wie immer mit einer kleineren Schale, die du (wie beim organischen Ausklang gelernt) über das Feld deines Klienten führst.

Mit einer Mutschale ergibt das eine vollendet entspannende Behandlung. Die Intensität der Schale, die knapp unter den Füßen im Schwingungsfeld gespielt wird, kann immens sein. Auf Vibration fixierte Partner vermissen womöglich erst einmal etwas. Ändert sich ihr Fokus, ändert sich ihre Wahrnehmung. Ändert sich ihre Wahrnehmung, bewegt sich ihr Innerstes. Bewegt sich ihr Innerstes, bewegt sich ihr Weltbild. Verändert sich ihr Weltbild, verändert sich ihr Leben.

Shiatsu meets Klangkunst

In meiner Shiatsuzeit lernte ich eine Position zur Behandlung der Füße, die ich vom ersten Augenblick an geliebt habe. Sie vermittelt dem Partner gleichzeitig ein schwebendes Gefühl wie auch das Empfinden, gehalten zu werden. Allerdings erfordert sie eine gewisse körperliche Beweglichkeit des Behandlers.

1. Du kniest neben dem auf dem Bauch liegenden Partner. Seine Füße richtest du mit beiden Händen sanft auf (Foto nächste Seite oben). Du hältst die Füße und Beine, während du selbst nun ein Bein vorstellst, so als würdest du vor einem König zum Ritterschlag niederknien.
2. Die Schienbeine werden an dein Bein gelehnt, sodass die Fußrücken sich über deinen Oberschenkel schmiegen beziehungsweise auf diesem Halt finden.
3. Je nachdem, wie groß dein Partner ist (wie lang seine Unterschenkel sind), kannst du den Winkel deines Beines verändern, sodass die Position stimmt. Bei den ersten Versuchen ist das eine ungewohnte Turnerei, deshalb üben wir ja. Einmal kapiert geht es leicht und schnell.
4. Nun kannst du die Schale in die nach oben gerichteten Fußsohlen stellen und
5. in dieser Position spielen. Bei Bedarf kannst du die Schale auch ein wenig hin zu den Fersen oder zu den Zehen bewegen und da spielen.

6. Schale klingend abnehmen, neben dich stellen (du hast kaum Bewegungsradius, da du die Füße stützen musst).
7. Die Füße oder Beine wieder sanft umfassen und die Füße zum Boden zurückführen.

Himmlisch! Funktioniert auch mit kleinen Schalen gut. Oder in Variation mit zwei Schalen nacheinander. Mit der Mutschale würde ich das nicht probieren, da sie zu groß ist, um hier sicher zu stehen.

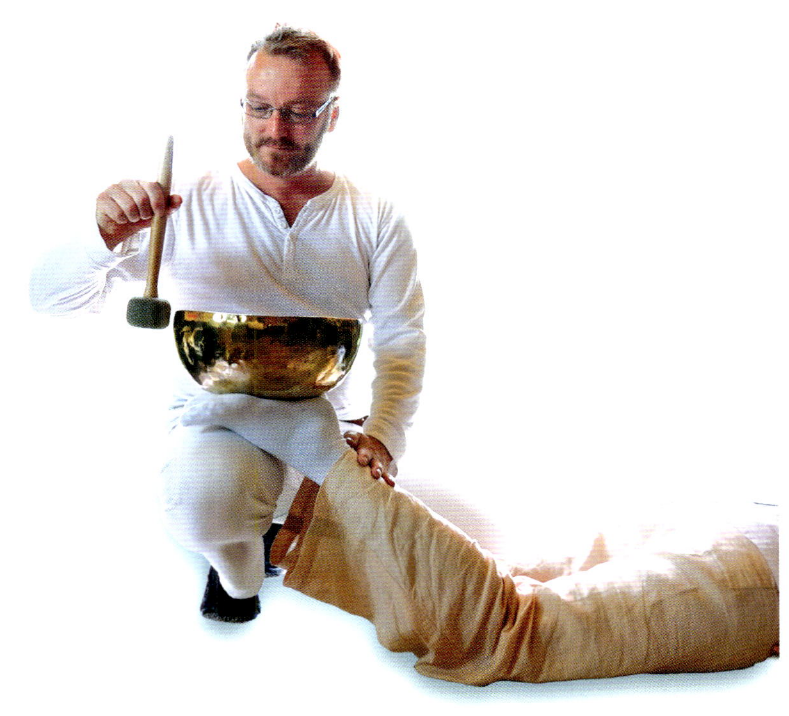

Fußbehandlung in eine Gesamtbehandlung integriert

Wie in der Übung »Von Wade zu Wade«, nur dass du nun vielleicht vom Gesäß her kommst, das eine Bein herab spielst, über Ferse und Fuß zum anderen Bein hin spielst und wieder auf dem Gesäß landest.

Extra Fußbehandlung nicht notwendig

In den Behandlungen, die ich dir auf den Seiten 142 und 152 zeige, ist es nicht notwendig, extra an die Füße zu denken, da eine Schale unterhalb der Füße platziert und dort für die Klangwellen gespielt wird. Wenn es nicht eine gezielte Anfrage oder Intuition gibt, sind die Füße mit dieser Behandlung in der Regel gut versorgt.

Du kannst diese Bein- und Fußposition auch mit einem Sitzblock oder einem Haufen Sitzkissen möglich machen. Die Shiatsustellung erfordert einige Beweglichkeit im Becken.

Große und Riesenschalen als Teil der Klangwellenbehandlung

So einfach wie angenehm: In der Klangwellenbehandlung stellen wir die unterste Schale unter die Füße unserer Partnerin.
Sie wird hier, wenn möglich, wieder so nahe wie möglich zu den Fußsohlen platziert. Nun nimmt sie den Platz der ersten Schale der Klangwelle ein.
Aus klangenergetischer Sicht ist es ohne Belang, wie groß die Schale ist, die wir an der Fußposition hinstellen – dort darf also auch eine winzige Schale stehen. Wenn wir hier al-

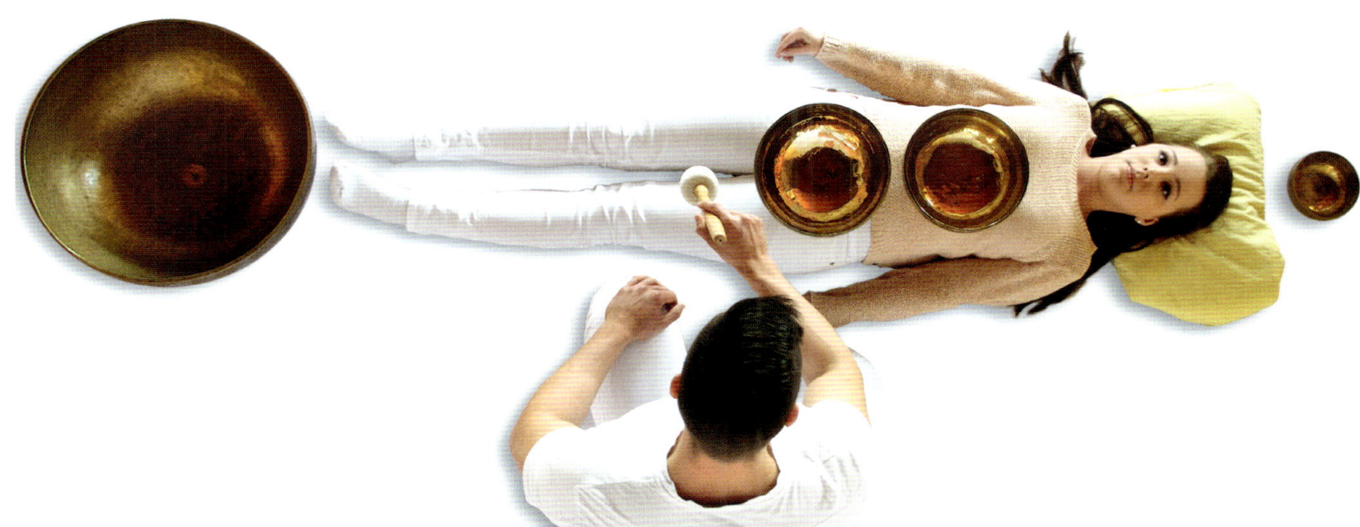

lerdings eine große Schale (Verwöhn- oder Loslassenschale) oder gar eine Mutschale positionieren, hat das ganz angenehme Effekte:

1. Der tiefste Ton im Set, auf Fußhöhe gespielt, vermittelt tendenziell ein beruhigendes, sicheres und erdendes Gefühl.
2. Die große Schale schwingt lange, die Mutschale extrem lange. Wir spielen sie einmal an und sie gewährt uns Ruhe und Zeit. Während sie schwingt, können wir uns mit dem Spiel weiterer Schalen beschäftigen. Die Mutschalen können auf diese Weise für ein Basissummen sorgen, das eine komplette Behandlung trägt. Für uns als Behandler angenehm zu spielen, für die Partnerin: siehe 1.
3. Ebenfalls angenehm: Die Schale schwingt in dieser Position berührungsfrei, was einen qualitativ hochwertigen und lange schwingenden Klang gewährt.

Die Anspielrichtung hat keinen bindenden Einfluss auf die Richtungs-Wahrnehmung, wenn ich selbst dieses Feld offen halte. Will ich glauben, dann wirkt der Glaube natürlich. Manchmal mächtiger als alles andere in der Behandlung.

Beachte: Arbeitest du in den Klangwellen mit großen Mutschalen an der Fußposition, dann kann es sich bewähren, die Schale nur bei jeder zweiten Welle zu spielen, da ihr Klang sonst zu mächtig wird und die anderen Schalen klanglich und energetisch übertönt. Du spielst dann 1-2-3-4 und 2-3-4 und 1-2-3-4. Die Schale darf nicht penetrant werden.

Anspielrichtung bei Fußbehandlungen

Auch hier taucht selbstredend wieder die Frage auf: In welche Richtung spiele ich denn die Klangschale? Nach oben, zum Kopf hin oder nach unten, zu den Füßen hin beziehungsweise von den Füßen weg? Gängige Vorstellung ist, dass ein Spiel nach oben die Energie nach oben bewegt und umgekehrt. Das trifft oft zu, es gibt jedoch viele Ausnahmen. Fast immer trifft es da zu, wo die Behandlerin *glaubt*, dass nach oben spielen die Energie nach oben bewegt und umgekehrt. Stärker noch ist der Effekt, wenn die Behandlerin der Meinung ist, sie wüsste, was für die Klientin gut ist – nämlich die Energie nach oben oder unten zu bewegen. Es hat also eine Diagnose stattgefunden und nun findet eine relativ gezielte Therapie statt.

Wenn wir, bevor wir die Spielrichtung wählen, keine Vorstellung darüber haben, wohin die Energie geht und ob es für unseren Klienten gut oder schlecht ist, was sind wir dann? Leer.

Aus dieser Leere heraus fragen wir in dem Augenblick, in dem wir anfangen zu spielen, in uns oder den Raum hinein: In welche Richtung soll ich spielen? Diese Richtung spielen wir. Manchmal kommt es vor, dass wir ein- oder dreimal anspielen und spüren: Hier stimmt was nicht. Dafür kann es zig Gründe geben, doch manchmal ist es die Anspielrichtung. Ändern wir sie mit einem Probeanspiel und unser Gefühl verschwindet beziehungsweise fühlt sich gut an, dann rührte es tatsächlich von der Richtung her.

Merke: Wenn wir eine Richtung und/oder Wirkung denken, manipulieren unsere Gedanken den freien Fluss der Klangschwingungen und die Entfaltung des Feldes unseres Partners.

Hast du gleich nach Spielbeginn das Gefühl, du solltest doch in eine andere Richtung anspielen als deine ersten ein oder zwei Anspieler, dann heißt das meistens nicht, dass dein Gefühl dich vorher falsch beraten hat. Vielmehr hat das Erstanspiel binnen weniger Sekunden das Feld deines Partners bereits verändert. Es genügen ein oder zwei Klangschalenimpulse und das gesamte System verändert sich. Ein Indiz mehr dafür, wie klug es ist, nicht nach Schema F zu verfahren, sondern stets lauschend und spürend zu agieren.

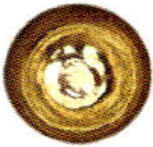

Klangmassage für die Hände

Ein Bonus für die Hände

Die Behandlung der Hände kann man während einer Klangmassage leicht vergessen. Das liegt daran, dass sie im Ablauf einer Klangbehandlung meist nur zu erreichen sind, indem man seinen Klienten anspricht und ihn bittet, die Hände in eine Position zu legen, in der man sie gut bespielen kann. Dieses Ansprechen und Positionieren holt natürlich aus jeglicher Tiefenentspannung raus. Ich empfehle Handbehandlungen daher:

- als Bonus nach einer eigentlichen Klangmassage. Als »Aperitif« ist sie nicht so wirksam, wie ich finde. Liegt der Klient und ist schon entspannt, dann kommt die Bespielung der Hände besser an;
- als Teil einer Wahrnehmungsübung oder einer Klangkörperwanderung;
- bei Problemen im Handbereich auch durchaus mal als kleine Einzelbehandlung oder Behandlung »zwischendurch«.

Die Hände danken uns diese Behandlung. In unseren Händen sind viele Nerven(-endigungen), ebenso die Endpunkte etlicher Meridiane der chinesischen Medizin. Ähnlich wie unsere Füße weisen die Hände zudem Reflexzonen auf.

Kurze BeHANDlung

Der Partner soll seine Hände auf die Unterlage sinken lassen. Die Handflächen weisen dabei nach oben.
Nun stellst du ihm die Schale auf eine der Hände. Das kann klingend geschehen, muss es aber nicht, da es eine Einzelbehandlung ist. Ich empfehle, die Hand zu den Fingerspitzen hin zu spielen.
Spiele die Schale in dieser Position eine, zwei oder drei Minuten. Dann wechsle zur anderen Hand. Natürlich indem du die Seite wechselst und nicht, indem du dich hinüberlehnst. Hier verfährst du wie bei der ersten Hand.
Kann verspannte oder müde Hände entspannen und die Regeneration anregen. Das Ablegen des Handrückens auf dem Untergrund ist wichtig. So kann sich der Partner besser sacken lassen. Die Behandlung wirkt dann nicht nur auf die Hände. Sie vermag ein Gefühl des Loslassens und des Geborgenseins zu vermitteln.

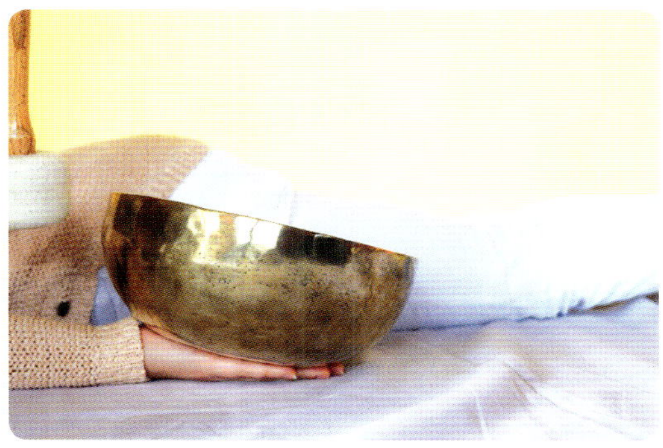

Richtige Handhaltung: Die Handfläche ist entspannt.

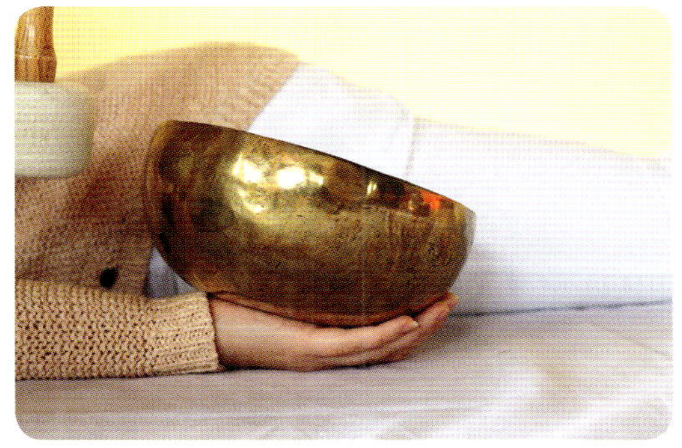

Achte auf den Greifreflex deines Partners. Bei kleineren Schalen verhindert dieser Reflex einen vernünftigen Klang.

Viele Menschen greifen die Schale reflexartig, wenn sie ihnen in die Hand gelegt wird. Da darfst du aufpassen und deinem Partner die Finger sanft von der Schale wegdrücken, damit er sie entspannt loslässt.

Die Handmassage funktioniert als Einzelbehandlung. Ebenso ist sie ein herrlicher Abschluss für eine längere Klangmassage.

Erweiterte Hand-Klangmassage

Dein Partner kann die Hand auch umdrehen, sodass du die Hände vorne und hinten bespielen kannst. Ich finde es schöner, wenn ich erst beide Hände von vorne und dann beide Hände von hinten bespiele. Die Wahrnehmungen sind dann differenzierter. Das Wenden ohne nachklingen zu lassen kann alles zu einem Fühlbrei vermengen.

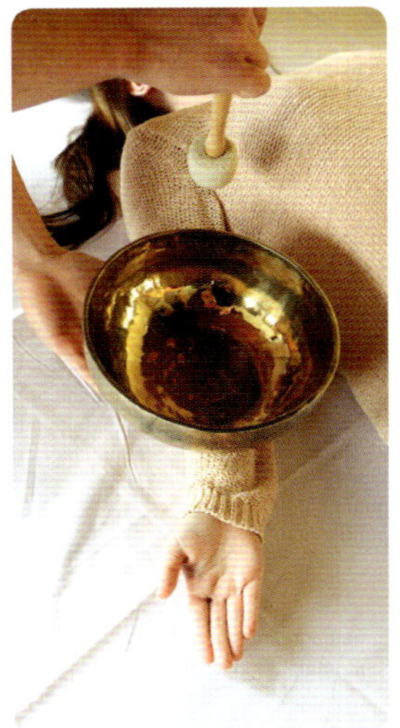
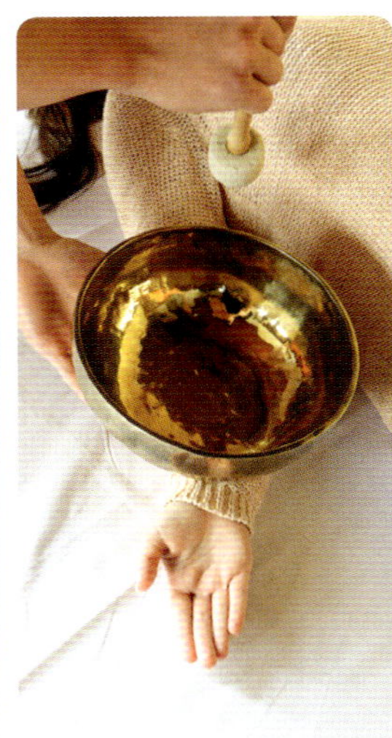
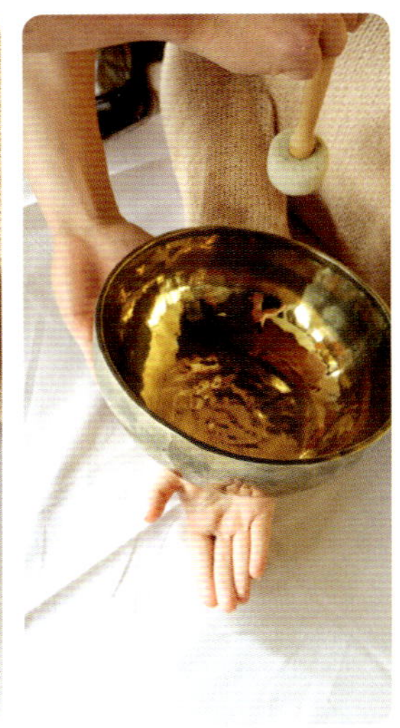
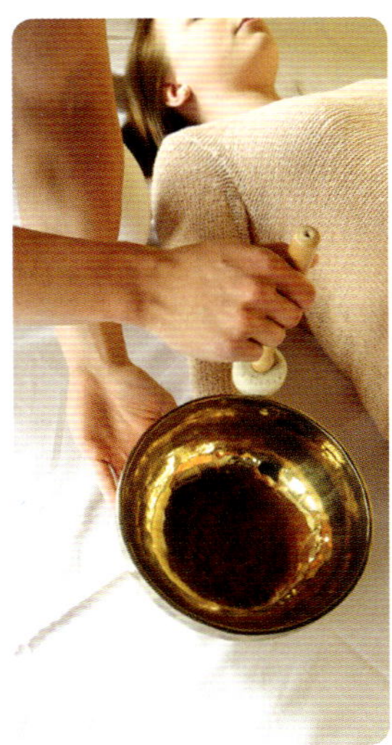
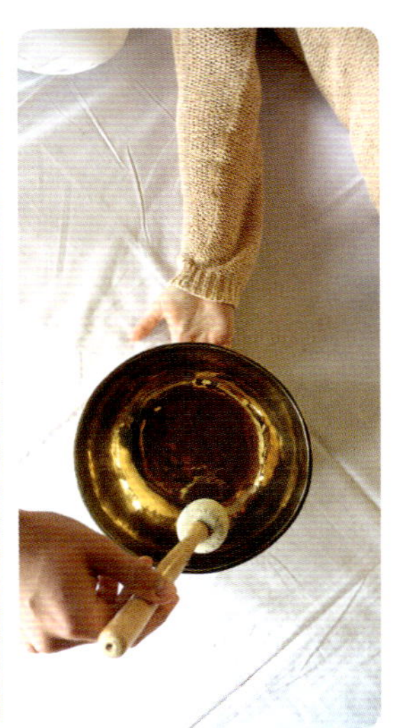
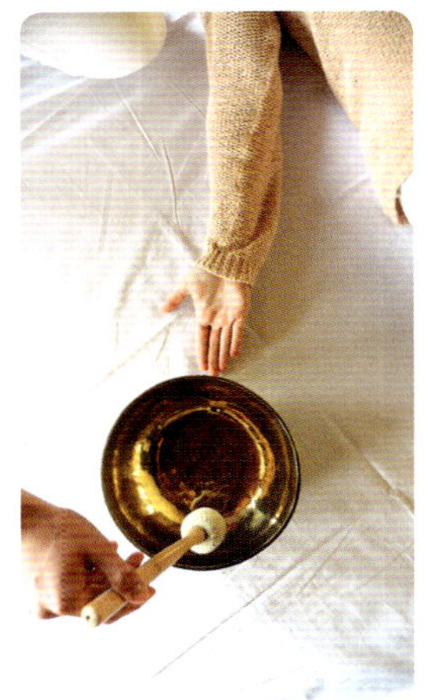

Bitte nicht denken: Ich leite aus! Entweder es geschieht oder es geschieht nicht. Lasse das Feld offen und das Leben wird sich entscheiden. Besser als du es je könntest.

Ausleitende Hand-Klangmassage

Aufwendiger und schon fast eine große Behandlung. Immer zu den Fingerspitzen beziehungsweise von diesen weg spielen.

1. Du führst die Schale klingend heran, machst eine Annäherung und lässt die Schale klingend auf dem Unterarm landen. Dort spielst du sie eine Weile. Die Schale sollte hier von dir von unten her stabil in Position gehalten werden.
2. Versetze die Schale weiter Richtung Hand. Spielen.
3. Auf das Handgelenk. Spielen.
4. Schließlich auf die Hand. Spielen.
5. Schale Richtung Finger versetzen. Spielen.
6. Schließlich die Schale vor die Fingerspitzen stellen und hier noch einige Male anspielen.
7. Die Schale circa fünf bis fünfzehn Zentimeter vor den Fingerspitzen spielen.
8. Seite wechseln und wiederholen.
9. Dösen. Macht humorvoll.

Variante mit Herz

Du spielst die Schale wie in der Übung zuvor. Dann trägst du sie aber nicht einfach klingend hinüber, sondern gönnst ihr ein Zwischenspiel auf dem Herzen.
Nach dem Herzspiel zur anderen Hand und die Behandlung wiederholen.
Zum Abschluss auf dem Herz spielen. Schale diesmal nicht wie gewohnt klingend entfernen, sondern auf dem Herzen ausklingen lassen und dann irgendwann abnehmen.

Klang-Handbäder

Natürlich kannst du in jede Schale, die groß genug ist, Wasser füllen, deine Hand hineintauchen und dann den Schalenrand spielen.
Nicht zu lange, vier bis fünf Minuten sind wunderbar.
Ich bevorzuge es, erst eine und dann die andere Hand zu baden. Das Nacheinander führt zu einer bewussten Fokussierung auf die beklungene Stelle. Die unterschiedlichen Körperwahrnehmungen (vorher/nachher) regen kognitive Prozesse und die Rechts-Links-Kommunikation unserer Hirnhälften an.

Handmassage mit Armdehnung

Deine auf dem Rücken liegende Kundin hebt die Arme über ihren Kopf und legt sie dort ineinander. Du legst ihr die Schale in die nach oben weisende Handfläche. Mit deiner einen Hand unterstützt du ihre Hände von unten. Das erzeugt ein tolles Gefühl von Sicherheit und Gehaltenwerden und schützt gleichzeitig die Klangschalen vor dem Abstürzen.
Erinnere dich: nie Richtung Scheitel spielen. Also in diesem Fall: nach oben in deine Richtung.

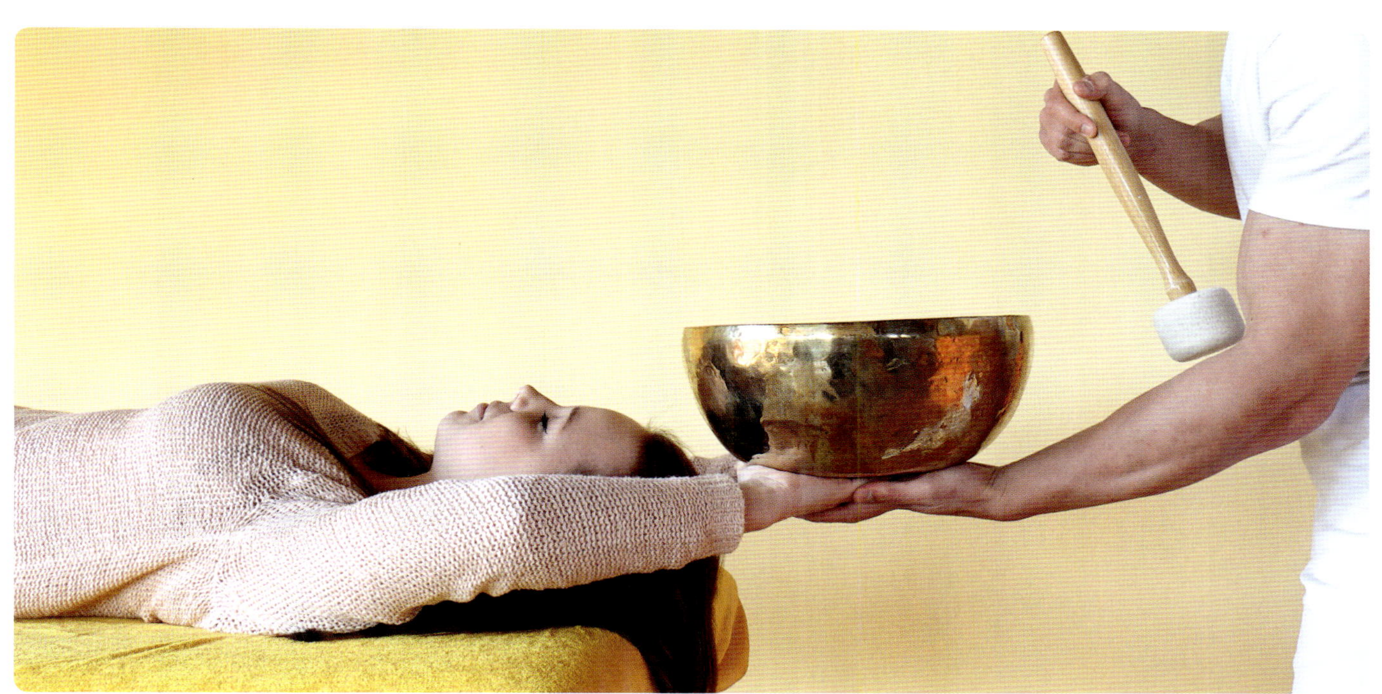

Handmassage und gleichzeitig sanfte Dehnung der Unterarme, der Brust- und Schultermuskulatur. Der Summel ist auf dem Foto nicht in Spielposition! Das Spiel erfolgt immer vom Kopf weg.

Schwebende Hand

Beim sitzenden Partner, bei schwachen Personen oder kleinen Kindern eine schöne Variation ist die schwebende Hand. Du legst die Hand deines Partners in deine Hand und stützt sie. Dann kommt die Schale oben in seine Hand. Von oben die Klangschalen(-massage), von unten die haltende und schützende Hand ... auch hier stellt sich gerne ein Gefühl der Geborgenheit ein. Gleichzeitig bekommst du auch noch selbst eine Hand-Klangmassage.

Eine Handbehandlung ist immer auch eine Ganzbehandlung – es gibt keine isolierten Wirkungen. Wo auch immer wir einen Körper beklingen, es wirkt in jede Zelle.

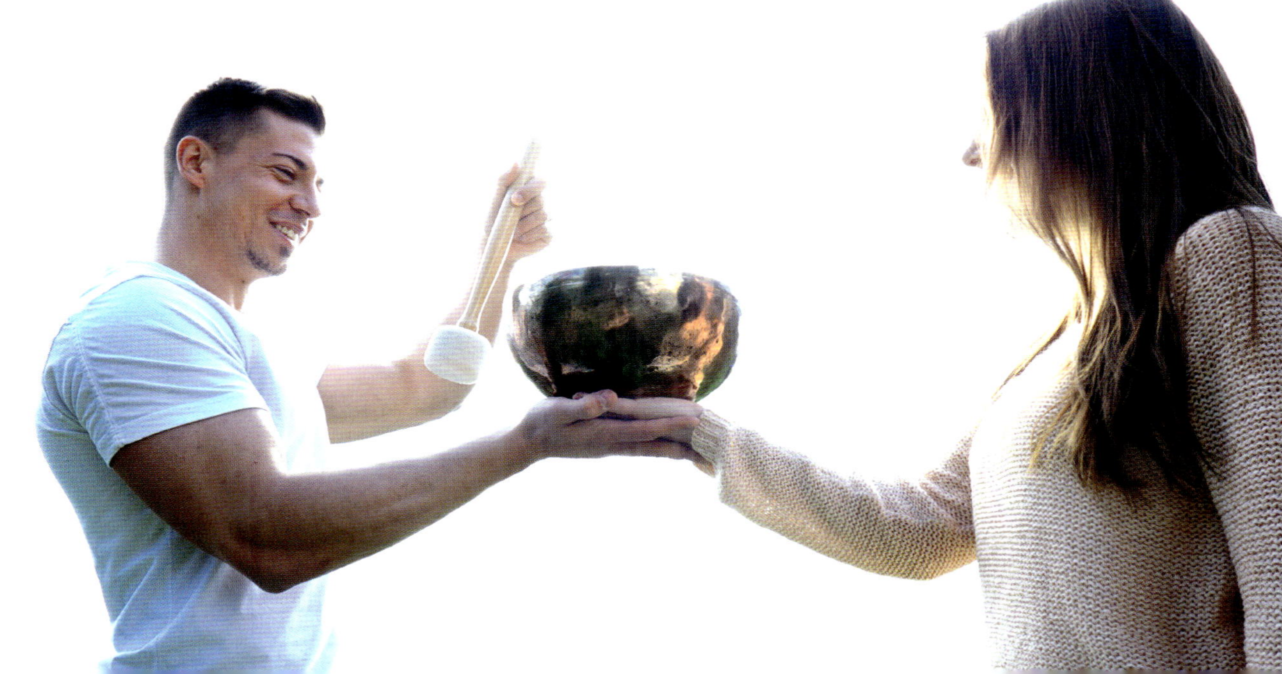

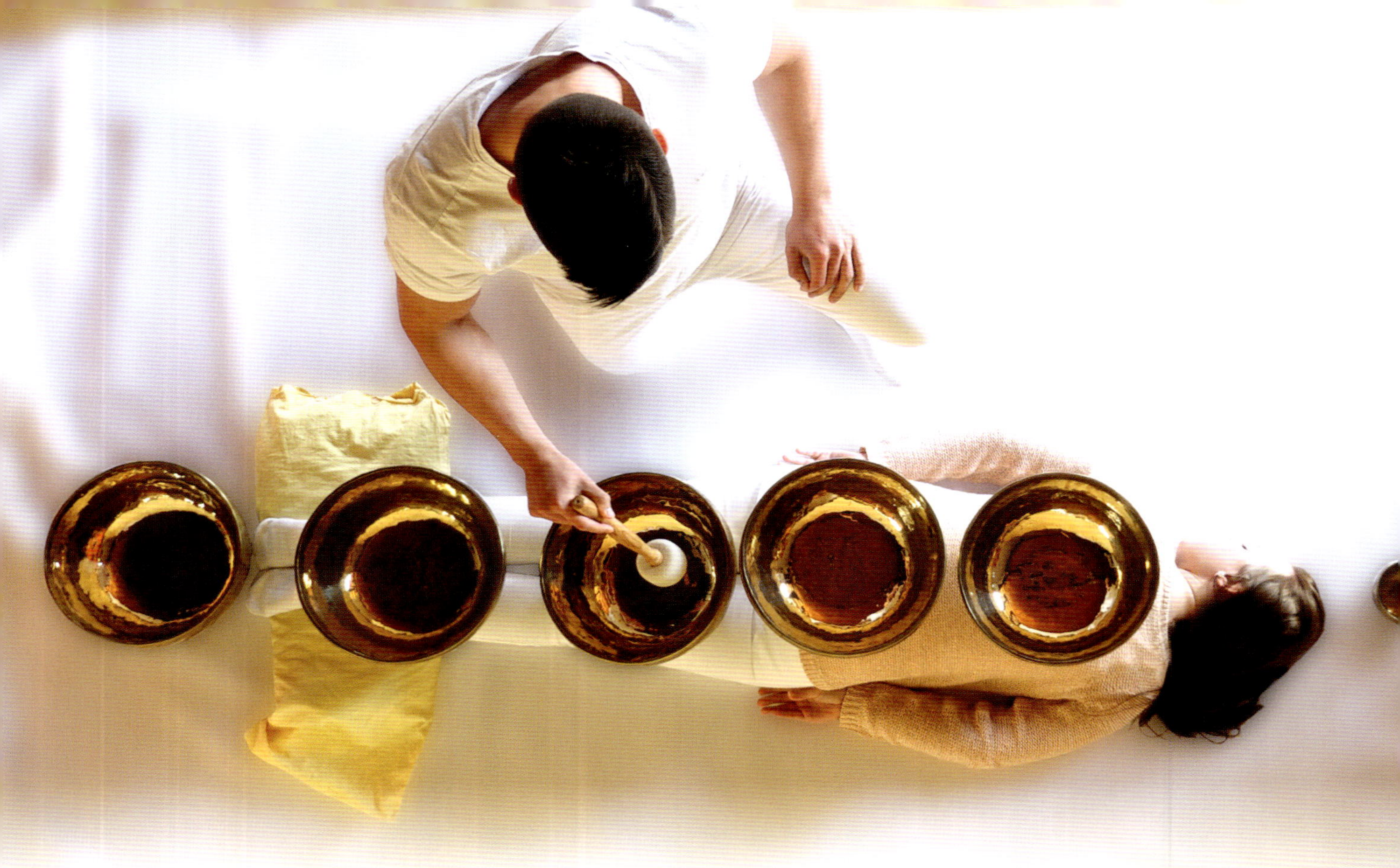

Vibrationsmassage mit großen Schalen

Die klassische Schalenbodenvibrationsmassage ist an Massageeffekt nicht zu übertreffen.

Die Wucht in Schalen

Die klassische Klangschalenbodenvibrationsübertragungsmassage beabsichtigt, wie der Name schon sagt, in erster Linie eine umfassende Massage durch Vibration. Im alten Praxisbuch beschreiben wir eher diese Art der Behandlung. Für diese Art der Klangmassage kannst du vier bis fünf große Schalen mit 2000 bis 3500 Gramm einsetzen.
Das ist dann ein Gesamtgewicht von 10 bis 14 Kilo und damit doppelt so schwer (und teuer) wie die Behandlung mit den »Perfekten Fünf«. In der *Massage*wirkung ist diese Behandlung nur noch durch die Behandlung »Klang-Massage-Exzess« übertroffen – siehe nächste Seite.

Schalenauswahl II

Kaufst du dir fünf Schalen mit ungefähr 2000–3000 Gramm Gewicht vom selben Hersteller, dann könnten die Schalen im ungünstigsten Falle fast identisch klingen. Das ergibt zwar wunder- und kraftvolle Schwebungen, klangenergetisch ist es jedoch nicht optimal. Fünf große Schalen decken ein kleineres Frequenzspektrum ab (dieses jedoch füllig) als fünf Schalen wie im Kapitel 2 und 3 beschrieben.
Ich empfehle als Basis das Lebensschalen-Set zu nehmen. Hast du dann noch Budget und konntest Erfahrungen sammeln, lohnen sich Erweiterungen natürlich immer, *wenn es klanglich passt*. Zum Beispiel auch dünnwandigere oder Schalen nach alter Bauart. Das erfordert jedoch einiges Fingerspitzengefühl. Hier solltest du auf keinen Fall per Internet bestellen, sondern vor Ort beim Händler aussuchen und deine vorhandenen Schalen mitbringen. Nur so kannst du hören, ob sich die Schalen miteinander stimmig anfühlen.

Schritt für Schritt: Klangmassage massiv

1. Positioniere dein Schalenset seitlich zu dir und Partner, sodass du sie gut erreichen und auch alle sehen kannst.
2. Entspanne dich. Fühle in dich hinein. Betrachte deinen Klienten mit den Augen der Liebe. Er gibt sich dir hin, er vertraut dir. Er ist ein Wesen wie wir alle, an dem viel gezogen und gezerrt wird, von dem viele etwas wollen. Er oder sie selbst am allermeisten. Das ist anstrengend. Es führt uns arg leicht von uns selbst weg. Lass die Idee los, dass du irgendetwas an ihm ändern musst.
3. Spüre in die Schalen und den Raum. Welche von deinen drei bis fünf großen Schalen willst du als Erstes einsetzen? Nicht denken – einfach dem Impuls folgen, der dich zur einer deiner Schalen führt.
4. Nimm sie auf, bringe sie zum Klingen, führe sie in das Feld deines Partners. In Ruhe.
5. Nachdem du die Schale dem Feld deines Partners vorgestellt hast, setze die Schale klingend unterhalb der Füße ab.
6. Wähle wie schon zuvor die nächste Schale aus. Bringe sie auf deiner Hand zum Erklingen. Führe sie über das Feld deines Partners. Spiele Schale eins (unterhalb der Füße) und zwei (auf deiner Hand) im Wechsel und in Ausrichtung (also beide entweder Richtung Kopf oder nach unten, Richtung Füße).
7. Setze die Schale auf den Waden ab. Spiele sie dort im Wechsel mit Schale eins eine Weile.
8. Nimm die nächste und dritte Schale auf. Verfahre wie mit eins und zwei. Bringe sie klingend und in Reihenfolge eins-zwei-drei spielend auf die Oberschenkel. Spiele diese Schalen eine Weile in Ruhe.
9. Mit Schale vier verfahre wie gewohnt. Platziere sie auf dem Gesäß deines Partners.
10. Auch Schale fünf folgt dem bewährten Ablauf und landet auf dem Rücken deines Partners. Du musst dich nun beim Spielen aller fünf Schalen an der Seite deines Partners vermutlich auf- und abbewegen. Bleibe ruhig und achtsam, habe Freude an den fantastischen Soundwelten, die du inszenierst, gehe respekt- und liebevoll, sanft und spielerisch mit den Schalen und deinen Wahrnehmungen um.
11. Bringe die Erlösungsschale zum Klingen. Führe sie über das Feld und positioniere sie oberhalb des Scheitelpunktes deines Klienten. Die Scheitelschale, nicht vergessen, immer nach oben spielen. Auch wenn du alle anderen Schalen nach unten spielst.
12. Diese Klangwellen der Wucht spiele nur fünf, zehn und bis zu fünfzehn Minuten. Der Rückbau erfolgt dann umgekehrt zum Aufbau.
    1–
    1–2–
    1–2–3–
    1–2–3–4–
    1–2–3–4–5–
    1–2–3–4–5–6–
    1–2–3–4–5–
    1–2–3–4–
    1–2–3–
    1–2–
    1–
13. Die letzten zwei, drei Schalen spiele immer langsamer, immer sanfter, sodass sie langsam im ewigen Raum zwischen Klang und Stille entschwinden.
14. Pause. Dösen verbessert den Teint.
15. Abschlussgespräch.

Die Schalen der Wucht klingen einander ähnlicher als die Lebensschalen. Der systematische Rückbau ist daher bei dieser Methode noch wichtiger.

Variation Einstieg I

Ein ebenfalls schöner Einstieg in die ansonsten identische Klangmassage:

1. Die Schale eins führst du an Punkt 4 klingend über das Feld deines Partners. Du bringst die Schale klingend auf den beiden Fersen zum Stehen – dabei musst du sie natürlich mit der freien Hand unterstützen. Nun kannst du die Schale klingend über den Fußballen hin zur

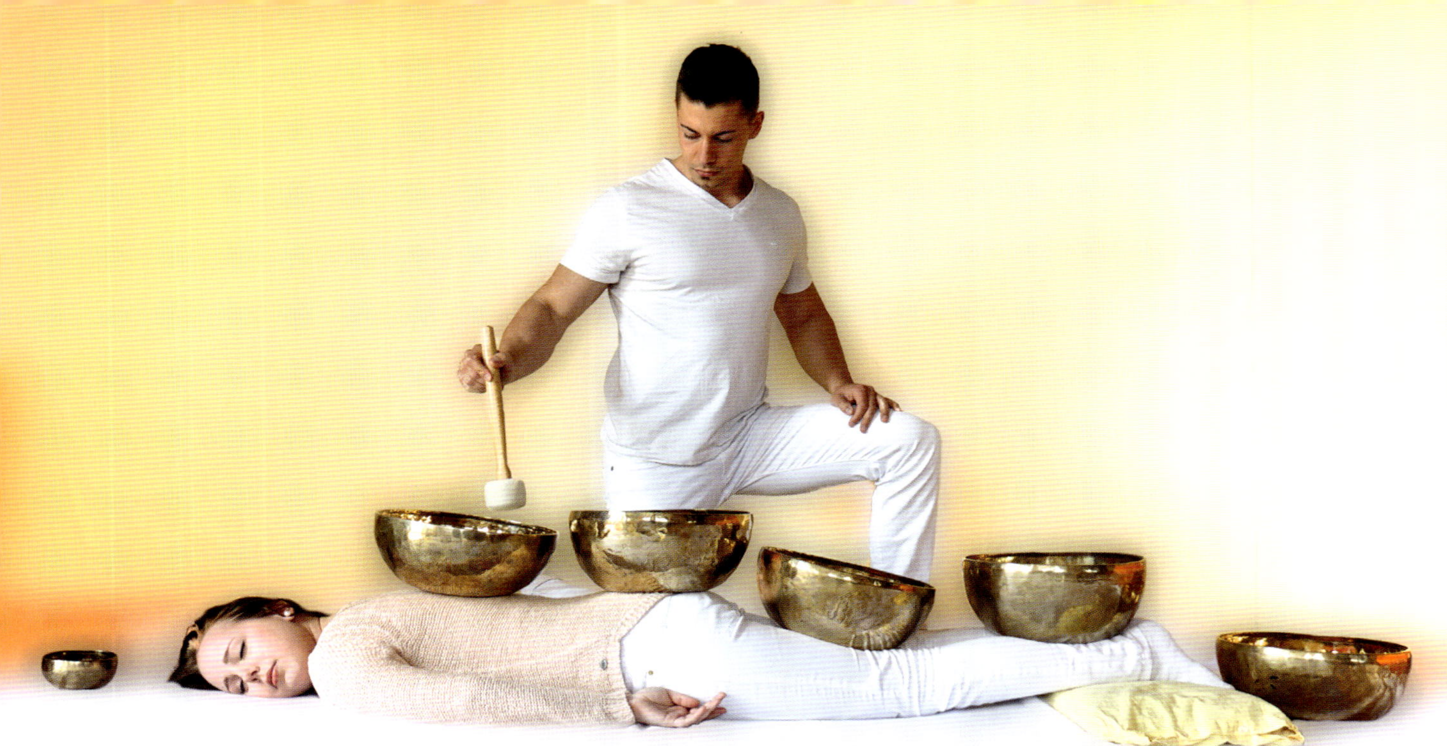

Klangliche Fülle, Vibrationswirkung (Massageeffekt) und durch Klangwelle und Klangachse eine deutliche Ausrichtung machen die »Wucht in Schalen« zu einer sehr mächtigen Klangerfahrung.

Fußfläche absenken (Seite 160/161) – und natürlich weiterhin spielen. Auch hier wieder einige Anspieler Raum, Zeit, Klang und Wahrnehmung miteinander verschmelzen lassen.

2. Nun die Schale klingend in die Position direkt unterhalb der Füße bringen, hier einige Male anspielen und mit Schale zwei fortfahren wie in der vorherigen Behandlung.

Variation Einstieg II

1. Wieder an Punkt 4 setze die Schale nach dem Annähern klingend auf den mittleren Rücken ab – ungefähr in Herzhöhe. Spiele sie hier zwei, drei Minuten.
2. Hebe die Schale klingend auf, spiele ein Zwischenspiel, setze sie klingend auf das Gesäß. Spiele sie hier zwei Minuten.
3. Hebe die Schale klingend auf. Zwischenspiel – und klingend setze sie direkt unterhalb der Füße ab. Spiele sie dort, ein, zwei Minuten.

Variation mit wenigen Schalen

Jeder fleißige Verkäufer und Dozent wird dir betonen, dass dies die beste Form der Klangmassage ist. Was die Klangschalenvibrationsübertragungsmassage betrifft, ist das nicht ganz zu leugnen. Zu leugnen ist auch nicht, dass man mehr Geld mit Schülern umsetzt, die zwölf Kilo Schalen statt fünf oder sieben Kilo kaufen. Ich habe früher auch so gearbeitet und kann dir nur sagen: Die Umsätze brechen deutlich ein, wenn man Behandlungen mit einer, drei oder fünf Schalen lehrt.
Aber geht es hier um Geld? Prüfe deine Lehrer. Selbstverständlich geht es ihm um die Sache!

Nein, ganz im Ernst, die Zahl der Menschen, die sich aus spirituellen, ökologischen oder fachlichen Erwägungen heraus auf weniger Einkommen einlassen, wächst in diesen Jahren ständig. Aber es sind noch immer nicht viele.
Wenn du zum Beispiel »nur« drei große Schalen hast, die Lebensschalen plus einer weiteren Loslassen-Schale, dann kannst du zum Beispiel nur eine Schale auf die Beine stellen, eine auf den Po, eine auf den Rücken, eine über den Scheitelpunkt.
Oder: Große Schale unter die Füße, große Schale auf die Oberschenkel, etwas kleinere auf den Po, etwas kleinere auf den Rücken, Erlösungsschale über den Scheitelpunkt.

Variation mit Riesenschale

Bist du stolze Besitzerin einer Riesenschale, dann kannst du sie selbstredend ebenfalls einsetzen.
Die Riesenschale(n) mit über fünf Kilo Gewicht führe nicht über das Feld des Klienten, wenn du kein Bodybuilder bist. Es besteht die Gefahr, dass du dich oder deinen Partner verletzt.
Die Schale wird einfach zu Beginn unterhalb der Fußsohlen als erste Schale positioniert und dort als erste – und beim Rückbauen als letzte – Schale gespielt. Allerdings darfst du sie länger spielen als zwei Minuten. So eine Riesenschale schwingt locker dreißig Sekunden mit voller Kraft. Da darfst du sie schon fünf bis zehn Mal in Ruhe spielen, bevor du die nächste Schale einsetzt.
In der Klangwelle kannst du die Riesenschale gelegentlich beim Anspiel auslassen. Wenn sie nicht ganz wegfällt, dann wird das akzeptiert, da ihr Klang durchaus zwei oder drei Wellen lang gut schwingt.

Klang-Massage-Exzess

Damit es nachher nicht heißt, beim Lindner fehle es an lauten Anwendungen, hier eine weitere Variante, die zeigt, wie simpel sich ein Behandlungsschema in jede Richtung weiterentwickeln lässt.

Diese Anwendung ist jedoch nicht für alle Menschen geeignet, da einige diese Schalenkombination als zu schwer empfinden könnten (siehe Foto übernächste Seite).
Wie schwer Klangschalen empfunden werden, hat eher nichts mit ihrem physikalischen Gewicht zu tun. So kann es vorkommen, dass eine zierliche Person wie Alex auf dem Foto die fast dreißig Kilo Klangmassage plus fünfzehn Kilo unterhalb der Füße als angenehm empfindet. Auf der anderen Seite kommt es vor, dass ein alter Germane mit über hundert Kilo und muskulösem Körperbau mit zwei Schalen auf dem Rücken eine große Schwere empfindet. Einfach, weil die Schalen etwas mit ihm machen.

Solche Riesenschalen bringst du nur mit einem schweren Grummel vernünftig zum Klingen und Vibrieren. Sie müssen dabei vergleichsweise kräftig angewämst werden. Das ist dann nicht mehr sanft und die Schalen schwanken beim Anwämsen deutlich auf dem Körper, wobei sie auch vergleichsweise laut werden.
Obwohl diese Art der Klangmassage fast jeden, der die Schalen tragen mag, beeindruckt, habe ich es noch nie erlebt, dass die Behandlung auch nur annähernd so tief in die Seelenwelt führte, wie mit den kleineren Lebensschalen. Ich kann dich also beruhigen, dein Spektrum an therapeutischen Möglichkeiten wird nicht allzu reduziert, wenn du dir so ein Set vorerst nicht leisten magst.

Welche Behandlung wähle ich?

Zu den großen Fragen von Klangneulingen gehören stets diese beiden: »*Welche Behandlung soll ich für meinen Klienten wählen? Welche Klangschalen soll ich dafür benutzen?*«
Der Wunsch, hier gar klare Vorschriften und Regeln an die Hand zu bekommen, leitet zahllose Klanganwender zu Rezeptbüchern und Methoden. Nach solcher Vorgehensweise kann ich den Partner fragen, woran er leidet. Dann schlage ich im Buch nach, wie er zu behandeln ist. Wenn die Behandlung wirkt, muss die Erklärung, warum sie wirkt, richtig sein. Ganz nach dem Motto »*Wer heilt hat Recht.*«
Ich würde sagen, wer heilt, der heilt – ob er Recht hat, ist fraglich. Denn in zahllosen Disziplinen, der Schulmedizin inklusive, heilt regelmäßig nicht das, was der Anwender und Patient meinen, was da heilt, sondern etwas ganz anderes.

So wissen wir, dass etwas wirkt, alleine dadurch, dass wir behandelt werden. Durch die Tatsache, dass sich ein Heiler oder Arzt mit uns und unseren Problemen beschäftigt.
Dann wissen wir, dass es besser heilt, wenn alle Beteiligten an die Wirksamkeit der Methode und des Mittels und an die Kompetenz des Heilers glauben.

»Wer heilt hat Recht«, heißt es so schön.

Ich würde sagen, wer heilt, der heilt – ob er Recht hat, ist fraglich. Denn seine Erklärung, warum oder wie er denn heilt, muss nicht unbedingt stimmen.

Ob du mit einer, drei, fünf oder mehr Klangschalen behandelst, ob du eine Schwingungsfeldmassage machst, die Hände und/oder Füße einbindest, sollst du dir auf keinen Fall »ausdenken«. Folge einfach deinem Gefühl. Solange du keine festen Vorstellungen hast, hat es Gründe, warum dein Gefühl dich genau so führt.

Denn es heilen auch Placebos. Nun ist die Placeboforschung schon weit über das Verabreichen von Zuckerpillen hinaus. Längst hat man Operationen nur vorgetäuscht und siehe da: Sie wirkten. Längst stellt man sich Fragen über die Art und Weise, wie Heilung und Krankheit überhaupt funktionieren. Wie stark unser Kopf, unser Denken beteiligt ist am Krankwerden und am Gesunden.

Wir können heute einen erheblichen Teil von Heilreaktionen den Effekten des »Behandelt-Werdens« oder den »Placebowirkungen« zuordnen. Nimmt man die statistischen Zahlen der Forschung, dürften mehr als die Hälfte unserer Behandlungen auf diese Phänomene zurückzuführen sein.
Man könnte es auch so formulieren: Bei einem Viertel bis zu der Hälfte aller Klienten stimmt die Erklärung, was bei einer Therapie wirkt, überhaupt nicht. Klangschalen machen da vermutlich keine Ausnahme.
Da ich diese Zahlen aus meiner Heilkundezeit gut kannte und sie in den medizinischen Fachzeitschriften meiner Frau immer mal wieder auftauchen, habe ich mir verschieddene Feldversuche ausgedacht. Über mehr als zehn Jahre experimentierte ich in eigener Praxis und mit meinen Studenten. Diese Fragen testete ich unter anderem aus:
Verändert es das Behandlungsergebnis, wenn ich vorher erkläre, was ich tue und wie genau es wirkt?
Verändert es das Behandlungsergebnis, wenn ich meine Studenten in dem Glauben behandeln lasse, es gäbe ein übergeordnetes (also logisch abgeleitetes) System der Frequenzlogik?
Wie nachhaltig sind die Behandlungsergebnisse im Vergleich, wenn ich einerseits mit Erklärungen, andererseits mit dem offenen Feld spiele und spielen lasse?
Nun ja, ich stellte genug Versuche und Fragen für ein eigenes Buch. Die Quintessenz meiner Versuche jedoch war eindeutig: Klienten und Behandler folgen zu einem beträchtlichen Teil der Vorgabe: Sie bekommen genau das als Ergebnis, was auch als Ergebnis erwartet wird.

Wenn ich mit Intention, Absicht und dem Glauben an Zuordnungssysteme arbeite, dann erhalte ich die Ergebnisse, die ich erwarte. Spiele ich im lebendigen Augenblick mit dem offenen Feld, dann erhalte ich allerlei viel stärker voneinander abweichende Ergebnisse. Und oftmals eben spektakuläre Bewusstseinsbewegungen.

Das heißt nicht, dass Zuordnungssysteme mangel- oder fehlerhaft sind. Es sagt nur, sie wirken oftmals auf einer anderen und oftmals auch auf einer »einfacheren« Ebene, als spielen im lebendigen Augenblick. Zudem bleiben beim Arbeiten mit Zuordnungssystemen für jeden kritischen Geist bald viele Fragen offen. Systeme sind endlich.

Über die Jahre näherte ich mich dann der Frage »*Will ich meinen Klienten die Darmverstopfungen oder den Rückenschmerz wegspielen? Oder möchte ich, dass etwas für sie möglich wird, was sie zu den Ursachen von Verstopfung oder Rückenbeschwerden führen könnte?*« Weil mich symptomorientiertes Arbeiten und Denken nicht inspirierte, entschied ich mich für den Tiefgang. Ich wollte Patienten mit Verstopfung nicht nach einem oder drei Monaten mit demselben Problem wiederkommen sehen.
Ich fühlte mich weder zum Arzt noch zum Psychotherapeuten noch zum Heilpraktiker berufen. Ich suchte – mit größtem Respekt für diese Berufsstände – einen Weg, etwas für die Menschen zu tun, was in diesen Berufen in der Regel gar nicht geleistet werden kann.

Spielte ich mit Zuordnungssystemen, so führten diese zum einen im Kreis und zum anderen nie an den Kern eines Problems. Der Kern der meisten Probleme, die mir in der Praxis begegneten und von denen mir so viele meiner Praktiker wie auch Anrufer anderer Schulen berichteten, lag unterhalb der Symptome. Und an diesen »Ur-Ursachen« bewegte sich etwas, wenn ich behandelte. Ohne dass ich von ihnen wusste. Oftmals ohne dass der Klient von ihnen wusste. An die Ur-Ursachen kam der Klang häufiger durch meine Arbeit

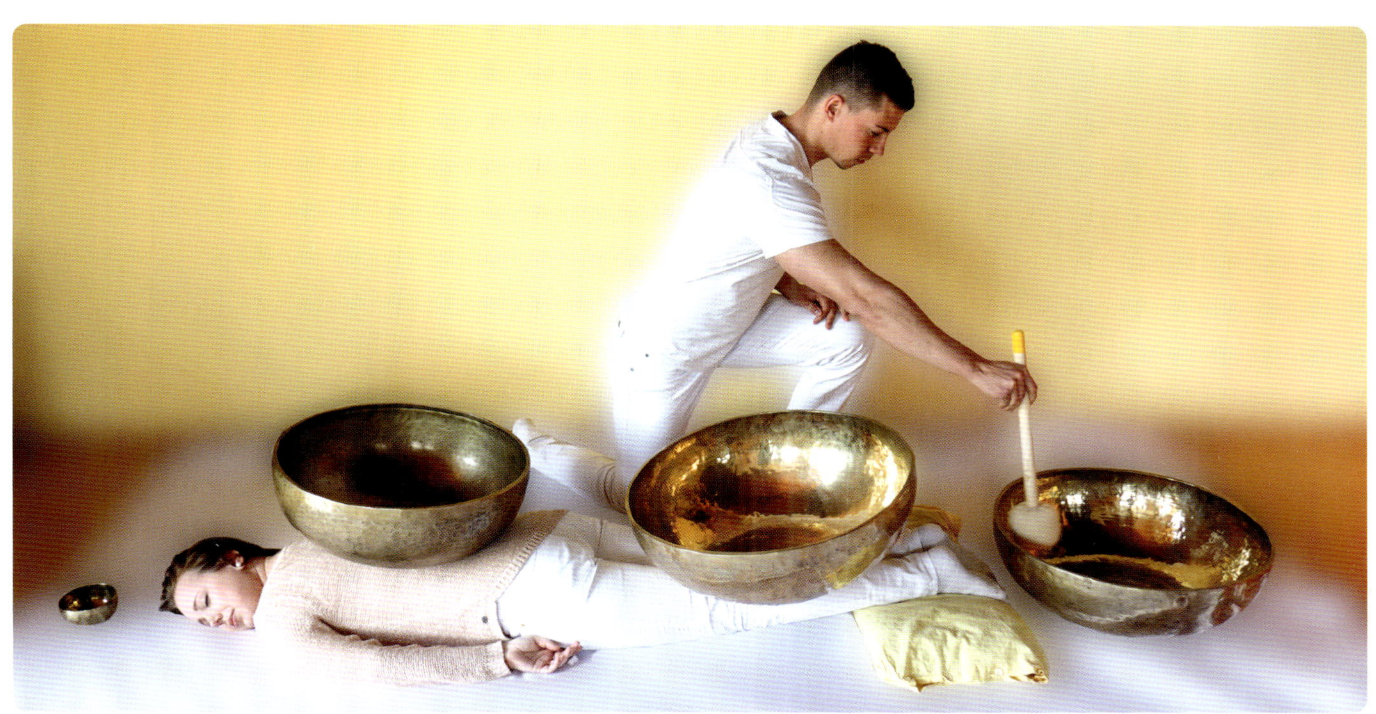

Klang-Massage-Exzess-Behandlung: Wie auf einer Rüttelplatte, nur mit angenehmerem Klang.

im offenen Feld. Dabei geschah etwas, was das Spiel mit Zuordnungssystemen nicht auslöste. Es kam zu Wandlungen im offenen Feld der Liebe.
Diese Art der »Therapie« ist zeitaufwendig und erfordert echt viel Achtsamkeit und Vertrauen. Du musst auf die Idee, den Klienten befriedigen zu müssen, verzichten.
Gegen symptomorientiertes Arbeiten ist – ich wiederhole mich, weil ich weiß, wie viele Menschen sich darüber aufregen, wenn sie denken, sie machen einen Fehler – überhaupt nichts einzuwenden. Für mich gehört er zur alten Sichtweise der Welt und das ist nicht mehr mein Weg.
Weil dem wahrhaftig so war, ging das Gesetz der Resonanz nach einigen Jahren in Erfüllung: In meinen letzten Praxisjahren tauchten fast nur noch Menschen auf, die dann vor mir standen und Sätze sagten wie *»Ich habe keine Ahnung, wieso ich zu dir gekommen bin. Ich hatte nur das sichere Gefühl, dass hier etwas passieren wird, was mich weiterbringt.«*

Das Wunderbarste aber ist: Natürlich wirken die in diesem Buch gelehrten Klangmassagen oftmals auch gegen Verstopfungen und Rückenschmerzen. Arbeitest du mit dem offenen Feld, kann eben alles passieren, von der Erlösung eines herrlichen Stuhlgangs bis zur Erlösung eines Zugangs zu neuen spirituellen Wahrnehmungen.

Die einzige Regel

Viele Klangpraktiker haben ein Bedürfnis nach Sicherheit. Wird ihnen Sicherheit gegeben, empfinden sie eine Methode als logisch. Doch wir sind keine Chirurgen. Wir spielen mit dem Leben. Da ist Sicherheit eine Illusion. Im Spiel mit dem offenen Feld im lebendigen Augenblick geht es darum, aus der Fülle der eigenen Möglichkeiten intuitiv zu schöpfen. Alle Klangbehandlungen, Übungen und Inspirationen aus diesem Buch stehen dir nun dafür zur Verfügung. Wähle »aus dem Bauch heraus«. Wähle in der Absicht, nichts zu verändern. Doch alles mit Bewegung und Liebe zu bespielen.

Dann wirst du erleben, wie die Blume des Lebens sich dir öffnen wird ...

Wie kann man die Ursachen bespielen? Wir dürfen (und können) sie doch gar nicht diagnostizieren?!

Wenn du ohne Absicht im lebendigen Augenblick spielst, dann spielst du für etwas Größeres, in dem Ursachen und Wirkungen, Zeit, Raum und Seele enthalten sind.

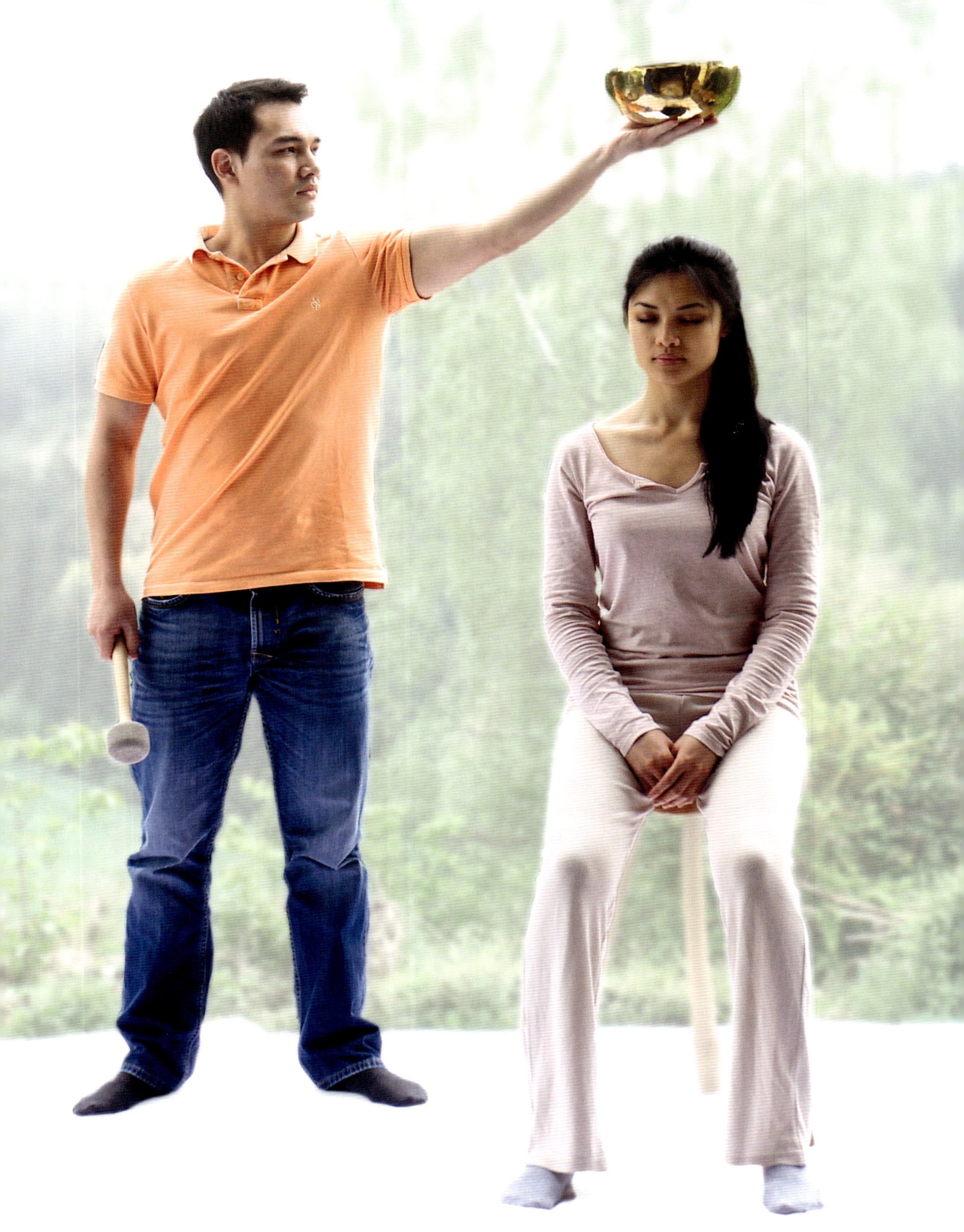

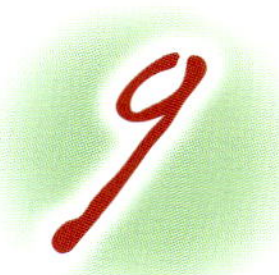

Die Schwingungsfeld-Klangmassage

Von der Aura zum Schwingungsfeld

Irgendwann in meiner Jugend entdeckte ich, dass ich es »sehen« konnte, wenn ein Mensch eine große Last auf seinen Schultern trug. Manchmal sah ich da seinen Vater sitzen. Manchmal nur eine schwarze Wolke. Manchmal sah ich, wie so eine Art neblige Zecken in seinem Umfeld schwebten und an ihm nagten. An der Leber, dem Herzen. Manchmal sah ich eine Traurigkeit.
Wie sah ich die? Ich schaute die Menschen an und sah Bilder auf ihnen und um sie herum. So wie ich als Maler ein Bild vorab sehe, was ich dann malen werde. Ich sah bei einem Menschen zum Beispiel etwas über dem Herzen schweben, was sich für mich anfühlte wie *»der hat aber Traurigkeit auf seinem Herzen sitzen«*. Oder ich sah tatsächlich einen weinenden Mann da sitzen.

Ungefähr dreißig Jahre lang dachte ich, ich bin nicht ganz bei Trost. *»Der Junge hat eine blühende Fantasie«* hieß es in meiner Kindheit. Erst in meiner Feng-Shui-Ausbildung lernte ich: Der Junge hat keine blühende Fantasie – er sieht. Und er sieht sogar mit einer außerordentlichen Begabung.
Bald durfte ich erfahren: Viele Menschen »sehen«. Und fast alle können es. Wir müssen »sehen« nämlich nicht lernen. Wir sehen allesamt seit Anbeginn unseres Menschseins. Wir müssen lernen, unsere Sinneswahrnehmungen zu interpretieren.
Wenn ich Menschen behandelte, sah ich Formen, wie aufgemalt auf ihren Körper oder in ihrem direkten Umfeld. Oftmals hatte ich nicht die geringste Ahnung, was diese bedeuten sollen. Da ich es nicht gut fand, vage Bilder zu interpretieren, beschrieb ich meinen Klienten mit vorsichtigen Worten, was ich wahrgenommen hatte. Und dann kam nicht selten heraus, dass ich eine Leber gesehen hatte, eine Bandscheibe, eine Gebärmutter oder einen Haufen Leute, die ganz wütend guckten.
Im Gespräch stellte sich heraus: In der Leber saß ein Krebs, die Bandscheibe war ein Problem, die Gebärmutter entfernt, der Haufen böser Leute saß bei einem Mann im Schritt. Er hatte seine Hoden verloren und konnte nun als einziger Sohn den Familienstammbaum nicht fortführen. Woraufhin seine Familie, ein Haufen wütender Leute, ihn verstieß.
Ich möchte betonen: Ich habe keine besondere Begabung, und mein Interesse, diese Fähigkeiten zu trainieren und auszubauen war nie groß. Ich bin ein Sensibelchen, und was ich da so an Traurigkeit und Leid und Lüge und Wut rund um die Menschen sehe – mir ist das zu viel. Ich bin kein Heiler, allzu viel Traurigkeit und Drama ertrage ich nicht. Aber ich bilde Menschen aus, die das können – und einige von ihnen sind unglaublich begabt.
Womöglich auch du.

Die Aura aus der esoterischen Literatur ist ein Bestandteil oder eine Interpretationsform des Schwingungsfeldes.

Es sprengt den Rahmen dieses Buches komplett, wenn ich dir zusammentrage, warum ich »Sehen« nicht für eine mystische Fähigkeit halte, sondern für einen hochkomplexen und faszinierenden physikalischen und neurobiologischen Vorgang. Dieser beruht auf Sinneseindrücken und Interpretationen. Jeder sozial halbwegs gesunde Mensch hat die Fähigkeit zu sehen. Durch Übung lässt sie sich trainieren. Wichtig ist hier und heute für deine Klangschalenerfahrungen nur: Den menschlichen Körper umgeben zahl-

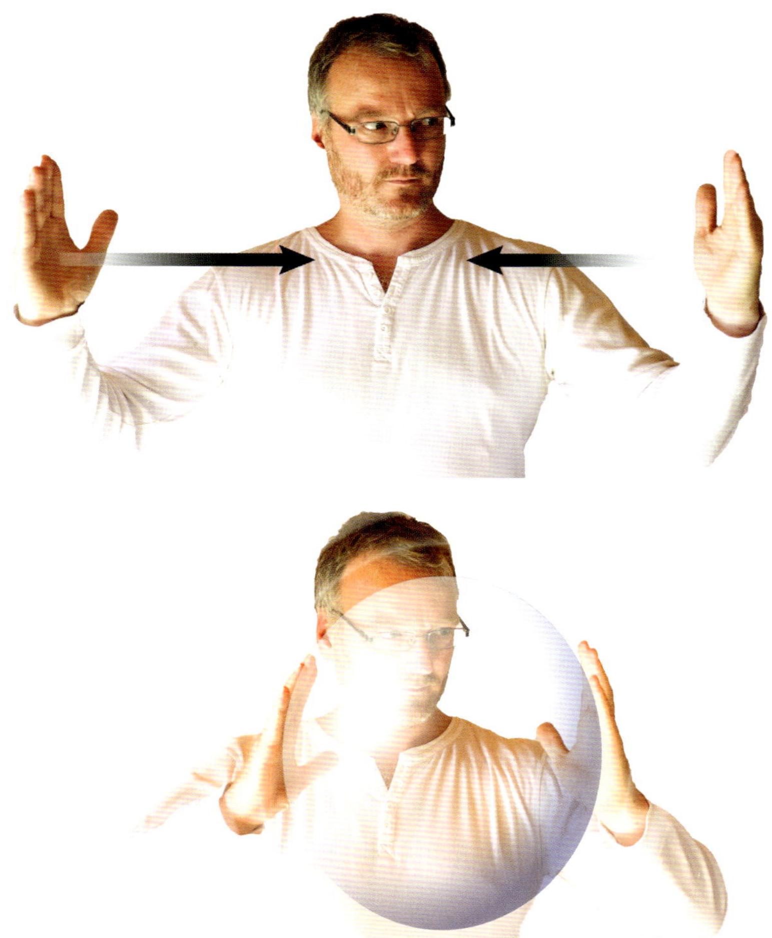

Mit einiger Übung kannst du das elektromagnetische Feld deiner Hände tasten. Es fühlt sich an wie ein weicher Ballon.

reiche Informationsfelder, deren Ursprung rein physikalischer und physiologischer Natur ist. Zum Beispiel ein Wärmefeld, wie es sich mit einer Wärmebildkamera fotografieren lässt. Weiter gibt es in unserem Körper eine Vielzahl von mechanischen Pulsationen und Schwingungen, zum Beispiel den Herzschlag. Der Herzschlag wird an etlichen Stellen der Körperoberfläche sichtbar, weil er hier die Hautoberfläche bewegt, zum Beispiel an der Puls- oder Halsschlagader. Diese Bewegung der Hautoberfläche bewegt selbstredend Luftmoleküle und muss selbstredend Lichtteilchen bewegen. Unser Darm hat auch seine Eigenschwingungen. Unsere Nerven schwingen. Jede Zelle schwingt. Da, wo die Zelle die Außenwelt berührt, überträgt sie diese feinen Schwingungen auf Luftmoleküle. Traurige Menschen schwingen anders als lustige Menschen. Wer wissenschaftliche Belege braucht, um das zu glauben, der muss es dann aber immer noch glauben. Nach einigen Monaten oder Jahren Klangschalenpraxis wirst du einiges wissen – was andere niemals glauben wollen.

Die hormonellen Felder um uns herum – der Hammer! Und dann produzieren wir ein gigantisches Sammelsurium an elektromagnetischen Feldern. Die Aura, also die Farbfelder, die einige Sichtige sehen können, ist Bestandteil und Interpretation von ganz spezifischen Schwingungen innerhalb weit komplexerer Schwingungen als nur von Farbfeldern. Also: Wenn du Farben siehst – toll und beneidenswert! Wenn nicht: Du siehst viele andere Dinge! Ganz gewiss kein Grund, einen Mangel zu empfinden.

Manche meiner Studenten sagen, sie »sehen« die Bilder nicht, sie fühlen sie. Meiner Erfahrung nach ist der Übergang von etwas fühlen und es *irgendwie* sehen fließend. Ebenso fließend ist der Übergang »Ich sehe etwas nicht als inneres Bild, sondern mit dem Organ Augen«.

Ein Teil der Feldwahrnehmung, der vielen Menschen relativ rasch gelingt, ist das Tasten von körpernahen Feldern. Hierzu zeige ich dir einige Übungen.

Ob du nun Wahrnehmungen der nichtalltäglichen Art hast oder nicht, ist irrelevant für Behandlungserfolge mit der Klangmassage, die ich als Schwingungsfeld-Klangmassage entwickelt habe. Sie hat nicht den Fokus auf der Aura, also den farbigen Bildern, die wir aus der Auraliteratur kennen. Die Schwingungsfeld-Klangmassage weitet ihren Blick auf das Phänomen der informellen Felder, die unser Körper hervorbringt. Oder, wie Professor Changlin Zhang sie nennt: Die dissipativen Strukturen.

Das Feld der eigenen Hände tasten

Ein Teil unseres Schwingungsfeldes wird durch das elektromagnetische Feld unseres Körpers gebildet. Dieses lässt sich mit etwas Übung relativ gut tasten oder fühlen. Unsere Hände sind voller Nervenenden, von denen eine größere bioelektrische Aktivität als zum Beispiel den Unterarmen ausgeht.

Hier die Übung:

1. Wie immer für einen geschützten Raum sorgen. Ruhe und Störungsfreiheit sind wichtig.
2. Setze dich in bequemer Haltung auf einen Stuhl oder den Boden. Schließe deine Augen, atme bewusst. Nimm dich wahr. Wie fühlt sich dein Kopf an, wie die Schultern, die Arme, die Hände, der Oberkörper, der Bauch, das Becken? Wie die Oberschenkel, Unterschenkel und Füße? Eine Reise durch den Körper darf ein paar Minuten dauern.
3. Reibe deine Handflächen kräftig aneinander, fünfzehn bis dreißig Sekunden oder länger.
4. Halte deine Hände parallel zueinander, ungefähr einen Meter voneinander entfernt.
5. Führe nun deine Hände ganz langsam und bedächtig aufeinander zu. Fokussiere deine Wahrnehmung auf dein Fühlen in den Handflächen. Die Bewegung verläuft wie in Zeitlupe.
6. Irgendwann empfinden viele Menschen ein Gefühl in den Händen, als würde sie auf einen ganz feinen Widerstand treffen, wie ein superweicher Luftballon. Je mehr man den »Ballon« dann drückt (also die Hände aufeinander zu bewegt), desto stärker wird das Gefühl, gegen einen Widerstand zu drücken. Der Ballon ist nur ein Bild, das Schwingungsfeldgefühl ist weit feiner und subtiler als bei einem echten Ballon.
7. Hat sich diese Ballonwahrnehmung eingestellt, dann bewege die Hände zwischendurch auch mal wieder auseinander. Ebenso langsam! Es kann sich anfühlen wie eine Druckentlastung, aber auch, als würde man die Hände regelrecht auseinanderziehen müssen, weil es in der Mitte so eine Art Anziehung oder sachten Sog gibt.
8. Spannend ist auch, wenn man anfängt, die Parallelposition der Hände zu variieren, also die Hände zueinander zu verschieben.
9. Sind beide Hände dicht beieinander, probiere mit geschlossenen Augen einen Finger zu senken und auf und ab zu bewegen. In der anderen Handfläche kann deutlich spürbar sein, wie sich das Feld verändert.

Die Felder deines Partners tasten

Spannend sind diese Versuche auch zu zweit: Ihr setzt euch einander gegenüber und führt die Hände langsam aufeinander zu. Wirklich Millimeter für Millimeter – ihr braucht Zeit, eure Nervenimpulse auszuwerten und zu spüren! Wenn einer nichts spürt, heißt das nicht, dass er minderbegabt ist. Es liegt in der Natur komplett neuer Erfahrungen, dass sie oftmals erst nach vielen Versuchen gelingen. Ungewohnte Wahrnehmungen in das eigene Weltbild zu integrieren, erfordert Verarbeitungsprozesse in unserem Gehirn. Im Gegenzug bedeutet ein »Ich-fühle-Nichts« natürlich nicht, dass dein fühlender Partner sich etwas einbildet. Wer noch an Einbildung glaubt, dem empfehle ich, sich mit Neurobiologie und Wahrnehmungspsychologie zu beschäftigen.

»Sehen« ist ein Interpretationsprozess. Aura und Schwingungsfelder sehen zu können hat nichts mit besonderen Begabungen zu tun. Fast jeder kann das.

Annäherung an die Aura

Bei dieser Übung darf sich einer von euch hinlegen. Der andere macht sich auch erst einmal von allem frei, entspannt, atmet bewusst.

Dann führt der stehende oder sitzende Partner seine Hand von möglichst weit oben langsam in Richtung liegender Körper. Irgendwann kann es zu dem Eindruck kommen, man stößt auf einen Widerstand. Führt man die Hand nun in der Horizontalen über den Körper, bleibt der Widerstand, hat aber womöglich Huckel oder Dellen. So ein Schwingungsfeld ist nicht flach wie ein Brett. Es kommt sogar vor, dass deine Hand regelrecht wegsackt wie bei einem Luftloch im Flieger. Diese Wahrnehmung hat dazu geführt, dass viele meinen, es seien so eine Art

»Löcher« in der Aura. Allzu gerne als »negativ« klassifiziert, müssen die dann »geheilt« werden. Erstaunlich, wie oft mit dem Prinzip Angst gearbeitet wird. Die Diagnose »Loch« und »negativ« alleine verursacht schon Beeinträchtigungen im Vitalfeld eines Menschen. Ich bin da immer wieder tief betrübt, wie die Fehler der Schulmedizin aufs Aggressivste verurteilt werden, dann aber die exakt selben Fehler von sogenannten Heilern wiederholt werden. Worte können Herzen zermalmen.

Wenn du nicht »Löcher« denkst, sondern »fluktuierende Felder« oder »faszinierende Bewegungen« oder sogar »Fragen in der Aura«, dann verändert dein Schauen und Fühlen das Feld deines Partners auf einer tieferen Ebene hin in Richtung Liebe.
Achte mal darauf: Streicht man über diese Auraschicht und entdeckt Buckel, Dellen oder Löcher und kommt Sekunden später wieder an diesselbe Stelle, dann sind die Unebenheiten oft schon weniger auffällig oder weg.

Kein Anspiel von oben auf den Scheitelpunkt oder Kopf zu. Selbst bei sehr sanftem Anspiel geht das 1000-mal gut und einmal verletzt du womöglich die Integrität eines Menschen.

Es gibt kein Diagnostizieren ohne zu verändern.

Führst du deine Hand, wenn du auf so einer Schicht bist, weiter Richtung Körper, so lässt der Widerstand wieder nach. Du bist durch eine Schicht hindurchgetaucht.
Bewegst du die Hand weiter, bis auf Körperniveau, kann es vorkommen, dass du drei, vier, fünf Schichten tastest. Wie bei einer Zwiebel. Das ist abhängig davon, wie weit entfernt du angefangen hast. Ebenso davon, wie vital das Schwingungsfeld deines Partners und dein eigenes Feld sind. Bei müden, mürrischen, erschöpften, traurigen, besonders aber ängstlichen Menschen sind die Schichten oft so nahe am Körper und so dicht beieinander, dass es nicht mehr möglich ist, Einzelschichten zu unterscheiden.
Bei vitalen Menschen oder nachdem dein Partner Yoga, Sport, Meditation oder Klangkunst praktiziert hat, können die Schichten weit weg vom Körper spürbar sein. Schauspieler, Sportler, Kampfkünstler und manche Führungspersönlichkeiten haben manchmal eine enorme *Ausstrahlung*. Witziges Wort, oder?! Es gibt bereits eine exakte Beschreibung für ein starkes Schwingungsfeld im alltäglichen Sprachgebrauch.

Effektiv in kurzer Zeit

Innerhalb von fünf bis zehn Minuten kannst du mit einer Schwingungsfeldbehandlung deinen Partner tief berühren, stärken, reinigen, klären, sein Bewusstsein resetten, erstaunliche Bewegungen innerhalb seiner Welt- und Selbstwahrnehmung auslösen oder ihm »einfach nur« einen beeindruckenden Wellness-Kick verschaffen.
Ich darf es immer wieder erfahren, wie Schwingungsfeld-Klangmassagen die Seele des Menschen berühren und bewegen. Das wundert kaum, spielen wir doch unmittelbarer als mit irgendeiner anderen Technik im RaumZeit-Gefüge des Seelenkörpers.

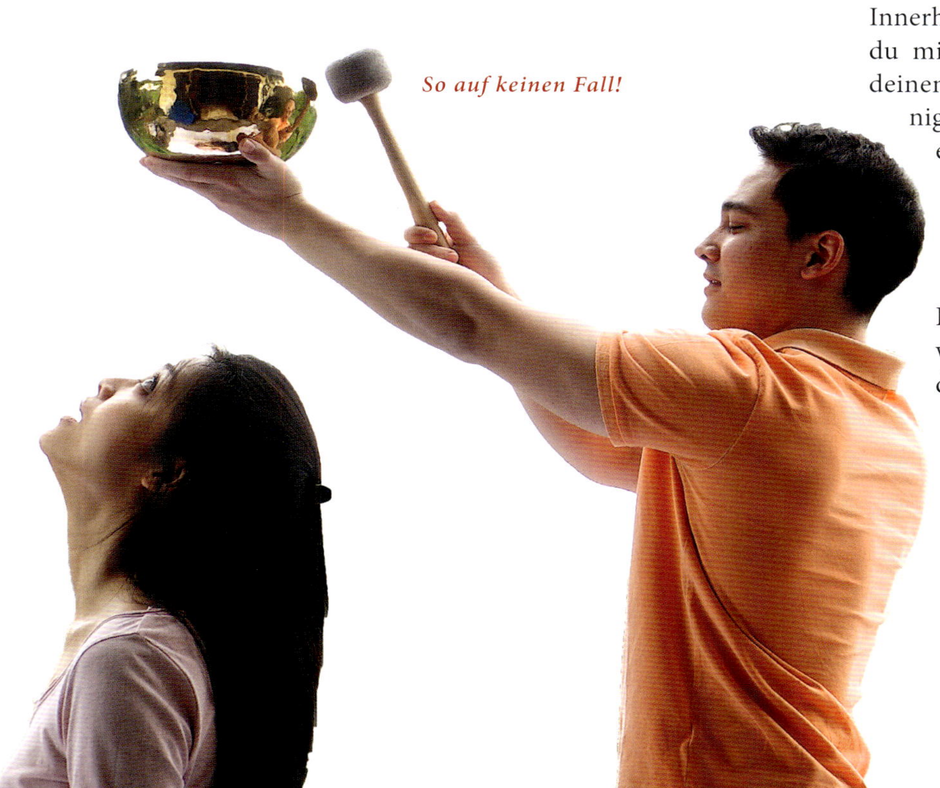

So auf keinen Fall!

Absolutes No Go!

Bei allen Behandlungen ist das direkte Bespielen des Kopfbereiches ein absolutes Tabu. Du findest im Internet reichlich Fotos und Youtube-Filmchen, wo Menschen ganz begeistert den Kopfbereich nicht nur bespielt bekommen – sie bekommen dort nicht selten eine maximal laute Dröhnung. Das ist fraglos ein Erlebnis. Für ein differenziert ausbalanciertes Gehör oder einen der drei Millionen Menschen mit Hyperakusis, Schwindel durch Innenohrschädigung und mehrere Millionen Hochsensitive ungefähr von der Qualität eines Vorschlaghammers.

Wie bei allem, was ich in diesem Buch empfehle, hat dieses »No Go!« klare Gründe.

- Die Wirkung der Kopfbespielung setzt nicht selten deutlich zeitversetzt ein und hat bisweilen den totalen mentalen Knockout zur Folge.
- Dieser Knockout, auch wenn er nur einmal auf einhundert Behandlungen vorkommt, müsste klanglich und therapeutisch begleitet werden. Kannst du das?
- Wir wissen von diesen Vorfällen, weil immer wieder Menschen zu uns kommen, die am Kopf traumatisiert wurden.
- Mehrere Fälle führten direkt in die geschlossene Abteilung der Psychiatrie.

Mehrmals im Jahr müssen wir helfen, wenn Menschen zu uns kommen, deren Integrität verletzt wurde. Sie haben dann Angst vor Klangschalen, Gongs, Kristallschalen oder Didgeridoos, weil ein Klangmensch es in ihrer Intimsphäre an Respekt, Achtsamkeit, Empathie, Sanftheit und Liebe hat fehlen lassen.

Nur weil jemand eine Full-Power-Behandlung im Kopfbereich gut findet, heißt es noch lange nicht, dass er sie auch verträgt. Insbesondere das Spielen direkt auf den Kopf zu (Foto gegenüber) kann heikle Auswirkungen haben.

Eine Schwingungsfeld-Klangmassage

Du benötigst eine Klangschale mit ungefähr 750 bis 1500 Gramm Gewicht. Es geht auch mit kleineren oder größeren Schalen, doch optimal sind die Kreativitäts- und Liebesschalen. Mit dem passenden Summel dazu und mit einem Hocker ohne Rückenlehne bist du perfekt ausgestattet. Steht dir kein Hocker zur Verfügung, ist auch ein Stuhl mit Lehne okay.

Vorbereitung:
Der Hocker wird möglichst mittig in den Raum gestellt. Deine Kundin stellt sich aufrecht neben den Hocker hin. Sie darf sich langsam um die eigene Achse drehen. Beim Drehen soll sie sich die Frage stellen: In welche Richtung würde ich gerne gucken beziehungsweise sitzen? Welche Richtung fühlt sich am besten an?

Das schafft fast jeder. Wenn eine Kundin damit überfordert ist, drehst du dich an ihrer statt. Dann aber mit der Frage: *»In welche Richtung mag **sie** sitzen?«*

Du wirst staunen, wie deutlich du so etwas nach ein paar Übungen zu spüren vermagst.

1. Du hockst dich vor deine sitzende Kundin und stellst ihr die Schale vor, indem du sie auf deiner Hand anspielst. Sollte sie die Schale nicht mögen, müsstest du sie durch eine andere austauschen.
2. Nun begibst du dich so weit von deiner Kundin weg, wie es der Raum zulässt. In einem kleinen Behandlungszimmer sind das oftmals nur ein wenig mehr als ein bis eineinhalb Meter, in einem großen Raum darf es eben dementsprechend weiter weg sein.
3. Du beginnst von vorne, also von da, wo deine Kundin hinblickt (sie soll jedoch die Augen geschlossen halten). Spiele die Schale auf deiner Hand. Entscheide dich innerhalb der ersten zwei Anspiele, ob
   - du die Schale zur Kundin hin oder von ihr weg spielen willst und ob
   - du links oder rechts herum gehen willst. Sobald du Schemata wie *»Links herum gehen ist aufbauend, rechts abbauend«*

Den Kopf zu bespielen finden viele Menschen ganz toll. Die Publication Bias oder Ignoranz führte zu dem Irrtum, allen gehe es so. Wir haben mehrere Fälle dokumentiert, in denen Kopfspiel in die Psychiatrie führte.

oder ähnliche im Kopf hast, musst du aufpassen, dass du tatsächlich im lebendigen Augenblick entscheidest und nicht nach Schema.

4. Du umschreitest deine Kundin nun langsam einmal mit der klingenden Schale im weitmöglichsten Abstand. Die Schale bewegst du ungefähr auf Kopfhöhe sanft schwebend auf und ab. Sie wird sanft, aber deutlich angespielt. Es ist wichtig, dass deine Kundin die Schale gut hören kann. Im Allgemeinen wird sie jedoch gerade auch in dieser Behandlung von den Kunden deutlich sensibler wahrgenommen als vom Behandler. Die Schale darf nicht ausklingen, sollte aber auch nicht zu oft gespielt werden. Bei einer langsamen Umschreitung vielleicht drei- bis viermal. Es geht darum, die Schale vorzustellen, das Feld der Kundin einzuschwingen.
5. Gleichzeitig spürst du hinein, wie nahe du gleich an die Bespielte heran darfst. Diese Behandlung wird als immens intim von vielen Menschen wahrgenommen. Weitaus intimer als das Abstellen und Bewegen von Klangschalen auf dem Körper, oft sogar viel intimer als Massage am nackten Körper. Wie schon gesagt, wir behandeln hier die Seele noch intensiver als das bei Klangmassagen sowieso schon der Fall ist. Für die meisten Menschen ist es okay, wenn du dich in der zweiten Runde nahe an sie heran begibst. Andere schätzen es, wenn du einen mehr oder weniger größeren Abstand einhältst.
6. Hast du die Sitzende einmal klingend umkreist, näherst du dich ihr nun, wieder von vorne kommend.
7. Vor deiner Kundin stehend spielst du die Klangschale von ihr weggewandt an *(1)* und führst die dann klingende Schale mit einer weichen Bewegung über den Scheitelpunkt *(2 + 3)*. Von hier aus führst du sie mit einer weichen, fließenden Bewegung am Körper hinab bis zum Boden *(4–7)*, wo du die Bewegung ausstreichen lässt *(8+9)*. Die Bewegung ist, als würde sie eine weite Robe tragen und du würdest diese ausstreichen.
8. Beachte bei der Abwärtsbewegung, dass du rund um den Kopf einen größeren Abstand einhältst als am Körper. Deine Kundin wird die Klangschale in Ohrnähe intensiv wahrnehmen. Schwingt sie zu laut, vernichtet das die Wirkung der Behandlung.
9. Nach einer Bewegung vom Scheitelpunkt herab zu den Füßen mit Ausstreichbewegung schreitest du einen kleinen Schritt weiter. Nun bringst du die Schale erneut – vorher außerhalb angespielt – klingend über den Scheitelpunkt, von wo du die Ausstreichbewegung, nun nicht mehr

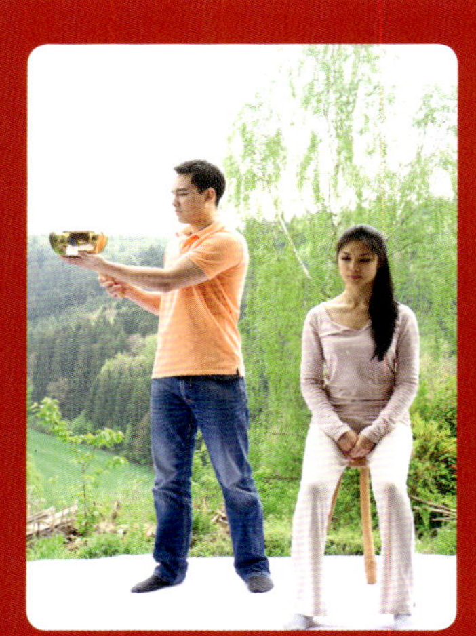
1

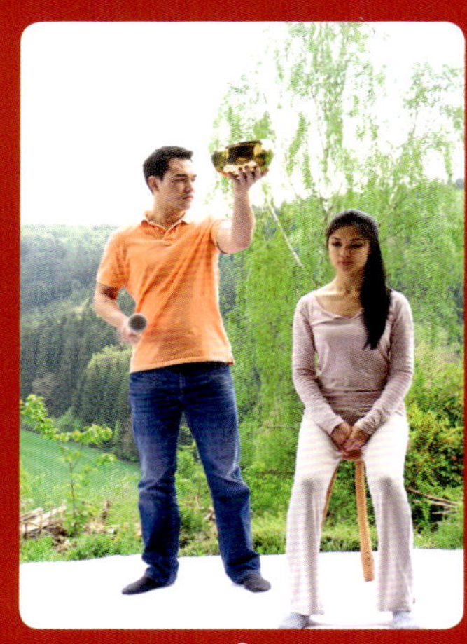
2

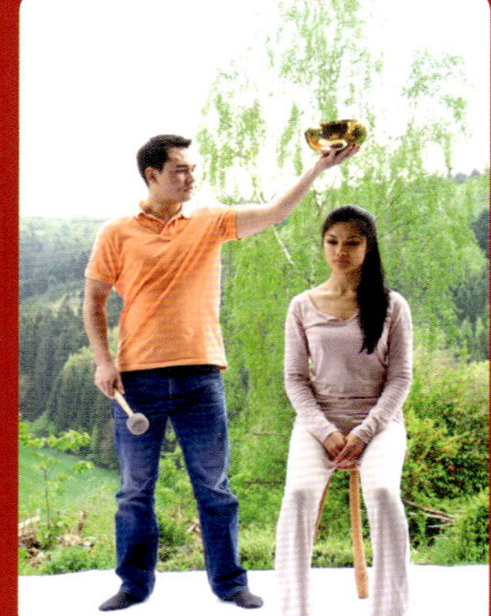
3

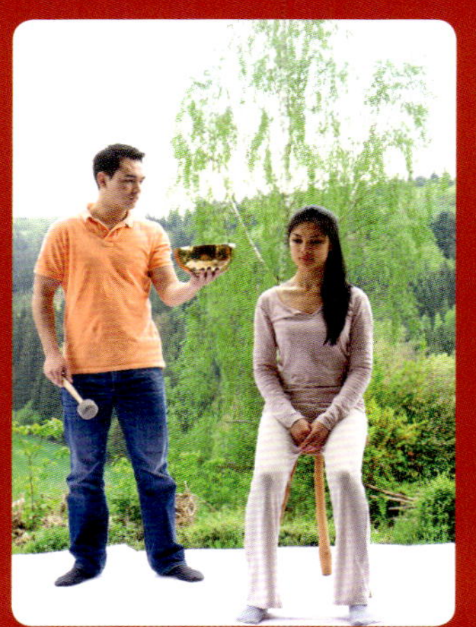
4

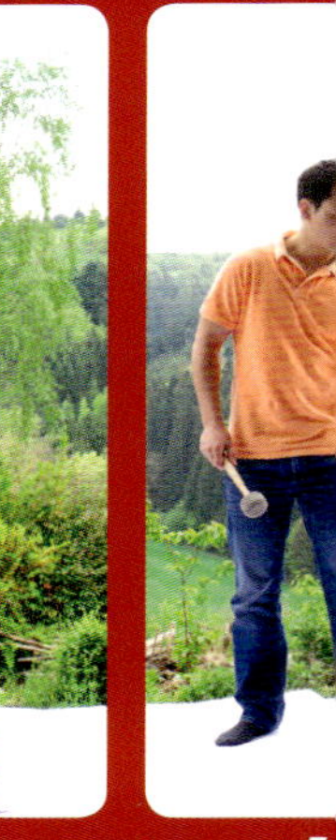
5

Den Ablauf, wie er auf der Fotoserie zu sehen ist, acht- bis neunmal und um den sitzenden Partner wiederholen.

vorne vor der Kundin, sondern auf sieben bis acht Uhr wiederholst.

10. Diese Bewegung wiederholst du ingesamt neunmal rund um deine Kundin. Mehr wäre zu viel.
11. Die Schale bleibt immer in Bewegung und zwar in einer kreisenden beziehungsweise ausstreichenden, abwärts gehenden (am Körper) und einer aufsteigenden Bewegung (weiter vom Körper entfernt).
12. Du spielst vorne, seitlich, hinten, seitlich, vorne und jeweils dazwischen, also neunmal.
13. Dann wartest du, vor der Behandelten hockend, bis sie die Augen öffnet. Das kann bisweilen einige Minuten dauern, da manche Menschen in ihre Gefühle und Wahrnehmungen eingetaucht bleiben wollen.
14. Öffnet die Sitzende nach drei bis vier Minuten nicht die Augen, kannst du einmal tief durchatmen und deine Sitzposition leicht verändern. Meist führen Atemgeräusche und Bewegung dazu, dass die Behandelten zurückfinden und dann die Augen öffnen. Geschieht dies auch nach zweimaligem Versuch nicht, kannst du mit leiser Stimme fragen *»Wie geht es dir?«*

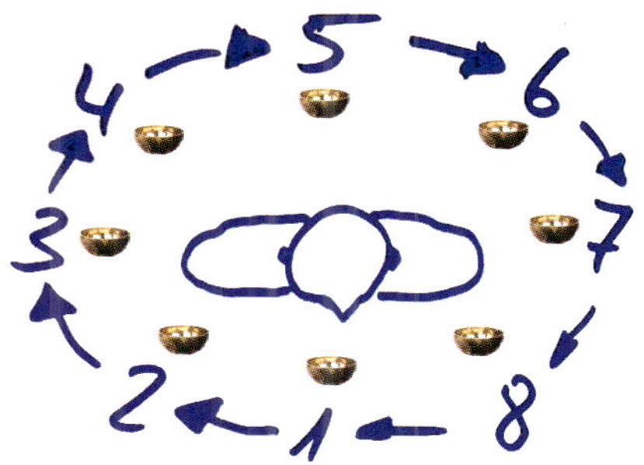

Die Schale wird immer außerhalb des Feldes angespielt, über den Scheitelpunkt gebracht - ausstreichen -, einen Schritt weitergehen und erneut anspielen ...

Die Aura-Massage ist wunderbar als Einstiegsbehandlung vor einer größeren klassischen Klangmassage, als Ausklang nach einer ebensolchen oder als ebenso kurze wie wirkungsvolle Einzelbehandlung.

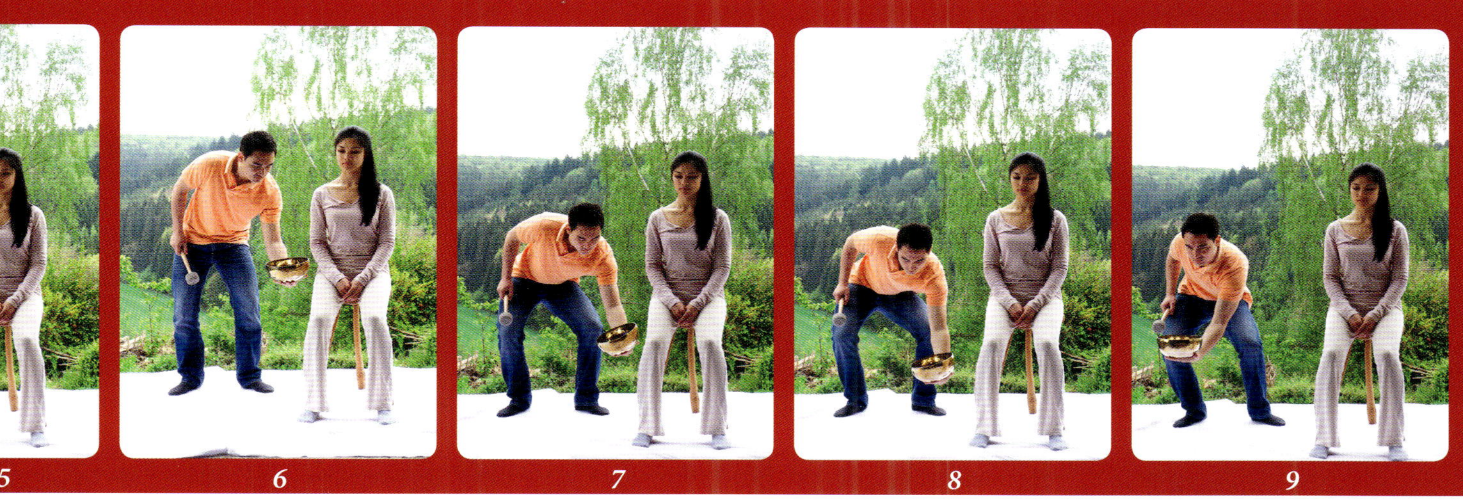

Besonders auch wenn ihr keine Zeit für längere Sitzungen habt, zum Beispiel vor einem wichtigen Termin oder vor einer Prüfung, kann die Schwingungsfeld-Klangmassage innerhalb weniger Minuten eine beträchtliche Klärung und Klarheit verursachen. Auch unruhige und nervöse Menschen lassen sich durch die Behandlung oftmals dabei unterstützen, Ruhe zu finden.

Psychiatrische erkrankte Patienten sollten diese Behandlung nur durch geeignetes Personal und nur unter stationärer Aufsicht erfahren. Die Übung muss nicht, kann aber viel bewegen. Ihre Wirkung im RaumZeitSeele-Gefüge ist immens, sodass deutlich zeitversetzte Reaktionen möglich sind.

Achte auf Bild 4 und 5. Während die Schale unterhalb des Halses nahe an den Körper darf, sollte sie rund um Kopf und Ohr einen größeren Bogen beschreiben.

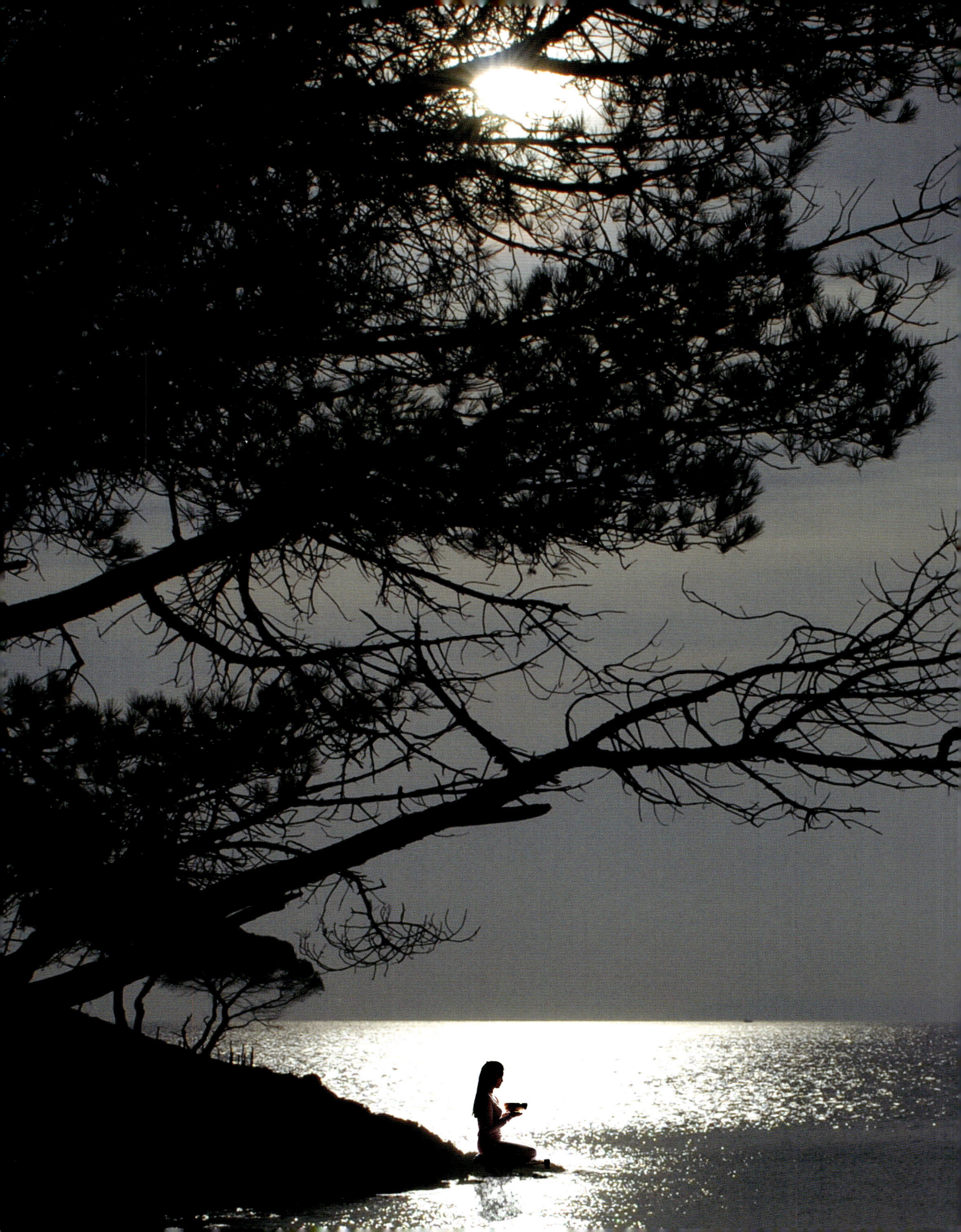

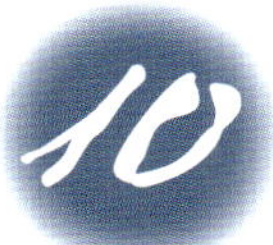

Klangmassagekunst lernen: Der Spirit

Die Verfeinerung des Feinen

Nun hast du das Handwerk der Klangschalenmassage mit mir gelernt. Du hast festgestellt, dass ich sowohl auf viele technische Details und Abläufe wie auch die innere Haltung Wert lege. Vieles von dem bisher Gezeigten bringt Verfeinerungen der Klangmassage mit sich. Wirken tut sie auch, wenn man es nicht so genau nimmt. Das ist entspannend, weil du dich nicht verrückt machen musst. Wenn dir bestimmte Handgriffe und Bewegungen nicht so gut gelingen, fällt kein Behandlungspartner von der Liege. Auf der anderen Seite darf es Ansporn sein: Wir verbessern unser Können nicht, indem wir liefern, was die Mehrheit der Behandelten als gut akzeptiert. Die Messlatte für die eigene Evolution als Kreativer ist dein Herz, dein Gefühl und deine Selbstbetrachtung.

Möchtest du deine Möglichkeiten erweitern? Manche Anwender spüren rund um die Behandlungen: *»Da passiert viel mehr in und mit meinen Partnern, den Klängen und mir, als ich wirklich verstehe.«* Vor allem das weite Spektrum an Reaktionen auf die Klangbehandlungen erstaunt, verblüfft, verwirrt oder inspiriert viele Klanganwender.
Vielleicht fühlst du irgendwann auch eine Sehnsucht in dir. Vielleicht ein Gefühl, eine Ahnung, eine zart aufkeimende Idee: *»Sollte ich vielleicht mehr mit Klängen machen? Sollten sie zu einem Teil meiner Welt, meines Lebens, vielleicht meines Broterwerbs werden?«* Dann ist dieses Buch auch und gerade für dich.

Gehen wir einen Schritt weiter. Eine Klangbehandlung hat nur zum Teil mit Klängen zu tun. Mindestens genauso wichtig ist die Frage: *»Was machen die Klänge mit uns? Und was machen wir aus dem, was die Klänge in uns anregen?«*
In diesem Kapitel geht es um die Frage *»Wie bekomme ich eine Behandlung rund?«*

Aufbau einer Behandlung

Wie du die eigentliche Klangbehandlung durchführst, hast du nun gelernt. Im Buch stelle ich dir gleich eine ganze Reihe von Einzelbehandlungen, kurze wie lange, zur Verfügung. Diese Klangmassagen funktionieren – so wie ich sie dir zeige. Du musst weder vorher noch hinterher etwas Besonderes tun, damit sie wirken. Doch du kannst ihr Potenzial um ein Vielfaches optimieren.
Wir lehren ingesamt sieben Arbeitsschritte in der professionellen Behandlung. Fünf stelle ich dir hier vor:

Durch deine Aufmerksamkeit, Liebe und dein Zuhören vor und nach der eigentlichen Klangmassage kannst du ihre Wirkung entscheidend vertiefen.

1. Einschwingen
2. Behandlung
3. Dösen
4. Erfahrungsgespräch
5. Verabschiedung

Einschwingen

Einschwingen unterscheidet sich fundamental von einem »therapeutischen« Vorgespräch. Beim Einschwingen kommst du mit deinem Partner in ein interessiertes und neu-

Belohne dir entgegengebrachtes Vertrauen durch das weite Herz deiner Liebe.

gieriges Gespräch über ihn, dich sowie die Frage, warum er überhaupt eine Klangmassage möchte. Wie es ihm aktuell, also gerade in diesem Augenblick, aber auch zur Zeit in seinem Leben so geht. Das Einschwingen dient weniger dem intellektuellen als vielmehr dem informellen Austausch. Wir schwingen uns aufeinander ein wie Tänzer. Wir werden »warm« miteinander. Wie ungeheuer effektiv dieser Ansatz ist und warum du unglaublich viele Infos dabei erhältst, zeige ich dir bei Interesse genauer in einer künftigen Publikation. Wissen musst du es nicht, es funktioniert auch so.
Du führst das Einschwingen mit den Qualitäten Respekt, Achtsamkeit, Empathie, Sanftheit und Liebe durch.
Du darfst neugierig wie ein Kind sein, wer dein Kunde ist, was er so beruflich treibt, vielleicht auch, was er für Interessen, Hobbies und Leidenschaften hat. Das sollst du jetzt nicht alles abfragen. Es sind nur mögliche Gesprächsthemen, die sich ergeben dürfen.
Natürlich ist es interessant zu erfahren, warum er zu dir gekommen ist. Warum er eine Klangmassagebehandlung erhalten möchte.

Als Profi fällst du keine Urteile über deinen Kunden. Du sollst ihn nicht heiraten oder mit ihm in den Urlaub fahren. Er kommt, um sich dir anzuvertrauen. Belohne sein Vertrauen durch das weite Herz deiner Liebe. Was du privat von ihm hältst, ist ohne Belang.

Was erlaubt ist und was nicht

Vor der ersten Behandlung würde ich die Kontraindikationen ansprechen – am besten geschieht dies sogar schon bei der Terminvereinbarung.
Dann lässt du deinen Klienten eine Ausschlusserklärung lesen und besprichst sie mit ihm. Anschließend holst du dir seine Unterschrift auf dieser Erklärung ein. Du bekommst nicht mal mehr beim Zahnarzt eine Spritze, ohne so eine Erklärung zu unterschreiben.

Die folgenden Hinweise sind nicht rechtsverbindlich. Planst du eine professionelle therapeutische Praxis, kläre vorher mit einem Anwalt die korrekte Formulierung ab.

Es ist Menschen, die nicht Arzt oder Heilpraktiker sind, nicht erlaubt, Diagnosen zu stellen und Therapien zu verordnen. Die Mehrzahl aller Klanganwender beherzigt diese Regel zumindestens in der Theorie.
Stell vor der Behandlung klar, dass eine Klangschalenbehandlung bei Krankheit oder Krankheitsverdacht nicht den Besuch eines Arztes oder Heilpraktikers ersetzt, dass du keine Diagnosen stellst, noch eine Therapie empfiehlst, verordnest oder durchführst.
Ich für meinen Teil empfehle dir weiterhin:

- Stell kurz klar, dass das, was gemeinhin über Klangschalen und Klangmassage zu lesen ist, nicht die ganze Wahrheit darstellt.
- Sage deinem Kunden, dass die Verantwortung für sein Wohlbefinden bei ihm liegt. Wenn ihm arg komisch wird, muss er sich bei dir melden.
- Weise ihn darauf hin, dass innerhalb der Klangmassage alle Arten von Gefühlen und Wahrnehmungen auftreten können. Sage ihm, dass egal, was da in und mit ihm passiert, alles völlig in Ordnung ist. Wenn du es dann selbst noch glaubst, schaffst du das offene Feld.
- Gibst du deinem Partner diesen Hinweis nicht, erwartet er in der Regel eine angenehme Entspannung. Weichen seine Wahrnehmungen von dieser Erwartung ab, kann er sich irritiert, erschreckt und im schlimmsten Fall beschämt fühlen oder sogar traumatisiert werden.
- Weise darauf hin, dass die Behandlung jederzeit unterbrochen werden kann.
  Sowohl vor wie auch nach der Behandlung würde ich darauf hinweisen, dass die Wirkung einer Klangschalenmassage manchmal erst nach der Behandlung einsetzt.
- Sie kann bisweilen sogenannte Erstverschlimmerungen mit sich bringen.

Nach- oder Erfahrungsgespräch

Auf die Bedeutung des Dösens bin ich schon an früherer Stelle eingegangen. Nach der Behandlung und der Döspause kommt eine der wichtigsten Phasen der Gesamtbehandlung – das Nach- oder Erfahrungsgespräch. Seine Bedeutung für etwaige Evolutionsprozesse ist von immenser Bedeutung.
Nach der Behandlung solltest du deinen Kunden einladen, über seine Erfahrungen zu berichten. »*War schön!*«, »*Ganz toll!*« oder »*Ich habe herrlich entspannt!*« genügt uns nicht. Wir fragen auf jeden Fall ein zweites oder drittes Mal nach:
»*Wie genau ist es dir ergangen?*«
»*Gab es noch andere Wahrnehmungen?*«
Inbesondere wenn der Partner nicht so angenehme Gefühle oder Wahrnehmungen hatte, sind diese Fragen und dein ehrliches Interesse ungeheuer wichtig.
Die Kunst der Klangmassage ist das erste Klangschalenbuch überhaupt, was auf diese Beobachtungen eingeht. Komplexe Gefühle und Wahrnehmungen werden aber von *allen Arten* von Klangmassagen ausgelöst, nicht nur von der von mir gelehrten.
Wenn ein Behandler sich nicht bewusst ist, was innerhalb und nach Klangschalenbehandlungen alles hochkommen kann, steht er irgendwann vor einem emotionalisierten Klienten wie der Ochs vorm Berge. Natürlich kann ich dich auf fünf Seiten nicht in therapeutischer Gesprächsführung ausbilden. Doch ich möchte dich wenigstens darauf vorbereiten,was geschehen kann.

Wenn du meinst, eine Ausbildung in »Wellness-Klangmasssage« oder »Klang-Coaching« stelle sicher, dass du nicht mit komplexen menschlichen Situationen konfrontiert wirst, kann ich dich nur warnen. Keine mir bekannte Klangmethode kann mit Sicherheit verhindern, dass es zu tiefen, nachhaltigen und betreuungsintensiven Reaktionen kommt.

Keine Heilsversprechen!

Ein guter Teil deiner Behandlungspartner wird zu dir kommen, weil er ein gesundheitliches Problem auf Körper- oder Seelenebene hat. Nicht selten haben sie die Hoffnung, du könntest sie mit deinen Klangschalen heilen.

Hier ist es rechtlich wie moralisch wirklich wichtig, sich abzugrenzen. Wir dürfen keine Heilsversprechen geben. Warum eigentlich nicht? Aus meiner Sicht unter anderem deshalb, weil man hilfsbedürftige Menschen mit Heilsversprechen sowohl finanziell als auch energetisch total ausnehmen kann. Wer krank ist, ist in Not. Wer am Verhungern ist, zahlt einen Goldbarren für eine Brotstulle.

Weiter ist es nicht sicher, ob die Klangmassage verändernden Einfluss auf die Krankheit deines Partners hat (die du ja auch gar nicht behandeln darfst). Kein seriöser Geistheiler, kein Arzt wird Heilsversprechen geben. Weise durch Erfahrung lernt ein Profi: Nicht bei jedem Patienten funktioniert jede Therapie.

Salutogenese-Aufklärung

Stattdessen kannst du deinem Partner das Salutogenese-Prinzip kurz erklären: »*Klangschalenmassage kann deinen Organismus dabei unterstützen, zu entspannen und zu regenerieren. Auf diesem Wege soll sie deine Selbstheilungskräfte unterstützen oder aktivieren.*«

All diese Hinweise sind wirklich fair und wichtig. Ich kenne niemanden, der so viele Berichte über die Wirkung von Klanganwendungen gesammelt hat wie ich: Es passieren fantastische Dinge mit Klang(schalen). Doch was ich ebenfalls herausgefunden habe, ist, dass die Behandlungserfolge nicht einem eindeutig identifzierbaren, linearen Muster folgen. Das wird oft behauptet und als Patienten lieben wir diese Botschaft, doch sie ist raffiniertes Marketing. Die Natur kennt keine hundert Prozent. Der Mensch, Krankheit, Gesundheit und Heilung sind dynamische Phänomene. Es gibt keine Lösungen, die für alle gelten.

Die gute Nachricht

Hier schließen sich zwei Kreise: Wenn du so Klangmassagen spielst und dabei die Säulen und Prinzipien in diesem Buch umsetzt, minimieren sich Situationen, die aus dem Ruder laufen könnten. Der Beweis wurde übrigens nicht zuerst von mir angetreten, sondern in der psychologischen Forschung. So hat man herauszufinden versucht, was Ärzte voneinander unterscheidet, die öfters oder seltener verklagt werden. Die häufiger Verklagten sollten meine RASSEL-Prinzipien umsetzen! Setzt du die handwerklichen und mentalen Prinzipien um, hältst das Feld offen, be- und verurteilst nicht, hörst zu – ohne zu diagnostizieren oder therapieren – dann integrieren die Menschen ihre Wahrnehmungen und Gefühle während und nach Klangschalenmassagen fast wie von selbst.

Durch das Nachgespräch minimierst du das Risiko, dass eine nicht so angenehm verlaufene Klangmassage als miese Erinnerung abgespeichert wird.

»Wie von selbst« ist eher ein Witz. Du bietest mit obiger Anleitung menschliche und therapeutische Qualitäten vom Feinsten an. Das ist eine ganze Menge an »Drumherum«.

Nur wenn es geschehen darf

Wichtig für dich und deine Klangschalen-Praxis: Nur wenn du offen bist, deine Kunden zu begleiten, werden sie alle Wahrnehmungen, die ihnen begegnet sind, auch mit dir teilen. Wenn du das Feld schließt, zum Beispiel, indem du sagst *»Bei mir gibt es Entspannung, aber keine Therapie«* oder *»Sie erhalten jetzt eine Entspannungs-Klangmassage«*, dann trauen sich eine Vielzahl von Menschen anschließend nicht, dir zu sagen, was wirklich in ihnen abgegangen ist. Das führt automatisch dazu, dass sich Behandler recht erfolgreich über die Wirksamkeit ihrer Anwendung täuschen (lassen wollen).

Es genügt auch nicht zu sagen: *»Okay, dann frage ich den Kunden halt! ... Und? Wie war es genau ... ?!?!«* Willst du deine Meinung eigentlich behalten, wirst du selten die Wahrheit zu hören bekommen.

Wir Menschen interagieren in Resonanzfeldern. Wir bekommen zu hören, was wir hören wollen ...

Alles erfahren wirst du nur, wenn du neugierig und mutig bist. Mutig genug, keine Angst vor Fehlern zu haben. Mutig genug, auch dir selbst zuzuhören.

Schönheit verankern

Die Hauptaufgabe deiner Fragen im Nachgespräch ist es nicht zu helfen, unangenehme Erfahrungen zu integrieren oder kreativ zu nutzen. Vielmehr ist das Berichten deines Kunden für ihn wichtig. Erzählt er nämlich von seinen körperlichen, mentalen und seelischen Erfahrungen einer mitfühlenden und nicht urteilenden, sondern lauschenden Person, dann begünstigt oder verstärkt dieser Vorgang die Vernetzung des Erlebten auf neuronaler Ebene. Sein Gehirn verankert das Klangerleben durch das Erinnern, das innere Reflektieren und Ausformulieren sowie durch deine Spiegelung nachhaltig und vielschichtig.

Das ausführliche Nachgespräch kann einesolche Vernetzungswirkung begünstigen oder überhaupt erst möglich machen. Die Klangerfahrung wird auf komplexere Weise in unsere Realität integriert.

Was ich empfehle, ist nicht so einfach, wie es klingt. Sich selbst beim Zuhören zurückzuhalten, keine Urteile, Diagnosen, Empfehlungen auszusprechen, den Partner liebevoll dazu zu inspirieren, seine Gefühle zu betrachten und anzunehmen – das alles sind menschliche Angebote, die uns heute nur selten zuteil werden.

Wer hört heutzutage noch zu?

Durch dieses Berichten und Reflektieren wird die Erfahrung des Schönen nicht selten erheblich erweitert und vertieft. Wenn man nach einem Kino- oder Theaterbesuch anschließend über den Film oder das Stück diskutiert, vielleicht sogar bei einem gemütlichen Gläschen Wein in einer netten Bar, dann wird aus dem Film oder Theaterstück ein einmaliges Event. Genau diesen Effekt kann eine Nachbesprechung haben: Das Schöne wird verankert.

Und wenn es einmal nicht so schön gelaufen ist, so wird das vielleicht Unangenehme verarbeitet und so integriert.

Schattenaspekte annehmen

Es ist immer etwas Hilfreiches, was du zu hören und fühlen bekommst. Betrachtet dein Gegenüber seine Schattenaspekte in Liebe und Lässigkeit, wirst du dich wundern, wie die Schattenaspekte darauf reagieren.
Sie reagieren wie der verlorene Sohn, wie die verlorene Tochter, die heimkehren dürfen. Hören wir den Schattenaspekten wahrhaft zu, lösen sie sich auf oder verwandeln sich in Licht. Das darfst du gerne ausprobieren ...

Ob schon heute beim Lesen oder wenn du in einigen Jahren mit viel Praxiserfahrung noch einmal an dieser Stelle vorbeikommst: Irgendwann wirst du es entdecken – das hier ist einer der vielen Pfade, die eine einfache Klangbehandlung zu einem Wunder der Wandlung machen können.

Mutter sein. Vater sein. Heiliger Raum.

Zauberhafte Klangschalenkunst: Wir entscheiden nur über den Rahmen. Innerhalb dieses Rahmens entscheiden physikalische Kräfte, die einer Logik folgen, die wir nicht immer verstehen können. Wir lassen unser menschliches Streben nach Verstehen los.
Loslassen.
Loslassen, kontrollieren und manipulieren zu wollen. In eine Richtung, die wir gut finden. Weil Gut und Schlecht aus einer Welt kommen, in der es keine befriedigenden letzten Antworten gibt.

Wir nehmen die Rolle einer perfekten Mutter, eines perfekten Vaters ein. Kinder brauchen Wärme, Nähe, Offenheit, Lebendigkeit, Authentizität, Nahrung für die Seele. Immer mehr Mütter und Väter realisieren: Sie müssen ihre Kinder nicht so erziehen, wie sie einst noch »gezogen« oder eher »gedrückt und erdrückt« wurden. Die kindliche Persönlichkeit braucht einen geschützten Raum und Liebe, echte Anteilnahme und kreative Inspiration. Einen Rahmen, Struktur, moralische Leitbilder. Und Ehrlichkeit. Dann wird sie von ganz alleine und ohne seelische Deformationen zu einem reifen Menschen.

Biete deinen Klienten einen solchen »Heiligen Raum«.
Ein »Heiliger Raum« ist ein Seelenraum und ein Praxisraum, in dem alles geschehen darf. Ob Entspannung, ob Freude, ob Traurigkeit, ob Wut, ob Zweifel, ob neue, kreative Einfälle – alle Gefühle und Gedanken sind willkommen. Sie entstehen, weil sie wahrgenommen werden wollen. Wo gibt es solche »Heiligen Räume« in unserem Leben? Traurig viele Menschen haben diesen Raum nicht einmal in ihrem Elternhaus, ihrer Kindheit erleben dürfen.
Kindergärten, Schulen, Universitäten und Kirchen sollten eigentlich Heilige Räume sein. Wissen und Erfahrungen, sie so zu gestalten, stehen uns heute endlich zur Verfügung.
Doch noch immer vergeigen wir es: Schulen und Unis, Lehrstellen und Kirchen werden benutzt, nicht damit etwas Neues entsteht, sondern damit junge Menschen genau das machen, was die grauen Leute wollen. Statt sie intellektuell, kreativ, menschlich und spirituell ernst zu nehmen und zu fördern, schaffen die Institutionen noch vielfach Angst, Verwirrung, Traurigkeit, Wut und Frustration.
Auch in therapeutischen Praxen, esoterischen und solchen mit akademischem Abschluss, werden die Regeln des Heiligen Raumes nicht immer eingehalten. Menschen werden be- und verurteilt. Die Meinung des Therapeuten wird ihnen reingedrückt. Sie werden abhängig gemacht. Es gibt so unendlich viel RASSEL-Bedarf.

Ein »Heiliger Raum« ist ein Seelenraum und ein Praxisraum, in dem alles geschehen darf.

Der geschützte, der Heilige Raum enthält:
- dein bedingungsloses Zuhören
- dein Dienen im und mit Klang
- dein Nicht-Verurteilen
- deinen Verzicht auf weise Ratschläge

Wir haben angefangen.
Machst du mit?

Die Menschheit befindet sich in einem monumentalen Wandlungsprozess. Dieser Wandel kommt nicht von oben. Er kommt von Menschen wie dir und mir. Schaffen wir Heilige Räume. Öffnen wir dem Leben die Tore. Hören wir der Kreativität, dem Mut, der Freude am Spiel, der Liebe und der Sehnsucht der Menschen genau zu. Hören wir uns genau zu.

Gefühle sind nicht falsch oder negativ. Sie sind Gefühle. Sie sind Botschaften unseres Körpers. Er möchte, dass wir uns entwickeln.

Mach mit. Säe Kreativität und Liebe in dein Herz. Wirst schon sehen, was dann wächst …

Die Gefühle betrachten

Der Schlüssel zu 99 Prozent aller problematischen Reaktionen in der normalen Klangpraxis ist es, deine Partner darauf einzuschwingen, dass es keinen »negativen« oder »bösen« oder »schlechten« Gefühle gibt. Es sind Gefühle. Ihre Aufgabe ist es, unsere Aufmerksamkeit auf sich zu ziehen. Schaut dein Partner genau hin, verändern sie sich oder teilen mit, was sie brauchen. Probier es, du wirst staunen.

Wichtig ist auch der Hinweis und die Frage, wo genau eine Emotion, eine Wahrnehmung sitzt. Die Menschen sagen nämlich gerne: *»Ich bin traurig«.*
Fragst du sie dann, wo denn die Trauer genau sitzt, dann sind sie verdutzt und müssen manchmal erst eine Weile nachschauen. Aber Überraschung: Die sitzt tatsächlich irgendwo im Körper. Wir sind also nicht traurig, sondern vielmehr ist etwas von uns oder in uns traurig.
Lade deinen Kunden ein: *»Schau genau hin. Begrüße die Trauer. Frage, was sie von dir will.«*
Gefühle sind wie Wesenheiten, wie Personen. In der Regel anworten sie. Das haben mich Feng Shui und Schamanismus gelehrt.
Lade deinen Partner ein: *»Be- und verurteile nicht, was sie dir sagen. Sie wollen dir helfen, eine Lösung zu finden.«*

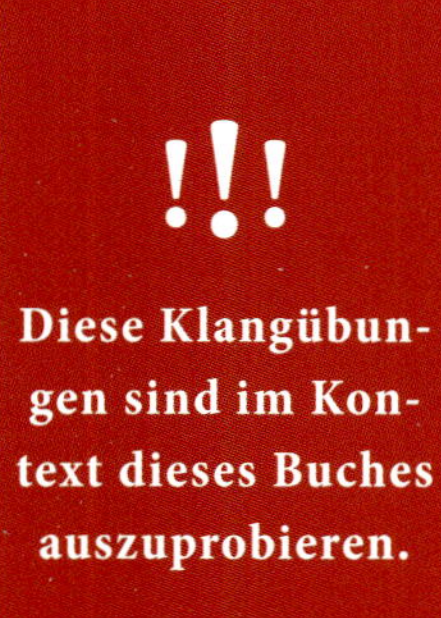

Diese Klangübungen sind im Kontext dieses Buches auszuprobieren.

Wenn du sie dir einfach rausuchst, ohne das Buch gelesen zu haben, führen sie womöglich zu fatalen Fehlschlüssen!

Klangübung zur Intention

Spiele eine Schale für einen Partner, der mit der Absicht dieser Übung vertraut ist. Der Partner soll dir vorher von einem Problem aus seinem Leben erzählen. Jeder hat irgendwo eines sitzen.
Dann spiele eine oder mehrere Schalen für ihn und denke bei jedem Anspiel, was *du meinst, was gut für ihn* ist. Beobachte dich dabei ganz genau. Spiele vielleicht fünf oder zehn Minuten. Bei jedem Anspiel denkst du, wie das Problem deines Partners *deiner Meinung nach* zu lösen wäre. Fällt dir keine Lösung ein, dann kannst du denken: *»Du musst jetzt unbedingt entspannen. Tiefe Entspannung ist die beste Unterstützung bei der Lösung jedes Problems.«*

Dann machst du ein oder zwei Minuten Pause. Lüfte den Raum, schüttel deine Glieder aus, atme einige Mal bewusst ein und aus. Dann beginne von Neuem zu spielen. Doch diesmal lässt du dein Denken los. Da uns so etwas ungemein schwerfällt, konzentriere dich darauf, deine Schalen optimal und schön anzuspielen.
Erforsche deine Gefühle, wohin du die Schalen wie stellen und spielen magst.
Du darfst so viel denken wie du willst, nur eben, indem du dich darauf ausrichtest, deine ganze Aufmerksamkeit den Schalen und der Behandlung zu widmen.
Da erfahrungsgemäß unser hilfsbereiter Verstand immer wieder zum Problem des Partners hüpft und vielleicht Ideen einbringen will, was gut für ihn wäre oder wie du mit den Klangschalen gezielt helfen könntest, sage dir innerlich folgende Sätze: *»Ich bin nur ein Kanal für den Klang.* ***Ich weiß nicht, was gut für dich ist. Ich vertraue darauf, dass das zu dir findet, was du gerade brauchst.*** *Und was immer das auch sein mag, deine Reaktion ist in Liebe willkommen.«*
Sage auch: *»Ich will dich nicht verändern. Das Leben entfaltet sich in genau der Weise, in der es sich entfalten will. Ich bin nur der Spieler.«*
Beobachte, wie du dich dabei fühlst. Beobachte die Unterschiede. Und dann schaut

einmal, ob es sich für deinen Partner unterschiedlich anfühlt. Das muss es nicht.
Wenn du aber grundsätzlich davon überzeugt bist, dass Absichten Auswirkungen haben, dann experimentiere damit. Du wirst die Unterschiede über Kurz oder Lang bemerken.

Übungen zur Intention

Hast du schon reichlich Erfahrung damit gesammelt, dass sich der Klang oder seine Wirkung nicht unbedingt dahin bewegt, wo wir hinspielen, dann habe ich hier ein echtes Schmankerl für dich. Es bedarf allerdings einiger geistiger Offenheit und etlicher Übungspartner und Versuche, um hier tragfähige Ergebnisse zu bekommen.

- Wieder spielst du auf dem Rücken deines liegenden Partners.
- Du spielst die Schale immer nur nach oben oder nur nach unten. Nicht wechseln. Immer schön ausklingen lassen, die Übung darf Spaß machen.
- Gleichzeitig denkst du einfach an irgendetwas Schönes. Etwas richtig richtig Schönes. Erdbeereis, den Duft von Obstbäumen im Frühling, das Lachen deines Liebsten, die Wärme in deinem Herzen, wenn du ihn oder sie lachen siehst.
- Der Partner darf nach einer Weile ansagen, was er wahrgenommen und gefühlt hat.
- Besser noch gelingt die Übung, wenn du die Schalen nicht stumpf auf einer Stelle spielst, sondern sie auf verschiedene Körperstellen setzt. Wenn du sie klingend bewegst und auch im Schwingungsfeld klingen lässt.
- Wundere dich nicht, wenn dein Partner später sagt, er habe an Eis, Erdbeeren, die Antarktis, Kälte, lachende Menschen, deinen Partner oder andere assoziierte Dinge denken müssen. Oder wenn er Lust auf Eis hat. Oder sich wohlfühlt. Oder einen dicken Hals bekommt und sich herausstellt, dass er eine Erdbeerallergie hat.
- Doch! Wundere dich.

Jetzt wird es spannend, denn du variierst und manipulierst. Die meisten nennen das mit Intention (Absicht) arbeiten. Ich empfinde es als Manipulation:

- Du spielst nun die Schale immer nach unten, in Richtung der Füße. Du denkst bei jedem Anspiel: Die Energie bei meinem Partner (Name einsetzen) geht nach unten – die Energie bei meinem Partner geht nach unten – die Energie geht nach unten.
- Von Anfang bis Ende durchziehen!
- Oder: Die Energie bei meinem Partner geht nach oben – wenn du nach oben spielst.

Staune über das Ergebnis. Nach zehn bis zwanzig verschiedenen Übungspartnern bekommst du heraus: Die Wahrnehmung/Energie geht in die Richtung, in die du sie denkst. Allerdings funktioniert die Übung besser, wenn dein Gegenüber überhaupt nicht weiß, was du da vorhast beziehungsweise tust. Deshalb darf man das nur mit wohlgesonnenen und seelisch stabilen Menschen ausprobieren. Als wissenschaftliches Experiment, für das du die Zustimmung deines Partners hast. Ansonsten wäre es ein schwerer Übergriff. Wenn du nun entsetzt denkst: »*Was leitet der* Lindner *da an – das ist doch ein Übergriff!*« .... Ja, genau! Und genauso arbeiten viele Praktiker. Willst du das?
Obacht und wichtig: Nicht wenige Menschen bekommen bei solchen Übungen Albdrücken. Wenn der Behandelte das Gefühl hat, manipuliert zu werden, darf er die Übung abbrechen. Der Versuch, das Feld eines anderen Menschen mit der eigenen Intention zu manipulieren, kann als Übergriff empfunden werden. So etwas zu erleben kann allerdings heilsam sein. Danach will man es dann nie wieder (tun und erleben).

Intentionsübungen solltest du nur mit Einwilligung deines Partners ausprobieren. Sie könnten sonst als energetischer Angriff interpretiert werden.

Nun werden wir ganz perfide:

- Du spielst die Schale in die eine Richtung, denkst aber in die andere Richtung. Spielst also zu den Füßen hin, denkst aber »*Die Energie bei meinem Partner steigt nach oben – die Energie bei meinem Partner steigt nach oben*« und so weiter.

Die Übung darfst du nicht mit jemandem machen, der Bluthochdruck oder ein Leiden rund um Herz und/oder Kopf hat oder psychiatrisch erkrankt ist.

Je nachdem, wie stark dein Gedankenfeld, deine Persönlichkeit oder einfach nur deine vitale Kraft ist, kannst du feststellen, dass sich die Wahrnehmung deines Gegenübers in die von dir gewünschte Richtung bewegt – nicht aber in Richtung des Klangschalenspiels. Ich habe einige tausend Behandlungen durchgeführt und vielen tausend Behandlungen assistiert. Tatsächlich bemerken längst nicht alle Menschen ein intentionales Feld. Jedoch reagieren erstaunlich viele genau in der Weise, die der Behandler wünscht. Je höher das Ansehen des Behandlers beim Partner, desto klarer die Wirkung.

Mit einiger Erfahrung und genauem Beobachten wirst du feststellen, wie mächtig ein Gedanke oder eine Absicht zu sein vermögen.

Wahrnehmungen müssen also nicht in dieselbe Richtung gehen wie der Klang. Doch es gibt Methoden, sie so zu manipulieren, dass sie in diesselbe Richtung gehen. Wenn wir zum Beispiel vor der Behandlung dem Partner sagen: *»Ich spiele die Schalen alle in Richtung Kopf, damit du deine Lethargie mal loswirst und besser aus den Puschen kommst.«* Was glaubst du, was passiert, wenn sowohl du als auch dein Partner das glaubt?

Dann wirkt aber nicht der Klang, sondern euer Wille. Was mich betrifft, ich habe meine Zweifel, dass mein Willen mir immer den rechten Weg weist.

Wenn sich der Klang oder die Wahrnehmung von selbst die Richtung aussuchen, warum sollte ich sie manipulieren? Warum eine Richtung denken? Bin ich etwa der Meinung, ich wüsste besser als der Kunde, wo die Energie für ihn hinfließen sollte?

Ich habe noch nie einen Menschen behandelt, für den ich besser wusste, was für ihn gut ist, als er es, bewusst oder unterbewusst, wusste.

Andere geben uns die Richtung vor

Es ist der Regelfall, dass uns andere Menschen in Behandlungen Richtungen vorgeben. Dagegen ist nichts einzuwenden. Ich werde einem Chirurgen kaum sagen, wie er seine Arbeit zu machen hat. Genauso wenig wie einem Fußreflexzonentherapeuten. Auch in den klanggestützten Therapien gibt es Profis, die Klang bewusst und gezielt einzusetzen vermögen. Die altorientalische Musiktherapie ist eine Wissenschaft. Womöglich verfügt sie über mehr Differenziertheit als das westliche Musik-Therapie-Verständnis. Beide leisten wertvolle Arbeit. Ich bin also weder gegen Manipulation noch dagegen, dass mir andere Menschen eine Therapie, eine Richtung empfehlen und diese auch anwenden. Im Gegenteil: Diese Vorgehensweise rettet an der richtigen Stelle womöglich Leben.

Die RASSEL-Klangmassage im offenen Feld spielt ein anderes Spiel. Sie vermag den Menschen genau das Gegenteil von dem anzubieten, was sie überall bekommen. Das Gegenteil von einer vorgegebenen Richtung, von einer Intention, einer Absicht, was mit dem Menschen geschehen soll, ist ein freier, schwingender Raum. Ein offenes Feld. In diesem offenen Feld kann der Klang alles bewirken, was im Tanz zwischen physikalischer Wirkung und ihrer Resonanz in der Physiologie unseres Menschseins zu geschehen vermag.

Was tue ich, wenn es meine Intention ist, nicht zu therapieren, sondern zu musizieren? Wenn es meine Absicht ist, den Zustand des behandelten Partners nicht nach meiner Idee zu verändern, sondern ihn durch diesen Zustand mit sich selbst in tiefe Berührung kommen oder einfach in das Reich tiefster Tagträume wegdriften zu lassen? Was tue ich dann?

Was tue ich, wenn es meine Intention ist, meinen Willen nicht auf meinen Partner zu erstrecken, zu übertragen? Wenn mir egal ist, was passiert – weil alles passieren darf und kann? Wenn meine Intention nur noch ist, es schön klingen zu lassen? Was passiert, wenn ich keine Absichten auf den Klang und mein Tun addiere? Keine Absicht zu heilen?

Was geschieht, wenn ich mich hingebe an das Wissen, dass die Heilung der Seele (nicht

der Psyche oder des Körpers, das kann man studieren!) etwas ist, was sich meiner Kontrolle, meiner Macht, meinem Willen und der Manipulation entzieht? Was, wenn ich mich zum Kanal als Ausführer der Klänge mache und mein Gebet nur eines ist:
»Mögen diese Klänge dir das möglich machen, was dein höheres Selbst hier und jetzt benötigt und integrieren kann«?

Was, wenn ich einfach loslasse?

Wenn ich liebe?

Diene?

Hast du den Mut, das Feld offenzuhalten und den Partner anzunehmen, mit allem, was ihn durch und mit dem Klang bewegt, dann wirst du das größte Geschenk des Behandlerseins erfahren dürfen: Träume werden mit dir geteilt werden. Ebenso Ängste, Sehnsüchte, Hoffnungen, Verzweiflungen, Fragen und unsäglicher, unfassbarer Mut.
Ich habe Menschen begleiten dürfen, die so unendlich schwere und traurige Schicksale hatten. Was sie an Gedanken und Gefühlen gebaren und mit mir teilten, hat mich immer wieder vor Gnade und Demut innerlich auf die Knie fallen lassen.
Wenn du einen geschützten Raum anbietest, ein offenes Feld, dann wirst du früher oder später der größten Macht des Menschseins ins Anlitz sehen: Dem Mut, dem Verzeihen, der Demut, dem Aufbegehren, der Sanftheit und der strahlendsten Schönheit –

der Liebe.

Einfach nur für jemanden da sein. Ihn nicht hierhin oder dorthin behandeln zu wollen, sondern ihn ankommen zu lassen in dem, was ist. Ihm dienen. Ihm Liebe sein. Damit er sich Liebe sein kann.

Dieses Buch enthält das umfangreichste und ganzheitlichste Arbeits- und Übungsmaterial zum Klangmassage-Einsatz von Klangschalen und Klängen in Buchform, das es zur Zeit weltweit gibt. Es ist prallvoll mit Techniken und Tipps, geboren aus fünfundzwanzig Jahre Klangerfahrung und Forschung. Was ich aber nicht glaube, ist, dass ich ein Klangheiler bin. Ich bin ganz und gar abhängig von der Gnade von etwas, das sich schwerlich benennen lässt. Manche mögen es Gott nennen, manche Zufall. Ich nenne es die Physik der Schöpfung. Sie enthält das uns Unbekannte, was die Schöpfung hervorbringt. Doch so oder so bin ich dankbar, wenn durch mich Klang so zu einem Menschen zu kommen vermochte, dass es sein Leben oder Sterben bereicherte. Mehr bin ich nicht und mehr kann ich nicht. Aber auch nicht weniger.
Ich habe erlebt, einige Hundert Mal, wie Klang kleine Revolutionen auslöste, weitere Tausend Male wurde mir von anderen über ähnliche Beobachtungen berichtet.

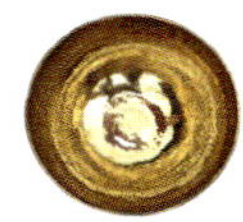

Willkommen auf der Reise.

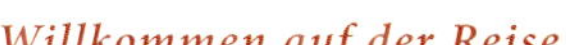

Willkommen daheim.

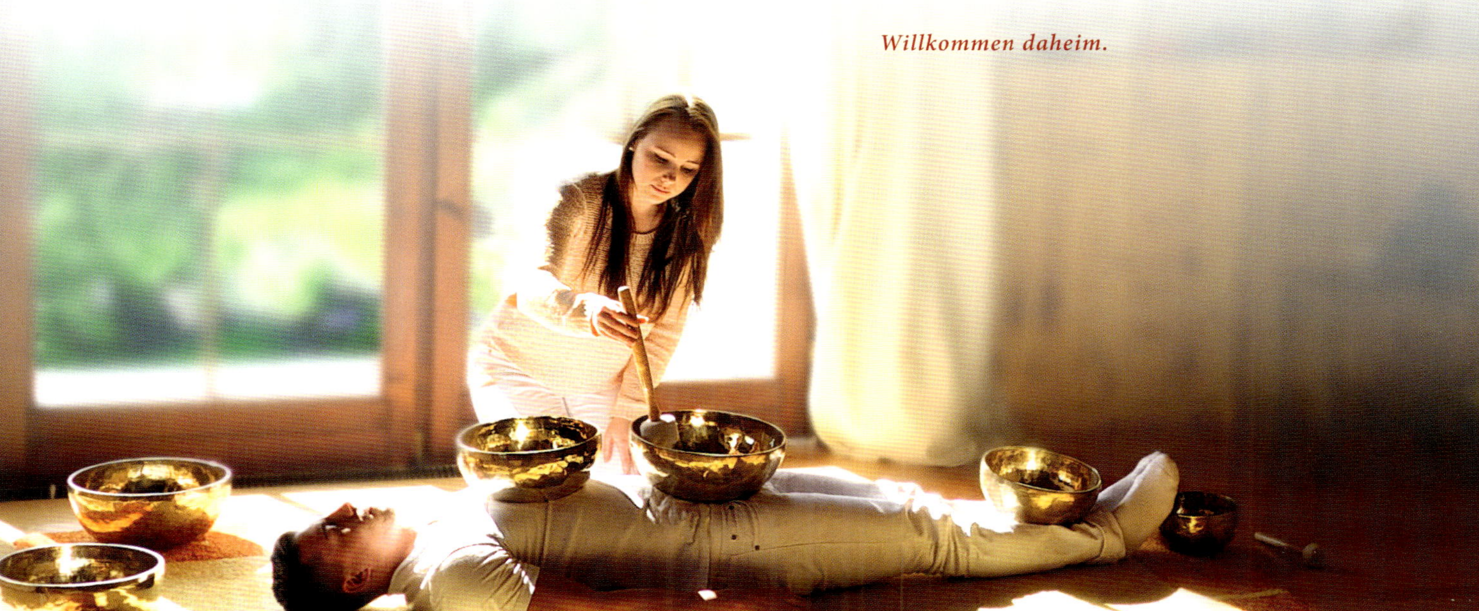

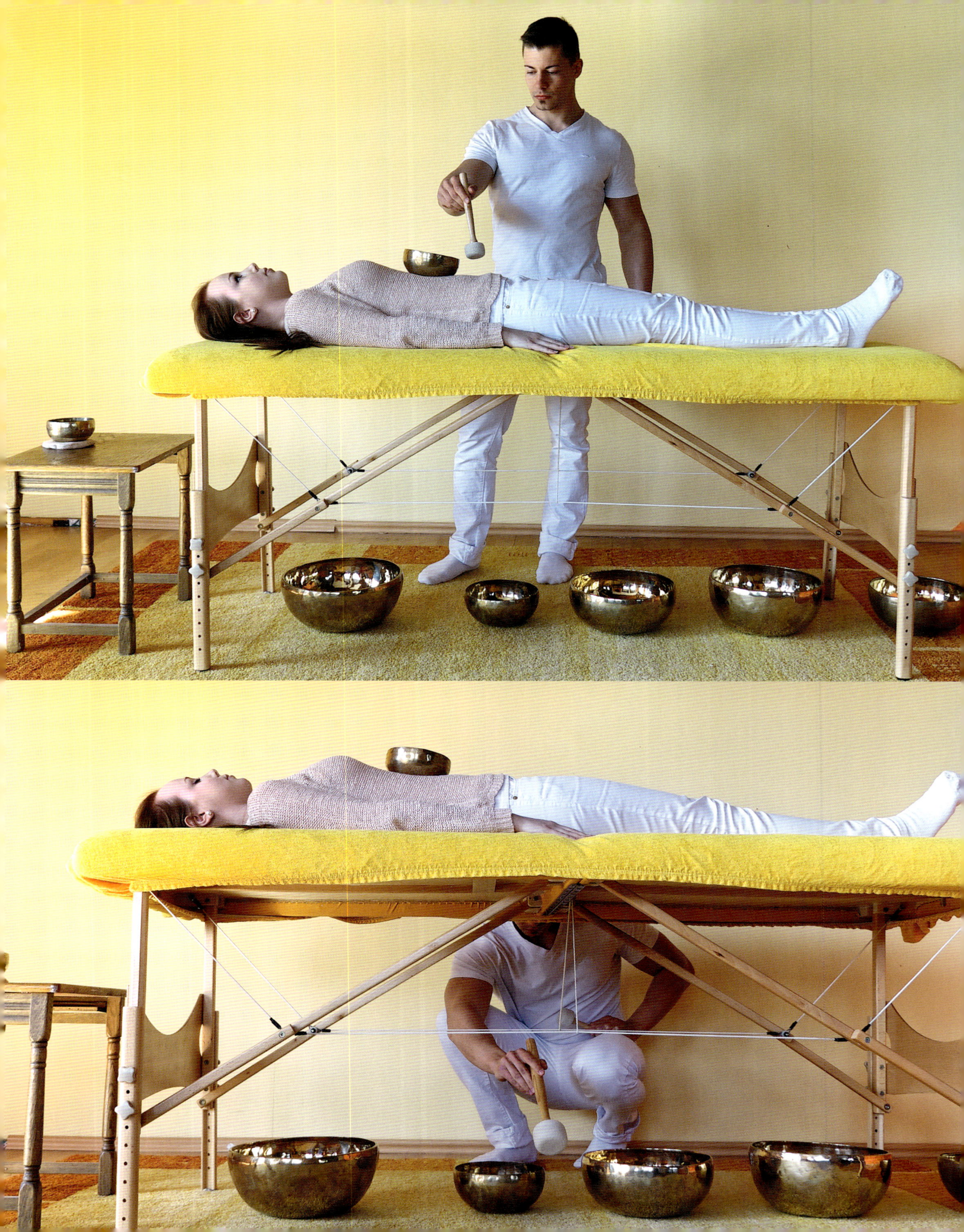

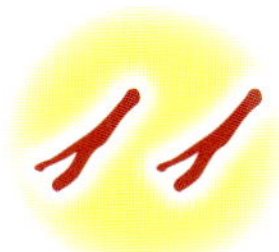

Inspirationen aus der Klangpraxis

Wie oft mit Klangschalen behandeln?

Eine einzelne Klangschale kann bisweilen innerhalb weniger Minuten entscheidende Bewegungen im Bewusstsein eines Behandelten auslösen. Bewegungen, die ihn dazu bringen, ein überholtes Verhaltensmuster, das ihn blockiert hat, loszulassen. Bewegungen, die es ihm ermöglichen, Wege zu beschreiten, von denen er eben noch überzeugt war, dass sie gar nicht existieren.
Natürlich gibt es Menschen und Prozesse im Leben, bei denen man eine langfristige Betreuung empfehlen kann. Voll ausgebildete Absolventen unserer Akademie bieten Begleitungen oder Coachings an. In Abständen von ein bis zwei Wochen werden hierbei insgesamt fünf bis zehn Behandlungen durchgeführt. Sie greifen dabei nicht alleine auf Klangschalen, sondern auf ein weit gefächertes Instrumentenangebot, Gesprächsführung sowie die schamanische Seelenpflege zurück, um professionell auf verschiedenen Ebenen begleiten zu können.

Als Regelfall lehre ich folgende Situation: Ob jemand eine zweite Behandlung braucht, wird sich nach der ersten Behandlung zeigen. Nicht selten genügt genau eine Behandlung, um im Leben eines Menschen einen bedeutsamen Quantensprung auszulösen.

Wie oft eine Klangbehandlung stattfinden soll, hängt also ganz vom Behandlungskonzept und den Anforderungen ab. Wir an der Akademie lehren grob vier Ausrichtungen:

1. Der Klient kommt mit einem Problem, das sich in oder nach der Behandlung auflöst. Kein Grund, ein weiteres Mal kommen zu müssen.
2. Der Klient kommt aus Gründen der Salutogenese: Um seine Gesundheit zu pflegen und zu unterhalten. Er will sich vorsorglich von der entspannenden und klärenden Wirkung von Klangschalen begleiten lassen. Wenn er es sich gönnen möchte, empfehle ich einmal die Woche oder alle zwei Wochen eine Behandlung.
3. Der Klient hat eine lebensbedingte Aufgabe oder Krise. Vielleicht steht eine Prüfung bevor und er sorgt sich um seine Nervosität. Vielleicht will er heiraten, spürt aber Zweifel in sich. Vielleicht würde er gerne seinen Job kündigen, traut sich aber nicht. Vielleicht ist die Frau Mama viel zu früh gestorben und er braucht Raum, um bei sich zu sein und auch mal weinen zu können. Vielleicht wurde ihm eine Niere entfernt und er will dieses Trauma, seine Trauer und Angst begleiten. Vielleicht schreibt er gerade einen Bestseller und sucht Momente der kreativen Klärung. Hier ist ein intensive Begleitung auf mehreren Ebenen sinnvoll.
4. Ebenso kann der Kunde Intensivkuren von ungefähr fünf bis zehn Tagen mit täglich einer bis zwei Behandlungen machen. Von den zwei Behandlungen sollte jedoch nur eine eine Klangbehandlung sein. Die andere eine Gesprächsbegleitung, schamanische Arbeit oder therapeutische Methoden, die dir sonst noch zur Verfügung stehen. Bist du ausgebildet in Fußreflex-

Wie oft hintereinander behandelt wird, hängt von der Situation ab. Eine pauschale Regel gibt es hier nicht.

Bilder links: Eine Liege erlaubt dir unter anderem, Klangschalen in der Körperachse unter deinem Partner aufzubauen und zu spielen.

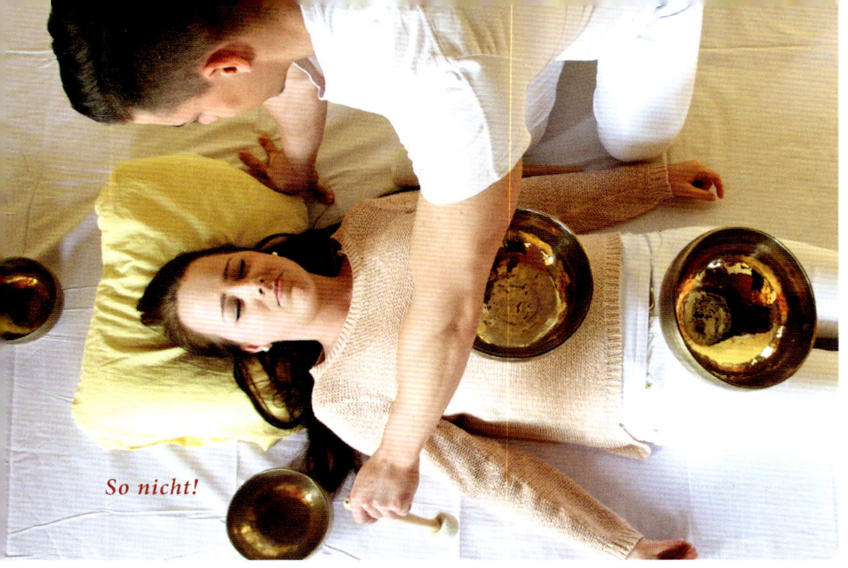
So nicht!

zonenmassage? In Reiki? In Shiatsu? Akupunktur? Es gibt unseres Erachtens nach nichts, was nicht mit (Klang-)Schalenbehandlungen ergänzt, erweitert oder begleitet werden könnte.
Nach einer Intensivkur sollten wiederum viele Monate vergehen, bevor wieder eine Klangbehandlung genommen wird.

Den Partner am Fußende umrunden, nicht über ihn lehnen und auch nicht mit einem langen Summelstil kompensieren.

Die lange Pause nach einem Coaching oder einer Intensivkur ist sinnvoll, da sich die Wirkungen erst in der Zeit entfalten. Tatsächlich können wir Wirkungen auch wieder zerspielen, wenn wir zu oft behandeln oder zu hoch dosieren.
Ohne weitere Ausbildung empfehle ich dir die Behandlungsformen 1. und 2.

Der Kodex der Akademie:
Die Menschen möglichst schnell und zielstrebig in die Lage versetzen, auf einen Therapeuten, Guru, Heiler, Führer, Vorgesetzten oder Ähnliches verzichten zu können.
Die Menschen an ihr ureigenes Potenzial heranführen, damit sie es entdecken, üben und entfalten können. Sie dabei unterstützen, möglichst rasch ein Leben in Kreativität, Offenheit, Empathie und Verantwortlichkeit sich selbst und anderen gegenüber führen zu können.
Liebe heißt für uns: Versuchen, die Menschen, die zu uns kommen, möglichst schnell wieder loszuwerden. Eben weil wir sie lieben. Das geht am leichtesten, wenn wir sie darin begleiten, sich selbst zu finden, anzunehmen und ihre Kraft zu entfalten. Wer liebt, will Freiheit für alle. Denn nichts mag die Liebe mehr und nichts fördert sie stärker als Freiheit.
Klangschalenmassagen zu bekommen ist hier eine tolle Unterstützung. Wenn du sie in dein Leben integrierst, sie also zu geben lernst, ist das noch wirkungsvoller. Klangmassage ist ein Weg, die Liebe, die du in dir spürst, zu leben.

Auf beiden Seiten bespielen

Stell dir einfach mal Folgendes vor: Du liegst auf dem Boden oder einer Liege auf dem Rücken. Du hast die Augen auf. Jemand beugt sich immer wieder über dich oder langt mit dem Arm hinüber, um auf der anderen Seite von deinem Körper etwas zu tun. Fühlt sich das gut an, selbst nur in deiner Vorstellung?
Meist basiert das Rübergreifen schlicht auf Bequemlichkeit des Behandlers. Aus energetischer Sicht ist es fragwürdig. Ich empfinde es als »Übergriff«. Warum gibt es das Wort wohl? Deine Schwingungsfelder haben bestimmte Qualitäten und Ausrichtungen und die vermengen sich beim Übergreifen mit denen deines Kunden.
Vielleicht stört es dich persönlich nicht, wenn jemand über dich hinweglangt. Es gibt jedoch Menschen, die haben Missbrauch erfahren oder sind feinstofflich sensibel. Versuche dich an den Sensiblen zu orientieren, die »Normalen« werden es ebenfalls zu schätzen wissen.

Den Bespielten umrunden

Willst du deinen Partner von zwei Seiten bespielen, solltest du erst die eine und dann die andere Seite behandeln. Oder aber, du läufst hin und her – und zwar ausschließlich um das Fußende. Nicht, nicht, no, never, njet rund um den Kopf. Um den Kopf laufen ist noch ungünstiger als hinüberlehnen. Läufst du um das Kopfende hin und her, läufst du bei Sensiblen *durch* den Kopf.
Laufen an sich ist nicht ungünstig. Es bringt nur Unruhe in den Raum, wenn *du* dabei un-

ruhig wirst oder unruhig denkst oder generell unruhig spielst. Bist du jedoch am RASSELn, dann wird dein Partner sich in der Regel nicht gestört fühlen.

Blockade und Überschuss

1. Wenn du mit Klangschalen auf verschiedenen Menschen übst, wird dir vermutlich bald ein Phänomen begegnen: Du stellst eine dir vertraute Schale auf eine Körperstelle deines Klienten und sie klingt plötzlich ganz flau und dumpf. So als würde sie nicht richtig schwingen. Wie gehst du in diesem Fall vor? Ganz korrekt vermutest du zuerst, dass dein Anspiel vielleicht nicht hundertprozentig optimal war.
2. Du wiederholst es sanfter, stärker oder an einer etwas anderen Stelle der Schale. Immer noch ein ganz mupfeliger Ton.
3. Natürlich kontrollierst du als inzwischen geübter Klangschalenkreativer, ob die Schale vielleicht am unteren Rand Berührung mit dem Körper oder dem Stoff der Unterlage (Pullover, Decke, Kissen) hat. Tatsächlich ist für neunzig Prozent aller flauen Töne eine ungünstige Schalenlage verantwortlich. Doch in diesem Fall nicht, die Schale steht komplett frei und sollte gut schwingen können.
4. Verschiebst du die Schale nun einige Zentimeter auf dem Körper oder nimmst sie auf deine Hand und spielst sie dann erneut, dann klingt sie wieder ganz herrlich. Erstaunt stellst oder bewegst du die Schale zurück auf den eben bespielten Punkt – und sie klingt wieder dumpf.

Ebenso kann es dir passieren, dass die Schale nicht dumpf klingt, sondern ganz besonders hohe Frequenzen auf ungewohnte Weise ihren Gesamtklang dominieren. Auch hier wirst du erst überprüfen, ob die Grundtonschwingung wohl weggefiltert wird, weil die Schale Stoffberührung hat. Oder du machst den oben genannten Test und verschiebst ihre Position: Zack!, klingt sie wieder normal. Wenn sich der Sound nicht verändert, wenn du diese Überprüfung durchführst, dann befindet sich deine Schale vermutlich auf einer Körperstelle, auf oder in der sich anatomisch oder energetisch etwas tut, was die Schwingung der Schale klar hörbar beeinflusst. Das erscheint einem nur so lange unglaublich, bis man es ein paarmal erlebt hat.
Früher habe ich geschrieben, dass der flaue Klang von einer energetischen Blockade, der spitze, schrille Sound von einem energetischen Überschuss herrührt. Nach zwanzig Jahren Forschung verzichte ich auf diese Beurteilungen. Sie bringen keinen Vorteil, sind aber Fehlerquellen.

Blockaden & Überschuss behandeln

Es gibt zwei Herangehensweisen, beide funktionieren und sind legitim. Die eine ist halt verführerischer, einfacher, schneller und das ist die symptomorientierte Auflösung. Die geht so:

1. Du findest so eine Stelle mit einer Blockade oder einem Überschuss.
2. Du verifizierst, dass es tatsächlich eine Klanganomalie und kein Spielfehler ist.
3. Nun kannst du die Schale auf diesem Punkt oder direkt drumherum so lange spielen, bis sie beginnt, wieder besser zu klingen. Nicht selten löst sich das Klangphänomen schon nach wenigen Sekunden oder Minuten auf.
4. Danach fährst du in deiner Behandlung fort.

Gut gemeint ist nicht gut gemacht.

Obwohl ich nirgendwo in meinen Büchern und Anleitungen einen Zweifel daran lasse, dass im Feldeinsatz immer das eigene Gefühl Priorität vor dem praktischen Fallbeispiel hat, setzen viele Menschen lieber die manuelle als die spirituelle Anleitung um: Sie spielen (viel) länger auf der Körperstelle, als sie eigentlich für richtig halten – nämlich bis sich der Klang der Schale verändert. Was durchaus auch nie passieren kann. Dann hören sie nach einer Ewigkeit frustriert auf. Darum hier das Upgrade: Es ist total okay, einer auffälligen Körperstelle einige Extravibrationen zu gönnen. Bespielst du zum Beispiel einen

Bruch oder eine starke Verspannung, kann es grundsätzlich ganz guttun oder sogar effektiv helfen, genau die Stelle zu bespielen, an der das Problem sitzt. Nun kommt kein Aber, sondern eine Erweiterung:
Es ist fast nie notwendig, das Schwingungsphänomen an genau dieser Stelle aufzulösen. Es genügt also eine kurze Aufmerksamkeit – danach spiele weiter wie gehabt.
Oft haben *energetische Auffälligkeiten* (klingt viel offener formuliert, als wenn ich hier von Blockaden oder Ähnlichem schreibe, oder?!) und lokale Symptome (wie eine Verspannung) einen Teil ihrer Ursachen in den Gebieten, die die eigentliche Auffälligkeit umgibt. Hast du zum Beispiel einen Muskelknoten, so kann man ihn ebenso gut behandeln, in dem man um ihn herum die Schale aufsetzt und spielt.

Bloß nicht auf die Auffälligkeit fixieren.

Nimm wahr, gib ein wenig Achtsamkeit, Respekt und Spiel in die Stelle. Dann sei wieder beim ganzen Menschen.

Es gibt in unserer Anatomie meines Wissens nach keine Vorgänge, die ohne Ursache und Auswirkungen im umliegenden Gewebe, genau genommen aber im gesamten System sind. Eine Verspannung im Nacken hat immer Einfluss auf die Körperstatik. Jede Erkrankung hat (auch biochemische) Vorgänge zur Ursache wie auch Auswirkungen in der Biochemie. Jede Wirkung betrifft das gesamte System.

Ich gehe daher anders vor.
Erst einmal an deinem Denken arbeiten. *Das ist keine Störstelle,* sondern einfach eine Auffälligkeit in der Bewegung der Körperfelder. Verzichte auf die Idee von Negativ und Positiv und dein Universum wird dich mit Lebendigkeit belohnen.
Zweitens: Du musst das »Problem« nicht lösen. Dein Partner wird das selbst tun. Mit Unterstützung der Klänge und im geschütztem Raum, den du ihm anbietest.
Wenn du eine größere und längere Gesamtbehandlung machst, dann verändert sich fast immer etwas auch an diesen Einzelfeldern deines Partners – auch ohne, dass du ihnen besondere Aufmerksamkeit schenkst. Manchmal erst einige Stunden nach der Klangmassage.

Spielst du eine integrale Klangmassage, dann bewegst du den ganzen Menschen und so auch die Ursachen von was auch immer.
Die Zusammenhänge zwischen Körper, Geist und Seele eines Menschen sind ausgesprochen vielschichtig und komplex. Eine Diagnose, die einer kritischen Prüfung standhält, ist weit mehr als eine Kunst. Sie ist eine Gnade. Selbst wahrlich hervorragend ausgebildete Ärzte schaffen im Praxisalltag nur diagnostische Trefferquoten, die knapp über fünfzig Prozent liegen.

Konzentrierst du dich auf Diagnostik und Symptombehandlung, spielen deine Wahrnehmungen und Behandlungen in derselben Liga, in der das schulmedizinische System und viele Heilpraktiker spielen. Das kann gut gelingen – gerade auch mit Klang. Die Behandlungen sind wohltuend, effektiv und die nicht erwünschten Wirkung sind eher selten. Bei der Umsetzung des RASSEL-Spiels und den Säulen der Klangschalenkunst noch seltener. Es gibt keinen echten Nachteil.

Wenn du den ganzen Menschen behandelst dann gibt es eine ganze Reihe von Vorteilen.
Denn jedes Symptom, jede Befindlichkeit, Erkrankung, Störung, Beeinträchtigung oder was auch immer stehen in einer Verbindung mit dem Leben und der Wirklichkeit des Menschen. In den seltensten Fällen durchblickt der Klient selbst diese Zusammenhänge vollständig.
Behandle den ganzen Menschen. Triffst du auf eine Auffälligkeit, gönne ihr deine kurze Aufmerksamkeit. Sage »*Ach hallo, bist du eine Auffälligkeit?*«
Verweile, wenn dein Gefühl es dir rät, einen Augenblick oder auch zwei länger als du es an anderen Stellen tust und lasse sie wieder los. Sage ihr und dir »*Woher auch immer du kommst, was auch immer du brauchst – du bist Teil eines größeren Ganzen, für das ich hier ein Konzert der Liebe spiele. Mache für dich daraus, was du für richtig hältst.*«

Nun ja, ich für meinen Teil habe herausgefunden, dass ich mich durch diese Herangehensweise freier fühle, die Ergebnisse jedoch nachhaltiger sind. Verspannungen und Krankheiten interessieren mich nicht. Mich interessiert der Mensch – mit allem, was er ist und was er mitbringt.

Spielst du mit einem Set Lebensschalen, setzt die RASSEL-Prinzipien um, nutzt die Klangachse und die Tranceinduktion, dann musst du dich um nichts weiter kümmern. Halt dich von Handwerk und Liebe abgesehen da raus. Dann zeigt das Leben den Weg, den dein Partner zu gehen gewillt ist. Wir behandeln keine Krankheiten. Wir spielen mit dem Leben.

Nach der Behandlung ausgepowert?

Wenn du nach einer Behandlung mit Klangschalen selbst ausgepowert bist – wenn dich die Klangmassage »geschafft« hat – dann ist etwas grundsätzlich schiefgelaufen. Keine Panik, so etwas darf dir ein-, zweimal passieren, damit du bemerkst, dass du es so auf keinen Fall wieder erleben möchtest.

Klangmassagen geben muss sich (an dieser Stelle mal ein *Muss*) ausgleichend und vitalisierend auf den Behandler auswirken. Es ist ein typisches Merkmal der Klangschalenklangmassage, dass es auch einem Laien gelingt, Behandlungen zu geben, bei denen sich sowohl Behandler als auch Behandelter nach der Behandlung wesentlich besser als vorher fühlen.

Zu Erschöpfungszuständen während oder nach Behandlungen kommt es unter anderem, weil:

- du Energie von dir abgegeben hast. Einfach so in den Raum oder sogar übertragen auf den behandelten Partner,
- du ein Thema, welches dein Partner mitgebracht hat, übernommen hast. Das kann ganz bewusst geschehen, weil er ein Thema mit dir besprochen hat, was dich in deinem Leben auch betrifft. Oder weil dich sein Schicksal tief berührt hat. Man muss zum Beispiel von Missbrauch nicht betroffen gewesen sein, um tief bewegt zu werden, berichtet einem ein Mitmensch von solch einem Trauma. Oft geschieht das »Themen-Übernehmen« unbewusst. So kann zum Beispiel ein Symptom wie eine Rückverspannung oder Magenweh auf dich »überspringen« – wahrlich ein Phänomen innerhalb der Heilkünste und ein Hinweis auf seine informelle Grundstruktur.
- Manchmal gibt es auch gar kein »Thema«. Es handelt sich (seltener) um eine Art physikalisches Schwingungsmuster, welches du beim Partner ablöst und das sich dann nicht auflöst, sondern bei dir Platz sucht. Zum Beispiel verursacht durch eine Störung des Schwingungsfeldes durch elektromagnetische Belastungen.

Wenn wir etwas als Blockade oder Überschuss bezeichnen, ist das dann nur eine Beobachtung oder schon eine Wertung?

Das Phänomen der Übertragung und Auslaugung ist weit verbreitet. Eine ganze Anzahl von Büchern und sogar Seminaren widmen sich dem energetischen Selbstschutz. Verschiedene Techniken des Selbstschutzes sind ausgesprochen wirkungsvoll. Nicht immer versuchen sie, die Ursache für Auslaugung oder energetische Übertragungen zu finden. In der Regel ist es nämlich so, dass der Behandler mit der Lebensenergie und/oder seinen Absichten und Gedanken nicht angemessen umgeht. Dann hilft es auf Dauer nämlich nicht, sich zu verteidigen. Du musst klären, warum du angegriffen wirst oder dich angegriffen fühlst.

Die wirklich erfreuliche Botschaft: Wenn du so Klangmassagen spielst, wie ich es hier im Buch beschreibe, solltest du so gut wie nie Probleme mit energetischen Übertragungen haben. Das hat mehrere Gründe:

- Durch Absichten, die auf Krankheit und Heilung zielen, greifen wir tief und mehr oder weniger bewusst in zum Teil hochkomplexe Vorgänge von Körper, Geist und Seele ein. Sowohl mit unserem Geist wie auch mit der Power der Klangschalen. Es ist leicht, hier durcheinander zu kommen. Lass die Absichten bis auf den Klang und die Liebe weg. Versuche nicht,

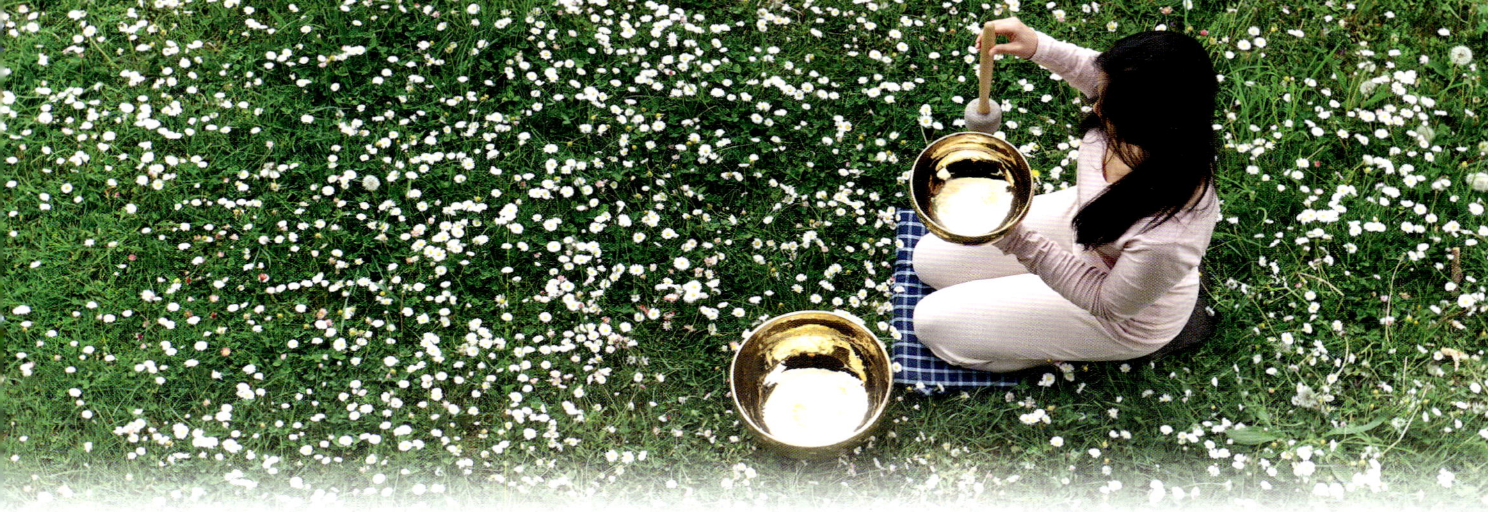

Bist du erschöpft, kann es guttun, in die Natur zu gehen. Auch deinen Klangschalen.

etwas bei deinem Partner zu ändern. Dann machen die Klangschalen ihren Job.

- Die Physik der Klangschale verursacht eine Verwirbelung und Transformation der Muster, die sie bei deinen Klienten (und dir) bewegt. Feinste Klangphysik. All unsere Erfahrung zeigt, dass durch diesen Prozess das, was sich löst, tatsächlich *auf*gelöst wird und nicht auf dich überspringt. Das Spiel mit Klangschalen ist also sicher.

Kam es einmal vor, dass jemand von Erschöpfungen nach Klangschalenbehandlungen berichtete, konnte ich fast immer mit der Frage *»Wolltest du deinem Partner Gutes tun?«* die Ursache für die Erschöpfung finden. Bekomme ich da nämlich ein *»Ja!«*, dann empfehle ich *»Dann probiere einfach mal loszulassen. Was für deinen Partner gut und nicht gut ist, kannst du womöglich gar nicht entscheiden. Habe nicht den Ehrgeiz, dein Gegenüber zu befriedigen. RASSEL für ihn, aber verzichte darauf, ihm »Gutes tun zu wollen«.*

Intentionsloses Spielen minimiert das Überspringen von Themen und Energien.

Schutz und Regeneration

Wenn du dich nach einer Behandlung dann doch einmal mies fühlst, dann helfen sieben Tricks:

1. **Sich selbst schonen.** Ein Spaziergang, ein wohltuender Tee, deine Lieblings-Yogaübung, schwimmen, tief durchatmen.
2. Frage dich, wie es um deine **Achtsamkeit,** das **Spielerische** und **Liebevolle** stand. Frage dich, warum du dir da was reingezogen hast. Diese Kräfte können, böse Absichten einmal nicht vorausgesetzt, nicht überspringen, wenn nicht eine latente Offenheit vorhanden war. Du kannst so einen Vorgang durchaus als »unangenehmes, jedoch lehrreiches Geschenk« betrachten.
3. **Schau dir das Thema an:** Was bewegt dich da? Wie genau fühlst du dich? Stelle dir die Frage: Will ich mich damit beschäftigen? Da kann man durchaus ein »Ja!« in sich spüren. Dann kannst du in Ruhe für dich darüber nachdenken. Toll ist auch, wenn du einen Partner oder Freund hast, mit dem du über das Thema reden magst. In der Regel verschwindet der problematische Teil der Situation dann innerhalb von wenigen Stunden bis ein, zwei Tagen. Es ist oft tatsächlich nur eine Meldung deines Unterbewussten, dass hier Bedarf besteht.
4. **Blitztherapie:** Absolute Schnellheiler sind Rapunzel-Schokoladen (die gibt es im Bioladen, neben anderen guten Anbietern – und nein, ich bekomme kein Geld von Rapunzel). Ich empfehle hier echte Bio-Schokolade. Supermarktschoko braucht inzwischen einen Beipackzettel, so viele Zusatzstoffe sind da oft drin. ***Ein Stück Schokolade kann zudem ein echtes Notfallmittel sein.*** Schokolade sorgt für hormonelle Reaktionen in uns, die mit »Belohnung« und »Liebe« vergleichbar sind. Eine gute Klangpraxis

darf ein paar Sorten im Regal haben ...

5. **Duschen!** Duschen wäscht uns nicht nur den Staub und Schweiß des Tages vom Leib. Es vermag auch energetisch zu reinigen.
6. **Sich selbst Klangschalen gönnen.** Sie dahin führen und dort spielen, wo es dich oder sie hinzieht.
7. **Loslassen:** Begrüße das, was dir begegnet an Gefühlen oder Körperwahrnehmungen, freundlich. Wenn du magst, frag es nach seiner Absicht für dich (siehe Punkt 3) und/oder bedanke dich dann freundlich und verabschiede es mit der Bitte, es möge sich jetzt eine andere Aufgabe irgendwo anders suchen.

Das sind alles erprobte Tricks, auf die unser Gehirn und Schwingungsfeld reagiert. Es ist nicht notwendig, an sie zu glauben. Sie funktionieren auch so.

Geht bei dir trotz der Umsetzung dieses Lehrbuches und dieser Tipps immer wieder oder gar ständig der Punk ab, kann das unter anderem zwei Gründe haben:

1. Die Zeit zu behandeln ist vielleicht nicht gekommen. Du bist es, der Hilfe braucht und behandelt werden sollte. Es ist überhaupt keine Blamage, so etwas festzustellen. Es betrifft viele Menschen. Hinter dem Wunsch, andere zu behandeln, liegt oft der unbewusste Wunsch oder das Bedürfnis verborgen, selbst Zuwendung zu erhalten. Von anderen und auch von dir selbst.
2. Es gibt Menschen, die haben einen ungewöhnlich starken Draht in die nichtalltägliche Wirklichkeit, die Anderswelt. Manche werden von Kontakten, Wahrnehmungen und Energien geradezu heimgesucht. Hier kann ich nur empfehlen, dich mit Schamanismus und den Techniken schamanischen Arbeitens zu beschäftigen (siehe Seite 204 ff). Auch aus diesem Grunde bringe ich Klang- und schamanische Heilkunst miteinander in Berührung.

Energetische Instrumentenreinigung

Noch seltener kommt es vor, dass ich das Gefühl habe, *»da ist etwas an einer Klangschale hängen geblieben.«*
Dann fülle ich sie mit Wasser und stelle sie ein paar Nächte raus an die frische Luft. Das Wasser später nicht in die Blumen, einfach in den Ausguss – dann kommt es ins Klärwerk. Die Schalen liebevoll spielen tut ihnen auch gut. Dir sowieso.

Wenn du dich nach Klangschalenbehandlungen kraftlos fühlst, keine Sorge. Die Ursachen lassen sich ermitteln und überwinden.

Energetische Raumreinigung

Wenn du Klänge mit dem RASSEL-Prinzip spielst und die Kunst der Klangmassage umsetzt, dann musst du dir keine Sorgen um energetische Verunreinigungen deiner Räume machen. Klangschalen und deine Haltung wirken aus sich selbst heraus reinigend, befreiend und klärend.

Ich habe mich mit vielen Heilmethoden auseinandergesetzt. Klangschalen liebe ich unter anderem deshalb so, weil sie die Chancen, Themen und Energien deines Behandlungspartners anzunehmen, auf ein absolutes Minimum reduzieren.

Harry-Potter-Autorin Joanne K. Rowling wusste Bescheid: Harrys Mentor Professor Lupin bietet Harry in mehreren Szenen Schokolade nach einem energetisch anspruchsvollen Zauber an.

Vor der ersten und nach jeder Behandlung solltest du den Behandlungsraum gut durchlüften – in Verbindung mit gelegentlichem Räuchern und den Klängen genügt das in der Regel.
Selten kommt es vor, dass ein Mensch so eine große Last, so eine mächtige Energie, so eine Verwirrung mit sich bringt, dass du trotz aller Klangschalenkunst das Gefühl hast, es hängt was in deinen Räumen fest.
Extreme Schwingungen können in diesen Fällen hilfreich sein. Toll sind hier dünne Tamtams, auch Feng Gongs genannt. Spielt man sie zügig perkussierend am Rand, bauen sie ein machtvolles Rauschen auf, mit dem man durch den Raum und in alle Ecken wandern kann, die einem belastet erscheinen. Auch Kristallschalen »braten« alle Fremdschwingungen effektiv aus dem Raum.
Dazu ein Trick aus meiner Schamanenkiste.

Verbrauchtes verabschieden

Der *Kampf* gegen unangenehme oder finstere Energien ist ein schier endloses Unterfangen mit zweifelhafter Gewinnchance. Wenn ich das Gefühl habe, »da hängt was«, dann öffne ich die Türen in den Garten (oder das Fenster), laufe mal lieblich klingend, mal wild rauschend (Feng Gong) durch den Raum, bedanke mich bei den Kräften und sage ihnen, dass sie ihre Aufgabe bei diesem Menschen und/oder hier erfüllt haben. Ich sage, dass er/ich nun den Raum beanspruche, um ihn für andere Kräfte zur Verfügung zu stellen. Dann bitte ich die störenden Schwingungen, den Raum zu verlassen und den Weg zu gehen, der ihnen bestimmt ist. Ich komplementiere sie also freundlich heraus, anstatt sie zu verjagen. Wieder: RASSELn.

Die Trennung der Welt in die Illusion von Gut und Böse raubt uns den Himmel. Sie blockiert unsere Fähigkeit, die Liebe in allem zu erkennen. Auch im Unangenehmen.

Wenn man es ehrlich meint, funktioniert es. Es ist die Finsternis, die es möglich macht, dass wir das Licht sehen können.

Auch Rahmen- oder Schamanentrommeln, Kristallklangschalen und Rasseln eignen sich toll zum Klären von Räumen. Auf keinen Fall Didgeridoos in Räumen spielen, von denen du den Eindruck hast, da hängt was. Durch die phänomenale Physik des Didgeridoo bewegt sich das, was im Raum ist, gegen den Atemstrom hoch ins Didgeridoo bis in deinen Körper.

Licht und Dunkel

Die geistige Welt ist keine Lichtwelt, sondern eine aus Licht und Dunkel. Ignoriert man das Dunkel konsequent, besteht die Gefahr, im Licht zu verbrennen oder vom irgendwann garantiert auftauchenden Dunkel übel überrascht zu werden. Was eigentlich nicht sein muss, da das Dunkel mindestens so viel Hilfe und Inspiration für uns und unsere Heilarbeit bereithält wie das Licht. Meiner Meinung nach sogar ein Eckchen mehr, verschieben wir doch gerade das gerne ins Dunkel, was der Quell unserer Kraft sein könnte.
Die Welt und das Leben sind schön und kraftvoll. Schmerz, Trauer, Sorgen, Ängste und Zweifel wurden uns genauso geschenkt wie Lust, Freude, Glück, Kraft, Mut und Liebe. Sie sind eins. Sie wurden uns geschenkt, damit wir das Universum verstehen können.

Wer ausschließlich Licht und Positiv-Denken predigt, kann für sensible Menschen eine Gesundheitsgefahr darstellen. Jeder von uns trägt das Dunkel in sich. Es gilt, es anzunehmen und nicht zu verdammen oder davor zu fliehen.

Klangschalen für Tiere

Wenn du die RASSEL-Prinzipien ebenso konsequent wie gelassen umsetzt, brauchst du kein zusätzliches Klangschalen-Wissen, um mit Tieren zu spielen. Was du selbstverständlich brauchst, ist Erfahrung mit der Tierart und Rasse, die du behandeln möchtest. Doch ich vermute, kein Mensch, der nichts mit Pferden zu tun hat, kommt auf die Idee, Pferde mit Klangschalen zu behandeln.

Wenn du über Pferde-Erfahrungen verfügst, über Klangschalen und Klangmassage Bescheid weißt und die RASSEL-Prinzipien anwendest, wirst du staunen, was du bei diesen Tieren alles mit Klang bewirken kannst.
Hast du keine Erfahrung mit Pferden, dann solltest du dich aus Sicherheitsgründen einem solchen mit einer Klangschale nur unter Anleitung eines Pferdeprofis nähern.
Pferde zum Beispiel zeigen es in der Regel an, wenn sie gar nicht gut auf dich zu sprechen sind. Ignorierst du ihre Zeichen, hast du es mit vier- bis achthundert Kilo Antipathie zu tun.
Mehrere Menschen haben mir unabhängig voneinander berichtet, dass sie Pferde (und Kühe), die nicht mehr aufstehen wollten, mithilfe von Klangschalen dazu bewegen konnten, sich zu erheben ...
Katzen hauen einfach ab, wenn du sie nervst oder sie verpassen dir eine. Naja, das tun Katzen auch, wenn sie genug von etwas haben, was sie gerade noch ganz toll fanden.
Auch wer Hunde behandelt, sollte sich mit Hunden auskennen. Wer seinen eigenen

Mischlingshund begeistert mit Klangschalen behandelt, wird dennoch wissen, dass er sich gegenüber einem abgerichteten Schäferhund, Dobermann oder Rottweiler gänzlich anders zu verhalten hat.

Also: Du kennst dein Tier oder die Tierart, zu der es dich hinzieht? Dann leg los. Es gilt wie immer: Klangschalen werden erst im Raum vorgestellt und dann klingend und langsam an deinen Schützling herangeführt. Immer mit der Annäherung anfangen – also für das Tier immer die Option auf Abstand, Abneigung und Flucht offenlassen.

Immer so auf die Tiere zugehen, dass sie dich fixieren können.

Bei Hunden wie Katzen kann es vorkommen, dass sie beim allerersten Hörkontakt panisch Reißaus nehmen. Keine Sorge, die kommen wieder. Du darfst sie mit den Klangschalen nur nicht verfolgen. Wenn die Instrumente immer häufiger im Haus erklingen, kommen sie irgendwann neugierig an oder bleiben ganz gelassen liegen, wenn du dich mit einer Klangschale näherst. Meine Tiere suchten stets aktiv die Nähe der Instrumente.
Mit Tieren und Klang spielen ist im Grunde noch viel einfacher als mit Menschen und Klang. Tiere bilden sich nichts ein. Tiere haben keine Scheu, dir mitzuteilen, wenn sie etwas nicht oder nicht mehr mögen. Wenn ein dir anvertrauter Schützung gesundheitliche Probleme hat, folge deinem Gefühl. Nutze die RASSEL-Prinzipien. Verlasse dich auf deine Intuition und spiele im lebendigen Augenblick. Spiele vor allen Dingen zart, denn ihre Ohren sind meistens (sehr viel) empfindlicher als die unseren.
Spiele ohne Heilintentionen. Lausche und lasse dich führen. Tiere lieben es, wenn du nichts von ihnen willst, ihnen jedoch etwas anbietest. Seelisch gesunde Tiere reagieren immer gut auf Liebe, Achtsamkeit, Respekt, Sanftheit. Sie sind empathisch, also sei du es. Schenkst du ihnen Liebe, schenken sie dir eine größere Welt. Denn nichts ist vergleichbar mit der Liebe eines Tieres.

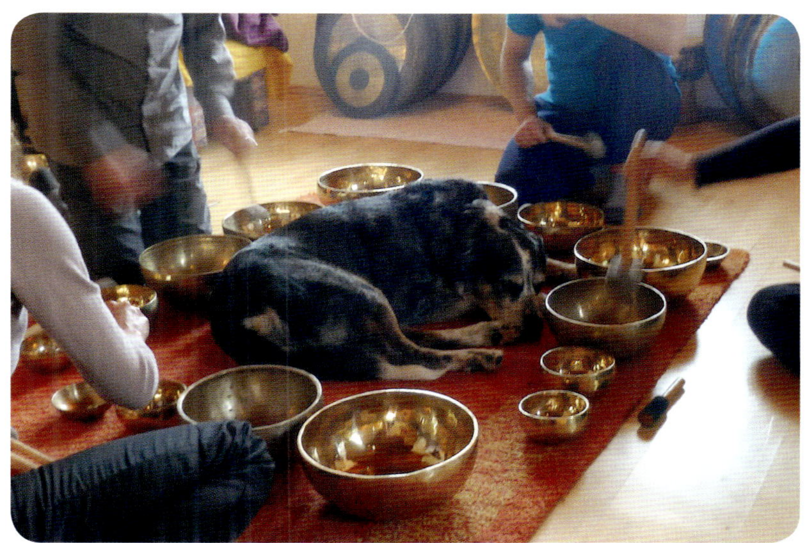

Unser Hund Socke zeigte das korrekte Klangmassagespiel stets durch tiefes Durchatmen an. Sein Zeichen für: »Das gefällt mir jetzt aber mächtig gut.« Hier liegt er inmitten von vier übenden Seminarteilnehmern und genießt.

Klangmassage für Kinder

Zum Thema »Klangschalen und Kinder« gibt es genug kreative Möglichkeiten, um mehrere Bücher zu füllen. Doch in diesem Buch geht es um Klangschalen-Behandlungen und nicht um Pädagogik. Ich habe zahlreiche Erfahrungen von unseren Studenten gesammelt: Auch und gerade Kinder, die verhaltensauffällig sind, reagieren aus Sicht ihrer Familien und betreuender Pädagogen oder Therapeuten oftmals überraschend gut auf Klangschalen. Hier einige Tipps für den Umgang mit Kindern:

- Finger weg von Säuglingen und Kleinstkindern bis ungefähr einem Lebensjahr. Es besteht die Gefahr von gesundheitlichen Schädigungen, wenn du nicht über profundes Können verfügst. Mit entsprechendem Zusatzwissen kannst du auch jüngere Kinder beklingen.
- Befangenheit: Direkte Angehörige (Eltern) sind nicht selten befangen und in komplexe Beziehungsmuster zu ihren Kindern verwoben, die sie selbst nicht erkennen können.
- Die Chance, dass du an den eigenen Kindern etwas erziehen oder heilen willst, ist mächtig und verständlich. Nur leider kann diese Kraft jede Entfaltung blockieren. Da lohnt es, jemand Externen einzuladen, dem du vertraust.

- Verzichte unbedingt auf Heilsabsichten. Je auffälliger oder kränker Kinder sind, desto schneller ziehen sie sich zurück, wenn sie mitbekommen, dass du sie verändern willst. Nimm sie in Liebe an. Was auch immer sie haben und sind – es ist eine Auswirkung der Welt, mit der sie leben müssen. Biete ihnen etwas Neues an: Bedingungslosigkeit. Reine Freude.
- Auch pädagogische Ideen und Konzepte lass los. Befreie dich von Absichten und es wird dich umhauen, wie die Minis reagieren.
- Rede mehr mit den Kindern, als du es mit Erwachsenen tun würdest. Frage sie nach ihrer Meinung, ihrem Gefühl.
- Lasse Kinder immer selbst machen, bevor du etwas mit ihnen machst. Also selbst anspielen, selbst auf die Hand nehmen, auf dem eigenen Körper ausprobieren.
- Sage einem Kind, was du machst, bevor du es machst.
- Ein spezielles »Problem« in der professionellen Praxis ist die erhöhte Wachsamkeit gegenüber sexuellem Missbrauch. Gott sei Dank gibt es diese Wachsamkeit endlich, denn leider gibt es viel zu viel und auch organisierten Missbrauch. Nun ist es aber so, dass Kinder durchaus einen sexuellen Übergriff reklamieren können, wo dieser gar nicht stattgefunden hat. Es ist nur natürlich, dass in der heutigen Situation Eltern und soziale Netze eher dem Kind als einem Betreuer Glauben schenken. Das Risiko ist sicher gering. Geschieht so etwas jedoch, dann nützt es dir nicht einmal, wenn du Psychotherapeut oder Arzt bist – dein Leben könnte ruiniert werden.

Kinder überraschen durchweg, wenn sie auf Klangschalen treffen. Plötzlich sind sie still, konzentriert, zielstrebig und entspannt.

- Ich empfehle daher zwingend, dass bei der Behandlung von Kindern, die nicht die deinen sind, immer eine Aufsichtsperson mit im Raum sein muss. Sollte es ein Problem mit der Mama oder Papa geben, so kann das ein Onkel oder die Oma oder eine gute Freundin der Familie sein.
- Solltest du auch nur den Hauch einer Ahnung entwickeln, dass dieses Kind in einen Missbrauch verwickelt ist, folge diesem Gefühl. Nimm umgehend Kontakt zu staatlichen Beratungsstellen auf.
- Doch werde nicht paranoid. Der Vorwurf eines Missbrauches wirkt unglaublich schwer.
- Wenn du Zweifel hast, musst du dich entziehen und den Betreuungspersonen einen Kinderarzt oder Psychotherapeuten empfehlen. Bei misshandelten Kindern können Klangschalen in Therapiebegleitung ein Stück Himmel in ihrer Hölle sein. Doch ohne entsprechende Qualifikation kannst du solche Kinder nicht betreuen. Es besteht die Gefahr, dass du sie ernsthaft gesundheitlich beschädigst.
- Klangmassagen für Kinder fallen in der Regel kürzer aus als bei Erwachsenen. Sie sind schneller entspannt und haben das Erlebnis zügiger ausgekostet. Manchmal zeigen Kinder, die keine Sekunde ruhig sitzen können, unter Klangschalen die Fähigkeit, eine Stunde zu lauschen. Doch für Klangmassagen sind zehn bis zwanzig Minuten schon beachtlich.
- Das Nachgespräch ist ebenso wichtig wie bei Erwachsenen. Lass das Kind immer über seine Erlebnisse berichten. Frage gerne ins Detail, was es so im Kopf gesehen hat (innere Bilder). Was es gefühlt hat. Wenn es nicht reden will, sagst du: *»Das ist völlig okay. Wenn du was erzählen willst, ich bin gespannt und höre dir gerne zu.«*
- Natürlichkeit und Authentizität sind die Schlüssel zu Kinderherzen. Spiel bloß keine Rolle. Sei ganz du selbst. Die Minis sind wie Tiere, die haben ein Gespür für Echtheit.
- Zu erzählen, was du fühlst, wenn du eine Klangschale spürst, kann dem Kind helfen, sich ein Herz zu fassen und selbst zu berichten. Natürlich muss dein Bericht angemessen sein: *»Oh, das vibriert aber doll.«* Oder *»Manchmal kitzelt es mich, manchmal macht es ein schönes Gefühl ... machmal ist es auch ein bisschen komisch. Wie ist es denn bei dir?«*

Wenn Eltern oder Großeltern ihre Kinder zur Klangmassage anmelden (und dafür bezahlen), liegt immer eine Krisensituation vor. Die darfst und kannst du nicht behandeln. Das solltest du unbedingt klarstellen. Weiterhin solltest du schon beim Vorgespräch abklären, ob das Kind in therapeutischer Betreuung ist. Erbitte die Kontaktdaten des Therapeuten, rufe ihn an und frage, ob so eine Klangbehandlung aus seiner Sicht okay geht.

Gibt es noch keine Therapie, stelle klar, dass du sie nicht liefern darfst und kannst.

Bedenke: Ein Erwachsener kann einen Verhaltensfehler, den du machst, integrieren. Er identifiziert ihn als Fehler und dich als menschlich oder als Volltrottel.

Hilfsbedürftige Kinder sind nicht in der Lage, einen menschlichen Volltrottel zu identifizieren. Jede deiner Handlungen und Äußerungen kann und wird von ihnen verwendet, um an ihrem Weltbild zu basteln. Deine Verantwortung ist immens.

Es gibt da einen nachdenklich machenden Spruch: *»Warum nur zahlen wir den Menschen, denen wir unser Geld anvertrauen, so viel Geld? Während wir den Menschen, denen wir unsere Kinder anvertrauen, so wenig zahlen?«*

Das ist eine sehr interessante Frage, die nicht nur Erzieher betrifft. Auch Krankenpflegern, Polizistinnen oder Sozialarbeitern zahlt unsere Gemeinschaft nicht viel Lohn. Autoren, Musikern und Künstlern wollen viele Menschen auch immer weniger zahlen. Warum wollen wir Mitmenschen, die ihr Leben sozialen oder kreativen Aufgaben widmen, keine oder so wenig Anerkennung zollen?

Willst du deine eigenen Kinder behandeln, dann ist das intentionslos meiner Einschätzung nach nur möglich, solange sie gesund sind und du keinen Stress mit ihnen hast. So oder so solltest du deinen Kindern nur *das Angebot* für eine Klangmassage machen. Nicht überreden. Es tut mir leid: Wenn sie nicht von selbst neugierig sind, dann hat das gute Gründe. Neugier ist eine fundamentale Eigenschaft des Gehirns, ganz gewiss aber des kindlichen Gehirns.

Neugier erregst du weder, indem du die Werbetrommel schlägst, dein Kind bittest, zwingst oder mit Sprüchen wie *»Das ist gut für dich«* kommst. Kinder beobachten sehr genau. Wenn sie sehen, wie Menschen schlurfend in das Behandlungszimmer reingehen und mit leuchtenden Augen wieder herauskommen, dann wollen sie irgendwann probieren.

Wenn Mütter oder Väter eine Klangmassage für ihr Kind buchen wollen, brauchen sie selbst eine. Fast immer lösen sich Spannungsmomente zwischen Kind und Elternteil, wenn die Eltern entspannen.

Kleinkinder nicht mit Klangschalen alleine lassen. Verletzungsgefahr – mindestens für Schalen und Einrichtung.

Klangmassage und Schwangerschaft

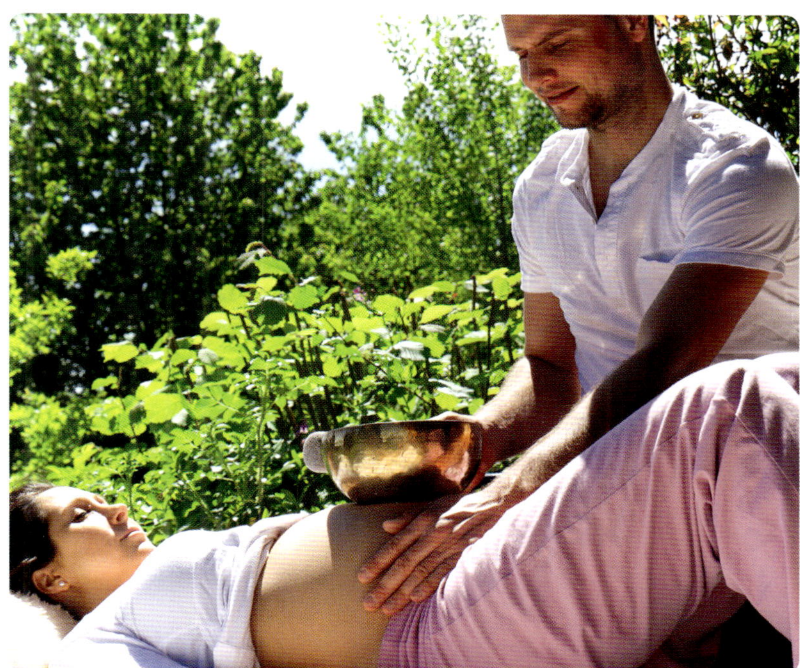

Willst du Klangschalen rund um die eigene oder die Schwangerschaft anderer Menschen einsetzen, empfehle ich dir mein Buch *Der Klang der Liebe – Ein Jahrtausendritual.*

Rund um die Schwangerschaft kann Klangschalenspiel noch einmal unendlich viel mehr sein als alles, was ich in *Die Kunst der Klangmassage* beschrieben habe. Ich verspreche dir, es kann dein Leben bewegen. Es ist nicht nur ein Buch, sondern ein Projekt. Siehe auch Seite 222 und:

www.derklangderliebe.org

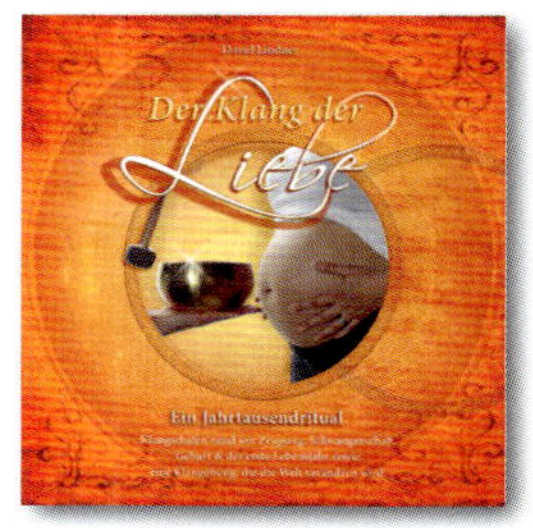

Klangmassage und Chakren

Chakren sind eine Art Energiezentren im menschlichen Organismus. Sie werden häufig als wirbelnde Energieräder beschrieben. Sie verbinden die inneren und die äußeren Schwingungsebenen rund um uns herum. Je nach Schule gibt es sieben, acht, neun oder dreizehn Hauptchakren und Tausende von Nebenchakren.

Das Chakrensystem kommt aus Indien und ist auch in Japan gut bekannt. In China gab es keine Chakralehre. Die Traditionelle Chinesische Medizin kennt oder nutzt sie nicht. Das ist bemerkenswert, handelt es sich bei Chinesen und Indern doch um Nachbarn.

In der Yogalehre gibt es Nadis. Je nach Lehre so 70.000 bis 350.000. Ob diese mit den Chakren übereinstimmen, weiß ich nicht, es gibt jedenfalls auch bei den Chakren Hunderte und Tausende von kleineren und größeren Energiepunkten am Körper.

Die Entsprechung der Hauptchakren sind in den westlichen Heilkünsten die endokrinen Drüsen – unser Hormonsystem. Bedenkt man, dass unser Hormonsystem entscheidende Steuerungsfunktionen für unser Gesamtbefinden hat und auf winzige Reize reagiert, dann ist schlüssig, dass es sich bei den Hauptchakren um die Schwingungsfelder unserer Hormondrüsen handelt. Mit etwas Übung lernst du diese Schwingungsfelder mit den Händen erspüren.

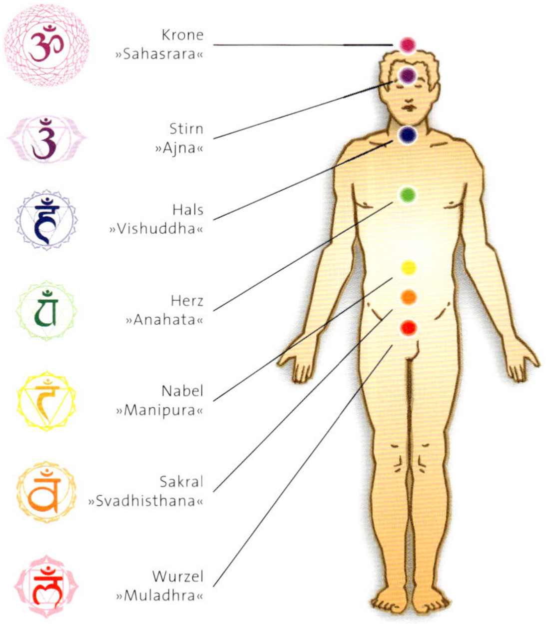

Krone »Sahasrara«
Stirn »Ajna«
Hals »Vishuddha«
Herz »Anahata«
Nabel »Manipura«
Sakral »Svadhisthana«
Wurzel »Muladhra«

Die sieben Hauptchakren

Die sieben Hauptchakren entsprechen in ihrer Lokalisierung wie auch in der energetischen Reaktion auf Reize dem menschlichen Hormonsystem.

Es gibt unzählige komplementäre Heilmethoden, die mit den »Chakren« arbeiten. Die Klangkultur hält eine Reihe von Systemen bereit, wie man gezielt mit Tönen oder Frequenzen die Chakren beeinflussen, also mehr öffnen und schließen kann. Es werden entsprechende Stimmgabel- oder Klangschalensets angeboten, die für jedes Chakra den passenden Ton anbieten und in der Regel aus sieben Stimmgabeln oder Klangschalen bestehen.

Ich habe mich über fünfundzwanzig Jahre intensiv in den verschiedensten Disziplinen mit den Chakren beschäftigt. Es besteht nicht der geringste Zweifel für mich, dass es viele Methoden gibt, mit denen wir die Dynamik der Schwingungsfelder, also der Chakren, beeinflussen können.

Das Diagnostizieren eines Schwingungszustandes innerhalb eines oder aller Chakren ist eine Diagnose. Sie zieht in der Regel eine Therapie nach sich. Das ist nicht der Weg, den ich lehre.

Nur die reine Klangkunst

Dieses Buch ist für Einsteiger geschrieben. Als solcher wirst du zwangsläufig auf Chakren-Notensysteme stoßen. Sie funktionieren meiner Erfahrung nach bestens. Doch sie bieten keinen nachweislichen Vorteil gegenüber dem Spielen im offenen Feld. Da ich selbst seit fünfundzwanzig Jahren Chakren-Methoden lernte und auch lehrte, kann ich dir nur eine ehrliche Empfehlung geben. Mit einem Frequenzset Lebensschalen, dem Spielen im offenen Feld und im lebendigen Augenblick erreichst du auf jeden Fall alle Chakren (siehe weiter unten).

Willst du gezielt beeinflussen, sind die Chakren ein einfacher und mächtiger Weg. Es zeigt sich in jeder Geschichte der Menschen:

Menschen können nicht mit Macht umgehen. Ich will diese Macht nicht.

Die Ebene, auf der ich Klangschalen spiele und lebe, erzeugt meiner Forschung nach nur da Wirkungen, wo es der Organismus und der Seelenkörper des Menschen selbst entscheidet. Das ist meine Methode.

Chakren und Schwingungsfelder

Jede unserer Hormondrüsen reagiert, wenn wir eine Klangschale schwingend in ihre unmittelbare Nähe bringen. Verfügt diese Schale nicht über eine spezielle Frequenz, so reagiert das System trotzdem. Es ist ja nicht so, dass die Klangphysik einfach um eine Hormondrüse drumherum schwingt. Ein so empfindliches Etwas wie ein Hormonsystem, das immerhin über Millionstel Gramm bestimmter Substanzen darüber mit entscheidet, ob wir einen klaren Kopf behalten oder verrückt werden, reagiert selbstredend auf die Klangwucht von Klangschalen und anderen Instrumenten.

Alle Hormonsysteme und so das Chakrensystem stehen in unmittelbarer Wechselwirkung. Es gibt keine Änderung innerhalb eines Teils, ohne dass sich nicht das gesamte System verändert. Diese Wechselwirkungen sind hochkompliziert.

Unsere Schwingungsfelder reagieren auch auf Gedanken und Bewegungen. Mit den Händen und beeinflussenden Gedanken kann sogar ein Anfänger das Befinden eines Behandelten über die Chakren massiv beeinflussen.

Obwohl dieses Fach so faszinierend ist wie alle anderen der Heilkünste, blieb bei mir in einem Vierteljahrhundert des Lernens und Forschens immer ein Beigeschmack. Denn jeder Eingriff in ein Chakra verschiebt augenblicklich die gesamte Energie aller Chakren. Das heißt, eine »Diagnose« beziehungsweise die Absicht, sie zu erstellen, verändert die Schwingung dieser Felder bereits. Wenn ich diagnostiziere, diagnostiziere ich gewissermaßen immer die Vergangenheit.

Leite ich anschließend eine Behandlung der Chakren ein, muss mir vorher klar sein, was ich in Bezug auf die Chakren für richtig und falsch halte, für gesund und krank (-machend) oder positiv und negativ, blockiert und offen. Dann muss ich mir zutrauen, hier gezielt ändern zu können. Unermessliche Macht. Nicht kompatibel mit meinem Weg der Liebe. Es gibt eine Million Gründe, ein Chakra dicht und geschlossen zu halten. Will ich wirklich entscheiden, was sich hier zu öffnen hat? Schön, wenn es Therapeuten hat, die das tun. Ich beschreibe einen anderen Weg.

Von einem alten Insider der Klangtherapie lernte ich, dass es einen populären Fehler in der Zuordnung von Frequenzen/Noten zu den Chakren geben soll. Dieser Fehler soll von einem Übersetzungsirrtum in der frühen Chakrenliteratur herrühren. Diesen Fehler haben wohl anschließend ziemlich viele zitiert ...

Wenn aber alle auf Basis eines Übersetzungsfehlers behandeln – dann müsste ihnen doch auffallen, dass da etwas nicht stimmt, oder? Ihre Klangschalen wirken doch. Die Chakren verändern sich.

Natürlich. Die Chakren müssen reagieren, ganz unabhängig davon, welche Klangschalen oder Stimmgabeln wir einbringen. Eine Hormondrüse kann *nicht* ***nicht*** auf Klangschwingungen dieser Qualität reagieren. Eine Wirkung beweist also noch gar nichts.

Nun gibt es die Behauptung, bestimmte Drüsen reagierten eben besonders gut auf bestimmte Noten. Nur – was ist gut?

Das offene Feld der Liebe ist keine Kritik an bestehenden Systemen. Es ist eine gänzlich andere Option. Welche du wählst, ist mir einerlei. Ich informiere dich hier nur, warum ich meine Wahl getroffen habe. Es gibt viele Menschen, die nach Alternativen zu indischen, japanischen, chinesischen und astrologischen Modellen suchen

Ich bin mir sicher: Egal, in welchem System du zu Hause bist: Das offene Feld der Liebe vermag dich und dein freudvolles Schaffen zu inspirieren.

Das gezielte Eingreifen in die Schwinungsqualität der Chakren ist keine Ursachentherapie. Es hat Gründe, warum sie offener oder weniger offen schwingen. Gründe, so komplex wie das Universum.

Klangschalen und Seelenreise

Wohin geht der menschliche Geist während einer gekonnten Klangmassage? Viele Menschen erleben eine Tiefenentspannung von nie zuvor erlebter Qualität. Insbesondere von Menschen mit über siebzig Jahren Lebenserfahrung hörte ich wiederholt Feedbacks wie von Karl-Heinz (72): *»Ich habe viel erlebt in meinem Leben. Doch noch nie etwas von solcher Qualität – ich war noch nie so entspannt.«*
Ebenso fühlen sich Menschen durch eine Klangmassage nach den zwölf Säulen oftmals emotional oder gar spirituell berührt – und wieder sind es die ganz normalen Menschen: Finanzbeamtinnen, Kellner, Fernsehmoderatoren, Schreiner. Ihre Feedbacks signalisieren, dass sie Zeuge einer Körper-Geist-Erfahrung waren, die für sie eine solch außerordentliches Erlebnis war, dass sie überraschend eindeutig emotionales Vokabular benutzen.
Michel (43, Schreiner): *»Ich habe mich noch nie so aufgehoben, so willkommen gefühlt in meinem Körper und diesem Leben.«*
Kerstin (55, Finanzbeamtin): *»Ich hatte das Gefühl, mein Körper versinkt im Boden, so tief war ich entspannt. Gleichzeitig war ich enorm wach und habe alles mitbekommen. Als wäre ich im Raum geschwebt.«*
Rajesh (29, ITler): *»Ich habe mich noch nie so leicht gefühlt. Alle Last war von mir genommen. Körperlich. Aber auch irgendwie die Last des Lebens. So seelisch. Ich habe mich gefühlt, als würde ich in Zeit und Raum schweben. War das zwanzig Minuten? Zwei Stunden?«*
Barbara (38, Psychotherapeutin): *»Ich hatte das Gefühl, mein Körper liegt hier auf dem Boden, wurde Erde. Ich sah mich über Strände fliegen, Afrika war das. Ich habe dort mit den Menschen getanzt. Wir haben am Feuer getanzt. Es war so vollkommen, so rein.«*

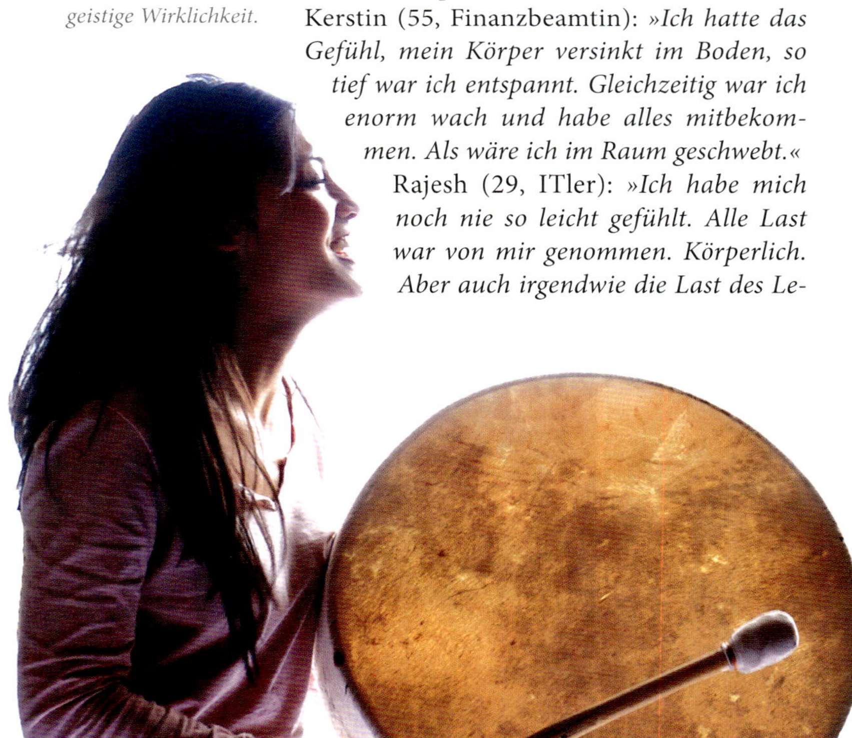

Das typische Werkzeug der Schamanen sind Trommeln und Rasseln. Doch unter dem Einfluss von Klangschalen, Gongs, Didgeridoos, Monochorden und anderen Instrumenten betreten weltweit Millionen Menschen die geistige Wirklichkeit.

Das schamanische Weltbild

Aus Sicht der verschiedensten schamanischen Kulturen aller Zeiten und Völker ist die menschliche Seele in der Lage, sich zum Teil vom Körper des Menschen zu lösen. Sie kann dann eine andere Dimension betreten. Schamanen nennen diese Dimension Anderswelt, Geistwelt oder, wissenschaftlich präzise, die Nichtalltägliche Wirklichkeit. In dieser Ebene kann eine geübte Person gezielt Kontakt zu Krafttieren, geistigen Lehrern wie auch den Seelen verstorbener Menschen aufnehmen.
Schamanismus ist keine Religion, sondern eine Bewusstseinstechnik. Ihre Anwendung freilich führt oft zu einer Intensivierung eines harmonischen und beseelten Lebensgefühls. Dabei ist es egal, ob der Mensch Katholik, Atheist, Pantheist oder was auch immer ist. Schamanismus funktionert auch, wenn man an Jesus, Buddha oder Biochemie glaubt.
Schamanismus ist die älteste und universellste Heiltechnik der Menschheitsgeschichte. Er erlebt in unserer Gegenwart eine Erneuerung und Evolution.
Es gibt praktisch kaum Heilmethoden und Religionen, die nicht Elemente und Techniken des Schamanismus aktiv nutzen. Sogar die Schulmedizin tut es in langer Tradition. Ihre Nutzer wissen oft nichts von den Ursprüngen ihrer Traditionen.
Aus Sicht des Schamanismus kann keine Krankheit entstehen, wenn nicht zuvor unsere Seele Schaden erlitten hat. Entweder ein Teil unserer Seele ging verloren oder wurde gestohlen. Ebenso kann sich eine informelle Schwingung eines anderen Wesens an unseren Schwingungskörper oder

unsere Seele anheften. Stets aber ist ein »zu wenig« oder »zu viel« die Voraussetzung dafür, dass ein Mensch erkrankt.
Ein Schamane versucht dieses Ungleichgewicht mithilfe einer Reihe von Arbeitstechniken zu beheben. Die dann wieder ganz oder heil gewordene seelische Integrität ist aus schamanischer Sicht die Voraussetzung, damit der Organismus wieder heilen kann.
Es ist nicht notwendig, an Schamanismus zu glauben, damit er wirkt.
Es ist nicht notwendig, von Schamanismus zu wissen, um sich in die Seelenwelt zu bewegen. Es geschieht einfach. Und hier beginnt eines der vielen Wunder, deren Zeuge und Erforscher ich unerwartet werden durfte.
Parallel zu meinem Klangweg sammelte ich schamanische Erfahrungen. So lernte ich die Arbeit des Schamanismusforschers Michael Harner, Gründer der Foundation for Shamanic Studies (FSS), kennen. Bei Paul und Roswitha Ucussic von der FSS lernte ich die Nichtalltägliche Wirklichkeit systematisch zu erforschen. In der eigenen Praxis setzte ich das erworbene Wissen sofort erfolgreich um.

Die Reise zum Schamanenklang

Auf beiden Wegen hörte ich genau zu. Ich hörte weit über zweitausend Berichte über schamanische Reisen und Erlebnisse. Ich hörte über 19.000 Berichte über Klangerfahrungen.
Mit den Jahren dämmerte mir, was in der Literatur quasi nicht benannt war: Unter dem Einfluss einer tiefenentspannenden Klangschalenmassage machen bespielte Menschen absolut identische Erfahrungen wie Menschen, die schamanisch reisen.
Schon bald konnte ich ganz klar feststellen: Klangschalen versetzen unsere Gehirnbiologie in einen veränderten Bewusstseinszustand. In diesem Zustand haben ausgesprochen viele Menschen Kontakt zur Nichtalltäglichen Wirklichkeit. Der Geistwelt der Schamanen.
Gemeinhin meinen Klangbehandelte jedoch, sie betreten das Reich der Fantasie. Ihre angebliche Fantasie entspricht dabei exakt den Erfahrungen, die Schamanen machen. Der Unterschied zwischen einer schamanischen Klangerfahrung und der Reise eines geübten Schamanisierers liegt in der Absicht und der Zielstrebigkeit seiner Bewegungen in der Anderswelt, der vermeintlichen Fantasie.
Der Klangreisende sieht sich in der Regel mit auf ihn einströmenden Bildern und Wahrnehmungen konfrontiert. Diese sind mehr oder weniger kurz oder lang und oft nicht konsistent. So könnte Barbara sich in einem Augenblick tanzend in Afrika und im nächsten im Behandlungsraum schwebend und im nächsten mit Delfinen im Meer tauchend sehen. Ein geübter Schamanisierer würde im Vergleich vielleicht die Begegnung in Afrika zum Anlass nehmen, mit den Geistmenschen dort Kontakt aufzunehmen. Er bittet sie gegebenenfalls um für ihn hilfreiche Informationen. Der Schamane ist wie jemand, der träumt und im Traum erwacht. Er realisiert, dass er das Traumgeschehen aktiv nutzen kann und der Traum für ihn Informationen bereithält.
Die Seelenreise des Klangbespielten kommt am häufigsten da vor, wo er diese Erfahrungen machen darf. Im offenen Feld des Heiligen Raumes. Nur einem Menschen, der einige Erfahrungen mit schamanischen Reisen gemacht hat, kann überhaupt erst auffallen, was da passiert.

Unser Geist betritt unter der Einwirkung von Klängen und Musiken häufig die Anderswelt.

Ob wir das nun wissen oder wollen oder eben nicht.

Es ist ohne Belang, welche Art oder Schule der Klangmassage erfahren wird. Erfahrungen der schamanischen Art kommen bei allen vor. Es gibt Klang-Methoden, die die Veränderung des Bewusstseins unterstützen und fördern. Es gibt Methoden, die sie eher behindern. Und es gibt Methoden, die Partner mit Klang gezielt zu manipulieren, um sie so in die geistige Welt regelrecht hineinzuzwingen. Was wir natürlich ablehnen.
Als mir bewusst wurde, wie enorm die Affinität von Klangbehandelten zur geistigen Reise ist, bildete ich unsere Studenten in schamanischen Arbeitsmethoden aus. Bald darauf entwickelte ich neue Techniken, die schamanische Arbeits- und Heilmethoden mit Klangschalentechniken verbanden.

Unsere Ausbildung: KlangSchamane KlangSchamanin: *S.219 und www.heilsame-klangkunst.info*

Es geschieht einfach

Nun ist der Schamanismus bei Weitem zu komplex, um eine Lektion unter vielen in einem Klangschalenmassage-Buch zu werden. Wie schon in mehreren Resonanzbereichen der Klangschalen zuvor, fühle ich mich verpflichtet, dich als neugierigen und forschenden Einsteiger oder offenen Profi darauf vorzubereiten, dass du oder deine Partner in Klangerfahrungen bisweilen eine Pforte durchschreiten. Auf der anderen Seite wartet ein größeres und liebevolles Universum, um mit dir zusammenzuarbeiten und dein Herz zu nähren. Wenn du meinst, alles, was da scheinbar in deinem Kopf vorgeht, sei Fantasie – das ist deine Sache. Dein Klangschalenspiel und die Anleitungen in diesem Buch leiden überhaupt nicht, wenn du auf diese geistigen Aspekte verzichtest.

Man muss kein »Schamane« sein, gemeinsames Trommeln in der Gruppe haben unsere Altvorderen über Jahrzehntausende praktiziert.

Probier es, dein Körper wird sich erinnern!

Wenn du also Feedbacks bekommst oder selbst etwas in dieser Weise wahrnimmst:

- Aufenthalt an herrlichen Naturplätzen,
- Kontakt zu Tieren,
- Begegnung mit weisen Menschen,
- Begegnungen mit bereits Verstorbenen,
- am Rande eines Tunnels, Loches, tiefen Brunnens, eines tiefen Teiches, einer Höhle, eines Ein- oder Durchgangs zu stehen, von denen eine Art Sog ausgeht,
- Reisen in den eigenen Körper,
- Begegnungen mit Lichtwesen, Engeln oder Dämonen,

dann bist du oder ist dein Partner in der Nichtalltäglichen Wirklichkeit unterwegs.
Diese Kontakte sind großartige Geschenke einer anderen Ebene unseres Daseins. Sie sind Einladungen an dich, mehr über das Leben und dich zu lernen.
Wenn dich das schamanische Reisen interessiert, empfehle ich mein demnächst erscheinendes Lehrbuch zum Thema. Es führt dich in eine moderne, offene und undogmatische Vision der Seelenreise ein. Hier lernst du Schritt für Schritt eine sichere Methode, wie du dir die schamanische Wirklichkeit erschließen kannst.

Erweitere deine Möglichkeiten

Was auch immer dir oder deiner Partnerin in den Klangerfahrungen begegnet: Fragt es, sie oder ihn, was es will. Oder ob es eine Botschaft hat.
Hab keine Angst vor den Bildern, die dir begegnen. Du kannst jederzeit die Augen öffnen und auftauchen. Manchmal nimmst du Situationen oder Bilder oder Wesen wahr, die unheimlich erscheinen. Sei ohne Sorge. Stelle dich den Wesen. Frage, was du tun kannst, damit es ihnen gut geht. Bleib gelassen und neugierig. Es ist eine Geistwelt: Was auch immer geschieht, ist eine interessante Erfahrung und dient deinem Lernen. Fürchte dich nicht, denn die Liebe ist mit dir.

Da ist doch mehr …

Nicht wenige Klangpraktiker hören den Ruf der Geistwelt früher oder später. Da wir in unserer Kultur nicht mit der Anderswelt vertraut sind, kann der Ruf arg verstörend auf uns wirken. Gerne wird von »außersinnlichen« Wahrnehmungen gesprochen, was Schmu ist. Außerhalb unserer Sinne können wir nicht wahrnehmen. Es handelt sich schlicht um nicht typische, nichtalltägliche Wahrnehmungen. Meiner Erfahrung nach ist die Wahrnehmung nichtalltäglicher Phänome keineswegs auf Hochsensitive beschränkt. Echt viele Menschen haben nichtalltägliche Wahrnehmungen. Wir haben nur nie gelernt sie ernst zu nehmen. Andere oder wir selbst haben sie als Fantasie oder Spinnerei klassifiziert und versucht, sie zu ignorieren. Auch hier wieder: Vom Arzt über Manager zum ITler bis zum Maurer – viele nehmen mehr wahr, als sie in ihrem Umfeld zu erzählen wagen. Die Sorge vor sozialer oder beruflicher Ausgrenzung ist beträchtlich und nicht ohne Grund.

Schamanismusaus- & Weiterbildungen

Es gibt viele gute und verantwortungsvolle Lehrer. Nur leider auch immer mehr Leute, die die Sache überhaupt nicht im Griff haben.

Schamanismus ist keine Eierpopeia-Alles-Rosa-Alles-Licht-Und-Schön-Technik, sondern eine wirkungsvolle Methode der geistigen Arbeit. Ohne die nötige Erfahrung kann man leicht Fehler beim Anleiten von Neulingen machen, die diese Personen nachhaltig schädigen können.
Nun gibt es viele Schulen und Richtungen im Schamanismus, die ich nicht kenne und die seriöse Arbeit leisten. Dazu kann ich nichts sagen. Unser Vertrauen galt immer der Foundation for Shamanic Studies, die auf der Pionierarbeit von Michael Harner beruht. Die Lehrer dort unterrichten einen systematischen, sachlichen, bestens für Westler erprobten und sicheren Weg, Schamanismus kennenzulernen. Allerdings zum Teil in sehr großen Gruppen, was eine Einzelbetreuung nicht immer gewährleistet.
Einen vergleichbaren Stil lehren wir innerhalb unserer Klangausbildung. Keine Drogen, keine Gurus, keine Abhängigkeiten, systematische und sichere Abläufe.

Achtsam wäre ich als Einsteiger bei Angeboten indigener Schamanen, die immer häufiger auf Seminarvisite nach Europa kommen. Nicht alle Techniken werden von allen Europäern, zumal ohne Vorerfahrung, vertragen.

Hier drei Kriterien für die Wahl eines schamanischen Lehrers:

1. Der sinn- und kraftvolle Einstieg in die schamanische Welt mit Kennenlernen der unteren und der oberen Welt, Reisen zum Holen eines Krafttieres sowie Begegnungen mit dem geistigen Lehrer nehmen kaum mehr als eineinhalb bis drei Tage ein. Dauert es länger, wäre ich achtsam. Wir sind keine indigene Kultur. Es ist nicht notwendig, einem Schamanen wochen- oder gar jahrelang zu folgen, bis man diese Techniken lernt.
2. »Trommeln im Kreis« wird gerne schamanisches Trommeln genannt – und bisweilen von Menschen veranstaltet, die gar nicht sonderlich viel oder gar keine schamanischen Erfahrungen haben. Es können aber Dinge passieren, die Erfahrung benötigen.
3. Achte darauf, nur bei Personen zu lernen, die viele Jahre Erfahrung und Praxis mit Schamanismus haben.
4. Sei misstrauisch bei Personen, die ständig und ausschließlich mit den Begriffen »Positiv Denken«, »Licht«, »Lichtwesen«, »Glück« und dergleichen jonglieren. Dort lernst du nur die eine Hälfte kennen und das ist zu wenig. Wir hatten zu viele Begegnungen mit Menschen, die hier beschädigt wurden.

Schamanismus ist keine Religion, man muss nicht an ihn glauben, er wirkt ohne Drogen und ohne Gurus. Er kann eine Möglichkeit zur Befreiung der Seele sein.

Immer wenn jemand etwas ausschließt oder behauptet, der King zu sein, kannst du dir sicher sein, dass er Angst hat. Angst ist kein guter Lehrer.

Habe keine Angst vor dem Dunkel. Es enthält nicht weniger Liebe als das Licht. Möglicherweise sogar mehr ...

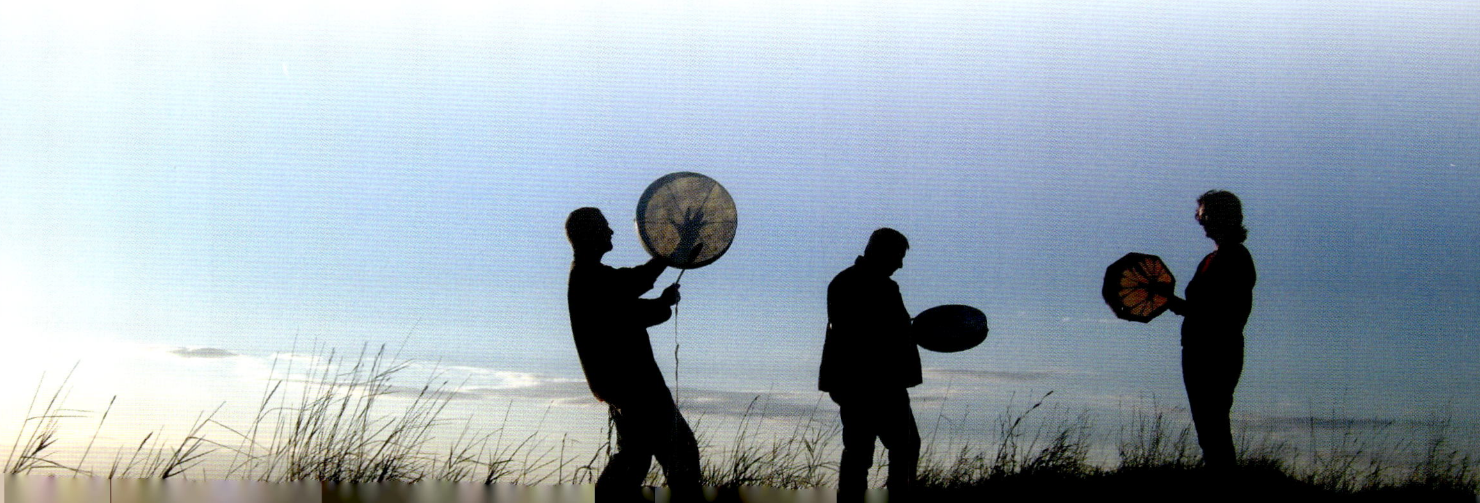

Stimmgabeln und Klangmassage

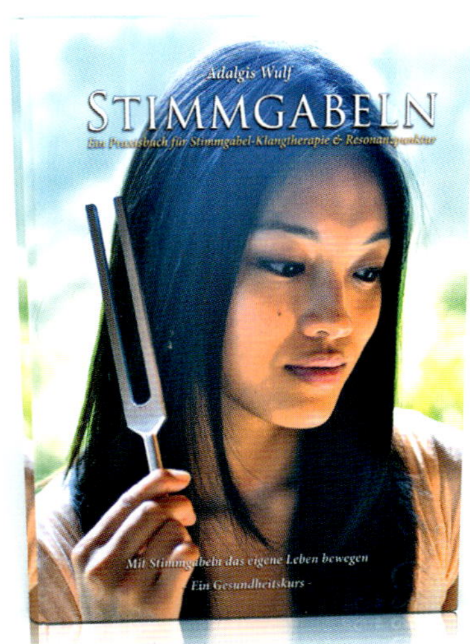

Stimmgabeln zu spielen ist noch viel leichter als Klangschalen zu spielen. Ihr Sound beziehungsweise Nicht-Sound ist jedoch eine Umstellung für Klangschalenfans, denn sie klingen je nach Spielweise recht leise oder enorm schrill.

Buch für 2019 in Vorbereitung.

Es gibt im Grunde keine Instrumente und Klangkörper, die sich nicht mit Klangschalen kombinieren ließen. Zwar verlassen die Anwendungen und Möglichkeiten dann rasch das Reich der traditionellen Klangmassage, doch in Klangreisen, in der Klangenergetik und vor allem auch der Klangtherapie verschaffen zusätzliche Klangkörper wie Gongs, Monochorde, Didgeridoos, Trommeln, Gesang und – wenn man sie musikalisch beherrscht – natürlich auch alle klassischen Instrumente eine Erweiterung der Möglichkeiten. Man wird dadurch nicht besser – man erhält mehr Optionen – und das ist für kreative Prozesse oft inspirierend.

Zu einem der großen Trends der Klangkultur in den letzten Jahren wurden unter anderem Stimmgabeln. Unter den Überbegriffen »Phonophorese« und »Klang(aku)-punktur« erregen sie in diesen Tagen großes Interesse. Wenn du schon einmal etwas über Stimmgabeln in der Klangtherapie gelesen hast: Meine Art mit ihnen zu spielen und sie einzusetzen weicht von den gängigen, symptomorientierten Ansätzen ab und fügt sich nahtlos in das Konzept der Klangschalenkunst dieses Buches.

Tatsächlich waren es Stimmgabeln, die mich auf meiner Suche nach dem Geheimnis heilsamer Schwingungen auf die richtige Fährte lockten. So trugen sie wesentlich zur Entwicklung der Heilsamen Klangkunst und des Spiels im lebendigen Augenblick bei.
Als ich das erste Mal mit ihnen experimentierte, war ich nämlich ziemlich enttäuscht ob ihrer Klänge und den Wirkungen, die ihnen zugeschrieben wurden. Es war nur eine vermeintlich zufällige Fügung, die mich eine andere Ebene des Spielens mit Stimmgabeln entdecken ließ. Heute bin ich ein großer Fan. Das Buch zum Thema (siehe Bild links) ist in Vorbereitung.

Stimmgabeln sind so eine Art klangliches Gegenteil zu Klangschalen. Sie schwingen mit einer sehr exakten Grundfrequenz und eher wenigen Obertönen, den Kristallschalen nicht unähnlich. Und gerade diese Präzision, Einfachheit, ja Eintönigkeit macht sie unter anderem zur idealen Ergänzung zu Klangschalen in ihrer überbordenden klanglichen wie räumlichen Fülle.

Chirurgie der Klangmassage

Doch hier enden die Vorteile von Stimmgabeln nicht. Stimmgabeln lassen sich im Vergleich zu Klangschalen nämlich unglaublich präzise einsetzen. Ihre Vibration lässt sich über ihren Schaft auf einen Punkt von ungefähr fünf bis zehn Millimeter übertragen. So kann man mit ihnen Schwingungen ganz genau an der Stelle einspeisen, an die es einen zieht. Ebenso lässt sich ihre Schwingung in der Aura, unserem körpereigenen Schwingungsfeld, präzise einbringen. Der Anwender ist frei in der Bewegung und Ausrichtung der Stimmgabeln, da sie sich in beliebige Richtungen und Positionen halten lassen.
Weiterhin kann er zwei Stimmgabeln zu einem sogenannten Intervall kombinieren und gleichzeitig auf oder um den Körper einsetzen. Auf diese Weise ist es möglich, Körperregionen gezielt in das Intervallfeld zu tauchen, es also gleichsam »stereo« zu beschwingen.
Mit Stimmgabeln ist es einfach, Frequenzsets zusammenzustellen: die Frequenzen, Noten, Töne oder Schwingungen zum Beispiel in einem musikalischen oder anders gearteten Konzept zu kombinieren. Auch hier ist eine Präzision möglich, die mit geschmiedeten Klangschalen praktisch nicht machbar ist.
Zu guter Letzt bieten geringes Gewicht und Größe die Möglichkeit, auch auf Reisen ein effektives »Klangset« mit sich zu führen.

Obwohl es eine Reihe von tollen Behandlungen nur mit Stimmgabeln gibt, empfinde ich ihr größtes Potenzial im Neben- oder besser noch Nacheinander mit Klangschalen und vielleicht noch Gongs.

Klangschalen und Klangreisen

Als ich dir das Resonanzraumsingen und Anreiben der Schalen im Kapitel 3 gezeigt habe, erwähnte ich den Begriff »Klangreisen«.
Klangreisen sind eher musikalische bis experimentelle Arrangements von Klangschalen (und meistens einigen oder sehr vielen andere Instrumenten) im Raum. Sie werden seltener für einzelne Personen als für mehrere Menschen in regelrechten kleineren bis sehr großen Konzerten angeboten.
Klangreisen sind, wie jede Klangerfahrung, immer auch eine Klangmassage. Richtet sich die Hauptintention meistens auch auf das Gehör, so entgeht der Rest unseres Körpers den Schwingungen im Raum keinesfalls. Auch aus diesem Grunde habe ich immer gerne in Kirchen und natürlichen Klangräumen gespielt, da diese die Schwingungen gut bewahren oder sogar noch verstärken (siehe auch das einleitende Kapitel).
Klangreisen sind eine wundervolle Möglichkeit, um Klangschalen und andere Instrumente gemeinsam mit anderen Spielern zu inszenieren. Es bedarf keiner besonderen Fähigkeiten, um Klangreisen zu spielen. Nur ein wenig Übung, das richtige Feeling und bei mehreren Spielern Respekt, Achtsamkeit und Empathie gegenüber den Mitgliedern der Gruppe.
Im Wort »Klangreise« ist witzigerweise schon die geistige Reise der Hörerinnen enthalten. Tatsächlich regen Klangreisen unseren Geist ungemein dazu an, mit der Nichtalltäglichen Wirklichkeit in Kontakt zu treten. Wieder einmal müssen weder Spieler noch Hörer davon wissen. Es geschieht einfach.
Es gibt reine Klangreisen und geführte Klangreisen, bei denen ein oder mehrere Sprecher parallel zur Klangdarbietung dazu anleiten, eine »Fantasiereise« zu machen.
Im Grunde gilt es auch als Klangreise, wenn du für eine oder mehrere im Raum sitzende oder liegende Personen deine Klangschalen spielst. Hier nun darfst du viel mutiger und kreativer sein als bei einer Behandlung auf dem Körper. Die Erwartungshaltung ist eine gänzlich andere. Innerhalb einer halbstündigen Klangreise darfst du mehrfach den Rhythmus wechseln, Lautstärken stark variieren und Tonfolgen kreativer inszenieren, die Schalen reiben, sie ansingen und was dir noch alles einfällt. Solange es stimmig ist und nicht zu experimentell wird, können Klangreisen ganz enorm entspannen. Auf unseren Konzerten jedenfalls schlafen immer wieder Zuhörer ein – und das nicht vor Langeweile.

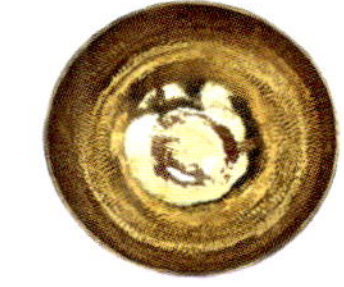

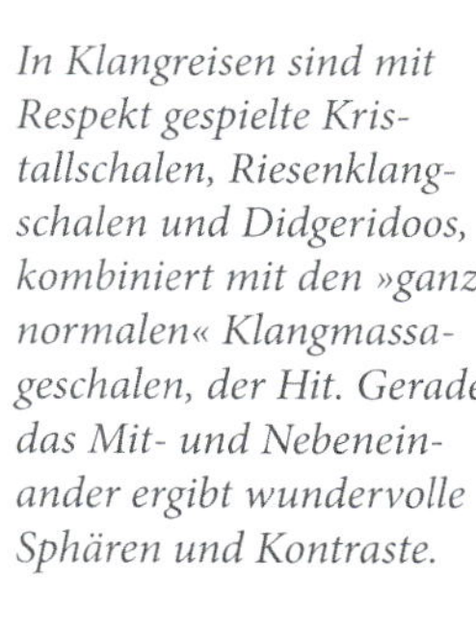

In Klangreisen sind mit Respekt gespielte Kristallschalen, Riesenklangschalen und Didgeridoos, kombiniert mit den »ganz normalen« Klangmassageschalen, der Hit. Gerade das Mit- und Nebeneinander ergibt wundervolle Sphären und Kontraste.

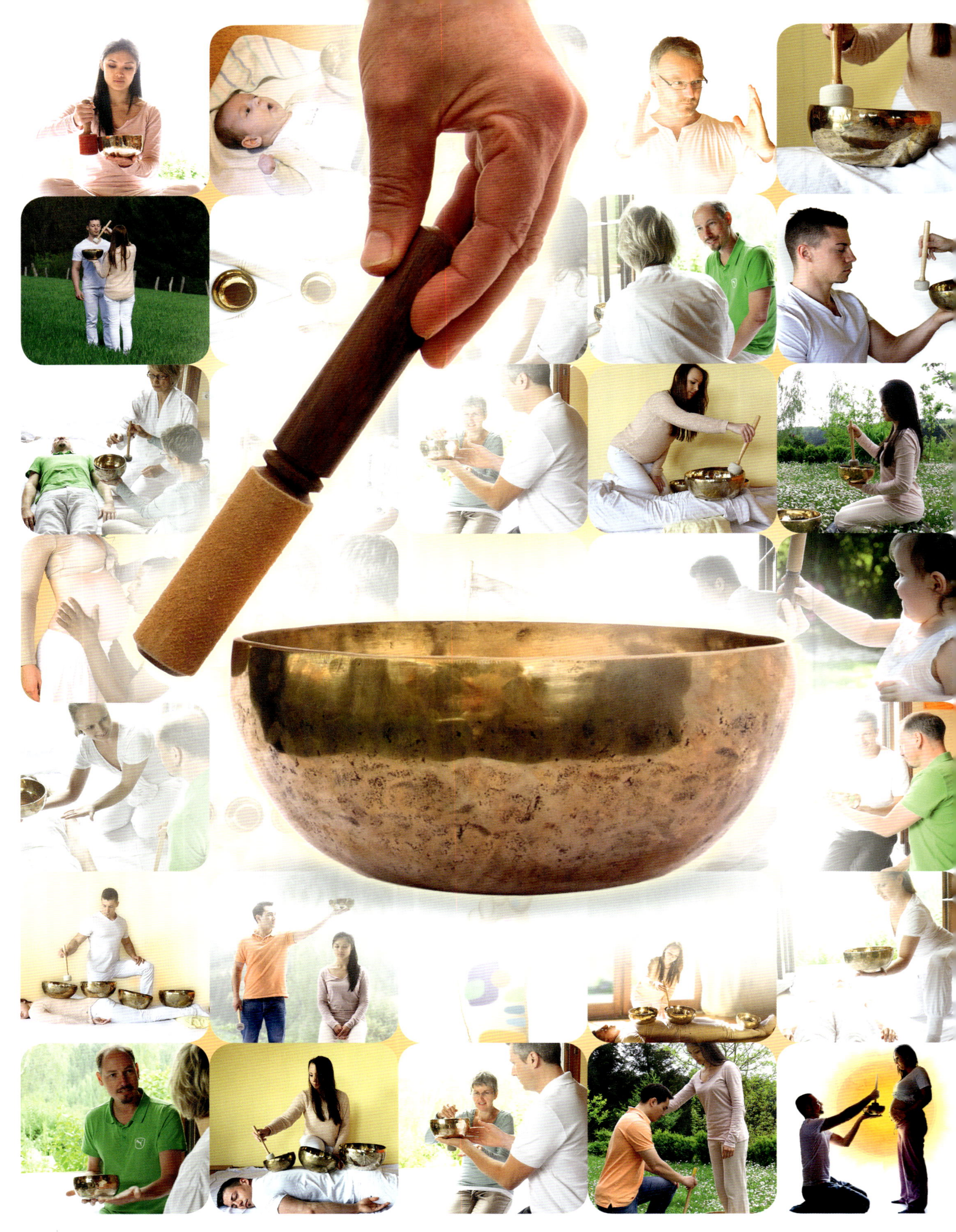

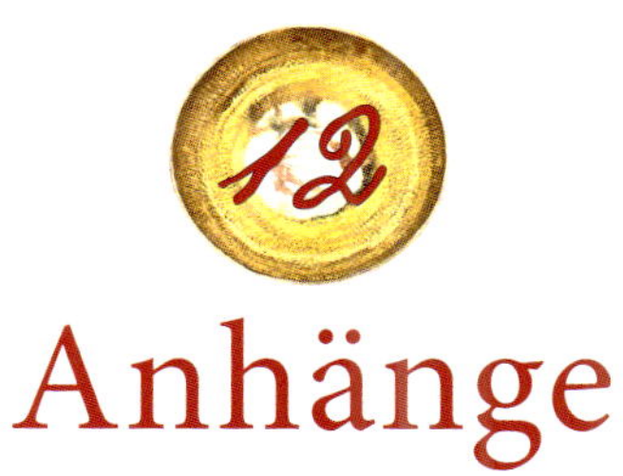

Anhänge

Als Klangmassage-Praktiker selbstständig machen

Auf der Suche nach Erfüllung

Eruptionen von evolutionärem Ausmaße durchbeben unsere Gesellschaft. Die Art und Weise, wie wir leben und arbeiten wollen, ist in Bewegung geraten. Bis vor Kurzem galt einfach: Wir arbeiten, um Geld und Ansehen zu verdienen. Wer Geld hat oder mindestens bis zum Herzinfakt fleißig ist, hat Ansehen.
Schon immer galt für kreative und mutige Menschen: Arbeit muss nicht nur den Magen füllen, sondern auch das Herz *er*füllen. Heute wollen mehr und mehr Menschen beruflich Freude, Inspiration, Erfüllung finden. Sie sehen nicht ein, dass sie sich in Jobs verdingen sollen, die ihnen auf den Zeiger gehen.
Wen wundert das? In immer mehr Bereichen der Arbeits- und Lebenswelt hat sich das Belastungslevel dramatisch erhöht. Fast überall muss immer mehr Leistung in immer kürzerer Zeit von immer weniger Menschen erbracht werden. Es muss immer mehr produziert, immer mehr konsumiert werden. *Immer* und *mehr* sind die Dogmen unserer Gegenwart geworden. Die Menschen ruinieren ihre Gesundheit und die Gesundheit ihrer Mutter Erde mit ihrem Produktivitäts- und Konsumwahn.
Mit diesem Lebensstil und der ewigen Jagd nach materiellem Glück sind inzwischen viele Menschen unzufrieden. Er macht sie krank. Dennoch fehlt vielen eine Idee oder Perspektive, was sie anders machen könnten, um aus diesem Hamsterrad von Arbeiten und Konsumieren auszusteigen. Viele schaffen den Sprung nicht von selbst, sondern werden von kleinen und größeren Lebenskrisen aus dem Rad geschleudert. Mit unschöner Regelmäßigkeit bricht das System Mensch komplett zusammen. Burnout, Stress, Mobbing, Herzinfarkte und Krebs nehmen nicht zu – das wäre ungenau formuliert. Diese Geschwüre sind zu einer umfassenden Epidemie unserer Zeit geworden. Bis auf wenige Ausnahmen erwischt es fast alle von uns irgendwann einmal.
Immer mehr Menschen wie du und ich überlegen, wie sie aus diesem Moloch aussteigen können. Sie haben längst erkannt, dass unsere Finanz-, Renten-, unsere Bildungs- und Gesundheitssysteme unter extremem Stress stehen. Persönliche, gesellschaftliche und globale Ökosysteme bewegen sich nicht etwa auf eine Katastrophe zu – wir sind mitten drin im Zusammenbruch.

Du bist nicht alleine

Viele Menschen, die so fühlen, denken immer noch, dass sie mit ihren Wahrnehmungen, Befürchtungen, ihrer Erschöpfung oder ihrem Frust alleine sind. Doch da irren sie sich.
In die Akademie für Heilsame KlangKunst kommen Ärzte, Manager, Unternehmer, Pädagogen aus allen Bereichen des Bildungs- und Sozialwesens. Oft sind das Menschen, die schon lange Berufserfahrungen in ihrem Leben gesammelt haben.
Vom Fußballtrainer über Politiker, von IT-Fachleuten über Marketingexperten, von Nonnen und Priestern über Psychotherapeuten, von Zimmermännern bis zu Hausfrauen, von Künstlern über Bankangestellte, Krankenschwestern und Hospizmitarbeiter finden sich Menschen aller Berufe in unseren Ausbildungen ein. Sie alle haben gemeinsam, dass sie Veränderungs- und Erweiterungsbe-

Wir leben in einer Zeit großer gesellschaftlicher, ökologischer, wirtschaftlicher und sozialer Umbrüche. Noch nie gab es so viele Möglichkeiten, die Verantwortung für sein Leben selbst in die Hand zu nehmen.

darf spüren. Nicht wenige wollen ihrem alten Leben (und Beruf) den Rücken kehren oder haben es schon getan. Ebenso viele suchen nach neuen Wegen und Ansätzen, um in ihrem beruflichen Umfeld zu wachsen und sich erweitern zu können.

Man muss kein Visionär oder Trendforscher mehr sein, um zu realisieren: Uns steht ein Wandel fundamentalen und nicht wirklich vorstellbaren Ausmaßes bevor. Viele Menschen sind irritiert, beunruhigt und voller Sorgen, doch sie ignorieren lieber die Zeichen. Sie hoffen, dass ihre Ahnungen und Ängste sie trügen und versuchen, ihre Wahrnehmungen auszublenden. Was soll der Einzelne auch ändern, fragen sie sich.

Die Trennung von Hand und Herz ist eine dumme Illusion. Zu oft war und ist die sogenannte Rationalität der Menschen, die unsere Welt und unsere Weltsicht prägten, einfach nur getarnte Lieblosigkeit, Angst vor Kontrollverlust und mangelnder Mut, sich mit den emotionaleren Aspekten der Natur auseinanderzusetzen.

Und dann gibt es immer mehr Menschen, die »landen« in Büchern wie diesem. Denn die Trennung von Hand und Herz ist eine dumme Illusion. Gutes Handwerk braucht ein gutes Herz. Kein Bereich des menschlichen Wirkens und Zusammenlebens wird in der Zukunft darauf verzichten können, sich ganzheitlich oder integral zu entwickeln. Die RASSEL-Prinzipien sind nicht nur die Grundlagen für ein überragendes Klangmassage-Handwerk. Sie spiegeln letztendlich die Bergpredigt, diese einzigartige Botschaft von Jesus von Nazareth. Diese Rede wird sogar von Atheisten als Universalbotschaft für ein besseres Zusammenleben akzeptiert.
Über zweihundert Jahre lang haben wir uns etwas vorgemacht. Wir können arbeiten und wirtschaften und miteinander leben und spirituell sein nicht voneinander trennen.

Von Klangmassagen leben

Viele Menschen fühlen sich von ihren Erfahrungen mit Klangschalen zutiefst berührt. Klang und Klangschalen bringen nicht selten kraft- und liebevolle Charakterqualitäten in uns zum Schwingen. Sie wecken Gefühle, die wir lange in die Rumpelkammer unseres Lebens verschoben haben. Sie bewegen unser Herz, unsere Seele, unsere Kreativität. Diese, kaum sind sie einmal geweckt, beginnen dann, Fragen zu stellen: »*Bist du glücklich, so wie du lebst? Gibt es da noch mehr, was du gerne tun würdest in den Jahren, die dir noch auf dieser Erde vergönnt sind?*«
Da wundert es nicht, wenn suchende Menschen die Klangmassage entdecken. Sie ist ein Labsal für die von Stress und Druck der oft sinnleeren Arbeits- und Lebenswelt gepeinigte Seele. Sie kann eine Pforte sein für ein erwachendes oder wachsendes spirituelles Bewusstsein. Plötzlich kann die Vorstellung, mit und von der Arbeit mit Klangschalen leben zu können, wie ein wundervoll duftender Traum zu uns kommen. Nicht wenige fragen sich »*Kann ich mit Klangmassagen-Geben möglicherweise eine Existenz aufbauen? Kann ich davon leben?*«

Von der Klangschalenindustrie wird diese Sehnsucht, wird dieses zarte Sehnen weidlich ausgenutzt. Sie suggeriert, eine Investition von 1000 Euro für Klangschalen und 1000 für eine Ausbildung sei genug, um sich erfolgreich selbstständig zu machen. Das ist für 99 von 100 Ausgebildeten nicht die Wirklichkeit. Um von der Anwendung von Klängen leben zu können, braucht es in der Regel weit mehr als einige Schalen und einige Tage der Schulung.

Liebe

Praktischerweise habe ich schon vor zehn Jahren einen Marketingratgeber für Kreative geschrieben. In *Von Kunst leben – Marketing für kreative Freiberufler* motiviere ich kreative Leser: »*Glaube an dich, sei fleißig, sei beständig, investiere, arbeite an dir und deiner Kunst – und irgendwann kannst du davon leben.*« Seitdem habe ich einige Hundert Menschen ausgebildet und in die Selbstständigkeit begleitet. Das ist ein umfassendes Thema. Dennoch möchte ich dir hier eine Reihe von Inspirationen liefern. Es gibt zu viele Menschen, die von den Werbeeinflüsterungen verführt denken, sich mit Klangschalen finanziell auf die eigenen Beine zu stellen, sei eine Klackssache. Ich mahne hier zur Vorsicht. Nachher sind viele zuvor himmelhoch jauchzende Draufgänger frustriert, denken,

sie seien nicht fähig genug oder entwickeln gar diesen hässlichen Neid auf Menschen, die es »geschafft haben«.
Wir Deutschen haben leider ein mächtig gestörtes Verhältnis zum Scheitern. Uns fehlt vielfach die Fähigkeit, unternehmerische und kreative Projekte spielerisch anzugehen. Fehlversuche deuten arg viele als persönliche Schmach. Das ist eine bedauerliche Weltsicht, denn Versuchen hat mit Fehler machen zu tun. Scheitern wird etwas immer erst, wenn man keine Lehre aus den Versuchsergebnissen zieht.
Unzählige Faktoren entscheiden mit über Erfolg und Misserfolg. Ich kann nur empfehlen, sich eine amerikanische Haltung als Vorbild zu nehmen. Es gibt in den USA große Firmen, die stellen nur Menschen nach einer gescheiterten Selbstständigkeit ein. Ihr Argument: »*Wenn du eine Pleite erlebt hast und nun dennoch hier vor uns sitzt, um dich zu bewerben, dann weißt du, wie du mit Krisen umgeht und dich selbst motivierst. Das macht dich für uns interessant.*«

Der erste Schritt

Der erste Schritt vor der Selbstständigkeit ist eine Selbstanalyse. Die Frage »*Was will ich eigentlich?*« muss ehrlich von dir beleuchtet werden. Ich habe Hunderte von ausgesprochen talentierten und wirklich netten Menschen in allen kreativen Bereichen des Lebens kennengelernt, die sich viele der gleich kommenden Fragen nicht ehrlich mit einem »Ja« beantworten konnten. Talent, Können und ein guter Charakter führen nicht zum Erfolg. Du musst einiges mehr investieren.

- Will ich ein komplett neues Leben beginnen oder will ich einfach nur einen Teil meines Lebens lebendiger, kreativer und inspirierter leben?
- Will ich meinen bisherigen Beruf oder Job unbedingt und auf jeden Fall hinter mir lassen? Oder kann ich mir vorstellen, die Stundenzahl im alten Job zu reduzieren, um vielleicht ein oder zwei Tage die Woche Klangmassagen zu geben?

Die Beantwortung dieser Fragen kann dir helfen, herauszufinden, ob du vielleicht lieber mit einer Teilzeittätigkeit als Klangpraktiker starten solltest.

Viele Menschen empfinden ihre Jobs vor allen Dingen deshalb so frustrierend und stressig, weil sie keinen seelischen Ausgleich haben. Sie sehen vielleicht keinen besonderen Sinn in ihrer Tätigkeit, außer dem des Geldverdienens. Andere sind einfach nur gelangweilt, weil ihr Job entweder anspruchslos ist oder sie so unglaublich routiniert sind, dass sie ihn im Schlaf erledigen.

Sein gesamtes Einkommen über Klang finanzieren zu müsssen, kann dir durchaus die Leichtigkeit verderben, die das Klangmassage-Geben eigentlich mit sich bringt.

Teilzeit oder Ergänzung

Sowohl aus unternehmerischer wie spiritueller Erfahrung empfehle ich dann, eine Klangpraktiker-Selbstständigkeit immer erst als Teilzeitbeschäftigung oder als Ergänzung zu einem bereits vorhandenen oder angestrebten Heil- oder Heilhilfsberuf oder beliebigen anderen Jobs in Betracht zu ziehen.

Diese Vorgehensweisen haben Vorteile:

1. Von etwas leben zu müssen bedeutet, alle Kosten davon zu bestreiten. Das bringt leicht Stress in eine eigentlich wundervolle Tätigkeit. So kann man sich eine Leidenschaft versauen.
2. Bist du in deiner Grundsicherung nicht von Klangschalen abhängig, dann wirst du entspannter lernen, arbeiten und mit Kollegen umgehen.
3. Du kannst erst einmal probieren, wie es dir überhaupt bekommt. Hast du drei oder vier Behandlungen hintereinander an zwei oder drei Tagen hintereinander gemacht – dann frage dich erneut, ob du das dein liebes Leben lang machen willst und kannst.

In all diesen Fällen kann das Praktizieren mit Klangschalen an einem oder zwei Wochentagen oder Nachmittagen den entscheidenden Ausgleich schaffen, damit das Herz sich wieder geliebt fühlt. Gar nicht notwendig, das *ganze* Leben umzukrempeln.

Eine Inspiration

Mehrfach hatten wir Ausbildungsteilnehmer, die eine bemerkenswerte Lässigkeit an den Tag legten. Sie waren gewollt oder ungewollt frisch aus ihrem Job ausgeschieden. Statt in Panik zu verfallen, weil in einem Jahr dann »Hartz 4« auf sie zurollte, blieben sie lässig.

Ich zitiere Michaela (39): *»Ich bekomme jetzt ein halbes Jahr Förderung zur Selbstständigkeit und für ein weiteres halbes Jahr habe ich was gespart. Ich werde mich nicht verrückt machen, sondern diese Zeit genießen. Wenn es klappt, klappt es, wenn nicht – irgendeinen Job finde ich dann schon. Aber auf keinen Fall mache ich mir Druck.«*

Auch Samuel (28) war cool: *»Ich bekomme für ein Jahr Arbeitslosengeld. Das Geld reicht mir zum Leben. Ich mache in Ruhe die Ausbildung und fange mit der Praxis an. Wenn es dann nicht gleich klappt, in meinem Berufsbereich bekomme ich nach dem einen Jahr sowieso jederzeit Arbeit.«*

Je genauer du in dich hineinspürst und dich mit deinen Bedürfnissen und Fähigkeiten auseinandersetzt, desto klarer kannst du Entscheidungen fällen.

Die Arbeitsagentur darf so etwas natürlich nicht hören. Doch mal ehrlich: Samuel zahlt jetzt als Selbstständiger Steuern und hat einen 3/4-Job, bei dem er auch ans Finanzamt abdrückt. Die Ausbildung hat er selbst bezahlt. Wenn der Staat solche Eigeninitiative nicht fördert, muss er sich nicht wundern, wenn die Leute sich bei Bewerbungsgesprächen unlustig verhalten.

Das hier ist natürlich kein Aufruf zum Missbrauch staatlicher Hilfen. Ich möchte nur zur Entspanntheit inspirieren. Denn wir erleben auch täglich: Druck macht unkreativ und blockiert die eigenen Möglichkeiten.

Keine Wahl?

Oftmals stellst du erst, wenn du es probierst, fest, dass dir nur ein Ausgleich zu deinem bisherigen Job oder Leben gefehlt hat. Manchmal erscheint uns eine Lebenssituation so einengend, weil wir bisher keine Alternative sahen.

Solltest du das Gefühl haben, du musst von Klang leben (ich hatte als junger Mann keine Wahl, ich *musste* von Kunst leben), dann stelle dir folgende Fragen:

- Bin ich bereit, alles auf eine Karte zu setzen und mich zu hundert Prozent auf die Selbstständigkeit mit all ihren Risiken und Herausforderungen einzulassen
- oder bin ich ein Typ, der Sicherheit zu schätzen weiß?
- Bin ich bereit, zehn bis zwölf Stunden am Tag zu arbeiten? Selbstständigkeit bringt in den ersten Jahren nicht selten ein viel höheres Stundenpensum mit sich als eine angestellte Tätigkeit.
- Bin ich bereit, an meiner Selbstdarstellung zu arbeiten? Mich mit Marketing und einigem Bürokram, Buchhaltung und Steuern zu beschäftigen? Einsteiger haben selten die finanziellen Möglichkeiten, diese Tätigkeiten an Mitarbeiter oder externe Dienstleister abzugeben.
- Bin ich in der Lage, mich selbst zu motivieren? Mich jeden Tag zur Arbeit aufzuraffen? Auch und gerade, wenn es einmal nicht so gut läuft? Kann ich meinen Tag strukturieren, Aufgaben festlegen und bis zum Ende durchzuführen?
- Bin ich bereit, beständig an mir zu arbeiten, weitere Kurse zu besuchen, mich fachlich und menschlich weiterzubilden?
- Bin ich bereit *viel* zu lesen? Bücher lesen macht alles einfacher, weil man für wenige Euro Wissen kaufen kann, was in Seminaren Hunderte und Tausende kostet.
- Kann ich auch unter Stress Leistungen erbringen und freundlich bleiben?
- Wenn ich bisher gut oder sehr gut verdient habe – bin ich bereit, deutlich weniger einzunehmen? Ich habe einige Menschen kennengelernt, die früher zehntausend und mehr Euro im Monat verdient haben. Doch sie sagten mir ehrlich: *»Es hat mich nicht glücklich gemacht. Nun verdiene ich 1500, mache, was ich will, bin glücklich und nebenbei zahle ich kaum noch Steuern – was auch ziemlich viel Spaß macht.«*
- Bin ich (ist meine Familie) bereit, ihren

bisherigen Lebensstil einzuschränken oder anzupassen?

- Bin ich bereit, auf die Annehmlichkeiten des sozialen Netzes weitgehend zu verzichten?
- Bin ich finanziell in der Lage, die ersten ein bis zwei Jahre abzufedern – also über Erspartes die vielleicht nicht gleich sprudelnden Einnahmen aufzustocken, um meinen Lebensunterhalt zu bestreiten?

Bekommst du hier einige oder lauter *»Ja´s!«*, dann hast du wirklich gute Chancen, es auch zu schaffen. Auch hier eine Inspiration: Sei dir nicht zu schade, dich in der Anfangsphase, bis der Laden läuft, abzusichern. Es verursacht immensen Stress, wenn man mit seinem neuen Job nicht genug Kohle reinbekommt, um die Grundkosten zu decken. Dieser Stress aber vermag dir deine Freude an der Klangmassage im übelsten Fall zu zerstören. Das fände ich sehr schade. Eine Welt mit zufriedenen »Drei-Tage-Klangpraktikern« fühlt sich in meiner Vorstellung schöner an als mit »mürrischen-sechs-Tage-Praktikern«.

Zwei Jobs

Es kann den Start in eine Selbstständigkeit als Klangpraktiker immens vereinfachen, wenn du einen zweiten, konventionellen oder kreativen Job hast, der dir die Miete und das Essen zahlt. Wenn du allerdings dort gedemütigt, unter- oder überfordert wirst, solltest du generell etwas ändern – unabhängig davon, ob du dich mit Klang selbstständig machen kannst oder nicht.

Der Himmel so nah

Wenn du den Ruf hörst, dann hast du gar keine Wahl – dann musst du dich ins Leben werfen. Dann kann ich dir nur sagen: Es gibt für manche Menschen nichts Schöneres als die Selbstständigkeit. Für sie ist das Arbeiten in einem Angestelltenverhältnis nicht denkbar. Bis auf wenige Ausnahmen hat der Selbstständige viele mehr kreative Spielräume. Seine Niederlagen kann er nicht auf die Kollegen oder den Chef abwälzen, seine Erfolge sind dann aber auch *seine* Erfolge. Zudem fördert der Staat, wenn du dich klug anstellst, über die Steuergesetze dein berufliches Weiterkommen. Für mich zum Beispiel ist ein abhängiges Beschäftigungsverhältnis undenkbar. Mir gefällt die Siebzig-Stunden-Woche. Für mich ist die Selbstständigkeit, wie für so viele andere, der Himmel. Und das, obwohl mir die Selbstvermarktung wie auch der Bürokram überhaupt nicht liegen. Doch den Preis zahle ich gerne: Jobs im Himmel gibt es nunmal nur ohne Netz und mit immer mal wiederkehrenden Turbulenzen.

Eine weitere Motivation

Wenn du einiges Geld gespart und kein Interesse an Autos, Reisen oder sonstigem Luxus hast, dann gibt es seit 2008 eine weitere Motivation erster Güte, dem Ruf deines Herzens zu folgen: der Zustand der globalen und nationalen Finanzsysteme. Die Chance, dein gespartes Geld entweder durch Inflation oder aber durch Besteuerung, Zwangsabgaben oder aber durch den Kollaps des Euro zu verlieren, war noch nie so wahrscheinlich wie heute. Oder aber der Zusammenbruch einer Börse (und dann der anderen) oder das erneute Platzen irgendeiner Blase bringt das ganze Scheingeldsystem zum Implodieren. Wie ich eingangs schrieb: Wir stehen fraglos vor umfassenden Veränderungen. Geld wird an Wert verlieren oder vernichtet.

Es gab in den letzten sechzig Jahren noch nie eine Zeit im Herzen Europas, wo Geldwerte so unsicher waren.

Nie zuvor in unserer Lebenszeit war es nicht nur als Herzensgründen, sondern rein rational so sinnvoll, sein Geld und seine Zeit in den Herzweg zu investieren. Was du an Erfahrungen und Wissen in deinem Herzen und deinem Kopf trägst, kann dir keiner wegnehmen.

Womit wir beim nächsten Thema wären. Denn wenn du den Klangweg gehen willst, dann stellt sich die Frage nach einer passenden Klang(massage)-Ausbildung. Da gibt es wirklich riesige Unterschiede.

Mein Klangweg – und vielleicht auch deiner?

Ich möchte dir zum Abschluss dieses Buches etwas sehr Persönliches erzählen. Denn mein Weg des Klanges ist auch der Weg zweier großer Liebesgeschichten.

Meine Frau war Gast auf einer Klangperformance, die ich einst gespielt habe. Nur zwei weitere Male trafen wir uns und ich wusste: Mit diesem Menschen willst du dein Leben teilen. Das ist nun über 28 Jahre her. Und ich wache jeden gottgesegneten Tag neben ihr auf und bedanke mich beim Leben für das Geschenk ihrer Gegenwart. So wie ich bei den ersten Begegnungen mit Klangschalen wusste, dass da gerade etwas ganz Besonderes geschieht.

Frage ich zu Beginn eines Seminars, was die Menschen wollen, dann antworten sie: »Klangmassage lernen.«

Eine Woche oder ein Jahr später wissen viele: »Ich will mein Leben in den Ozean der Klänge tauchen. Ich will Seelen zum Schwingen bringen.«

Doch beginnen wir am Anfang.
Vor mehr als drei Jahrzehnten stellte ich auf einer Gesundheitsmesse meine Kunstwerke aus. Nichts ahnend, dass ein paar Stände weiter etwas auf mich wartete, das mein Leben komplett verändern würde. Klangschalen, Gongs, Didgeridoos – damals noch weitgehend unbekannt.

Der Stand mit all diesen Klangkörpern hatte mich schon bald in seinen Bann gezogen. Was ich da hörte, war, als hätte jemand in mir eine Saite zum Schwingen gebracht, von der ich gar nicht wusste, dass es sie gibt. Ich war zutiefst berührt, konnte es kaum in Worte fassen.
Dann gab der Standbesitzer Friedrich eine Klangreise in einem ruhigen Nebenraum. Und da war es vollkommen um mich geschehen. Diese Klänge hatten mich sowohl auf einer körperlichen wie einer seelischen Ebene zutiefst berührt. Ich konnte es noch nicht klar benennen, doch eines wusste ich schon: Ich wollte lernen, wie man diese Klänge spielt. Ich wollte verstehen, was da gerade mit mir geschehen war.
Die Klänge »sprachen« mit mir. Und über die Klänge sprach mein Körper mit mir. Und über die Klänge und über meinen Körper sprach etwas mit mir, von dem ich das Gefühl hatte: Das ist das Leben. Das Universum. Auf jeden Fall etwas viel, viel Größeres, als ich selbst bin. Und es ist wunderschön. Und ich bin Teil von ihm. Eine transzendente Erfahrung, die ich seitdem beliebig wiederholen kann.

In den Monaten und Jahren darauf folgte eine Fügung nach der anderen. Schon bald durfte ich hunderten, bald tausenden Menschen ähnliche Klangerfahrungen ermöglichen wie ich sie hatte.
Zu meiner großen Verwunderung zeigten meine Gäste ähnliche Reaktionen wie ich. Hatte ich zu Beginn noch gedacht, meine Erfahrungen seien eben so eigenartig besonders, weil ich irgendwie ein Freak bin, so erfuhr ich bald: Das stimmte nicht.
Ich spielte meine Performances in Bankfilialen, Galerien, Bars, Museen, Firmenzentralen, Rathäusern und Kirchen. Meine Zuhörer waren Banker, Unternehmer, Beamte, Ärzte, Handwerker, Angestellte und Kulturinteressierte. Und sie hatten ganz ähnliche Wahrnehmungen wie ich.

Schon bald begann ich, die Reaktionen meiner Gäste zu dokumentieren und systematisch auszuwerten. Daraus wurden in über 25 Jahren die “Klangprotokolle” – vermutlich die umfassendste Feldforschung zur Wirkung und Anwendung von Klängen weltweit.

Der Rest ist sozusagen »Klanggeschichte«: Ich begann, Seminare und Ausbildungen zu geben. Ich schrieb Bücher, gründete einen Fachverlag für Klangkultur und veröffentlichte zuerst über das Didgeridoo, dann über Klangschalen. Nicht, weil ich das geplant hätte. Sondern weil ich spürte: Da fehlt etwas auf dem Markt. Bücher, Seminare, Ausbildungen, die wirklich in die Tiefe gehen. Ohne Verkaufsversprechen, ohne esoterisches Geschwurbel, mit einem klaren Fokus auf praktische Anwendbarkeit. Und frei von Dogmen.

So entstand Schritt für Schritt die Akademie

für heilsame KlangKunst aus der dann die Traumzeit.*Akademie* wurde.

Und auch wenn ich inzwischen auf weit über 30 Jahre Erfahrung zurückblicke und mit meiner Frau Doris gemeinsam umfassende Ausbildungswege entwickelt habe: Für mich fühlt es sich immer noch wie ein Geschenk an, Menschen mit diesen Klängen zu begleiten.
Du sollst wissen: Ich bin kein studierter Musiker, ich kann keine klassischen Instrumente spielen. Keine wissenschaftlichen Titel schmücken meine Vita. Ich durfte erleben, dass es nicht immer akademisches Wissen braucht, um etwas wirklich Großes und Wesentliches zu erkennen.

Ich habe gelernt: Klang verbindet. Klang heilt. Klang weckt Erinnerungen an etwas Größeres, von dem wir alle Teil sind.

In diesen letzten Monaten habe ich das noch einmal auf die härteste Art erfahren: im Kampf um das Leben meiner Frau. Ich durfte erleben, wie Klänge uns durch dunkelste Stunden tragen. Wie wir auf schamanischer Ebene miteinander kommunizieren konnten, während Maschinen und Ärzte das Leben meiner Frau erhielten. Und ich durfte spüren, wie wichtig es ist, dieses Wissen und diese Erfahrung weiterzugeben – an Menschen, die offen dafür sind.

In unserer dunkelsten Stunde begegneten wir dem hellsten Licht.

Ich dachte: Nun ist sie vorbei, unsere Liebesgeschichte. Da konnte ich noch nicht ahnen: Sie hatte gerade erst so richtig begonnen.

Deshalb schreibe ich dir diese Zeilen.

Wenn du das Gefühl hast, dass da mehr ist hinter den Klängen – mehr als eine schöne Erfahrung, mehr als Entspannung, mehr als Wellness –, dann lade ich dich ein:

Schau dich auf unserer Webseite um. Lass dich inspirieren von unseren kostenlosen Kennenlernangeboten. Oder vielleicht spürst du auch schon, dass es Zeit ist, selbst tiefer einzutauchen: in eine Live-Ausbildung bei uns. Oder in ein Onlineseminar, das dir den Einstieg erleichtert.

Unsere Ausbildungen zum Klangmassage-Praktiker, Klangmassage-Professional oder zum KlangSchamanen, zur KlangSchamanin richten sich an Menschen wie dich: Menschen, die nicht nur sich selbst, sondern auch anderen auf eine neue, tiefere Weise helfen möchten.

Warum dieser Weg mehr braucht als ein paar einfache Klänge, verstehst du vielleicht, wenn ich dir erzähle, dass Schamanismus und Klang für mich untrennbar zusammengehören. Ich habe früh erkannt, dass Klänge nicht über irgendwelche obskuren Wirkmodelle funktionieren. Durch Klänge schwingt die Physik der Schöpfung und vermag es, uns mit dieser zu verbinden.

Als ich auf meinem Klangweg noch ein Frischling war, beschäftigte ich mich völlig unabhängig vom Klangthema mit dem Schamanismus. Wie der Zufall es wollte, erkannte ich eine Verbindung zwischen beiden Disziplinen, die in der Literatur nicht beschrieben war. Ich erkannte, welch eine Symbiose Klang und Schamanismus ergeben.

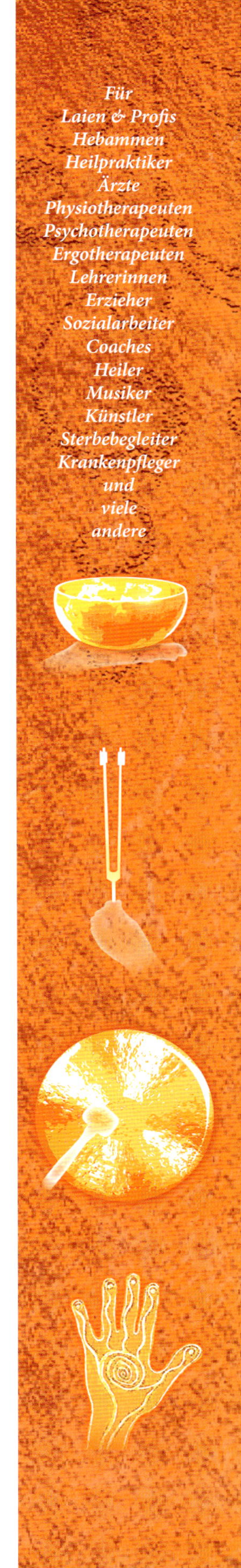

So entstanden über die Jahre völlig neue methodische Ansätze. Was als Klangmassage-Ausbildung begonnen hatte, entwickelte sich zur Heilsamen KlangKunst. Dann zum KlangTherapie-Coach. Und schließlich zur Ausbildung KlangSchamane KlangSchamanin, die ich seitdem gemeinsam mit meiner Frau Doris unterrichte.

Ich bin keinem Dogma verpflichtet. Aber ich habe eine Mission. Ich möchte dir die Tür zu einer Welt öffnen, in der du das Wunder der Klänge fundiert und klar, Schritt für Schritt, anwenden lernst. In einer kraftvollen Symbiose aus Wissenschaft und Poesie.

Ich möchte dich unterstützen die vielleicht aufregendsten Reise deines Lebens zu beginnen oder fortzusetzen. Denn die Welt braucht mehr glückliche Menschen. Die führen keine Kriege und konsumieren nicht mehr, als sie wirklich brauchen.

Wenn du darüber hinaus anderen Menschen im Leben weiterhelfen möchtest und wenn du bis hier gelesen hast, dann besteht zwischen uns beiden bereits eine Verbindung. Vielleicht spürst du sie sogar. Vielleicht berührt dich das, was ich schreibe. Vielleicht weckt es eine leise Erinnerung an etwas, das du schon immer wusstest.

Dann lass uns in Kontakt treten. Ich freue mich auf dich.

Unsere ersten Online-Angebote

Alle Workshops, Seminare und Ausbildung bei uns bauen aufeinander auf. Das heißt, du kannst mit einem kleinen Kurs anfangen oder ausprobieren, ob er dir etwas bringt. Danach kannst du das Upgrade wählen und Weiterlernen.

Oder deine Intuition sagt dir schon, dass du dich längst entschieden hast. Weil du den Weg des Klanges mit uns gehen willst.

Die ersten beiden Mini-Workshops sind übrigens kostenlos. Auch auf meinem YouTube-Kanal kannst du mich ganz unverbindlich besser kennenlernen als vermutlich irgendeinen Klangausbilder im deutschsprachigen Raum.

- Klangschalen richtig anspielen lernen
- Klangschalenkauf-Coach
- Faszination Klangschalen - Der Ratgeber
- Workshop für eine Klangschale
- Klangmassage-Grundausbildung
- Klangmassage-Praktiker-Ausbildung
- Meisterspieler-Workshop
- Klang in Hospiz, Palliativ & Pflege
- Weitere Klangausbildungen und Seminare – längst nicht nur mit Klangschalen – sind geplant.

Hier ein paar erste Orientierungsinfos:

Klangschalen richtig anspielen lernen

Seit einem Vierteljahrhundert lehre ich das sanfte Anspielen der Klangschalen, auch in zehntausenden verkauften Büchern. Doch da draußen werden weiterhin Klangschalen angeschlagen. Im wahrsten Sinne des Wortes.
In diesem kostenlosen Mini-Workshop zeige ich dir, wie und vor allen Dingen auch warum du Klangschalen nicht schlagen, sondern spielen solltest.

Klangschalenkauf-Coach

Wenn du dir eine Klangschale oder gar ein Klangschalenset kaufst, so wird dies die vermutlich nachhaltigste Kaufentscheidung deines Lebens sein. Denn diese Klangschale wird dich und – gute Pflege vorausgesetzt – deine Nachkommen auf zig Generationen hinaus überleben.
In diesem kostenlosen Mini-Workshop gebe ich dir auf kompakte Weise einfach ein paar Impulse mit, über die du vor dem Kauf kurz nachdenken könntest. Damit du nicht dein Leben lang deinen Kauf bereust, sondern Freude daran hast.

Faszination Klangschalen - Der Ratgeber

Ein wunderbar kurzweiliger wie klangvoller Workshop. Du lernst in Klang und Film die wichtigsten Klangschalentypen, die es im Handel gibt, gemütlich vom Sofa aus kennen. Ebenso gehe ich auf Details ein, die dir ungemein hilfreich sein können, wenn du Klangschalen für dich, für andere oder deine Praxis auswählst. Ziel des Kurses ist es, dir einen professionellen Überblick über die ganze Welt der Klangschalen zu vermitteln. So kannst du souverän entscheiden, was für dich passt.

Workshop mit einer Klangschale

In diesem Kurs führe ich dich gezielt in den Genuss und die Anwendung einer einzelnen Klangschale und ihrer Möglichkeiten ein. Ob nun für Selbstwahrnehmung, Entspannung, Meditation, für die Selbsttherapie oder für erste kleine Klangmassagen: Passend zum meinem Bestseller »Praxisbuch Klangschale« lernst du, dass Potential deiner Schale zu entfalten.

Klangmassage-Grundausbildung

Diese Grundausbildung zeigt dir, wie du mit einem Set von drei aufeinander abgestimmten Klangschalen Klangmassagen gibst. Dabei ist es ganz egal, ob du sie für dich und deine Liebsten einsetzen möchtest oder in einer therapeutischen Praxis. Die Grundlagen sind dieselben.

Ausbildung Klangmassage-Praktikerin

In dieser Ausbildung lernst du, professionelle Klangmassage zu geben. Mit einer, mit zwei, drei oder mit fünf Klangschalen.
Schritt für Schritt führe ich dich durch den Prozess, an dessen Ende du selbstständig richtig wohltuende und heilsame Klangbehandlungen geben kannst.

Meisterspieler-Workshop

Dieses Kurs ist exklusiv für Käuferinnen und Käufer eines meiner handverlesenen Meistersets aus mindestens acht Klangschalen.
Mir ist in all den Jahren als Klangmentor aufgefallen, dass wirklich viele Menschen zwar über ganz tolle Klangschalen verfügen, sie aber nicht wirklich gut spielen können. Dabei ist das nicht wie bei einer Geige, Klarinette oder einem Klavier. Kreatives, inspirierendes und heilsames Spielen zur Entspannung, zur Meditation und für Klangreisen lässt sich leicht erlernen. Damit du, wenn du in KlangGold investierst, auch KlangGold spielen kannst.

Der Weg ins Licht

Klang in Hospiz, Palliativmedizin, Pflege. mit besonderem Schwerpunkt: Begleitung von Koma-Patienten und bewusstseinsbeeinträchtigten Menschen durch Angehörige oder spezialisierte Therapeuten.

Das Thema habe ich schon immer in Spezialworkshops unterrichtet. Durch unser eigenes Schicksal wurde mir aber bewusster, dass gerade auch begleitende Angehörige einen schnellen, unkomplizierten und praxisnahen Workshop benötigen. Bist du betroffen? Dann ist Geschwindigkeit, Klarheit und das richtige Handwerk von möglicherweise überlebenswichtiger Bedeutung für dich beziehungsweise deinen Schulbefohlenen.

Willst du deine berufliche Zukunft auf der Anwendung von Klängen aufbauen, ist eine anspruchsvollere Ausbildung zu empfehlen.

Weitere Kurse und Ausbildungen findest du dann bald unter: **www.traumzeit.online**

Vorteile der Onlinekurse

Verschiedene Perspektiven
In einem Präsenzseminar siehst du eine Klanganwendung immer nur aus einer Perspektive – von deinem Sitzplatz aus. Doch was wäre, wenn du nicht nur von einer Seite zuschauen könntest, wie ich eine Klangbehandlung durchführe, sondern auch einmal von zwei Seiten? Oder aus drei Perspektiven?

Auf diesem Wege könntest du viel besser verstehen, wie es genau geht. Was ich da ganz genau mache. Dadurch könntest du es viel einfacher für dich und deine Praxis umsetzen. Denn es sind die Details, die eine gelungene Klangbehandlung von einer nachhaltigen Heilbehandlung unterscheiden.

Nachhaltigkeit für dein Lernen
In einem Präsenzseminar zeige ich innerhalb von fünf Tagen mehr als einhundert kleine und größte Abläufe und gebe genauso viele Hintergrundinfos, Tricks und Hacks. Viel mehr, als du dir je merken könntest. Es ist nur natürlich, dass vieles vergessen wird.
Über die Monate geraten viele wichtige Details in Vergessenheit. Oder du gewöhnst dir Details und Abläufe an, die nicht wirklich der KlangKunst zur Ehre gereichen.
Die Online-Ausbildung an der **Traumzeit.*Akademie*** erlauben es dir, einen Lehrinhalt so oft zu wiederholen, wie du möchtest. In der Zeit, die du möchtest. So etwas ist in Präsenzseminaren nicht einmal annähernd möglich.

Ich habe mein Leben komplett umgekrempelt, um dir die nachhaltigste Klangerfahrung zu ermöglichen, die sich denken lässt.

Raum für Fragen
In einem Präsenzseminar kannst du zwar Fragen stellen, wenn du etwas nicht verstanden hast, aber mal Hand aufs Herz: Wie oft tun wir das? Und wenn du es beim ersten Mal nicht verstanden hast, wie oft wagst du es, nachzuhaken?
Noch häufiger denken wir, wir hätten es verstanden. Aber die HeilKunst liegt im Detail und das zeigt: Da schleichen sich so oft Schlampigkeiten und falsche Angewohnheiten ein.
An der **Traumzeit.*Akademie*** hörst und siehst du es dir einfach so oft an, wie du Lust hast.

Und wenn du eine Frage hast, dann stehe ich dir als persönlicher Mentor zur Verfügung. Ich werde antworten. Garantiert.

Selbstüberprüfung
In einem Präsenzseminar lässt sich letztendlich nicht korrekt und umfassend von den Ausbildern überprüfen, ob du alle Inhalte und Abläufe verstanden hast. An der **Traumzeit.*Akademie*** hast du dank unseres Qualitätsmanagements die wunderbare Möglichkeit, nach jeder Lektion zu checken, ob du sie verstanden hast. Ohne Druck und Sorge, etwas falsch zu machen. Ein so entspanntes, effektives und gleichzeitig nachhaltiges Qualitätslernen ist live nicht möglich.

Motivation, die dem Alltag standhält
Ähnliche Erlebnisse kennst du womöglich von Seminaren, die du schon einmal besucht hast: Auf der Weiterbildung bist du voller Euphorie. Es macht dir so richtig Spaß. Du hast tausend Pläne und Träume, was du umsetzen möchtest, und die Energie des Events und seiner TeilnehmerInnen trägt dich in die Woche.
Doch wieder daheim schluckt der Alltag binnen weniger Tage bis Wochen deine Energie, mit der du eigentlich durchstarten wolltest. Die Effekte des Seminars oder der Ausbildung sind bald verpufft. Schließlich machen sich viele Menschen sogar Vorwürfe oder sind deprimiert, weil sie es »nicht gebacken bekommen«.
Dabei ist die Mehrzahl aller Menschen, und das nicht nur in Klangausbildungen, von solchen Problemen betroffen.

Doch was wäre, wenn du daheim einen Coach und Begleiter hättest, der dir aus den Puschen hilft?
Wenn dir eine Gruppe Gleichgesinnter für Austausch, Motivation und Fragen zur Seite stünde?
Erst mit dieser Unterstützung ist für die meisten von uns ein wirklich nachhaltiger Lernerfolg über Seminare und Ausbildung hinaus überhaupt erst möglich. Der geldwerte Vorteil so einer Community ist unbezahlbar.

Erhebliche Sparvorteile

Zu einer Präsenzveranstaltung musst du persönlich anreisen. Das kostet Zeit und Geld. Du musst Übernachtungen bezahlen und die Verpflegung kommt noch obendrauf. Nicht selten machen diese »Nebenkosten« in manchen Ausbildungen bis zu fünfzig Prozent oder mehr der Gesamtkosten aus.
Ganz ehrlich? Das hat mich immer ein bisschen gewurmt, da ich wusste, wie viele unserer StudentInnen dann bei der Ausstattung oder weiteren Seminaren finanziell nicht mehr konnten.
Einige Jahre haben wir sogar überlegt, ein Hotel zu kaufen, damit unsere TeilnehmerIn-

nen zum Selbstkostenpreis versorgt werden könnten.
Das Geld, so dachten wir, sollten sie besser in zusätzliches Wissen und eine professionelle Praxisausstattung statt in Kost und Logis investieren. Das mit dem Hotel haben wir dann Göttin sei Dank nicht gemacht. Doch das Problem blieb.
Mit der **Traumzeit.*Akademie*** planen wir all diese Probleme in Chancen zu wandeln.

Der »Inner Circle«

Als Teilnehmer an unseren Ausbildungen erhältst du Zugang zu unseren eigenen internen Gruppen. Hier kannst du dich auf Augenhöhe mit Gleichgesinnten über deine Erfahrungen und Erlebnisse austauschen. Dafür musst du dich nicht auf irgendwelchen »sozialen« Medien in Gruppen eintragen. Wir bieten dir unser eigenes Forum.
Je nach Ausbildungslevel erhältst du Zugang zum entsprechenden Austauschforum.

So kannst du auch andere Studierende in deiner Region finden. Ihr habt die Möglichkeit, miteinander zu üben und voneinander zu lernen. Bisweilen kommt es sogar zu Gruppengründungen unter unseren Schülern. Sie organisieren und spielen dann gemeinsam Klangreisen und Konzerte.

Dein Einkommen durch Klang

Schließlich planen wir, dir tatsächlich Möglichkeiten eines Neben- oder Hautberufseinkommens mit der **Traumzeit.*Akademie*** zu verschaffen.
Ja, ganz richtig gelesen.
Engagierte KlangpraktikerInnen können mit unserer Unterstützung ein kleines bis beachtliches Einkommen generieren. Wir sind beseelt von dem Wunsch, ganz vielen Menschen die Möglichkeiten des Klanges näherzubringen.
Die Menschheit steht vor nie dagewesenen Herausforderungen. Und ehrlich gesagt macht es mich traurig, wie viele ihre Klangmethoden und Herangehensweisen als eine Art »Religion« inszenieren und sich von ihren Ausbildern einreden lassen, es sei die einzig gute und richtige Art, mit Klängen zu heilen. Das ist uns zu dogmatisch. Wir leben die herrliche Vielfalt und Klarheit.

Schau dich einfach in Ruhe auf meinen Seiten um und finde die Kurse, die für dich passen. Ob du nun mit einer ersten Klangschale Erfahrungen sammeln willst oder dich zu einem Klangprofi weiterbilden möchtest, ich erstelle gerade für alle Bedürfnisse entsprechende Angebote.
Lass uns deine persönliche Welt mit Klängen ein bedeutendes Stück weiterbringen. Und wenn du Lust darauf hast: auch die Welt da draußen braucht Klang und Heilung.

Das Leben ist zu kurz, um sich zu beeilen. Wer es eilig hat, verpasst alles.

Die Live-Ausbildung

Weiterhin können Menschen, die lieber live und vor Ort direkt von uns lernen wollen, auch unsere Veranstaltungen im Traumzeit-Haus in der Pfalz besuchen.

Ob du nun Klangmassage-Praktikerin werden willst oder auch den therapeutischen Umgang mit Gongs und professionelle Klangreisen erlernen willst – wir bieten diese Ausbildungen weiterhin an.

Wer spürt, dass da mehr ist hinter den Klängen, der kann den Abschluss als KlangTherapie-Coach und schließlich als KlangSchamane KlangSchamanin anstreben. Dabei verbringst du mit uns und anderen spannenden Menschen eineinhalb bis zwei Jahre auf einem wahrlich spannenden Ausbildungsweg voller Wissen, wundervollen Klänge und mit ganz viel Praxis.

Wir sind gespannt darauf, dich kennen zu lernen und dich einen Teil deines Weges als deine Mentoren begleiten zu dürfen.

www.traumzeit.online

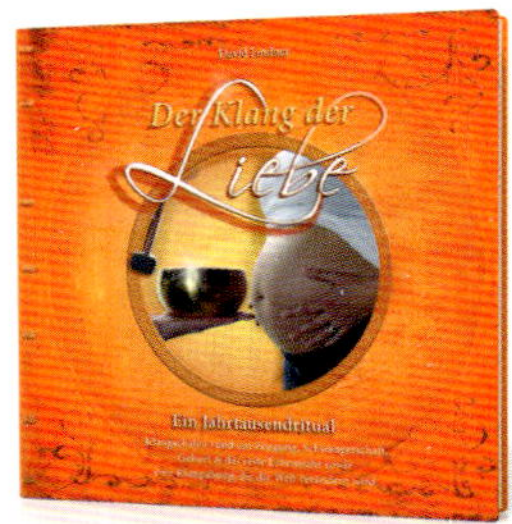

Literatur zur Weiterbildung

Mit Liebe zum Thema gemachte Bücher sind eine Quelle der Freude und eine unglaublich kostengünstige Möglichkeit, sich ganz entspannt daheim weiterzubilden. Hier drei weitere von meinen bisher siebzehn Büchern. Weitere und neueste Titel findest du auf der Webseite des Verlages:

www.traumzeit-verlag.de

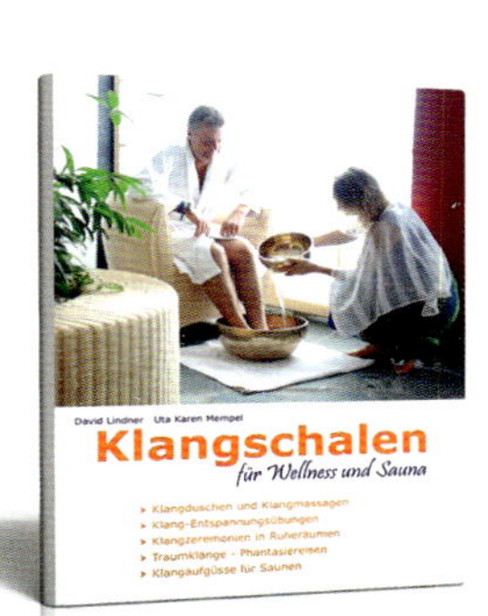

Klangschalen und Schwangerschaft

Entspannung für Mutter, Kind und Vater: Ebenso einfache wie leicht anzuwendende Übungen mit einer Klangschale für das Wohlbefinden der Mutter, des in ihr heranwachsenden Kindes und des Vaters.
Einfache und unkomplizierte Schritt-für-Schritt-Anleitungen, wie du dir (ihr euch) etwas Gutes tu(s)t und gleichzeitig die künftige Gesundheit deines/eures Kindes damit begünstigen kannst. Vom Klangpionier David Lindner.
Das Buch enthält zwei unendlich kraft- und liebevolle Rituale zur Heilung der Generationenbindung und zur Gesundheitsstärkung ungeborener Kinder.

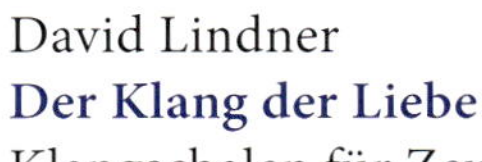

David Lindner
Der Klang der Liebe
Klangschalen für Zeugung, Schwangerschaft, Geburt und das erste Lebensjahr
ISBN 978-3-933825-95-7

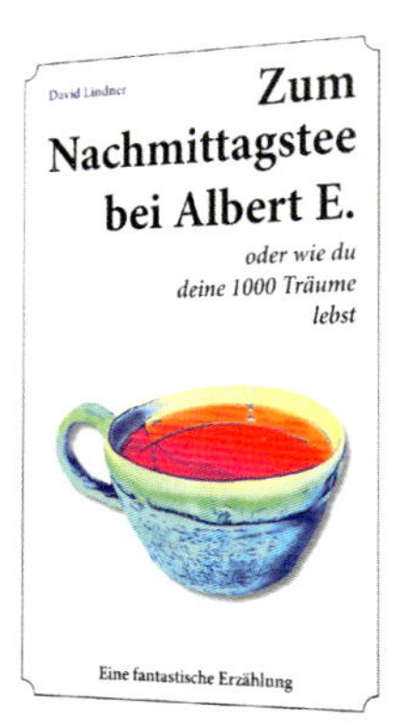

Klangschalen für Wellness & Sauna

Ein weiteres Standardwerk zum Thema Klangschalenanwendung. Hier erlernst du reich bebildert die Anwendung von Klangschalen in der Sauna, in Ruheräumen, im Bäderbereich. Das Buch enthält zudem Texte und Anleitungen für zehn geführte Klangschalenreisen sowie Anleitungen, wie du all diese Übungen durchführst. Co-Autorin Uta Karen Mempel ist die Klangausbilderin für Bade- und Saunameister im Wellnessbereich und hat gemeinsam mit David Lindner dieses praktische Praxisbuch mit ihren Erfahrungen genährt.

David Lindner mit Uta Karen Mempel
Klangschalen für Wellness & Sauna
Das Praxisbuch
ISBN 978-3-933825-71-1

Zum Nachmittagstee bei Albert E.

oder wie du deine 1000 Träume lebst

Bist du ein Tausendträumer? Tausendträumer sind Menschen, die unglaublich viele Träume, Wünsche und Interessen haben. »Zum Nachmittagstee bei Albert E. oder wie du deine 1000 Träume lebst« ist eine magische Geschichte mit ganz konkreten Tipps für Menschen, die sich gerne verzetteln und unter der Fülle ihrer Interessen und Wünsche oftmals ganz wuschig im Kopf werden. Die gerne alles Mögliche anfangen, es aber nicht zu Ende bringen.
Der Erzähler hat genau diese Probleme. Auf der Suche nach Lösungen begegnet er an einem fernen, mystischen Ort einem der berühmtesten Wissenschaftler der Menschheitsgeschichte und wird dessen Schüler. Schritt für Schritt lernt er von ihm, die eigenen Träume Wirklichkeit werden zu lassen.

Eine fantastische Erzählung von David Lindner. Vielleicht und auch gerade für Menschen, die überlegen, ob sie sich mit Klangschalen, Klangmassage und Klangtherapie mehr engagieren möchten, denen es aber an Anleitung fehlt, wie sie so einen großen Traum umsetzen können.

David Lindner
Zum Nachmittagstee bei Albert E.
oder wie du deine 1000 Träume lebst
ISBN 978-3-933825-80-3
Auch als eBook und Hörbuch-Download erhältlich

Alle Titel exklusiv vom Traumzeit-Verlag

www.traumzeit-verlag.de

Widmung

Dieses Buch ist Socke Seelenretter (2000–2014) gewidmet, meinem treuen Gefährten. Socke Seelenretter hat mein Werk und so das vorliegende Buch zutiefst geprägt.
Viele Menschen kamen zu uns an die Academy und hatten Angst vor Hunden. Sie gingen mit einer Freude im Herzen. Nach der Begegnung mit dir.
Einer Seele wie dir Begleiter gewesen sein zu dürfen, macht mich dankbar und stolz auf immerdar.

Dankbarkeit

Meiner Frau Doris Elbentochter ein Meer von Liebe. Du bist wie eine Sonne in mir. Mein Herz schwingt warm in deiner Nähe. Danke auch für die Hilfe beim Skript.

Hedi Nehr, meiner treuen Bürogöttin, die mir den Rücken freihält und meine Figur erfolgreich mit nicht minder göttlichem Backwerk pflegt. Danke.

Ansgar-Manuel Stein für seinen Beitrag beim Layout und der Bildbearbeitung sowie das schöne Cover. Danke.

Petra Zwerenz für die Korrekturen. Danke.

Den Fotopartnern für dieses Buch: Mary Huynh und Frank Khelfa, Eric Pfundstein und Alex Maiß, Dasi Grohmann, Sara Schiffhorst, Doris Lindner, Christina-Denise Bürgelin & Amin Ben Hadj Yousseff, Lily Rose Brooker, Rosa Feß und Alexander Ehl, Tatjana Seelbach, Elisabeth Schmitt, Ursula Imhof, Elke Murgolo, Angelika Feyerabend-Schäfer, Mike Funke, Mario Lehmann und Thorsten Schade.
Danke.

Danke an die Seminarleiter und Autoren, die mich und mein Werk nicht als Konkurrenz, sondern als Inspiration wahrnehmen und meine Arbeit offen weiterempfehlen.

An meiner Leserinnen und Leser, weil ihr euch begeistern lasst und diese Begeisterung in die Welt tragt. All denen, die mich zitieren, anstatt einfach meine Worte zu benutzen. Danke.

All denen, die in den vergangenen Jahrhunderten und Jahrtausenden für ihre Träume, für Freiheit, Erkenntnis und Gerechtigkeit gekämpft haben und die Welt, in der ich leben darf, mit erschaffen haben. Danke!
Ich strebe danach, euch durch meinen Beitrag Ehre zu erweisen.

In dieser Zeit, in diesem Land, in meiner Familie, mit diesen Sehnsüchten in meinem Herzen, diesen Gaben in meinem Kopf und meinem Bauch geboren worden zu sein, ist weit mehr als eine Gnade. Es ist schier unfassbares Glück.

Danke.

David Lindner

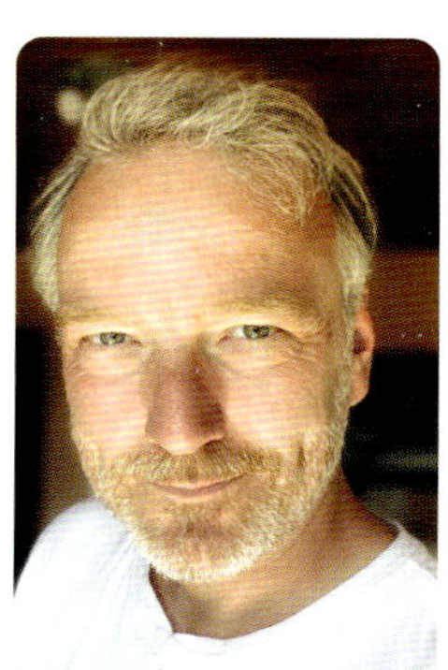

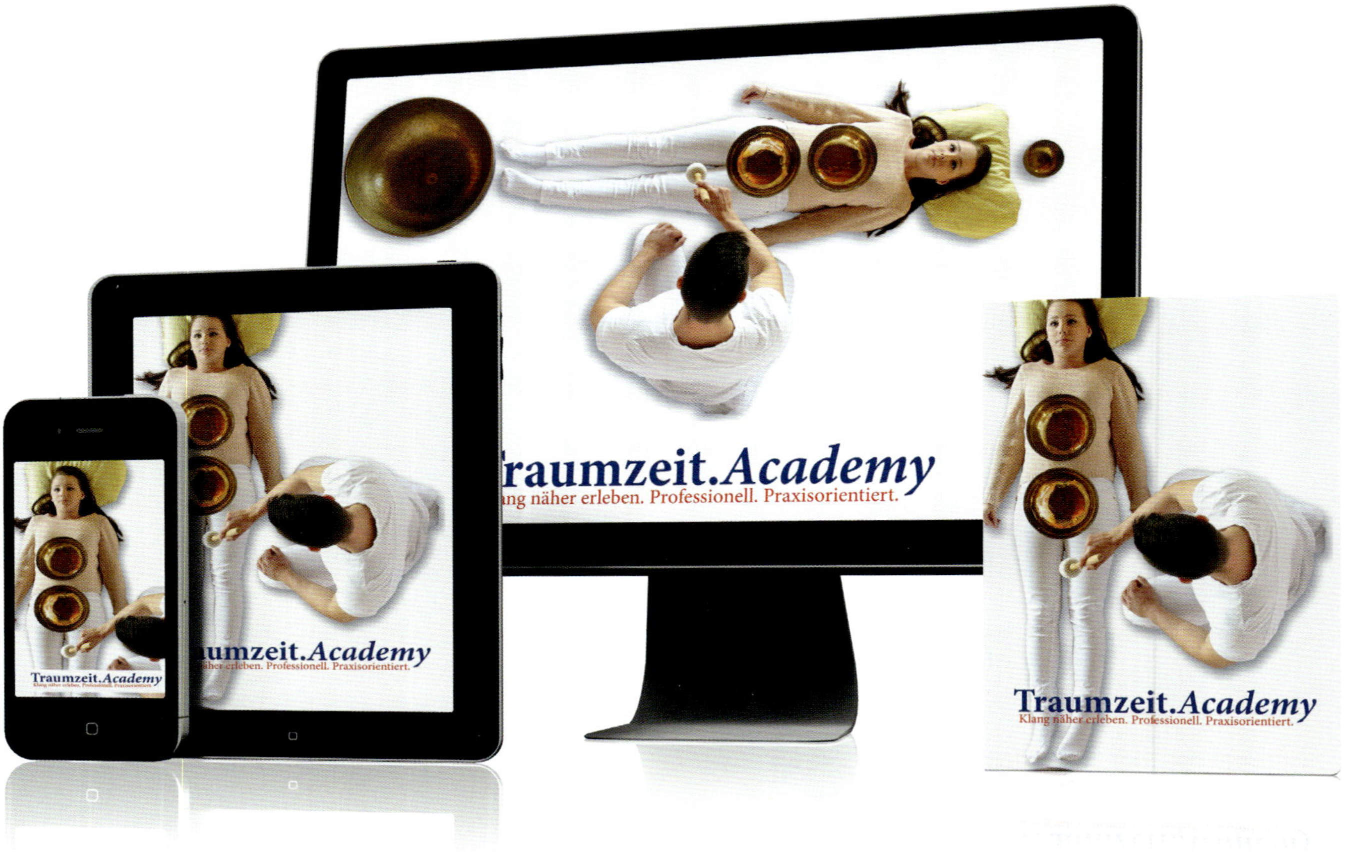

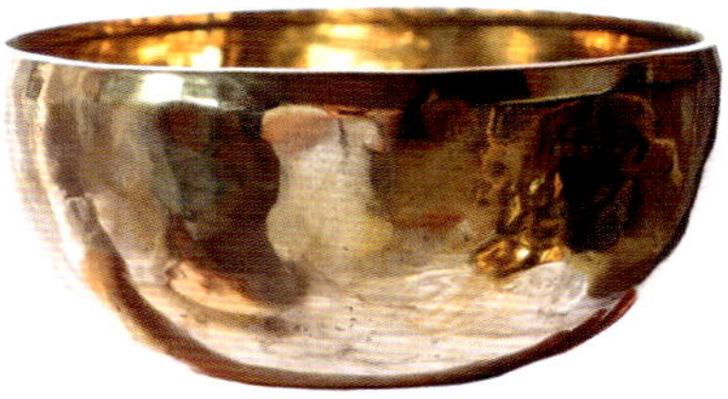